国家卫生健康委员会"十四五"规划教材
全 国 高 等 学 校 教 材
供基础、临床、预防、口腔医学类专业用

精神病学

Psychiatry

第 9 版

主　　编｜陆　林　李　涛

副 主 编｜王高华　刘铁桥　方贻儒

数 字 主 编｜陆　林　王高华

数字副主编｜胡少华　赵　敏　张　斌

人民卫生出版社
·北 京·

版权所有，侵权必究！

图书在版编目（CIP）数据

精神病学 / 陆林，李涛主编. -- 9 版. -- 北京：
人民卫生出版社，2024. 11. --（全国高等学校五年制本
科临床医学专业第十轮规划教材）. -- ISBN 978-7-117
-36773-8

I. R749

中国国家版本馆 CIP 数据核字第 2024U2M774 号

人卫智网	www.ipmph.com	医学教育、学术、考试、健康，
		购书智慧智能综合服务平台
人卫官网	www.pmph.com	人卫官方资讯发布平台

精 神 病 学
Jingshenbingxue
第 9 版

主　　编：陆 林 李 涛
出版发行：人民卫生出版社（中继线 010-59780011）
地　　址：北京市朝阳区潘家园南里 19 号
邮　　编：100021
E - mail：pmph @ pmph.com
购书热线：010-59787592　010-59787584　010-65264830
印　　刷：人卫印务（北京）有限公司
经　　销：新华书店
开　　本：850×1168　1/16　印张：22
字　　数：651 千字
版　　次：1984 年 10 月第 1 版　　2024 年 11 月第 9 版
印　　次：2024 年 11 月第 1 次印刷
标准书号：ISBN 978-7-117-36773-8
定　　价：72.00 元
打击盗版举报电话：010-59787491　E-mail：WQ @ pmph.com
质量问题联系电话：010-59787234　E-mail：zhiliang @ pmph.com
数字融合服务电话：4001118166　E-mail：zengzhi @ pmph.com

编委名单

新形态教材使用说明

　　新形态教材是充分利用多种形式的数字资源及现代信息技术,通过二维码将纸书内容与数字资源进行深度融合的教材。本套教材全部以新形态教材形式出版,每本教材均配有特色的数字资源和电子教材,读者阅读纸书时可以扫描二维码,获取数字资源、电子教材。

　　电子教材是纸质教材的电子阅读版本,其内容及排版与纸质教材保持一致,支持手机、平板及电脑等多终端浏览,具有目录导航、全文检索功能,方便与纸质教材配合使用,进行随时随地阅读。

获取数字资源与电子教材的步骤

① 扫描封底红标二维码,获取图书"使用说明"。

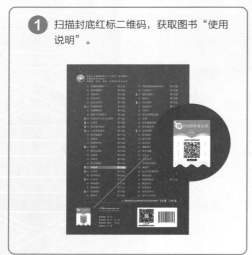

② 揭开红标,扫描绿标激活码,注册/登录人卫账号获取数字资源与电子教材。

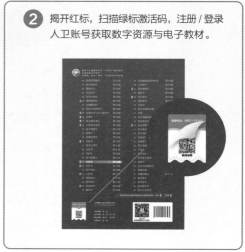

③ 扫描书内二维码或封底绿标激活码,随时查看数字资源和电子教材。

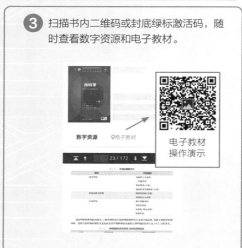

④ 登录 zengzhi.ipmph.com 或下载应用体验更多功能和服务。

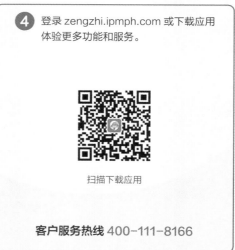

扫描下载应用

客户服务热线 400-111-8166

读者信息反馈方式

人卫e教
medu.pmph.com

　　欢迎登录"人卫e教"平台官网"medu.pmph.com",在首页注册登录后,即可通过输入书名、书号或主编姓名等关键字,查询我社已出版教材,并可对该教材进行读者反馈、图书纠错、撰写书评以及分享资源等。

序言

百年大计，教育为本。教育立德树人，教材培根铸魂。

过去几年，面对突如其来的新冠疫情，以习近平同志为核心的党中央坚持人民至上、生命至上，团结带领全党全国各族人民同心抗疫，取得疫情防控重大决定性胜利。在这场抗疫战中，我国广大医务工作者为最大限度保护人民生命安全和身体健康发挥了至关重要的作用。事实证明，我国的医学教育培养出了一代代优秀的医务工作者，我国的医学教材体系发挥了重要的支撑作用。

党的二十大报告提出到 2035 年建成教育强国、健康中国的奋斗目标。我们必须深刻领会党的二十大精神，深刻理解新时代、新征程赋予医学教育的重大使命，立足基本国情，尊重医学教育规律，不断改革创新，加快建设更高质量的医学教育体系，全面提高医学人才培养质量。

尺寸教材，国家事权，国之大者。面对新时代对医学教育改革和医学人才培养的新要求，第十轮教材的修订工作落实习近平总书记的重要指示精神，用心打造培根铸魂、启智增慧、适应时代需求的精品教材，主要体现了以下特点。

1. 进一步落实立德树人根本任务。遵循《习近平新时代中国特色社会主义思想进课程教材指南》要求，努力发掘专业课程蕴含的思想政治教育资源，将课程思政贯穿于医学人才培养过程之中。注重加强医学人文精神培养，在医学院校普遍开设医学伦理学、卫生法以及医患沟通课程基础上，新增蕴含医学温度的《医学人文导论》，培养情系人民、服务人民、医德高尚、医术精湛的仁心医者。

2. 落实"大健康"理念。将保障人民全生命周期健康体现在医学教材中，聚焦人民健康服务需求，努力实现"以治病为中心"转向"以健康为中心"，推动医学教育创新发展。为弥合临床与预防的裂痕作出积极探索，梳理临床医学教材体系中公共卫生与预防医学相关课程，建立更为系统的预防医学知识结构。进一步优化重组《流行病学》《预防医学》等教材内容，撤销内容重复的《卫生学》，推进医防协同、医防融合。

3. 守正创新。传承我国几代医学教育家探索形成的具有中国特色的高等医学教育教材体系和人才培养模式，准确反映学科新进展，把握跟进医学教育改革新趋势新要求，推进医科与理科、工科、文科等学科交叉融合，有机衔接毕业后教育和继续教育，着力提升医学生实践能力和创新能力。

4. 坚持新形态教材的纸数一体化设计。数字内容建设与教材知识内容契合，有效服务于教学应用，拓展教学内容和学习过程；充分体现"人工智能＋"在我国医学教育数字化转型升级、融合发展中的促进和引领作用。打造融合新技术、新形式和优质资源的新形态教材，推动重塑医学教育教学新生态。

5. 积极适应社会发展，增设一批新教材。包括：聚焦老年医疗、健康服务需求，新增《老年医学》，维护老年健康和生命尊严，与原有的《妇产科学》《儿科学》等形成较为完整的重点人群医学教材体系；重视营养的基础与一线治疗作用，新增《临床营养学》，更新营养治疗理念，规范营养治疗路径，提升营养治疗技能和全民营养素养；以满足重大疾病临床需求为导向，新增《重症医学》，强化重症医学人才的规范化培养，推进实现重症管理关口前移，提升应对突发重大公共卫生事件的能力。

我相信，第十轮教材的修订，能够传承老一辈医学教育家、医学科学家胸怀祖国、服务人民的爱国精神，勇攀高峰、敢为人先的创新精神，追求真理、严谨治学的求实精神，淡泊名利、潜心研究的奉献精神，集智攻关、团结协作的协同精神。在人民卫生出版社与全体编者的共同努力下，新修订教材将全面体现教材的思想性、科学性、先进性、启发性和适用性，以全套新形态教材的崭新面貌，以数字赋能医学教育现代化、培养医学领域时代新人的强劲动力，为推动健康中国建设作出积极贡献。

教育部医学教育专家委员会主任委员

教育部原副部长

林蕙青

2024 年 5 月

全国高等学校五年制本科临床医学专业
第十轮　规划教材修订说明

全国高等学校五年制本科临床医学专业国家卫生健康委员会规划教材自 1978 年第一轮出版至今已有 46 个年的历史。近半个世纪以来，在教育部、国家卫生健康委员会的领导和支持下，以吴阶平、裘法祖、吴孟超、陈灏珠等院士为代表的几代德高望重、有丰富的临床和教学经验、有高度责任感和敬业精神的国内外著名院士、专家、医学家、教育家参与了本套教材的创建和每一轮教材的修订工作，使我国的五年制本科临床医学教材从无到有、从少到多、从多到精，不断丰富、完善与创新，形成了课程门类齐全、学科系统优化、内容衔接合理、结构体系科学的由纸质教材与数字教材、在线课程、专业题库、虚拟仿真和人工智能等深度融合的立体化教材格局。这套教材为我国千百万医学生的培养和成才提供了根本保障，为我国培养了一代又一代高水平、高素质的合格医学人才，为推动我国医疗卫生事业的改革和发展作出了历史性巨大贡献，并通过教材的创新建设和高质量发展，推动了我国高等医学本科教育的改革和发展，促进了我国医药学相关学科或领域的教材建设和教育发展，走出了一条适合中国医药学教育和卫生事业发展实际的具有中国特色医药学教材建设和发展的道路，创建了中国特色医药学教育教材建设模式。老一辈医学教育家和科学家们亲切地称这套教材是中国医学教育的"干细胞"教材。

本套第十轮教材修订启动之时，正是全党上下深入学习贯彻党的二十大精神之际。党的二十大报告首次提出要"加强教材建设和管理"，表明了教材建设是国家事权的重要属性，体现了以习近平同志为核心的党中央对教材工作的高度重视和对"尺寸课本、国之大者"的殷切期望。第十轮教材的修订始终坚持将贯彻落实习近平新时代中国特色社会主义思想和党的二十大精神进教材作为首要任务。同时以高度的政治责任感、使命感和紧迫感，与全体教材编者共同把打造精品落实到每一本教材、每一幅插图、每一个知识点，与全国院校共同将教材审核把关贯穿到编、审、出、修、选、用的每一个环节。

本轮教材修订全面贯彻党的教育方针，全面贯彻落实全国高校思想政治工作会议精神、全国医学教育改革发展工作会议精神、首届全国教材工作会议精神，以及《国务院办公厅关于深化医教协同进一步推进医学教育改革与发展的意见》(国办发〔2017〕63 号)与《国务院办公厅关于加快医学教育创新发展的指导意见》(国办发〔2020〕34 号)对深化医学教育机制体制改革的要求。认真贯彻执行《普通高等学校教材管理办法》，加强教材建设和管理，推进教育数字化，通过第十轮规划教材的全面修订，打造新一轮高质量新形态教材，不断拓展新领域、建设新赛道、激发新动能、形成新优势。

其修订和编写特点如下：

1. 坚持教材立德树人课程思政　认真贯彻落实教育部《高等学校课程思政建设指导纲要》，以教材思政明确培养什么人、怎样培养人、为谁培养人的根本问题，落实立德树人的根本任务，积极推进习近平新时代中国特色社会主义思想进教材进课堂进头脑，坚持不懈用习近平新时代中国特色社会主义思想铸魂育人。在医学教材中注重加强医德医风教育，着力培养学生"敬佑生命、救死扶伤、甘于奉献、大爱无疆"的医者精神，注重加强医者仁心教育，在培养精湛医术的同时，教育引导学生始终把人民群众生命安全和身体健康放在首位，提升综合素养和人文修养，做党和人民信赖的好医生。

2. 坚持教材守正创新提质增效　为了更好地适应新时代卫生健康改革及人才培养需求，进一步优化、完善教材品种。新增《重症医学》《老年医学》《临床营养学》《医学人文导论》，以顺应人民健康迫切需求，提高医学生积极应对突发重大公共卫生事件及人口老龄化的能力，提升医学生营养治疗技能，培养医学生传承中华优秀传统文化、厚植大医精诚医者仁心的人文素养。同时，不再修订第9版《卫生学》，将其内容有机融入《预防医学》《医学统计学》等教材，减轻学生课程负担。教材品种的调整，凸显了教材建设顺应新时代自我革新精神的要求。

3. 坚持教材精品质量铸就经典　教材编写修订工作是在教育部、国家卫生健康委员会的领导和支持下，由全国高等医药教材建设学组规划，临床医学专业教材评审委员会审定，院士专家把关，全国各医学院校知名专家教授编写，人民卫生出版社高质量出版。在首届全国教材建设奖评选过程中，五年制本科临床医学专业第九轮规划教材共有13种教材获奖，其中一等奖5种、二等奖8种，先进个人7人，并助力人卫社荣获先进集体。在全国医学教材中获奖数量与比例之高，独树一帜，足以证明本套教材的精品质量，再造了本套教材经典传承的又一重要里程碑。

4. 坚持教材"三基""五性"编写原则　教材编写立足临床医学专业五年制本科教育，牢牢坚持教材"三基"（基础理论、基本知识、基本技能）和"五性"（思想性、科学性、先进性、启发性、适用性）编写原则。严格控制纸质教材编写字数，主动响应广大师生坚决反对教材"越编越厚"的强烈呼声；提升全套教材印刷质量，在双色印制基础上，全彩教材调整纸张类型，便于书写、不反光。努力为院校提供最优质的内容、最准确的知识、最生动的载体、最满意的体验。

5. 坚持教材数字赋能开辟新赛道　为了进一步满足教育数字化需求，实现教材系统化、立体化建设，同步建设了与纸质教材配套的电子教材、数字资源及在线课程。数字资源在延续第九轮教材的教学课件、案例、视频、动画、英文索引词读音、AR互动等内容基础上，创新提供基于虚拟现实和人工智能等技术打造的数字人案例和三维模型，并在教材中融入思维导图、目标测试、思考题解题思路，拓展数字切片、DICOM等图像内容。力争以教材的数字化开发与使用，全方位服务院校教学，持续推动教育数字化转型。

第十轮教材共有56种，均为国家卫生健康委员会"十四五"规划教材。全套教材将于2024年秋季出版发行，数字内容和电子教材也将同步上线。希望全国广大院校在使用过程中能够多提供宝贵意见，反馈使用信息，以逐步修改和完善教材内容，提高教材质量，为第十一轮教材的修订工作建言献策。

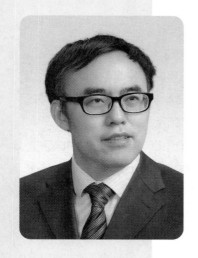

陆 林

男，1966年9月出生于安徽省安庆市。现任国际麻醉品管制局委员、北京大学第六医院院长／北京大学精神卫生研究所所长、山东第一医科大学校长／山东省医学科学院院长、国家精神心理疾病临床医学研究中心主任、国家精神疾病医学中心主任、中国疾病预防控制中心精神卫生中心主任、中央保健委员会专家组成员、国家卫生健康委员会精神卫生和心理健康专家委员会主任委员、中华医学会精神医学分会主任委员、教育部高等学校临床医学类专业教学指导委员会精神医学专业教学指导分委员会主任委员、海峡两岸医药卫生交流协会副会长、科技创新2030—"脑科学与类脑研究"重大项目脑疾病领域召集人等。作为中国精神医学领域唯一一位中国科学院院士，为我国精神卫生事业的发展做出了卓越贡献。

从事精神心理疾病的临床治疗和科研教学工作30余年。在 *Science*、*Lancet*、*Lancet Psychiatry*、*JAMA Psychiatry* 等权威国际期刊上发表SCI论文400余篇，总引用4万余次，连续入选 Elsevier 发布的医学领域"中国高被引学者"榜单，产生了重要的国际影响。获得全国创新争先奖、中国侨界杰出人物、谈家桢生命科学成就奖、教育部高等学校科学研究优秀成果奖（自然科学奖）一等奖、中华医学科技奖一等奖和二等奖、国家自然科学奖二等奖与京华奖等荣誉奖励。

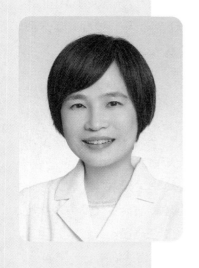

李 涛

女，1965年3月出生于重庆市合川区。现任浙江大学医学院求是特聘教授，浙江大学医学院附属精神卫生中心（杭州市第七人民医院）院长，浙江大学心理健康教育与咨询中心主任。华西医科大学（现四川大学华西医学中心）精神病学与精神卫生学临床医学博士，英国伦敦大学国王学院精神病遗传学理学博士。教育部长江学者特聘教授、国家杰出青年科学基金获得者。兼任环太平洋精神病学家学会副主席、教育部高等学校临床医学类专业教学指导委员会精神医学专业教学指导分委员会副主任委员、中国医师协会精神科医师分会常务委员、*Neuroscience Bulletin* 副主编等。

从事教学工作37年。致力于常见精神疾病的临床诊治和病因学研究、脆弱人群心理健康问题早期预警和干预体系研究和实践。在国内外学术期刊发表研究论文数百篇，主编或参编专业教材和参考书籍多部。

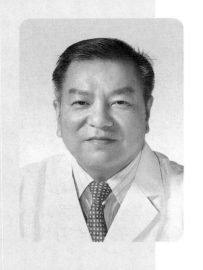

王高华

男,1964 年 2 月出生于湖北省天门市。医学博士,二级教授,一级主任医师,博士研究生导师,享受国务院政府特殊津贴专家。湖北省神经精神病研究所所长。中国医师协会精神科医师分会会长、中华医学会精神医学分会常务委员。湖北省医学领军人才。

从事精神病学教学工作 30 余年,致力于抑郁症基础和临床研究、精神药理学研究。主编、参编著作 20 余部。主持国家自然科学基金、科技部支撑计划、国家重点研发计划等多项研究。获湖北省科学技术进步奖一等奖 1 项、二等奖 2 项,粟宗华精神卫生奖一等奖 1 项。发表论文 300 余篇,SCI 论文 100 余篇。

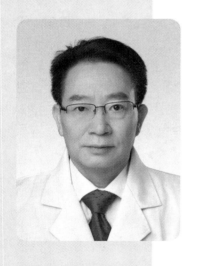

刘铁桥

男,1965 年 3 月出生于湖南省湘乡市。医学博士,教授,一级主任医师,博士研究生导师。现任精神疾病诊治技术国家地方联合工程实验室副主任。兼任中国医师协会毕业后医学教育精神科专委会副主任委员、中国老年医学学会精神医学与心理健康分会副主任委员、中国药物滥用防治协会副会长、湖南省医学会精神科医师分会会长。

从事精神病学教学工作 30 余年。主编、主译精神科著作 25 部(包括国家规划教材及治疗指南 10 部)。主持 NIH、科技部及国家自然科学基金等课题 20 余项,发表 SCI 论文 100 余篇,获科技成果奖 6 项。为湖南省"225"工程首批精神病学学科带头人。

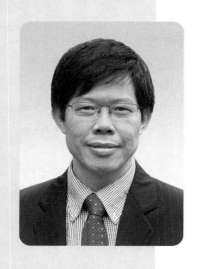

方贻儒

男,1964 年 2 月出生于湖南省岳阳市。医学博士,二级教授,博士研究生导师。上海领军人才。上海交通大学医学院附属瑞金医院精神心理科 / 情感障碍中心主任。中国神经科学学会常务理事,中国神经科学学会精神病学基础与临床分会第四届委员会主任委员,中华医学会精神医学分会第七届、第八届委员会副主任委员。

从医执教 40 年,成立上海交通大学心境障碍诊治中心。主编《中国双相障碍防治指南》。深耕精神医学教学,重视医学人才培育培养,主编住院医师规范化培训规划教材《精神病学》上海市精品课程教材《精神病学》等。获中华医学科技奖一、二等奖等奖励及中国杰出精神科医师、国之名医·卓越建树等荣誉。

前言

《精神病学》教科书内容全面、体系完整，在我国精神医学发展史上具有重要意义。《精神病学》（第9版）由全国多家高等院校、医院的精神医学领域专家学者合作完成，将精神医学理论与临床诊疗实践结合，发病机制与治疗指南并重，切实落实好"早临床、多临床、反复临床"的要求，强化临床实践教学，力求满足卓越临床医师培养需求，优化五年制本科临床医学专业课程体系。

《精神病学》（第9版）紧扣"前沿性、全面性、多样性、权威性"的修订特色，总体内容力争"涵盖全面"，但"宁缺毋滥"，增加国内外精神病学界的新成果、新理念、新技术等内容。本书不仅保留了《精神病学》（第8版）基础理论和知识的精华，还结合了国内外精神医学研究的新进展和最新的临床诊疗指南，依据最新发布的《国际疾病分类》（International Statistical Classification of Diseases and Related Health Problems，ICD）第十一次修订本疾病系统的分类进行了更新；增加了计算精神病学、成瘾行为所致障碍、公众情绪危机干预和网络心理治疗等方面的内容。本书编写过程中注重教材的易懂性和趣味性，以启发学生积极思考。参加编写的人员均为我国精神医学领域临床、教学、科研等方向卓越的专家学者，对所从事专业领域的学科发展趋势和学术进展有丰富的见解。

《精神病学》（第9版）以读者需求为导向，内容丰富全面，逻辑清晰明确，重点介绍和阐述了精神分裂症、抑郁障碍和焦虑障碍等常见精神障碍的流行病学、病因与发病机制、临床表现、诊断与鉴别诊断、精准治疗以及预后与康复，旨在为我国精神病学的临床实践服务、诊疗技能培训、科学研究进展以及专业人才培养提供专业教材作为参考。此外，本书还增加了数字教学资源，包含教学课件、思维导图、目标测试、视频、动画等内容，可有效帮助读者复习和巩固重点知识，力求为医学本科生/研究生、精神卫生工作者、需要参加精神医学专业晋升晋级考试人员以及精神医学相关科学研究与社会服务人员打造体系化、数字化和服务化的精神医学工具书。

非常荣幸能够与精神医学领域各位专家学者合作，共同完成《精神病学》（第9版）的编写，感谢所有编委对本书编写工作的付出，感谢所有编委的指导意见和审阅工作，感谢各编委单位对本书的大力支持，感谢所有为本书给予支持和帮助的单位和个人！由于时间紧促，本书疏漏之处在所难免，恳请读者不吝指正，万分感激！

陆 林

2024年4月

目录

第一章 | 绪 论

01章

本章数字资源

精神病学是一门研究精神障碍的医学分科,旨在诊断、治疗和预防精神疾病,与其他医学学科相比,精神病学有其特殊性与复杂性。首先,精神病学是临床医学的一个分支,涉及生物学、心理学、社会学等多个学科,需要综合运用多种方法和技术进行研究。其次,与其他医学学科不同,精神病学的主要疾病的病因与发病机制尚不明确,没有所谓的生物学指标,其诊断主要是症状学诊断,这是精神病学的重要挑战。作为绪论,本章首先介绍精神病学以及相关学科的概念;然后简述神经科学与精神病学的关系,分析生物学因素与社会心理因素在精神疾病发生、发展、转归中的作用;最后从政策、学科角度对精神病学今后的发展做出展望。

第一节 | 概 述

一、精神病学

精神病学(psychiatry)是临床医学的一个分支学科,是研究精神疾病病因、发病机制、临床表现、疾病发展规律、治疗和预防的一门学科。精神病学的生理基础是神经科学,心理基础则与心理学、社会学、人类学等学科密切相关。

由于精神疾病本身的特点和复杂性,作为二级学科的精神病学又划分出多个亚专科,如社会精神病学(从社会学、文化差异的角度研究精神疾病、行为问题发生和发展规律的一门学科)、司法精神病学(研究精神障碍患者所涉及的法律问题,主要用于评价或鉴定精神障碍患者违法行为的责任能力与安置问题的一门学科)、精神病理学(以心理学为基础,对异常思维、情感体验、行为等进行描述、命名、归类,并研究精神现象之间的内在联系及其与深层心理活动等关系的一门学科)、生物精神病学(从生物学角度探讨精神疾病的病因、发病机制、治疗和预后的一门学科)、成瘾精神病学(研究成瘾相关障碍发病机制、治疗、预防、康复以及精神障碍共病的一门学科)、睡眠医学(研究睡眠障碍的诊断、治疗、预防、康复的一门学科)等。另外,根据服务对象年龄不同,可划分为儿童精神病学、老年精神病学、成人精神病学等。

由于社会、经济的发展,以及对精神卫生需求的增加,精神病学的服务对象和研究对象在过去几十年里发生了很大的变化。以前,精神病学的服务对象主要是重性精神障碍,而研究对象则是精神疾病的病因、病理、症状、诊断和治疗等方面。随着社会发展和人们对心理健康认识的不断提高,精神病学的服务对象和研究对象范围逐渐扩大。服务对象不仅包括重性精神障碍,还包括轻型精神障碍,如焦虑、抑郁障碍、强迫性障碍等。此外,精神病学的服务对象还扩展到了心理卫生保健领域,为普通人提供心理健康咨询和干预措施。精神病学的研究对象也发生了变化,除了继续关注精神疾病的病因、病理、症状、诊断和治疗等方面,还涉及了心理卫生、心理健康、心理干预等领域。研究范围从单纯的生物学因素扩展到了生物、心理、社会等多方面。此外,随着神经科学、遗传学、生物信息学等学科的发展,精神病学的研究对象也在向这些领域渗透,为精神疾病的预防和治疗提供新的思路和方法。从单一的生物学因素到跨学科的研究领域,这些变化都表明精神病学在不断发展和完善,为人们的心理健康提供更好的保障。

二、精神障碍

精神障碍(mental disorder)是一类具有诊断意义的精神方面的问题,特征为认知、情绪、行为等方面的改变,可伴有痛苦体验和/或功能损害。例如,阿尔茨海默病有典型的认知(特别是记忆)方面的损害,抑郁症有明显病态的抑郁体验,而儿童注意缺陷障碍的主要特征是注意力不集中、多动。这些认知、情绪、行为改变可使患者感到痛苦、功能受损或增加患者死亡、残疾等的危险性。传统上,精神障碍根据有无所谓的器质性因素分为“器质性”精神障碍(如脑炎、慢性器官衰竭所致的精神障碍)和“功能性”精神障碍,后者又分为重性精神障碍(又称为精神病性障碍,如精神分裂症)和轻型精神障碍(如焦虑、抑郁障碍、应激所致的精神障碍等)。还有一类起于早年,可能持续终身的精神障碍(如儿童发育障碍、精神发育迟滞、人格障碍等)。虽然上述传统分类仍用于指导临床诊断,但从科学角度上看有许多争议,现逐渐被新的分类所代替。

根据世界卫生组织(WHO)的数据,精神障碍在全球范围内的发病率逐年增高,影响着世界各地不同年龄、性别、文化和经济背景的人群。全球有将近 10 亿人受到精神障碍的影响,其中最常见的精神障碍包括抑郁障碍、焦虑障碍、酒精依赖、精神分裂症等。1982 年,卫生部在全国 12 个地区进行了第一次精神疾病流行病学调查,结果显示各类精神疾病的终生患病率为 12.69‰,为我国精神疾病流行病学研究开创了良好的开端。继第一次流行病学调查之后,1993 年进行了第二次全国大样本精神疾病流行病学调查,结果显示各类精神疾病(不包括神经症)的终生患病率为 13.47‰。北京大学第六医院黄悦勤教授领导开展的最新全国精神疾病流行病学调查结果显示,我国精神疾病的 12 月患病率为 9.3%,终生患病率为 16.6%(不含老年期痴呆)。总体而言,我国精神障碍的发病率在不断上升,同时伴随着识别率、治疗率均较低,这是我国精神卫生事业面临的巨大挑战之一。

应当指出,精神(心理)健康(mental health)与精神障碍并非对立的两极,而是一个连续谱(continuum)。针对精神健康的定义不一,可以将其理解为成功履行精神功能的一种状态,这种状态能开展建设性活动、维持良好的人际关系、调整自己以适应环境。可以说,精神健康是个人安康、事业成功、家庭幸福、良好的人际交往、健康的社会关系所不可缺少的一部分。所以,WHO 在第 66 届世界卫生大会中提出“没有精神健康就没有健康”这一口号,这将极大影响政府与公众对精神健康与精神疾病的重视。

第二节 │ 脑与精神活动

脑是人类思维、情感、意识和行为的生物基础,而精神活动则是指人的心理现象,包括认知、情感、意识、行为等方面。大脑结构决定精神活动,正常的大脑功能产生正常的精神活动,异常的大脑功能与结构可能导致异常的精神活动与行为表现。大脑结构与精神活动之间是相互影响的。大脑结构决定了精神活动的可能性和局限性,精神活动也会反过来影响大脑结构,这种相互作用使得大脑能够适应不同的环境和需求,实现高级认知功能。因而大脑(躯体的一部分)与精神不可分割,如果没有大脑的完整性,就不可能有完整的精神活动;如果没有环境的刺激、个人的经历、反映的对象,这种完整性也就毫无意义。

一、脑结构与精神活动

在目前科学的研究对象中,大脑的结构最复杂。大脑包含约 1 000 亿个神经细胞和更多的神经胶质细胞,神经细胞种类繁多,例如位于视网膜上的间质细胞(无长突神经细胞)就达 23 种之多。

更为复杂的是神经细胞间的联系和细胞内的信号转导。据研究,平均每个神经元与其他神经元能形成 1 000 多个突触(synapse)联系,而浦肯野(Purkinje)细胞能与其他细胞形成 100 000～200 000 个突触联系,这样算起来,人类脑内就大约有几万亿至 10 万亿个突触联系。这些联系,使大脑形成了各式各样、大大小小的环路,构成了行为和精神活动的结构基础。脑解剖学的复杂性还表现为单个的神经元可能是多个环路的一部分。脑就是通过不同环路以各种复杂的方式处理信息,对不同环路所处理的信息进行整合,并结合与之有关的触觉体验、听觉体验、既往的经历、记忆等,形成一个完整的知觉体验。

可以想象,如果脑结构完整性受到破坏,势必影响正常的精神功能。例如,额叶损伤往往导致认知能力受损,患者常常很难在时间和空间上完成复杂的行为以适应当前和未来的需要。丘脑可接受信息并将信息传至大脑其他部位,慢性酒精依赖所致维生素 B 族缺乏,可使内侧丘脑和乳头体损伤,导致患者近记忆受损,并出现定向力障碍。近年来的脑影像与脑结构的研究发现,精神分裂症患者在发病前脑结构、脑功能就有异常,随着发病时间延长与次数增加,脑室扩大与皮质的灰质丢失更加明显,这或许可以解释为何精神分裂症是一种发育性疾病以及为何其具有慢性衰退性病程的特征。

二、脑神经化学与精神活动

脑神经化学是研究大脑中神经元之间的化学信号传递和调节的科学。神经元之间的信号传递主要依靠神经递质这类化学物质来完成,神经递质在神经元之间传递信息,影响大脑的认知、情感、意识和行为等精神活动。脑的神经化学非常复杂。神经元的电信号在突触处转化为化学信号,然后又转化为电信号,在这些转化中,神经递质起着关键的作用。如表 1-1 所示,脑内的神经递质有 100 多种,可以大致分为两大类:一类为小分子,如单胺类;另一类为大分子神经肽,如内源性阿片肽、P 物质等。

表 1-1　与精神障碍关系密切的几类神经递质

小分子神经递质	神经肽
胆碱类	促食欲素(orexin,Ox)
乙酰胆碱(acetylcholine,ACh)	催产素(oxytocin,OXT)
单胺类	β-内啡肽(β-endorphin,β-EP)
5-羟色胺(5-hydroxytryptamine,5-HT)	甲硫氨酸脑啡肽(methionine-enkephalin)
多巴胺(dopamine,DA)	内吗啡肽(endomorphin)
去甲肾上腺素(norepinephrine,NE)	亮氨酸脑啡肽(leucine-enkephalin)
肾上腺素(epinephrine,E)	强啡肽(dynorphin,DYN)
氨基酸类	痛敏素(nociceptin)
γ-氨基丁酸(γ-aminobutyric acid,GABA)	促肾上腺皮质激素释放激素(corticotropin releasing hormone,CRH)
谷氨酸(glutamate,Glu)	P 物质
天冬氨酸(aspartate,Asp)	
甘氨酸(glycine,Gly)	
咪唑类	
组胺(histamine)	
嘌呤类	
腺苷三磷酸(ATP)	
腺苷(adenosine)	

神经递质只有与相应受体结合,方能产生生物学效应。研究表明,几乎所有的递质均能与多种受体相结合,从而产生不同的生物学效应。例如,多巴胺有 5 种受体,而 5-羟色胺至少有 14 种受体。我们大致可以将林林总总的受体分为两大类,即配体门控通道(ligand-gated channel)和 G 蛋白偶联受体(G-protein coupled receptor)。配体门控通道指当神经递质与受体结合后,离子通道开放,细胞膜通透性增加,正离子或负离子进入细胞。正离子进入后可激活其他离子通道,使更多的正离子进入细胞内,当达到阈值时,产生动作电位。使正离子进入细胞的受体称为兴奋性神经递质受体,如谷氨酸受体;相反,如果神经递质与受体结合后,负离子进入细胞,则跨膜电位增加,使产生动作电位更为困难,这种使负离子进入细胞的受体称为抑制性神经递质受体,如 GABA 受体。大多数神经递质的受体均属于 G 蛋白偶联受体,如绝大部分单胺类递质(多巴胺、5-羟色胺、去甲肾上腺素)、神经肽等。神经递质作用于 G 蛋白偶联受体会产生更为复杂的生物学效应。

多巴胺(DA)及其受体是精神医学研究最广泛的神经递质和受体之一。D_1 类受体与兴奋性 G 蛋白(Gs)相关联,能增加腺苷酸环化酶的活性;而 D_2 类受体(主要是 D_2)则与抑制性 G 蛋白(Gi)相关联,抑制腺苷酸环化酶。研究表明,精神分裂症患者阳性症状(幻觉、妄想等)可能与皮质下边缘系统 DA 功能亢进有关,而阴性症状(情感淡漠、意志减退等)则可能为皮质内(尤其是前额叶皮质)DA 功能相对低下所致。

研究发现,5-HT 功能活动降低与抑郁症患者的抑郁心境、食欲减退、失眠、昼夜节律紊乱、内分泌功能紊乱、性功能障碍、焦虑不安、不能应付应激、活动减少等密切相关;而 5-HT 功能增高可能与躁狂症的发病有关。目前认为,抗抑郁药主要是通过阻滞 5-HT、去甲肾上腺素的回收产生抗抑郁作用。

近年来,研究者们对精神障碍相关的神经肽进行了广泛研究,发现了很多与精神障碍发病机制密切相关的神经肽。催产素(oxytocin)是一种在哺乳动物中调节生殖和社交行为的神经肽,研究发现其在社交互动、信任和情感方面具有重要作用。一些研究表明催产素可能与精神分裂症、孤独症等精神障碍的发病机制有关。促食欲素(orexin)又称下丘脑分泌素,是一种在下丘脑产生的神经肽,对维持生物体的食欲、能量代谢和觉醒状态具有重要作用。促肾上腺皮质激素释放激素(CRH)是一种在下丘脑和垂体中产生的神经肽,对维持生物体内稳态具有重要作用。研究发现 CRH 及其受体在抑郁症、焦虑症等精神障碍中具有重要作用。这些神经肽在精神障碍中的具体作用和机制仍须进一步研究。随着研究的深入,其有望为精神障碍的诊断和治疗提供新的靶点。

三、脑可塑性与精神活动

如前所述,从脑的解剖结构和神经化学活动上来看,脑是一个高度复杂的有机体。脑的复杂性更在于其结构与化学活动处于变化之中,即可塑性(plasticity)。可塑性是神经系统的重要特征,不论在发育阶段还是成年阶段(甚至老年阶段),也不论是外周神经还是中枢神经系统,从神经元到神经环路都可能存在可塑性变化。神经系统的可塑性是行为适应性的生物学基础。神经系统的可塑性变化具体表现在很多方面:在宏观水平可以表现为脑功能,如学习记忆功能、行为表现及精神活动等的改变;在微观水平有神经元突触、神经环路的微细结构与功能的变化,包括神经化学物质(递质、受体等)、神经电生理活动以及突触形态亚微结构等方面的变化。

现以记忆为例,来说明脑的可塑性。人们对各种经历的记忆最初保存在海马,运动记忆主要在纹状体,而情绪记忆则在其他区域(如杏仁核)编码。所以,人们无时不在有意或无意地学习新的东西,学习过程改变了我们脑的结构。神经递质仅能表现当前的信息,如果环境刺激合适、有足够强度,就会有新的突触联系,当然也可以强化或弱化原有的突触联系。应激过于强烈、滥用药物或疾病均可能使神经元死亡。目前的研究表明,即使是成人的大脑,仍有新的神经元产生以适应处理和贮存信息的需要。脑可塑性与记忆的关系至少有两个水平,一个是分子和细胞变化,形成新的突触联系;另一个是突触间信息循环、交流,产生行为改变。随着神经科学的迅速发展,人们对脑结构与功能有了一定的了解。基因建成了如此复杂的人类大脑,但基因绝不是决定大脑复杂性的唯一因素。在整个生命过程中,基因与环境(学习训练、经验积累、外界环境刺激等)的相互作用,使大脑处于不断地构筑与变化之中。

第三节 │ 精神障碍的病因相关因素

与感染性疾病不同,对于大多数所谓功能性精神障碍,目前人们还没有找到确切病因与发病机制,也没有找到敏感、特异的体征和实验室异常指标(生物学指标)。但人们知道,精神障碍与其他躯体疾病一样,均是生物、心理、社会(文化)因素相互作用的结果。例如,糖尿病和精神分裂症的发生都可认为是生物、心理、社会因素相互作用所致。对于某些疾病来说,生物学易感性是必要因素,但并不足以说明疾病发生与发展的全部过程。对于另一些疾病来说,心理、社会因素可能是必要因素,但同样不足以解释全部的病因。如前所述,脑与精神不可分割,脑是产生精神活动的器官,正常与异常的心理现象均来源于脑。由于神经系统的可塑性,心理、社会文化相关内容可通过记忆、学习等在人们的大脑里表现出来,在此过程中,大脑的结构、化学和神经活动均会发生变化。但需要指出的是,神经科学并不是把精神现象简单还原成神经传导,也不能仅仅用神经递质、突触、受体和神经环路变化来解释各种精神活动。在任何一种较高级的运动形式中,必然包括较低级的运动形式,而且服从低级运动形式的基本规律。不过,高级的运动形式同时又有自己独特的、低级运动形式所不具备的运动发展规律。人们可以用数学公式解释物理、化学现象,可以用神经生化、神经生理解释精神现象,但物理、化学现象不能仅仅还原为数学公式,同样,精神现象也不能仅仅还原为神经生化、神经生理现象。

一、精神障碍的生物学因素

影响精神健康或精神疾病的主要致病因素有遗传、神经发育、感染、躯体疾病、创伤、营养不良、毒物等。这些致病因素可能相互作用,并在不同个体起不同的作用,这里仅列举遗传、神经发育、环境、感染与精神障碍的关系。

(一)遗传与环境因素

人们早就认识到基因是影响人类和动物正常与异常行为的主要因素之一。人们对所谓功能性精神障碍(如精神分裂症、情感障碍、儿童孤独症、神经性厌食、儿童多动症、惊恐障碍等)进行了家族聚集性研究,包括从了解这些障碍的遗传方式、遗传度到基因扫描等,共同的结论是:这些疾病具有遗传性,是基因将疾病的易感性一代传给一代。

对于亨廷顿(Huntington)病等单基因遗传性疾病,突变的基因使疾病代代相传;但目前绝大多数被称为复杂疾病的精神障碍都不能用单基因遗传来解释。目前大概有100多个遗传位点与精神分裂症有关,但仍未能找到所谓致病基因。一般认为,这些疾病是由于多个基因甚至微效基因的相互作用使危险性增加,加上环境因素的参与而最终产生。从这一意义上说,基因的相互作用可增加疾病的危险性,但每个基因所起的作用有限,这给我们找到确切的致病基因带来很大困难。不过,发现与疾病发生关系最为密切的环境因素似乎较容易,因此,改变导致疾病的环境因素将会是当前预防精神障碍的重点。

如上所述,在多基因遗传病中,遗传和环境因素的共同作用,决定了某一个体是否患病。其中,遗传因素所产生的影响程度称为遗传度(heritability)。一旦证明某种疾病有家族聚集现象,下一步的工作就是找出遗传度,然后找到遗传方式,最后找到基因所在位置及其功能。了解遗传度最有效的办法是双生子研究,如果疾病与遗传有关,那么同卵双生子的同病率应高于异卵双生子,通过比较同卵双生子和异卵双生子的同病率,即可计算出遗传度。需要强调的是,即使有较高的遗传度,环境因素(社会心理、营养、健康保健等)在疾病的发生、发展、严重程度、表现特点、病程及预后等方面仍起着非常重要的作用。例如精神分裂症同卵双生子同病率不到50%,即具有相同基因的双生子一方患精神分裂症时,另一方患精神分裂症的可能性尚不足50%。分子遗传学研究发现,相同的遗传变异可能在不同的人中导致不同的精神疾病,可能是精神分裂症、双相障碍或注意缺陷综合征。从这个角度看,精神疾病是脑发育相关的遗传问题,取决于遗传与环境的相互作用。

表观遗传学(epigenetics)是与遗传学(genetics)相对应的概念。遗传学是指基因序列改变所致的基因表达水平变化,如基因突变、基因杂合丢失和微卫星不稳定等;而表观遗传学则是指非基因序列改变所致的基因表达水平变化,如DNA甲基化和染色质构象变化等。环境的作用影响了基因的表达,从而可能导致某些疾病情况,这种表观遗传的改变有遗传至下一代的倾向。目前,基因与环境的相互作用会产生疾病或行为问题已经成为人们的共识。例如研究发现,单胺氧化酶A活性低的个体在童年期受到严重虐待较易出现反社会行为。5-羟色胺转运体s/s基因型个体,在遭受生活事件后,较易发生抑郁症。母亲孕期营养元素的缺乏可能增加子代精神分裂症的发生风险。也就是说,胎儿期无法吸收足够的营养,成年后患上精神分裂症的风险将显著增加。

(二)神经发育异常

神经发育理论(neurodevelopmental theory)逐渐成为精神疾病发病机制的主要前沿研究领域。神经发育学说认为,神经发育障碍患者的大脑从一开始就未能有正常的发育。遗传因素以及早期环境因素干扰了神经系统的正常发育,导致神经元增殖、分化异常,突触过度修剪或异常联系等。其共同表现为脑结构和功能可塑性改变,包括额叶、颞叶内侧及海马等脑区的灰质、白质减少和体积缩小等。早期的表现可能仅为轻度异常,如轻度认知功能损害;青春期后可能表现为较严重的异常。

神经发育的影响因素有遗传和环境。很多证据表明,精神分裂症、儿童注意缺陷障碍、孤独症可能为一个疾病谱,都与神经发育异常有关,它们有共同的发育异常基础。在个体发育早期,遗传和环境因素的相互作用影响了特定脑区(或环路)的发育,导致神经发育异常,而不同脑区发育异常则分化为各种不同的精神疾病,表现出不同的临床特征。以精神分裂症为例,有很多证据表明,精神分裂症患者有母孕期(如感染、营养缺乏等)问题、特异性面部表征、病前人格及认知特征、遗传脑影像以及神经病理性改变等。

(三) 感染

早在20世纪早期,人们就已知道感染因素能影响中枢神经系统,产生精神障碍。例如通过性传播的梅毒螺旋体首先引起生殖系统症状,在多年的潜伏后进入脑内,导致神经梅毒(neurosyphilis)。神经梅毒主要表现为神经系统的退行性变,表现为痴呆、精神病性症状及麻痹。人类免疫缺陷病毒(HIV)也能进入脑内,产生进行性的认知行为损害,早期表现为记忆损害、注意力不集中及情绪淡漠等,随着时间的推移,出现更为广泛的损害,如缄默症、大小便失禁、截瘫等。15%~44%的HIV感染者出现痴呆样表现。HIV实际上并不能感染大脑神经元,但却可以感染脑组织内的巨噬细胞和小神经胶质细胞,这些细胞的炎症反应释放出神经毒素及自由基,最终损伤大脑神经元,也就是所谓的艾滋病脑炎,严重者会造成痴呆。

引起精神障碍的感染还包括弓形虫感染、单纯疱疹性脑炎、麻疹性脑脊髓炎、慢性脑膜炎、亚急性硬化性全脑炎等。近年来还发现,有些儿童在链球菌性咽炎后会突然出现强迫症的表现。目前认为,这些细菌、病毒或寄生虫感染,不论发生在胎儿期、儿童期或成年期,都有可能透过血脑屏障,进入大脑,可能直接影响大脑,也可能产生免疫反应,甚至误导自身免疫系统攻击大脑细胞,干扰大脑正常发育,产生一系列精神神经症状。

二、精神障碍的心理、社会因素

应激性生活事件、情绪状态、人格特征、性别、父母的养育方式、社会阶层、社会经济状况、种族、文化宗教背景、人际关系等均构成影响疾病的心理、社会因素。

心理、社会因素既可以作为原因因素在精神障碍的发病中起重要作用,如急性应激性精神障碍、创伤后应激障碍、适应障碍等;也可以作为相关因素影响精神障碍的发生、发展,如焦虑障碍、抑郁障碍,甚至精神分裂症等;还可以在躯体疾病的发生、发展中起重要作用,如心身疾病。

本节仅简述应激性生活事件、人格特征与精神障碍的关系。

(一) 应激与精神障碍

应激(stress)一词由塞里(Selye)提出,在生物学上有刺激与反应两种不同理解,由于极易混淆,Selye又提出应激源(stressor)以有别于应激,应激源意为刺激,而应激意为反应。

任何个体都不可避免地会遇到各种各样的生活事件(life events),这些生活事件常常是导致个体产生应激反应的应激源。其中恋爱婚姻与家庭内部问题、学校与工作场所中的人际关系常是应激源的主要来源。社会生活中的一些共同问题(如战争、洪水、地震、交通事故、种族歧视等)以及个人的某种特殊遭遇(如身体的先天或后天缺陷,某些遗传病、精神病、难治性疾病,被虐待、遗弃、强暴等)则是应激源的另一重要来源。

在临床上,与应激有关的精神障碍主要有急性应激反应和创伤后应激障碍(post-traumatic stress disorder,PTSD,又称延迟性应激反应障碍)。前者在强烈精神刺激后数分钟至数小时起病,持续时间相对较短(少于1个月),表现为精神运动性兴奋或抑制;后者主要表现为焦虑、恐惧、事后反复回忆和梦中重新体验到精神创伤的情景等。慢性应激反应可能与人格特征关系更大，临床上可见适应障碍等。另外，社会、心理刺激常常作为许多精神障碍的诱因出现，应予充分注意。

除外来的生活事件外，内部需要得不到满足、动机行为在实施过程中受挫，也会产生应激反应；长时间的应激则会导致焦虑、抑郁状态、心身疾病等。

（二）人格特征与精神障碍

人格可以定义为个体在日常生活中所表现出的总的情绪和行为特征，此特征相对稳定并可预测。性格是在气质（一个人出生时固有的、独特的、稳定的心理特性）的基础上，由个体活动与社会环境相互作用而形成的。一个具有开朗、乐观性格的人，对人坦率、热情，思想、感情容易交流；乐于助人，也容易得到别人的帮助；愿意理解别人也容易被人理解；在人际关系中误会与矛盾较少，即使有也容易获得解决。这种人外向，追求刺激与挑战，较易冲动，不善思考。与此相反，一个比较拘谨、性格抑郁的人，常与他人保持一定距离；他们内向、回避刺激，但长于思考，冲动可能较小。

有些人的性格自幼就明显偏离正常、适应不良，达到了害人害己的程度，人们称之为人格障碍。有些人格障碍与精神障碍关系十分密切，如具有表演型性格的人容易罹患分离性障碍，具有强迫性格的人容易罹患强迫症，分裂型人格障碍者则患精神分裂症的可能性较大。

三、关于精神障碍病因学的思考

在讨论精神障碍的原因时，人们必须区分关联（correlation）、危险因素（risk factor）、疾病的结果（consequence）和病因（cause）。人们常常认为，精神刺激是导致抑郁的原因，但实际上，精神刺激与抑郁之间可能是因果关系，可能是某种形式的关联，也可能是果因关系。如果应激性生活事件与抑郁症有关，只能说明它们之间有某种联系，需要回答的问题是，到底是应激导致了抑郁还是抑郁导致了应激？即使是应激事件发生在抑郁之前，人们仍不能确定应激与抑郁一定是因果关系，因为应激很可能是抑郁的危险因素（先于疾病存在的生物、心理、社会因素，能增加疾病发生的可能性）。精神障碍的危险因素多种多样、相互交织，有些危险因素起的作用可能更大些，有些则可能是附加的或派生的。

疾病结果发生在疾病之后，例如某人体检时被确诊为恶性肿瘤，当患者大脑接收这种信息后，可导致明显的心身反应，如心跳加快、血压升高、焦虑、抑郁（躯体疾病的结果），焦虑、抑郁使患者行为变化，如社会性退缩，甚至自伤、产生自杀观念或行为（心理反应的结果）。这些问题不仅严重影响、干扰了对肿瘤的躯体治疗，也导致患者的免疫功能减退，加速了病情的发展（躯体、心理问题互为因果）。因此，从整体医学角度看，对于某些疾病来说，各种因素与疾病的关系纠缠不清、互为因果，都应该引起重视，对于精神疾病来说，更是如此。

由于精神现象的复杂性、认识的局限性和方法学问题，人们很难确定导致常见精神障碍的确切病因。建立疾病的动物模型是了解疾病原因的重要手段之一，人们已有许多较好地反映精神疾病的动物模型，如焦虑、恐怖动物模型，药物滥用的动物自我给药模型。但由于人类精神活动的特殊性，动物模型不能很好地模拟人类的疾病特点。由于存在伦理等问题，不能在人身上重复动物实验的结果，也很难进行病因学的随机对照研究，而回顾性的相关研究结果仅能作为进一步研究的参考。总之，人们对许多精神障碍的病因研究仍无重大突破，但新技术、新方法的利用（如脑功能影像学），将有可能加速这方面的进展。

纵观上述对精神疾病病因学的探讨，生物学因素（内在因素）和心理社会因素（外在因素）在精神障碍发生、发展过程中均起着重要作用。实际上，生物学因素与环境因素不能截然分开，它们相互作用、相互影响，共同影响人类行为。双生子研究发现，人们的行为特征以及精神疾病具有遗传性，但即使是有高度遗传性的疾病，同卵双生子也并非一定共病。那么是什么环境因素保护了他们未罹患疾病？遗传与环境如何相互作用？这是目前研究的热点与难点。

各种动物研究皆发现，环境可以改变中枢神经系统的结构与功能，不仅在早期发育时是这样，在成熟期同样如此。在神经系统的发育时期，由于基因与环境的相互作用，每一个神经元与其他神经元形成了无数个错综复杂的突触联系。从这个角度上看,环境是一个非常广义的概念,可以指细胞之间的环境,也可指人们生活中所说的环境,如感官刺激、心理社会刺激等。突触形成之后,其活动受环境刺激的影响,有些刺激能易化或弱化突触形成。如果剥夺刚出生的小猫的视觉刺激,相应的视觉皮质形成不了突触联系,小猫会出现视觉退化。在各种动物模型中均可发现学习、长期记忆的发生与神经元的结构及功能改变有关,表现为突触间联系增加和基因表达加强。基因表达加强可能是为了产生新的蛋白质以适应突触改变的需要。动物实验显示,反复应激刺激能诱发海马树突萎缩。临床脑影像研究也显示,应激相关疾病可能有不可逆的海马萎缩。

从生物、心理、社会文化的角度看,人们对精神健康及精神障碍领域的理解还远不够完善,这包括最基础的领域,如基因表达,分子、细胞间的相互作用,这些均是构成较高水平的认知、记忆、语言的基础。我们所面临的挑战是如何避免盲人摸象,如何将这些来自不同领域的知识有机地整合,形成一个较为完整的系统,以正确理解正常和异常的精神现象。

第四节 | 展 望

人类大脑大约有 1 000 亿个神经元,作为自然科学的"终极疆域",目前对人类大脑的探索和认知还处在初级阶段。脑疾病对人类健康造成的负担愈加严重,但是目前仍然缺乏行之有效的预防与治疗手段,人们迫切地希望了解大脑是如何工作的,从而开发更加精准有效的脑疾病预测与诊疗技术。全球脑计划项目纷纷启动,如瑞士的"蓝脑计划"、欧盟的"人脑计划"、美国的"创新性神经技术大脑研究"项目以及 2.0 更新计划、日本的"综合神经技术用于疾病研究的脑图谱"计划,澳大利亚和韩国也分别于 2016 年发起相关脑科学项目。各国脑计划研究目标略有不同,但都在脑图谱、人工智能或脑疾病领域取得了较大进展。2021 年 9 月,"中国脑计划"经过多年筹划后正式启动,脑图谱研究、类脑计算技术和脑疾病诊疗成为中国脑计划的重点发展方向。

精神卫生是脑疾病中非常重要的一部分。2013 年 WHO 发布《综合精神卫生行动计划 2013—2020》(Comprehensive Mental Health Action Plan 2013—2020),旨在提升全球精神卫生服务的可及性和质量,建议发展并实施全面的国家精神卫生政策、战略和计划;强调精神卫生系统的建立和加强,提高精神卫生领域的资金和资源投入,将精神卫生纳入公共卫生和社会服务的优先事项等。2020 年新冠疫情背景下,精神健康的重要性更加凸显,WHO 发布了一系列精神卫生相关指南,以帮助各国在应对疫情的同时,加强精神卫生服务和心理健康支持。其中将《综合精神卫生行动计划 2013—2020》延长至 2030 年,并进行了更新,以继续促进全球心理健康的发展。该计划进一步强调在新冠疫情后时代,心理健康的重要性,并制定了更长期的目标和战略。

在我国,2012 年《中华人民共和国精神卫生法》出台以后,精神卫生工作作为保障和改善民生以及加强和创新社会管理的重要举措,被列入国民经济和社会发展总体规划。2017 年,国家卫生计生委、中宣部等部门印发《关于加强心理健康服务的指导意见》,提出到 2020 年各领域各行业普遍开展心理健康教育及心理健康促进工作,全民心理健康意识明显提高;到 2030 年,符合国情的心理健康服务体系基本健全,全民心理健康素养普遍提升。《"健康中国 2030"规划纲要》提出要加强心理健康服务体系建设和规范化管理;加大全民心理健康科普宣传力度,提升心理健康素养。"健康中国行动"中心理健康促进行动明确提出,到 2022 年和 2030 年,居民心理健康素养水平分别提升到 20% 和 30%;每 10 万人口精神科执业(助理)医师达到 3.3 名和 4.5 名;抑郁症治疗率在现有基础上提高 30% 和 80%;登记在册的精神分裂症治疗率达到 80% 和 85%;登记在册的严重精神障碍患者规范管理率达到 80% 和 85%;建立精神卫生医疗机构、社区康复机构及社会组织、家庭相互衔接的精神障碍社区康复服务体系,建立和完善心理健康教育、心理热线服务、心理评估、心理咨询、心理治疗、精神科治疗等衔接合作的心理危机干预和心理援助服务模式。《中共中央关于制定国民经济和社会发展第十四个五年规划和二〇三五年远景目标的建议》提出,重视青少年身体素质与心理健康教育,重视精神卫生和心理健康,健全社会心理服务体系和危机干预机制。

随着传统生物医学模式向生物-心理-社会医学模式的转变,当代精神医学的概念已超越了传统精神病学所涵盖的范畴,其服务与研究对象也大大拓宽,不再只重视重性精神障碍(如精神分裂症、双相情感障碍等),对抑郁症、焦虑症、适应不良等轻型精神障碍也愈加关注,同时也更加注重一般人群心理健康的促进工作,以减少和预防各种心理或行为问题的发生。这种疾病理念的转变、基础医学理论的创新和高新技术的日新月异将为当代精神病学带来里程碑式的发展。

临床诊疗方面,精神障碍病因复杂、病程漫长,未来应致力于研发可用于早期预防、早期识别以及早期干预的新技术,从而有效降低精神障碍的发病率,减缓疾病进程,预防复发。目前,精神障碍的诊断缺乏客观、可定量的生物标记物,通过建立国家大样本精神障碍队列,融合大数据和人工智能等多学科先进技术,可开发出精神障碍风险预测及诊断模型,从而实现个体化治疗。科学研究方面,综合运用影像学、分子生物学、信息科学及工程学等新技术,深入探索精神障碍的发病机制,加快新型精神科药物的研发,以实现精神障碍的精准治疗。

随着大众对精神卫生需求的增加,人们对精神卫生工作者(特别是精神科医师)的服务质量提出了更高的要求。同时,精神科医师数量也不能满足现实的需要。精神卫生的服务对象、服务重点将会进一步转移,各种适应不良行为、焦虑、抑郁障碍、药物酒精依赖、行为成瘾障碍、心身疾病、儿童老年心理卫生问题将会受到重视,精神科将会进一步分工和专门化。与此同时,精神科硬件与软件环境建设更加优化,精神病院的现代化前景是实行院内园林化、室内家庭化、管理开放化、治疗多元化。

随着各级政府的重视、精神卫生的立法,患者的权益、隐私将会得到进一步保护。以患者为中心,强调患者、家属共同参与的治疗模式,以及强调功能恢复和全病程治疗的精神科治疗理念将会进一步得到强化。精神疾病的康复与社区服务也将得到充分的发展,以功能训练、全面康复、重返社会和提高生活质量为宗旨,逐步建立适合我国国情的社区康复模式,造就一批从事精神康复的专业工作者以及社区服务工作者,以促进精神障碍患者的社会心理康复。

现阶段我国神经精神学科发展面临着以下四大挑战:一是我国精神疾病的负担不断加重;二是精神卫生资源分布不均衡,中西部、大城市和基层仍然有很大差别;三是精神疾病的防治仍然有诸多的困境;四是神经科和精神科的融合和交叉还不够,很多综合医院缺少精神科,很多的精神心理疾病患者的临床医疗服务需要由神经科医师来承担。针对精神障碍负担不断加重、精神卫生资源短缺、精神障碍防治面临诸多困境的现状,国家应加大对精神卫生事业的投入,加强有关精神卫生的宣传教育,完善精神卫生康复体系,提高精神卫生服务的可及性。精神医学领域医务工作者和研究者应通力合作,加深对精神障碍发病机制的理解,提升医疗服务水平,只有这样,精神卫生事业才能取得更快、更好的发展,人民群众的身心健康和社会的和谐稳定才能得到切实的保障。

(陆 林)

本章数字资源

本章思维导图

第二章 | 精神障碍的症状学

精神症状是异常精神活动的表现。异常的精神活动通常通过人们的外显行为,如仪表动作、言谈举止、神态表情以及书写内容等表现出来。研究精神症状的学科被称为症状学。研究精神症状及其产生机制的学科被称为精神病理学(psychopathology)。了解精神病理学有助于理解精神障碍的症状学。

精神障碍的病因复杂,涉及生物、心理、社会等多方面,目前仍缺乏有效的生物学诊断指标。目前精神障碍的诊断主要依赖病史采集和精神检查;通过对精神活动的综合分析和判断,发现和识别精神症状,才能初步判断个体是否有精神障碍。精神障碍的症状学是学习精神病学的基础,熟练掌握精神障碍的症状学是精神科医师必备的基本功。

第一节 | 概　述

症状学是学习精神病学的基础,在临床工作中,首先需要辨别个体的精神活动是否正常,即识别和发现精神症状。精神病理学(psychopathology)是研究精神症状及其产生机制的学科,其与症状学的内涵并不完全一致。症状学关注症状本身,需评估和识别精神症状;而精神病理学除评估和识别精神症状以外,还关注患者的内心体验及精神症状发生的机制。精神病理学按照研究方法可大致分为:①描述性精神病理学(descriptive psychopathology):描述性精神病理学旨在对异常的精神活动进行客观的描述,也是通常临床所认为的症状学。描述性精神病理学关注患者的主观意识与体验、症状发展,并对观察到的异常精神活动进行描述;在描述过程中应避免主观偏见和行为预设;②实验性精神病理学(experimental psychopathology):实验性精神病理学不仅对异常的精神活动进行描述,还探索异常精神活动的发生机制。实验性精神病理学起源于弗洛伊德关于精神动力学的研究,以患者无意识的心理活动解释异常的精神活动。后来,随着理论的发展和科学技术的创新,如认知和行为心理学、神经电生理、脑影像等,实验性精神病理学进一步研究了可测量、可证实的有意识的心理过程。熟悉和了解精神病理学有助于我们理解和掌握症状学。

如何判断个体是否有精神症状,一般应从以下四个方面进行分析:①纵向比较,即与其过去一贯的表现进行比较,精神活动是否具有明显改变;②横向比较,即与大多数正常人的精神活动相比较,是否具有明显差别,某种精神状态的持续时间是否超出了一般限度;③是否与现实环境相符,即应注意结合当事人的心理背景和当时的周围环境对其精神活动进行具体分析和判断;④是否符合精神病理学的表现。

虽然每一种精神症状有各自不同的表现,但往往均具有以下共同特点:①症状的出现不受患者意志的控制;②症状一旦出现,难以通过注意力转移等方法令其消失;③症状的内容与周围客观环境不相称;④症状往往会给患者带来不同程度的痛苦和社会功能损害。

精神障碍患者的症状一般不会随时随地表现出来,有时需要医师仔细观察和反复检查才能发现。精神检查的方法主要为交谈和观察。能否发现患者的精神症状,特别是某些隐蔽的症状,常取决于医患关系及检查技巧。另外,与家属的沟通也尤为重要,这有助于医师发现精神症状和探明其发生发展。根据短暂交谈和片面观察所做出的结论,很容易导致漏诊和误诊。因此,在进行精神检查时,要注意做到:①仔细检查,确定精神症状是否存在;②确定精神症状出现的频率、持续时间和严重程度;③分析各症状之间的关系,确定原发症状和继发症状;④注意类似症状之间的鉴别;⑤探讨可能影响症状发生的生物学因素和社会心理因素。

人的精神活动是一个相互联系又相互制约的复杂过程,并受到多种因素的影响。异常精神活动的过程更加复杂,同样会受到个体和环境等多种因素的影响。这些影响因素包括性别、年龄、受教育程度、躯体状况、人格特征、社会地位、文化背景、生活环境等。因此,在检查和分析精神症状时,须考虑到有关影响因素,以便对具体情况作具体分析。

第二节 │ 常见精神症状和体征

人的精神活动是一个协调统一的整体。为了便于描述,普通心理学将人的正常精神活动分为认知、情感和意志行为等心理过程。同样,为了便于对精神症状的描述,我们在下文将按照精神活动的各个心理过程分别进行介绍。

一、感知觉障碍

感知觉包括感觉和知觉两个心理过程。感觉(sensation)是大脑对客观刺激作用于感觉器官所产生的对事物个别属性的反映,如形状、颜色、大小、重量和气味等。视觉、听觉、味觉、嗅觉、触觉、平衡觉均属于感觉。知觉(perception)是在感觉基础上,大脑对事物的各种不同属性进行整合,并结合以往经验,形成的整体印象。如根据桃子的形状、气味、颜色等感觉,结合既往对桃子的认知,在大脑中产生的桃子的印象就是一种知觉。正常情况下,人体的感觉和知觉是与外界客观事物相一致的。

(一)感觉障碍

感觉障碍(sensation disorder)包括以下方面。

1. 感觉减退(hypoesthesia) 是对刺激的感受性降低,感觉阈值增高,表现为对外界强烈的刺激产生轻微的感觉体验或完全不能感知[后者称为感觉缺失,(anesthesia)]。多见于神经系统疾病,精神科多见于抑郁障碍、木僵状态、意识障碍和分离性障碍等。

2. 感觉过敏(hyperesthesia) 是对刺激的感受性增高,感觉阈值降低,表现为对外界一般强度的刺激产生强烈的感觉体验,如感到阳光特别刺眼、轻柔的音乐特别刺耳,轻微地触摸皮肤感到疼痛难忍等。多见于神经系统疾病,精神科多见于分离性障碍、躯体不适障碍等。

3. 内感性不适(senestopathia) 又称体感异常,是躯体内部产生的不舒适和难以忍受的异样感觉,如咽喉部堵塞感、胃肠扭转感、腹部气流上涌感等,可继发疑病观念。多见于躯体不适障碍、精神分裂症和抑郁障碍等。

(二)知觉障碍

知觉障碍(perception deficit)包括以下方面。

1. 错觉(illusion) 是对客观事物歪曲的知觉。错觉可见于正常人,如在光线暗淡的环境中产生错视,在恐惧、紧张和期待等心理状态下产生错听,在疲劳的状态下产生错视等。但正常人出现错觉后,可以很快认识到自己的错误并加以纠正。病理性错觉常在意识障碍或其他精神障碍时出现,不容易被纠正,多表现为错视和错听,并常带有恐怖色彩,如患者把输液管看成一条蛇等。多见于谵妄状态、精神分裂症。

2. 幻觉(hallucination) 是没有现实刺激作用于感觉器官时出现的知觉体验,是一种虚幻的知觉。正常人也可能有幻觉,但多发生于睡眠和觉醒的交替阶段,多数情况下是单纯的、短暂的,对精神疾病的诊断无明显意义。幻觉是精神科临床上常见且重要的精神病性症状之一。幻觉可以根据其所涉及的感觉器官、来源和产生条件进行不同的分类。

(1)根据所涉及的感觉器官,幻觉可分为:幻听、幻视、幻味、幻嗅、幻触和本体幻觉等。

1)幻听(auditory hallucination):是一种虚幻的听觉,即患者听到了并不存在的声音。幻听是精神科临床工作中最常见的幻觉。患者听到的声音可以是单调的,也可以是复杂的;可以是言语性的(如评论、赞扬、辱骂、斥责或命令等),也可以是非言语性的(如机器轰鸣声、流水声、鸟叫声等)。其中,言语性幻听最为常见，幻听的声音可以直接与患者对话，也可以是患者作为第三者听到他人的对话。幻听的内容通常与患者有关且多对患者不利，如对患者的言行评头论足、议论患者的人品、命令患者做一些危险的事情等，患者常为之感到苦恼和不安，并可产生自言自语、对空谩骂、拒饮拒食、自杀自伤或伤人毁物等行为。

幻听可见于多种精神障碍，其中评论性幻听、议论性幻听和命令性幻听是精神分裂症的典型症状。

【典型病例】

患者，男，30岁，精神分裂症。

精神检查时，患者称："我经常听到许多人在议论我，其中有些人说我是杀人犯、贩毒集团的头子，还有人说我是正义的使者。我在单位上班时，他们在隔壁说，回到家里他们就在我家的院子里说。我走到哪里他们就跟到哪里，但到处找也找不到他们，他们就像隐形人一样。我让家里人都我去找，但家里人说没有听到。"

2）幻视（visual hallucination）：即患者看到了并不存在的事物。幻视的内容可以是单调的光、色或者片段的形象，也可以是复杂的人物、景象、场面等。意识清晰状态下出现的幻视多见于精神分裂症。意识障碍时的幻视多见于谵妄状态，内容常常形象、生动、鲜明，且多具有恐怖性质，如看到墙上有壁虎在爬、房间内有龙在飞舞等。

3）幻味（gustatory hallucination）：患者尝到食物或水中并不存在的某种特殊的怪味道，因而常常拒饮拒食。幻味经常与被害妄想同时存在，如认为食物中的"怪味道"是被人投了毒，多见于精神分裂症。

4）幻嗅（olfactory hallucination）：患者闻到环境中并不存在的某种难闻的气味，如腐败的尸体气味、化学物品的烧焦味、浓烈刺鼻的药物气味以及体内发出的怪味等。幻嗅和幻味往往同时出现，并经常与被害妄想结合在一起，多见于精神分裂症。单一出现的幻嗅，多见于颞叶癫痫或颞叶器质性损害。

5）幻触（tactile hallucination）：在没有任何刺激时，患者感到皮肤上有某种异常的感觉，如电麻感、虫爬感、针刺感等。如果患者感到自己的性器官被刺激，则称为性幻觉（sexual hallucination），可见于精神分裂症等。

6）本体幻觉（body-sensory hallucination）：本体幻觉包括内脏幻觉（visceral hallucination）、运动幻觉（motor hallucination）。内脏幻觉是患者身体内部某一部位或某一脏器虚幻的知觉体验，如感到骨头里的虫爬感、血管的拉扯感、肠道的扭转感、肺叶的被挤压感等。内脏幻觉常伴随疑病妄想出现，多见于精神分裂症和抑郁障碍。运动幻觉指患者处于静止状态时自觉身体某个部位在动。如患者未说话却感受到唇舌的运动，则为言语运动性幻觉。如患者感受到肢体、躯干的运动，则为精神运动性幻觉，多见于精神分裂症。

（2）根据体验的来源，幻觉可分为：真性幻觉和假性幻觉。

1）真性幻觉（genuine hallucination）：是来自于外部客观空间，通过感觉器官而获得的幻觉。其特点为幻觉内容就像感知外界真实事物一样生动形象，故患者常常述说是亲耳听到或亲眼看到的。患者对幻觉内容深信不疑，并可做出相应的情感与行为反应。

2）假性幻觉（pseudo hallucination）：是存在于自己的主观空间内，不通过感觉器官而获得的幻觉。其特点为幻觉内容往往比较模糊、不清晰和不完整，故患者常常描述为没有通过耳朵或眼睛，大脑内就隐约出现了某种声音或影像。虽然此类幻觉与一般知觉不同，但患者往往仍然比较肯定地相信幻觉内容。

（3）根据产生的条件，幻觉可分为：功能性幻觉、反射性幻觉、心因性幻觉和入睡前幻觉。

1）功能性幻觉（functional hallucination）：是一种伴随现实刺激而出现的幻觉，即当某种感觉器官处于功能活动状态时出现涉及该器官的幻觉，正常知觉与幻觉并存。临床上常见功能性幻听，多见于精神分裂症。

【典型病例】

患者,男,21岁,精神分裂症。

近半年来,患者出门时经常用耳塞将耳朵堵起来。问其原因,患者回答:"走在街上时,只要听到汽车喇叭响就能同时听到还有一个女的骂我是流氓,这个声音是从汽车喇叭里传出来的。只要喇叭响,她就开始骂我。"

2)反射性幻觉(reflex hallucination):也是一种伴随现实刺激而出现的幻觉,但涉及两个不同的感觉器官,即当某一感官处于功能活动状态时,出现涉及另一感官的幻觉。如听到广播声音的同时就看到播音员的人像站在面前,多见于精神分裂症。

3)入睡前幻觉(hypnagogic hallucination):是出现在入睡前的幻觉,多为幻视。表现为患者闭上眼睛就能看见许多幻觉形象,如各种动物、风景或人体的某部分等,与睡梦时的体验相近。

4)心因性幻觉(psychogenic hallucination):是在强烈心理因素影响下出现的幻觉,幻觉内容与心理因素有密切联系,如看到亡故亲人的影子在房间里走动等。多见于应激相关障碍、分离性障碍等。

3. 感知综合障碍(psychosensory disturbance) 指患者对客观事物的整体属性能够正确感知,但对某些个别属性(如大小、形状、颜色、距离、空间位置等)产生错误的感知。常见感知综合障碍如下。

(1)视物变形症(metamorphopsia):指患者看到周围的人或物体的形状、大小、体积等方面发生了变化。看到物体的形象比实际增大称为视物显大症(macropsia),如看到家中的宠物猫就像老虎一样大;看到物体的形象比实际缩小称为视物显小症(micropsia),如看到母亲就像小布娃娃一样大。多见于癫痫。

(2)自身感知综合障碍:指患者感到自己身体的某一部分在大小、形状等方面发生了变化。如感到自己的手臂变得特别长,伸手可以抓到空中的飞鸟;有的患者则感到自己的面部发生了扭曲,眼睛大小不一致,鼻子像蒜头一样,故反复照镜子。可见于精神分裂症、癫痫等。

(3)时间感知综合障碍:指患者对时间的快慢出现不正确的感知体验。如感到时间凝固了,岁月不再流逝,外界事物停滞不前;或者感到时间在飞逝,似乎身处于"时空隧道"之中,外界事物的变化异乎寻常地快。可见于抑郁障碍、躁狂发作、精神分裂症等。

(4)空间感知综合障碍:指患者对周围事物的距离、空间位置等感知错误,如候车时汽车已驶进站台,而患者仍感觉汽车离自己很远。

(5)现实解体(derealization):指患者感到周围事物和环境变得不真实,犹如隔了一层窗纱。如感到周围的房屋、树木等像是纸板糊成的,毫无生气;周围人就像没有生命的木偶一样等。可见于抑郁障碍、精神分裂症等。

二、思维障碍

思维是人脑对客观事物间接概括的反映,它可以揭露事物内在的、本质的特征,是人类认识活动的最高形式。思维包括分析、综合、比较、抽象、概括、判断和推理等基本过程。

正常人的思维具有如下特征:①目的性:指思维围绕一定的目的进行,并解决某一问题;②连贯性:指思维过程中的概念前后衔接,相互联系;③逻辑性:指思维过程符合思维逻辑规律,有一定的道理;④实践性:指思维能够通过客观实践的检验。

思维障碍(thought disorder)是精神科的常见症状,临床表现多种多样,可大致分为思维形式障碍和思维内容障碍。

(一)思维形式障碍

思维形式障碍(thought form disorder)主要为思维过程的联想及逻辑障碍。思维联想障碍表现为思维速度、数量、表现形式或思维内容连接形式的异常。思维逻辑障碍表现为逻辑推理过程的异常。常见的症状如下。

1. 思维奔逸(flight of thought) 思维联想速度加快、数量增多和转换加速。患者表现为特别健谈,说话滔滔不绝,口若悬河,感到脑子特别灵活,就像机器加了"润滑油"一样难以停顿下来。患者说话的语速快,语量多,主题极易随环境而发生改变(随境转移),也可有音韵联想(音联)或字意联想(意联)。写信或写作文时往往文思敏捷,一挥而就。多见于躁狂发作。

【典型病例】

患者,男,23岁,双相障碍躁狂发作。

患者入院后,见人就打招呼,并自我介绍说:"我叫马林,'马'是美国总统'奥巴马'的'马','林'是民族英雄'林则徐'的'林'。他们的优良特性在我身上也得到了充分体现,勇敢、聪明……"当医师问其家庭住址时,患者答:"中国济南,南部山区。"随后便唱道:"我家住在黄土高坡,大风从坡上刮过,不管是西北风还是东南风,都是我的歌我的歌。"看到一位女医师过来,患者立即上前面带笑容地赞美道:"我一看就知道你是一个有福的人,睫毛长长,高高鼻梁,细细身材,皮肤白白……"

2. **思维迟缓**(inhibition of thought)　指思维联想速度减慢、数量减少和转换困难。表现为语量少、语速慢、语音低和反应迟缓。患者感到脑子就像生锈了的机器一样,变笨了,反应变慢了,思考问题困难。多见于抑郁障碍。

3. **思维贫乏**(poverty of thought)　指联想概念与词汇贫乏,患者感到脑子空空荡荡,没有什么思想。表现为寡言少语,谈话时言语内容空洞单调或词穷句短,回答问题简单,严重者对什么问题都回答"不知道"。多见于精神分裂症、痴呆及智力发育障碍等。

4. **思维散漫**(loosening of thinking)、**思维破裂**(splitting of thought)、**语词杂拌**(word salad)　指思维的连贯性障碍,即联想概念之间缺乏必要的联系。思维散漫表现为患者在交谈时联想松弛、内容散漫、缺乏主题,话题转换缺乏必要的联系,说话东拉西扯,东一句、西一句,以致别人不理解患者要阐述的主题思想,且对问话的回答不切题,交流困难,多见于精神分裂症及智力发育障碍。思维破裂表现为患者的言语或书写内容有结构完整的句子,但各句含意互不相关,变成了语句堆积,整段内容令人不能理解。语词杂拌表现为患者言语支离破碎,句子结构不完整,为一些不相干字、词的堆积,如当医师问患者姓名时,患者回答"张华,地上的云彩,汽车煮水饺,计算机,鸟在水中飞飞飞,奥氮平……"多见于精神分裂症。

5. **思维不连贯**(incoherence of thought)　表现与语词杂拌类似,但产生背景不同,它是在意识障碍背景下出现的言语支离破碎和杂乱无章状态。多见于谵妄状态。

6. **思维中断**(thought blocking)　指思维联想过程突然发生中断。表现为患者在无意识障碍,又无外界干扰时,言语突然停顿,片刻之后又重新开始,但所谈主题已经转换。多见于精神分裂症。

7. **思维被夺**(thought deprivation)、**思维插入**(thought insertion)　属于思维联想障碍,前者表现为患者感到自己的思想被某种外力突然抽走,而后者则表现为患者感到有某种不属于自己的思想被强行塞入自己的脑中。两者均不受个人意志所支配,多见于精神分裂症。

8. **强制性思维**(forced thought)　是思维联想的自主性障碍。表现为患者感到脑内涌现大量无现实意义、不属于自己的联想,是被外力强加的。这些联想常常突然出现,突然消失,内容多变。强制性思维与思维插入、思维被夺的区别在于思维插入和思维被夺时,患者还有属于自己的、受患者意愿支配的思维活动。而在强制性思维中,患者认为他的思维活动已经完全不受自己的意愿支配,已经没有属于自己的思维活动。多见于精神分裂症。

9. **病理性赘述**(circumstantiality)　指思维联想活动迂回曲折,联想枝节过多。表现为患者对某种事物做不必要的过分详尽的描述,言语啰唆,但最终能够回答出有关问题。如果要求患者简明扼要,患者无法做到。见于癫痫、痴呆等。

【典型病例】

患者,男,62岁,癫痫。

当医师问"你怎么来医院的?"患者答:"我家门口有K50路公交车。我出门时碰到了老李,和他打招呼,但他没有看见我。我到车站的时候,老张正好在那里。我问他干什么去,他说要去买菜。正说着K50路车来了,我跑着上了车。走了6站后到了趵突泉站,我下了车,那里的人真多呀,有好多外地人在那里游玩。我等了3分钟,换了K59路车。上车后找了一个座位坐下来,过了泉城广场、解放路、历山路、文化东路,在燕子山路南头那个站下了车,看见了精神卫生中心的牌子,老伴扶着我就走来了。"

10. 思维化声(audible thought) 是同时包含思维障碍和感知觉障碍的症状。患者在思考时,同时感到自己的思想在脑子里变成了言语声,自己和他人均能听到。多见于精神分裂症。

11. 语词新作(neologism) 是概念的融合、浓缩和无关概念的拼凑。患者自创一些奇特的文字、符号、图形或语言并赋予特殊的意义,他人无法理解。如"∞"表示亲密友好;"犭市"代表狼心狗肺;"±"代表若即若离。多见于精神分裂症。

12. 象征性思维(symbolic thinking) 属于概念转换障碍,患者以无关的具体概念代替某一抽象概念,不经患者本人解释,他人无法理解。如患者经常反穿衣服,表示自己"表里合一、心地坦白",多见于精神分裂症。

正常人可以有象征性思维,如玫瑰象征爱情、鸽子象征和平等,但正常人的象征性思维是以传统和习惯为基础的,与文化背景相符,人们之间彼此能够理解。

【典型病例】

患者,男,25岁,精神分裂症。

患者视力正常,但近来手中总是拿着一副眼镜,见人就向对方晃晃手中的眼镜。患者解释:"我是想警告我周围的人,不要把我当傻子,单位里发生的那些事情,我心里明明白白,就像戴着眼镜一样,一切都看得清清楚楚。"

13. 逻辑倒错性思维(paralogic thinking) 以推理缺乏逻辑性为特点,表现为患者推理过程缺乏前提依据或因果倒置,令人感到不可理解,离奇古怪。多见于精神分裂症。

【典型病例】

患者,男,24岁,精神分裂症。

患者入院后不愿意在空调房睡觉,精神检查时,患者解释称:"我是恒温动物,我不需要冬眠,在冷的地方睡觉就违背自然规律了。"

14. 强迫思维(obsession) 指在患者脑中反复出现的某一概念或相同内容的思维,明知不合理和没有必要,但又无法摆脱,常伴有痛苦体验。强迫思维可表现为:①反复出现某些想法,如担心被别人传染某种疾病;②总是怀疑自己的言行是否正确、得当(强迫怀疑);③反复回忆做过的事情或说过的话(强迫回忆);④反复出现一些对立的思想(强迫性对立思维),如听到"和平"就不自主地联想到"战争";⑤反复考虑毫无意义的问题(强迫性穷思竭虑),如"为什么2+3=5"等。强迫思维常伴有强迫动作。多见于强迫症,也可见于精神分裂症。

强迫思维与强制性思维不同:前者是自己的思想,往往同一内容的思维反复持续出现,多见于强迫症;后者则是外力强加的不属于自己的思想,内容变化多端,且突然出现、突然消失,多见于精神分裂症。

【典型病例】

患者,女,24岁,强迫症。

患者每天晚上睡觉前总感到门窗、天然气没有关好。虽然家人都说已经关好,自己也知道已经关好,且已经连续检查多次,但无法摆脱自己的疑虑,仍然放心不下,为此感到非常痛苦。(强迫怀疑)

(二)思维内容障碍

思维内容障碍最主要的表现形式是妄想(delusion)。妄想是在病态推理和判断基础上形成的一种病理性的歪曲的信念。其特征包括:①妄想内容通常与事实不符,缺乏客观现实基础,但患者仍坚信不疑;②妄想内容通常涉及患者本人,且与个人具有利害关系;③妄想内容常具有个体独特性,是个体的心理现象,并非集体信念;④妄想内容与患者的文化背景和经历有关,且通常有浓厚的时代色彩。

妄想应注意与幻想区别。幻想是一种超现实的遐想,是将不同的元素或内容组合在一起的思考形式。部分人遇到挫折或难以解决的问题时,往往想入非非,把自己放到想象的世界中,以应付挫折,获得心理上的满足。但幻想通常具有一定目的性,易于纠正。

妄想是精神科临床上常见且重要的精神病性症状之一,可以根据其起源、结构和内容进行分类。

1. 根据妄想的起源,可分为原发性妄想和继发性妄想。

(1)原发性妄想(primary delusion):是没有发生基础的妄想。表现为内容不可理解,不能用既往经历、当前处境及其他心理活动等加以解释。原发性妄想是精神分裂症的典型症状,对精神分裂症具有重要诊断价值。

(2)继发性妄想(secondary delusion):是发生在其他病理心理基础上的妄想,或与某种经历、情境等有关的妄想。如在抑郁基础上产生的自罪妄想;因亲人死于某种疾病后过分关注自己身体健康,而逐渐产生的疑病妄想等。可见于多种精神障碍。

2. 按照妄想的结构,可分为系统性妄想和非系统性妄想。

(1)系统性妄想(systematized delusion):是指内容前后相互联系、结构严密的妄想。此类妄想形成过程较漫长,逻辑性较强,与现实具有一定联系或围绕某一核心思想,如不仔细辨别,往往难以发现。

(2)非系统性妄想(unsystematized delusion):是一些片段、零散、内容不固定、结构不严密的妄想。此类妄想往往产生较快,缺乏逻辑性,内容明显脱离现实,且易发生变化,甚至自相矛盾。

3. 临床上通常按妄想的主要内容归类,常见类型如下。

(1)关系妄想(delusion of reference):患者认为周围环境中所发生的与自己无关的事情均与自己有关。如认为周围人的谈话是在议论自己,别人的咳嗽是针对自己的,甚至认为电视上播出的和报纸上登载的内容也与自己有关。多见于精神分裂症和其他妄想性障碍。

【典型病例】

患者,男,28岁,精神分裂症。

精神检查时,患者描述称:"我一出门就有人指指点点地在说我,刚开始是同事和邻居等一些认识的人,后来马路上不认识的人也开始议论我,说我人品不好,说我工作不认真。他们虽然没有说我的名字,有时也听不清在说什么,但我肯定他们就是在说我。有时他们还故意在我面前吐痰、咳嗽,用特别的眼光看我等。近来,电视上也在含沙射影地说我。前天,电视上演一个人利用职务之便贪污被判了刑,这实际上就是在警告我要好好工作。"

(2)被害妄想(delusion of persecution):患者坚信自己被某些人或某组织进行迫害,如投毒、跟踪、监视、诽谤等。患者受妄想的影响可出现拒食、逃跑、报警、自伤、伤人等行为。主要见于精神分裂症和其他妄想性障碍。

【典型病例】

患者,男,26岁,精神分裂症。

近半年来,患者不敢在家里吃饭喝水,总是买袋装的食品吃。晚上睡觉时总要反复检查自己的房间,认为有人安装了监控器在监视自己。精神检查时,患者解释称:"我父母和我单位上的人合伙要毒害我,在饭里放了迷幻药,想把我弄成傻瓜或者植物人,所以我只能自己买袋装食品吃。另外,他们还在我的房间里安装了监视器,想监控我的一言一行,所以我得处处小心。"

(3)夸大妄想(grandiose delusion):患者认为自己拥有非凡的才能、智慧、财富、权力、地位等,如称自己是著名的科学家、发明家、歌唱家、明星、大富翁、单位或国家领导人等。可见于躁狂发作、精神分裂症和痴呆等。

【典型病例】

患者,男,24岁,双相障碍躁狂发作。

近半月来,患者兴奋话多,吹嘘自己聪明过人。精神检查时,眉飞色舞地说:"别看我只有初中文化,但我比大学生还有本事。我要开一家发明公司,专门发明先进的东西,我发明的电脑要比现在的电脑快千万倍,汽车可以水、陆、空三用,而且不用烧油,直接用核燃料。"

（4）罪恶妄想（delusion of guilt）：又称自罪妄想。患者坚信自己犯了严重的错误,甚至认为自己罪大恶极、死有余辜,应受严厉惩罚。患者可在此妄想的影响下出现拒食、自杀等行为。多见于抑郁障碍,也可见于精神分裂症。

【典型病例】

患者,女,36 岁,抑郁障碍。

近 3 个月来,患者情绪低落,经常自责。精神检查时,患者说："我对不起孩子,孩子 2 岁时发热,我没有带他去医院,是他爸爸带去的。虽然孩子没有事,就是有一点受凉,但说明我不是一个称职的妈妈。还有一次,3 岁时他不听话,我打了他屁股一下,打得挺厉害。我真不该这样,打人犯法,我应该去自首。"

（5）疑病妄想（hypochondriacal delusion）：患者坚信自己患了某种严重的躯体疾病或不治之症,因而到处求医,各种详细的检查和反复的医学验证也不能纠正。如认为自己得了癌症、心脏病等,而且将不久于人世。严重时,患者认为"内脏都腐烂了""大脑成了一个空壳""血液干枯了"。多见于抑郁障碍、精神分裂症及躯体不适障碍等。

（6）虚无妄想（nihilistic delusion）：又称否定妄想。患者认为客观存在的事物已不复存在,一切都是虚假的。甚至认为自身也不复存在,如患者认为自己的器官已消失,因此无须进食,也无须休息。虚无妄想多见于抑郁障碍、精神分裂症等。

（7）钟情妄想（delusion of love）：患者坚信自己被某异性或许多异性钟情,对方的一言一行都是对自己爱的表达。有时患者会对这种"爱的表达"做出回应而去追求对方,即使遭到对方的严词拒绝,患者仍毫不置疑,而认为对方是在考验自己对爱情的忠诚。多见于精神分裂症。

【典型病例】

患者,女,18 岁,精神分裂症。

患者认为班里有多个男生在追求自己,经常发脾气。精神检查时,患者称："有那么多男生都在追我,我不知道该和谁谈恋爱,所以很烦。"当医师问如何知道男生喜欢她时,患者答："有一天放学后,有一个男生朝我笑了一下,还有一个男生是跟在我后面出的教室,虽然他们没有说什么,但肯定是喜欢我。那天,我旁边的一个男生读《简·爱》这本书,也说明他喜欢我。"医师问其有何打算,患者答："有一天,我对其中一个男生说我也喜欢他,谁知他骂我脑子进水了,我想他是在考验我,我会一直等着他的。"

（8）嫉妒妄想（delusion of jealousy）：患者坚信自己的配偶对自己不忠诚,另有外遇。为此,患者常常翻看配偶的手机短信和通话记录,跟踪和监视配偶的日常活动,检查配偶的衣物等日常生活用品,以寻觅其"婚外情"的证据。多见于精神分裂症、痴呆等。

【典型病例】

患者,女,35 岁,精神分裂症。

近 1 年来,患者坚信丈夫有外遇,认为丈夫与单位里的多名女同事有不正当关系。每当丈夫下班晚几分钟回家,患者就反复追问为什么回家晚了,是不是与别的女人约会了。看到丈夫与女性说话就怀疑他们有不正当关系。有一次,患者偷偷跑到丈夫的办公室,正好有一个女同事在讨论工作,患者不由分说就破口大骂他们在搞婚外情。有时丈夫回到家里,患者就跑上前去闻闻身上有没有香水的气味,检查包里有没有女性的用品等。

（9）非血统妄想（delusion of non-consanguinity）：患者常坚信自己不是父母亲生的,虽经反复解释和证实,仍坚信不疑。患者有时认为自己是被抱养或被寄养的,但又说不清从何时、为什么与现在的父母生活在一起。多见于精神分裂症。

【典型病例】

患者,女,20 岁,精神分裂症。

近半年来,患者坚信现在的父母不是自己的亲生父母,反复要求做亲子鉴定。当医师问其为何有此想法和亲生父母在什么地方时,患者称:"我也说不清是怎么回事,可能我和他们长得不像吧。虽然我不知道亲生父母在什么地方,但我肯定不是他们亲生的,我要做亲子鉴定证明这一切。"

(10)物理影响妄想(delusion of physical influence):又称被控制感,患者感到自己的思想、情感和意志行为受到某种外界力量的控制而身不由己。如患者经常描述被红外线、电磁波、超声波或某种特殊的先进仪器控制。多见于精神分裂症。

【典型病例】

患者,男,30岁,精神分裂症。

近一年来,患者感到大脑被人控制了,思维和情感都不是自己的,自己就像一个机器人一样。患者描述称:"我的大脑被外星人用电磁波控制了,他们让我想什么我就得想什么,让我笑我就得笑,让我哭我就得哭。我一点自由也没有。"

(11)内心被揭露感(experience of being revealed):又称被洞悉感。患者感到内心所想的事情,虽然没有说出来,也没有用文字书写出来,但被别人都知道了。至于他们通过什么方式知道的,患者则不能描述。多见于精神分裂症。

【典型病例】

患者,女,18岁,精神分裂症。

患者为高中三年级学生,虽然高考临近,但自己不敢学习。对此患者解释说:"我不能学习,因为我心里想的一切都被别人知道了。我如果学习,我做题的思路就被周围同学知道了,他们就会超过我。我现在就像一个透明人一样,所有人都知道我在想什么。"

(三)超价观念(overvalued idea)

超价观念是一种具有强烈情感色彩的错误观念,其发生一般均有一定事实依据,不十分荒谬离奇,也没有明显的逻辑推理错误。此种观念片面而偏激,可明显地影响患者的行为及其他心理活动,多见于人格障碍。

超价观念与妄想的区别在于其形成有一定的性格基础与现实基础,伴有强烈的情绪体验,内容比较符合客观实际。当强烈的情绪体验消退时,超价观念可随之减弱和消退。

三、注意障碍

注意(attention)是指个体精神活动集中指向一定对象的心理过程。注意可分为主动注意和被动注意两类。主动注意又称为有意注意,是自觉的、有目的的注意;被动注意又称为无意注意,是外界刺激所激发、没有目的的注意。如上课时学生听讲属于主动注意,而有的同学突然把注意力转向教室外的脚步声则为被动注意。前者与意志活动、环境要求及个人的兴趣爱好有关,需要个体做出努力;后者是对外界刺激的定向性反射反应,不需要自觉努力。

正常人的注意具有如下特征:①集中性:是指人的心理活动只集中于一定事物上,具有一定范围和广度;②稳定性:指心理活动能够长时间集中于某一客体或活动的特性;③转移性:是指根据新的任务,主动把注意由一个对象转移到另一个对象的现象。

常见注意障碍包括以下几种。

1. 注意增强(hyperprosexia) 为主动注意的兴奋性增高,表现为过分关注某些事物。如有被害妄想的患者,对周围环境保持高度的警惕,过分地注意别人的一举一动;有疑病妄想的患者则对身体的各种细微变化十分敏感,过分地注意自己的健康状态。多见于精神分裂症、躯体不适障碍等。

2. 注意减退(hypoprosexia) 为主动及被动注意的兴奋性减弱和注意稳定性降低,表现为注意力难以唤起和维持。多见于抑郁障碍、精神分裂症等。

3. 注意涣散(divergence of attention) 为被动注意兴奋性增强和注意稳定性降低,表现为注意力不集中,容易受到外界的干扰而分心。多见于注意缺陷多动障碍、焦虑障碍、精神分裂症等。

4. 注意狭窄（narrowing of attention）　为注意广度和范围的显著缩小,表现为当注意集中于某一事物时,不能再注意与之有关的其他事物。多见于意识障碍、智能障碍等。

5. 注意转移（transference of attention）　为注意转换性增强和稳定性降低,表现为主动注意不能持久,很容易受外界环境的影响而使注意对象不断转换。多见于躁狂发作等。

四、记忆障碍

记忆（memory）是既往事物经验在大脑中的重现。记忆是在感知觉和思维基础上建立起来的精神活动,包括识记、保持及再认和回忆三个基本过程。①识记:是事物或经验在脑子里留下痕迹的过程,是一种反复感知的过程;②保持:是识记痕迹保存于大脑免于消失的过程;③再认和回忆:再认是现实刺激与既往痕迹的联系过程,回忆是既往痕迹的重新活跃或复现。识记是记忆痕迹保存的前提,再认和回忆是记忆痕迹的显现过程。

记忆障碍通常涉及记忆过程的各个部分,常见记忆障碍包括以下几种。

1. 记忆增强（hypermnesia）　是病理性的记忆力增强,表现为患者对病前已经遗忘且不重要的事都能重新回忆起来,甚至包括事件的细节。多见于躁狂发作和精神分裂症等。

2. 记忆减退（hypomnesia）　是记忆各个基本过程功能的普遍减退。轻者表现为近记忆力的减弱,如记不住刚见过人的名字、别人刚告诉的电话号码等。严重时远记忆力也减退,如难以回忆个人的经历等。多见于痴呆,也可见于正常老年人。

3. 遗忘（amnesia）　是记忆痕迹在大脑中的丧失,表现为对既往感知过的事物不能回忆。根据是否能够恢复,遗忘可分为暂时性遗忘和永久性遗忘,前者指在适宜条件下还可能恢复记忆的遗忘;后者指不经重新学习就不可能恢复记忆的遗忘。根据对事件遗忘的程度,遗忘可分为部分性遗忘和完全性遗忘,前者指仅仅对部分经历或事件不能回忆;后者指对一段时间内的全部事件或经历完全不能回忆。在临床上通常按照遗忘与疾病的时间关系分为如下几种。

（1）顺行性遗忘（anterograde amnesia）:指对紧接着疾病以后一段时间内发生的经历不能回忆。该类遗忘多由意识障碍而导致不能识记,如脑挫伤患者不能回忆受伤后一段时间内所发生的事。

（2）逆行性遗忘（retrograde amnesia）:指对疾病发生之前一段时间内的经历不能回忆。多见于脑外伤、脑卒中发作、急性意识障碍等,遗忘时段的长短与外伤的严重程度及意识障碍的持续时间长短有关。

（3）界限性遗忘（circumscribed amnesia）:指对某一特定时间段的经历不能回忆,遗忘的发生通常与该时间段内的不愉快事件有关,又称心因性遗忘。多见于分离性障碍,又称为分离性遗忘症。

（4）进行性遗忘（progressive amnesia）:指随着疾病的发展,遗忘逐渐加重。主要见于痴呆,患者除有遗忘外,同时还伴有日益加重的痴呆和淡漠。

4. 虚构（confabulation）　指在遗忘的基础上,患者以想象的、未曾亲身经历的事件来填补记忆的缺损。由于虚构患者有严重的记忆障碍,因而虚构的内容也常常不能记住,所以其叙述的内容常常变化,且容易受暗示的影响。多见于各种原因引起的痴呆及酒精所致精神病性障碍。

5. 错构（paramnesia）　指在遗忘的基础上,患者对过去所经历过的事件,在发生的地点、情节,特别是在时间上出现错误的回忆,并坚信不疑。多见于各种原因引起的痴呆和酒精所致精神病性障碍。

五、智能障碍

智能（intelligence）是人们获得和运用知识解决实际问题的能力,包括在经验中学习或理解的能力、获得和保持知识的能力、迅速而又成功地对新情境做出反应的能力、运用推理有效地解决问题的能力等。它涉及感知、记忆、注意和思维等一系列认知过程。

临床上常常通过检查患者的一般常识、理解力、判断力、分析概括力、计算力、记忆力等对智能水平进行初步判断。当然,也可以通过智力测验方法获得患者的智商(intelligence quotient,IQ),对其智能水平进行定量评价。

临床上,根据智能障碍发生时脑发育是否完成可将其分为智力发育障碍和痴呆两类。

1. 智力发育障碍(intellectual developmental disorder)　是指先天或发育成熟以前(18 岁以前),由于各种原因影响智能发育所造成的智能低下和社会适应困难状态。随着年龄增长,患者的智力水平可能有所提高,但仍明显低于正常同龄人。影响智能发育的原因包括遗传、感染、中毒、缺氧、脑外伤、内分泌异常等。

2. 痴呆(dementia)　指智力发育成熟以后,由于各种原因损害原有智能所造成的智能低下状态。痴呆的发生往往有脑器质性病变基础,如脑外伤、颅脑感染、脑缺氧、脑血管病变等。临床主要表现为记忆力、计算力、理解力、判断力下降,工作和学习能力下降,后天获得的知识与技能丧失等,严重时甚至生活不能自理。痴呆患者还往往伴有人格改变、情感淡漠、行为幼稚及本能意向亢进等。

根据大脑病理变化的性质、所涉及的范围以及智能损害的广度,可分为全面性痴呆、部分性痴呆和假性痴呆。

(1)全面性痴呆:表现为大脑弥散性损害,智能活动的各个方面均受累及,从而影响患者全部的精神活动。常出现人格改变、定向力障碍及自知力缺乏。多见于阿尔茨海默病和梅毒所致痴呆等。

(2)部分性痴呆:大脑的病变只侵犯脑的局部,患者可只产生记忆力减退、理解力削弱或分析综合困难等,但其人格仍保持良好,定向力完整,有一定的自知力,可见于血管性痴呆和脑外伤后痴呆的早期。

(3)假性痴呆:在强烈的精神创伤后,部分患者可产生一种类似痴呆的表现,而大脑组织结构无任何器质性损害。经治疗后,痴呆样表现很容易消失。可见于分离性障碍及应激障碍等。有以下特殊类型。

1)刚塞综合征(Ganser syndrome):又称为心因性假性痴呆,表现为对简单问题给予近似而错误的回答,往往给人以故意或开玩笑的感觉。如当问患者牛有几条腿时,患者回答"3 条腿",对"2+2=?"的问题,则回答"等于 5",表明患者能理解问题的意义,回答内容切题,但不正确。行为方面也可出现类似错误,如将钥匙倒过来开锁等。但对某些复杂问题,患者却往往能正确应付,如上网、下棋、打牌等,一般生活也能自理。

2)童样痴呆(puerilism):以行为幼稚、模仿幼儿的言行为特征,表现为成人患者的言行类似儿童。如一位 32 岁女性患者以幼童讲话的声调称自己才 5 岁,见了刚工作的护士叫阿姨,见了 20 多岁的医师叫叔叔,走路时蹦蹦跳跳,并喊着要吃棒棒糖。

六、定向力障碍

定向力(orientation)指一个人对时间、地点、人物以及自身状态的认识能力。前者称为对周围环境的定向力,后者称为自我定向力。对周围环境的定向力包括:①时间定向:即对当时时间的认识,如年、季、月、日、白天或晚上、上午或下午等;②地点定向:即对所处地点的认识,如城市的名称、身处医院还是家里等;③人物定向:即对周围环境中人物的认识,如周围人的姓名、身份、与患者的关系等。自我定向包括对自己姓名、性别、年龄及职业等状况的认识。

定向力障碍(disorientation)是指对环境或自身状况认识能力的丧失或认识错误。定向力障碍多见于意识障碍时,它是意识障碍的一个重要标志。但有定向力障碍者并不一定存在意识障碍,痴呆患者可出现定向力障碍,但意识清晰。

精神分裂症患者也可在意识清晰状态下出现定向力障碍,通常表现为双重定向。即对周围环境的时间、地点、人物出现双重体验,其中一种体验是正确的,而另外一种体验则与妄想有关,是妄想性的判断或解释。如一住院患者感到病房既是医院又是看守所,工作人员既是医师又是迫害他的人等。

七、情感障碍

情感（affection）和情绪（emotion）是指个体对客观事物的态度和因之而产生的相应的内心体验，两者既有区别又有联系。情感主要是指与人的社会性需要相联系的体验，具有稳定性、持久性，不一定有明显的外部表现，如爱与恨等；情绪则主要是指与人的自然性需要相联系的体验，具有情景性、暂时性和明显的外部表现，如喜与怒等。一般来说，情感是在多次情绪体验的基础上形成的，并通过情绪表现出来；反过来，情绪的表现和变化又受已形成的情感的制约。在精神病学中，情感和情绪往往作为同义词使用。

心境（mood）是指一种较微弱而持续的情绪状态，是一段时间内精神活动的基本背景。情感障碍（affective disorder）主要包括以下几种。

1. 情感高涨（elation）　是正性情感活动的明显增强。表现为不同程度的、与周围环境不相称的病态喜悦，患者自我感觉良好，整日喜笑颜开，谈话时语音高昂，眉飞色舞，表情丰富。由于其高涨的情感与精神活动的其他方面比较协调，且与周围环境保持一定联系，故具有较强感染性，易引起周围人的共鸣。多见于躁狂发作。

2. 欣快（euphoria）　是在智能障碍基础上出现的与周围环境不协调的愉快体验。表现为患者自得其乐，似乎十分幸福。但由于智能障碍的影响，表情比较单调刻板，往往会给人以呆傻、愚蠢的感觉。多见于痴呆。

3. 情感低落（depression）　是负性情感活动的明显增强。表现为忧愁、苦闷、唉声叹气、暗自落泪等，有时感到前途灰暗，没有希望，严重时可因悲观绝望而出现自杀企图及行为。多见于抑郁障碍。

4. 情感淡漠（apathy）　是指对外界刺激缺乏相应的情感反应，缺乏内心体验。表现为面部表情呆板，对周围发生的事物漠不关心，即使对与自身有密切利害关系的事情也如此。多见于晚期精神分裂症。

5. 焦虑（anxiety）　是指在缺乏相应客观刺激的情况下出现的内心不安状态。表现为患者顾虑重重、紧张恐惧、坐立不安，严重时可表现为搓手顿足，惶惶不可终日，似有大祸临头的感觉，常伴有心悸、出汗、手抖、尿频等自主神经功能紊乱症状。多见于焦虑障碍。

6. 恐惧（fear）　是指面临某种事物或处境时出现的紧张不安反应。恐惧可见于正常人，如对危险动物或处境的恐惧等。病态的恐惧是指与现实威胁不相符的恐惧反应，表现为过分害怕、提心吊胆，且常伴有明显的自主神经功能紊乱症状，如心悸、气急、出汗、四肢发抖，甚至大小便失禁等。恐惧往往伴有回避行为。多见于恐惧障碍。

7. 易激惹（irritability）　是指情感活动的激惹性增高，表现为极易因一般小事而引起强烈的不愉快情感反应，如暴怒发作。多见于人格障碍、躁狂发作等。

8. 情绪不稳（emotional instability）　是情感活动的稳定性障碍，表现为患者的情感反应极易发生变化，从一个极端波动至另一个极端，显得喜怒无常、变化莫测。多见于脑器质性损害所致的精神障碍。

9. 情感倒错（parathymia）　指情感表现与其内心体验或处境明显不相协调，甚至截然相反。如某精神分裂症患者在描述自己被人跟踪、投毒等妄想性体验时，却表现出愉快的表情；听到亲人去世时，却放声高歌。多见于精神分裂症。

10. 情感矛盾（affective ambivalence）　指患者在同一时间对同一人或事物产生两种截然不同的情感反应，但患者并不感到这两种情感的矛盾和对立，没有痛苦和不安。如患者因怀疑母亲迫害自己而憎恨她，但同时又对她亲近关心。多见于精神分裂症。

八、意志障碍

意志（volition）是人自觉地确定目标，并根据目标调节和支配自身的行动，克服困难，实现预定目标的心理过程。意志是人类特有的心理现象，是在人类认识世界和改造世界的需要中产生的，也在人类不断深入认识世界和更有效改造世界的过程中得到发展。意志与认知活动、情感活动及行为紧密联系又相互影响。个体在意志过程中经常表现出来的意志品质是各不相同的。一般把意志品质归纳为自觉性、果断性、自制性和坚持性四个方面。

意志障碍(disorder of volition)主要表现如下。

1. 意志增强(hyperbulia)　指意志活动增多。表现为在病态情感或妄想的支配下,患者持续地坚持某些行为,具有极大的顽固性。例如,有被害妄想的患者反复报警或向有关部门求助;有嫉妒妄想的患者长期对配偶进行跟踪、监视、检查;有夸大妄想的患者夜以继日地从事所谓的发明创造等。多见于精神分裂症、躁狂发作等。

2. 意志减退(hypobulia)　指意志活动的减少。表现为动机不足,缺乏积极主动性及进取心,对周围一切事物缺乏兴趣,不愿活动,工作学习感到非常吃力,严重时整日呆坐或卧床不起,日常生活也懒于料理。多见于抑郁障碍和精神分裂症。

3. 意志缺失(abulia)　指意志活动缺乏。表现为对任何活动都缺乏动机、要求,生活处于被动状态,处处需要别人督促和管理。严重时行为孤僻、退缩,也没有对饮水、进食等本能的要求,且常伴有情感淡漠和思维贫乏。多见于精神分裂症、智力发育障碍和痴呆。

4. 矛盾意向(ambivalence)　表现为对同一事物,同时出现两种完全相反的意向,但患者并不感到这两种意向的矛盾和对立,没有痛苦和不安。如患者碰到朋友时,想去握手,却把手缩回来。多见于精神分裂症。

九、动作行为障碍

动作(action)是指简单的随意和不随意运动,如挥手、点头等。行为(behavior)是一系列动作的有机组合,是为达到一定目的而进行的复杂的随意运动。两者既有区别,又有联系,故往往被同时联合使用,称为动作行为。人们的动作行为受到动机和目的的制约,并与认知、情感和意志活动保持协调一致。

精神障碍患者由于病理性感知、思维、情感等影响,可以出现不同形式的动作行为障碍(disorder of action and behavior),主要表现如下。

1. 精神运动性兴奋(psychomotor excitement)　指患者的动作行为及言语活动明显增多。包括协调性和不协调性两类。

(1)协调性精神运动性兴奋(coherent psychomotor excitement):表现为患者增多的动作行为及言语与思维、情感、意志等精神活动协调一致,并与环境保持较密切联系。患者的整个精神活动比较协调,行为具有目的,可以被周围人理解。多见于躁狂发作。

(2)不协调性精神运动性兴奋(incoherent psychomotor excitement):表现为患者增多的动作行为及言语与思维、情感、意志等精神活动不相协调,脱离周围现实环境。患者的整个精神活动不相协调,动作行为杂乱无章,缺乏动机及目的,使人难以理解。如紧张性兴奋、青春性兴奋、谵妄时的精神错乱状态等。多见于精神分裂症、谵妄状态。

2. 精神运动性抑制(psychomotor inhibition)　指动作行为和言语活动显著减少。主要包括木僵、蜡样屈曲、缄默症和违拗症等。

(1)木僵(stupor):指动作行为和言语活动被完全抑制。表现为患者不语、不动、不饮、不食,肌张力增高,面部表情固定,对刺激缺乏反应,经常保持一种固定姿势,甚至大小便潴留。症状较轻者,可表现为少语、少动、表情呆滞,无人时能自动进食,可自行大小便,称为亚木僵状态。可见于精神分裂症、严重抑郁障碍、应激障碍、脑器质性损害所致精神障碍和严重药物反应等。

(2)蜡样屈曲(waxy flexibility):在木僵的基础上,患者肢体可任人摆布,即使是极不舒服的姿势,也能较长时间维持不动,形似蜡塑一般,故称为蜡样屈曲。如果患者平躺时将其枕头取走,患者仍能够长时间保持头部抬高的姿势不变,称为"空气枕头"。可见于精神分裂症。

（3）缄默症（mutism）:是言语活动的明显抑制。表现为患者缄默不语,不回答任何问题,有时仅以手示意或者通过书写交流,如某患者入院后一直不说话,精神检查时患者仅用书写的方式回答医师的提问。多见于分离性障碍及精神分裂症。

（4）违拗症（negativism）:指患者对于他人的要求加以抗拒。可分为主动违拗（active negativism）和被动违拗（passive negativism）,前者表现为不但拒绝执行他人要求,而且还做出与要求截然相反的行为,如让患者睁眼时,患者把眼睛闭得更紧;后者则表现为对他人的各种要求一概拒绝执行。可见于精神分裂症。

3. 模仿动作（echopraxia）　指患者无目的地模仿别人的动作,如医师动一下头发,患者也跟着动一下自己的头发。常与模仿言语（echolalia）同时存在。多见于精神分裂症。

4. 刻板动作（stereotyped act）　指患者机械刻板地重复某一单调的动作,如长时间反复地将苹果拿起和放下。常与刻板言语（stereotyped speech）同时出现。多见于精神分裂症、孤独症谱系障碍等。

5. 装相（mannerism）和作态（posturing）　指患者用一种不常用的表情、姿势或动作来表达某一有目的的行为。患者常做出古怪的、愚蠢的、幼稚做作的动作、姿势、步态与表情。多见于精神分裂症。

6. 强迫动作（compulsive act）　指患者明知没有必要,却难以克制地去重复做某种动作行为,如果不重复,患者往往焦虑不安,如强迫性洗涤、强迫性检查等。强迫动作多与强迫思维有关。常见于强迫症。

十、意识障碍

在临床医学上,意识（consciousness）是指个体对周围环境、自身状态感知的清晰程度及认识反应能力。大脑皮质及脑干的网状上行激活系统的兴奋性对维持意识起着重要作用。

意识障碍（disorder of consciousness）可表现为意识清晰度的降低、意识范围的缩小及意识内容的变化。意识清晰度降低时可出现:①感觉减退或缺失;②注意减退,注意力难以集中;③思维能力减退,思维迟缓、思维不连贯;④记忆减退,因此事后常有遗忘;⑤行为和动作缺乏目的和指向,反应迟钝;⑥定向力障碍,对周围环境认识能力的减退,对时间、地点和人物定向错误。定向力障碍是判断意识障碍的重要指标。

意识障碍主要见于脑器质性损害所致精神障碍、躯体疾病所致精神障碍及中毒所致精神障碍等。常见的意识障碍如下。

（一）以意识清晰度降低为主的意识障碍

1. 嗜睡（drowsiness）　意识清晰度降低较轻微。表现为患者在安静环境中经常昏昏入睡,但给予刺激后可以立即转醒,并能进行简单应答,停止刺激后患者又进入睡眠状态。

2. 混浊（confusion）　意识清晰度轻度受损。表现为患者反应迟钝、思维缓慢,注意、记忆、理解困难,能回答简单问题,但对复杂问题则表现为茫然不知所措。存在时间、地点、人物等周围环境定向力障碍。此时吞咽反射、角膜反射、对光反射存在,但可出现强握反射、吸吮反射等原始反射。

3. 昏睡（sopor）　意识清晰度较混浊更低,表现为患者的周围环境定向力和自我定向力均丧失,没有言语功能。对一般刺激没有反应,只有强刺激才引起防御性反射,如压眶反应。此时角膜、睫毛等反射减弱,对光反射、吞咽反射迟钝,深反射亢进,病理反射阳性。可出现不自主运动及震颤。

4. 昏迷（coma）　意识完全丧失,以痛觉反应和随意运动消失为特征。任何刺激均不能引起反应,吞咽反射、防御反射甚至对光反射均消失,并可出现病理反射。

（二）意识清晰度降低伴范围缩小或内容变化的意识障碍

1. 朦胧状态（twilight state）　指在意识清晰度降低的同时伴有意识范围缩小。表现为患者在狭窄的意识范围内,可有相对正常的感知觉,以及协调连贯的复杂行为,但对除此范围以外的事物却不能进行正确感知。患者表情呆板或茫然,联想困难。仔细精神检查可发现定向力障碍,片段的幻觉、错觉、妄想以及相应的行为障碍。常突然发作与中止,持续数分钟至数小时不等,事后遗忘或部分遗忘。

2. **谵妄**(delirium)　指患者在意识清晰度降低的同时出现大量的幻觉、错觉,这些幻觉和错觉以形象鲜明的恐怖性幻视和错视为主,如猛兽、毒蛇等。在恐怖性幻视及错视的影响下,患者往往产生紧张和恐惧的情绪反应,出现喊叫、逃跑、双手在空间不停抓摸等不协调性精神运动性兴奋。患者思维不连贯,理解困难,可有片段的妄想。患者常有周围定向力障碍,部分患者甚至会丧失自我定向力。

谵妄状态往往夜间加重,具有昼轻夜重的规律。一般持续数小时至数日,意识恢复后可有部分遗忘或全部遗忘。

3. **梦样状态**(oneiroid state)　指在意识清晰程度降低的同时出现梦样的体验。表现为外表好像清醒,但患者完全沉浸于幻觉、妄想中,就像做梦一样,与外界失去联系。一般持续数日或数月,恢复后对梦样内容能够部分回忆。

十一、自知力障碍

自知力(insight)又称领悟力或内省力,是指患者对自己精神状态的认识和判断能力。

不同精神疾病自知力的损害程度是不同的,如焦虑障碍患者的自知力一般保持完整,即患者能够认识到自己的异常精神活动,并为此感到痛苦而积极寻求医疗帮助;精神分裂症等重性精神障碍患者的自知力一般是缺乏的,即患者不能认识到自己的病态表现,否认存在精神方面的问题,认为自己的幻觉、妄想等精神病理症状都是客观现实,故往往拒绝就医、治疗。

自知力缺乏是重性精神障碍的重要标志,临床上往往将有无自知力及自知力恢复的程度作为判定病情轻重和疾病好转程度的重要指标。自知力完全恢复是精神疾病康复的重要指标之一。

第三节 ｜ 常见精神疾病综合征

虽然精神症状的表现复杂多样,但许多精神症状之间往往具有一定联系。在临床上,通常将具有一定内在联系且往往同时出现的一组精神症状称为精神疾病综合征。常见的精神疾病综合征如下。

1. **幻觉妄想综合征**(hallucinatory-paranoid syndrome)　是一组以幻觉为主,并在幻觉的基础上产生相应妄想的综合征。幻觉和妄想联系紧密,且相互影响。如一患者耳边出现同学议论的声音(幻听),在此之后逐渐怀疑同学对其进行跟踪迫害(妄想)。多见于精神分裂症,也可见于脑器质性损害和精神活性物质所致精神障碍等。

2. **躁狂综合征**(manic syndrome)　以情感高涨、思维奔逸和活动增多为特征。主要见于躁狂发作,也可见于脑器质性损害所致精神障碍。另外,某些药物(如糖皮质激素、抗抑郁药物等)也可引起类似发作。

3. **抑郁综合征**(depressive syndrome)　以情感低落、思维迟缓和活动减少为特征。主要见于抑郁障碍,也可见于脑器质性损害所致精神障碍。另外,某些药物如利血平等也可引起类似发作。

4. **紧张综合征**(catatonic syndrome)　最突出的症状是患者全身肌张力增高,包括紧张性木僵和紧张性兴奋两种状态。前者常有违拗症、刻板言语及刻板动作、模仿言语及模仿动作、蜡样屈曲等症状,后者表现为突然爆发的兴奋激动和暴烈行为。紧张性木僵状态可持续数日或数年,可无任何原因地转入兴奋状态。而兴奋状态持续较短暂,发作后往往再次进入木僵状态或缓解。紧张综合征可见于精神分裂症、抑郁障碍、急性应激障碍、脑器质性损害所致精神障碍、药物中毒等。

5. **遗忘综合征**(amnestic syndrome)　又称为科尔萨科夫综合征(Korsakoff syndrome),患者通常无意识障碍,智能相对完好,主要表现为近事记忆障碍、定向力障碍和虚构。多见于慢性酒精中毒所致精神障碍、颅脑损伤所致精神障碍、脑肿瘤及其他脑器质性精神障碍。

(王高华)

第三章 | 精神障碍的检查与诊断

希波克拉底曾说过,构成医学的三个要素是:医师、患者和疾病。疾病不会自动呈现给医师,它通过"折磨"自己的宿主——患者,令其表现出各种躯体和精神上的不适,由医师通过专门的方法将其一一发现与识别,并通过归纳判断,得出患者所患疾病的可能诊断。发现与识别症状和体征,即是临床检查;根据检查结果做出疾病学推断,就是诊断过程。这也是临床检查与诊断学的基本内容。精神科的检查和诊断与其他临床学科并无本质区别,它同样是一门实践技能,需要在有经验的临床医师督导下,经过不断练习才能掌握。但是,精神科的检查与诊断有两点是比较独特的:一是精神检查的发现很多都是主观报告的,如患者情绪低落的体验;医师在依据检查所见形成症状学判断时也带有一定的主观性,如判定患者的思维存在内向性。患者的主观报告和精神科医师的主观判断对于精神科检查和诊断是非常重要的,甚至是不可缺少的,千万不能将实验室的客观检查结果(如空腹血糖水平)等同于"科学",而将患者的主观报告或精神科医师的主观判断等同于"臆断"。人类精神活动的性质、强度和范围,无论是自我体验还是他人描述,都带有主观色彩,但不能因此否认其客观的存在。尤其是当大脑活动出现病理性改变时,其变化特点更具特征性,也更容易被训练有素的精神科医师捕捉。二是要做好精神障碍的检查与诊断,除了需要具备丰富的精神科临床知识、掌握娴熟的沟通技巧,培养对患者宽容接纳的人文主义精神也非常重要。人文主义精神不仅是一个医师所需具备的最基本的品性修养,还是精神科临床实践中必不可少的帮助深入患者内心的得力工具。

第一节 | 精神科医患关系

医患关系是一种特殊的人际关系,是医师和患者在围绕寻求与提供医疗服务的过程中建立起来的,建立这种关系的唯一目的是促进患者的健康。在精神科,建立良好的医患关系尤为重要。由于缺乏可靠的客观诊断指标,精神科临床诊断的确定在很大程度上依赖完整、真实的病史和全面、有效的精神检查。彼此信任、支持性的医患关系有助于患者进入并保持在治疗过程中,但由于部分精神障碍患者对自己的精神状况缺乏充分自知力,对精神科治疗采取排斥甚至抗拒的态度,这时,与患者的家人建立密切、合作的关系,会帮助形成广泛的治疗联盟,提高治疗的依从性。几乎所有的精神疾患都会损害患者的社交技巧,造成人际交往的困难,良好的医患关系可以为患者提供一个学习范本,让患者在同医师的交往中学会人际交往的一般准则,学会与他人沟通,培养信任感。因此,在精神科,良好的医患关系也是一种良好的治疗关系。当然,良好的医患关系,能促进医患之间的相互理解、信任,可以减少医疗纠纷的发生。

为了建立良好的医患关系,医师应该注意遵循以下原则:①相信医患之间可以建立彼此信任的关系,患者是可以交流、沟通的;②不以医师本人的价值取向评判患者的价值观和生活态度,尊重患者的人格、信仰和文化;③要因时、因人,采用不同的方法建立疾病的因果联系,或做出有意义的解释,充分了解患者的疾病行为和情绪反应;④在诊断和治疗过程中,以人本主义态度给患者切实的医疗帮助;⑤理解医患关系是一个动态的关系,医师应根据情况适时做出调整;⑥医患关系是围绕着疾病的诊疗而形成的,也只应局限于求医和提供医疗帮助的过程,不应发展任何超出此范围的人际关系。

精神障碍以精神功能损害和行为异常为表现,造成精神痛苦和/或社会功能的下降。由于目前缺乏有效及可靠的实验室检查手段,精神科医师就成为患者精神痛苦的间接感受者和行为异常的直接观察者。可以说,精神科医师本身既是可靠的诊断工具,也是有效的治疗工具,而发挥其诊断和治疗功效,是通过建立良好的医患关系来实现的。在本章乃至本书的学习当中,都应该牢记医患关系是精神科临床实践中非常重要的一个环节。

第二节 ｜ 精神障碍检查

一、精神检查

对精神障碍患者进行精神状况检查,英文原文是"interview",中文可翻译作晤谈、面谈检查。与其他临床学科不同,精神科医师与患者见面交谈,不仅要收集信息以便明确诊断,同时也意味着治疗的开始。大体上来说,面谈检查的目的包括:①获取必要信息以便确立诊断;②从完整的"人"的角度了解患者;③了解患者所处的环境;④形成良好的医患治疗关系;⑤向患者进行初步的精神卫生知识宣教,让患者了解自己的病情。

(一) 精神检查的步骤

1. **开始**　患者是带着各种各样的心态走进精神科的。多半是恐惧,掺杂着对精神卫生机构种种可怕的想象;或是无奈,或是在亲友的哀求、威胁甚至强迫之下就诊于精神科;很多人都会有羞耻心理,由于社会的偏见而感到自己患了"不体面"的病,向精神科医师求助时,即使是迫不得已,也难免感到惶恐不安。面谈检查的开始,精神科医师的首要任务是让就诊者先放松下来。应注意以下内容。

(1) 不受干扰的环境:面谈检查的环境应该安静,理想的状况是只有检查者和被检查者两人。谈话的内容保证无外人听见,使患者感到自己的隐私受到尊重。交谈被频繁打断(无论是工作人员还是通信工具)会令受检查者不安。

(2) 自我介绍与称谓:对于初次就诊者,检查者必须简单介绍一下自己的背景状况(如自己的工作经验、专长等),为医患关系定下一个平等的基调。同时根据患者的年龄身份,确定对患者的称谓。最好的办法是询问患者希望医师怎么称呼。

采取上述步骤后如能令患者放松,医师应该开始与患者寒暄,了解患者的一般状况和就医的主要问题。如果患者仍显得紧张,检查者就应仔细了解情况,找寻导致患者紧张的原因。如患者十分担心谈话内容会被泄露给他人,或患者是在十分不情愿的情况下来就诊(如与性发育和性取向相关的心理和行为障碍患者),这时就需要医师对患者做出保护患者隐私的承诺。如果患者在最初接触时显得迷惑混乱,医师应考虑到患者是否存在焦虑、意识障碍、智力低下或痴呆的问题。如果确认患者存在严重的认知功能损害或意识障碍,就应该考虑向知情者询问病史,同时使用其他方式完成对患者的精神检查。

2. **深入**　最初的一般性接触结束后,面谈检查逐渐转入实质性内容。检查者希望了解就诊者的精神状况,目前都存在哪些精神症状,精神症状的起因和演变等。在深入交谈阶段应注意的问题如下。

(1) 以开放性交谈为主:对于意识清楚的合作者可以提一些开放性的问题,如"你哪里不舒服?""你的心情怎么样?""这种不舒服是怎么发生的?""你能不能比较详细地谈谈你的病情?"与封闭式问题(患者只能以"是"或"否"来回答,如"你最近是不是经常失眠?")相比,开放式交谈可以启发患者自己谈出自己的内心体验。在此阶段,通过与患者交谈可以了解其主要的病态体验及其发生发展过程,并通过观察,掌握患者的表情、情绪变化,以及相应出现的异常姿势、动作、行为和意向要求。

(2) 主导谈话:在谈话进行过程中,检查者不但要尽量使患者感到轻松自然,还应该主导谈话,使患者集中在相关的话题上,不能过多纠缠于细枝末节,避免导致头绪不清。如果确有必要,医师可以打断患者的谈话,直接询问关键性问题,但这种方式应尽量少用。也可以使用某些技巧,如下文将要谈到的非言语性交流,引导患者略去枝蔓,开掘要点。医师若想得心应手地驾驭谈话,交谈技巧是必需的,同时更需要丰富的精神科知识和临床经验。

3. 结束　深入交谈的时间视问题的复杂性而定,一般持续 20～45 分钟。在交谈临近结束时,检查者应该做一个简短的小结,并且要询问患者是否还有未提及的很重要的问题。对患者的疑问做出解释和保证,如果对患者的进一步治疗有安排,应向患者说明。最后同患者道别或安排下次就诊的时间。

(二)精神检查的技巧

好的沟通技巧是良好的医学实践的基石。它的重要性表现在以下几个方面:①有效的沟通是诊断中必不可少的组成部分;②可提高患者对治疗的依从性;③有助于提高医师的临床技能和自信心;④有助于提高患者的满意度;⑤可提高卫生资源的使用效益,改进卫生服务的质量。因此,广义上讲,沟通技巧应该是所有临床医师的必修课。

1. 观察　观察至少有两个作用:建立最初的假设性诊断,观察和了解患者的心理状态。观察的主要内容包括两个部分:一是患者的表情、眼神、姿势、说话方式与交流方式、穿着、一般状态和意识等;二是伴诊者的态度、情绪状态、身份等。这些对于诊断和风险评估都具有重要价值,对伴诊者的观察有助于早期发现潜在的医疗风险、判断家庭关系和社会影响因素等。

2. 倾听　这是最重要也是最基本的一项技术,却最容易被繁忙的医师所忽视。医师必须尽可能花时间,耐心、专心地倾听患者的诉说,尤其是体会言语内容背后的情感需求。如果患者离题太远,医师可以通过提醒,帮助患者回到主题。医师应该允许患者有充裕的时间描述自己的身体症状和内心痛苦,唐突地打断可能在刹那间丧失患者的信任。可以说,倾听是发展医患间良好关系最重要的一步。

3. 提问　面谈检查既不同于提审犯人,连珠炮似的步步紧逼,也不同于求职面试,提问顺序、提问内容千人一律。"先开放,后封闭"的提问方式,是经常采取的策略。

4. 非言语沟通　眼神、手势、身体姿态等,构成了非言语交流的主体,医师可以通过使用这种手段鼓励或者制止患者的谈话。如医师可以采取身体前倾、眼神凝视、频频点头等姿态鼓励患者讲出医师所要了解的重要内容,也可以采取后倾、垂目、双手规律敲击等动作表示医师对患者现在所说的兴趣不大。对于部分患者,医患间的身体接触有助于缓解患者的焦虑紧张情绪,如有力地握住患者的手,或轻拍患者肩膀,可迅速缩短人际距离。

5. 肯定　这里指肯定患者感受的真实性。医师并非赞同患者的病态信念或幻觉体验,但可以向患者表明医师理解他所叙述的感觉。接纳而不是简单否定的态度,有助于医患间的沟通。

6. 澄清　即弄清楚事情的实际经过,以及整个过程中患者的情感体验。尽量不采用刨根问底的问话方式,以避免患者对医师的动机产生猜疑。最好让患者完整地叙述事件经过,并了解患者在事件各个阶段的感受。

7. 代述　有些想法和感受患者不好意思说出来,或者是不愿明说,然而对患者的病情判断又十分重要,此时医师可以代述。例如性功能障碍这样的话题,医师可以说"我想别人处于您这样的状况,也会出现一些问题……"

8. 重构　把患者说的话用不同的措辞和句子加以复述或总结,但不改变患者说话的意图和目的。重构可以突出重点话题,也向患者表明医师能够充分理解患者的感受。

9. 鼓励表达　除了前文提到的非言语性交流方式,医师可以用一些未完成句,鼓励患者接着说下去。可以适当举例或用医师本人的亲身经历引发患者的共鸣。

(三)精神检查的内容

1. 外表与行为　外表包括体格、体质状况、发型、装束、衣饰等。严重的自我忽视如外表污秽、邋遢,提示精神分裂症、酒精或药物依赖及痴呆的可能;躁狂患者往往有过分招摇的外表;明显的消瘦除了考虑伴发严重的躯体疾病外,年轻女性患者也应考虑神经性厌食的可能。

从面部的表情变化可以推测一个人目前所处的情绪状态,如紧锁的眉头、无助的眼神提示抑郁的心情。

行为包括活动的量和性质。躁狂患者总是活动过多,不安分;抑郁患者少动而迟缓;焦虑患者表现出运动性的不安,或伴有震颤。有些患者表现出不自主的运动,如抽动、舞蹈样动作等。

了解患者与周围环境的接触情况,是否关心周围的事物,是主动接触还是被动接触,合作程度如何。躁狂患者倾向于打破社会常规,给人际交往带来种种麻烦;而精神分裂症患者在社交行为上是退缩的;有的痴呆患者会出现显著的社交障碍。应仔细描述患者的社交状况,并举例加以说明。另外,还须关注患者能否照顾自己的生活,如自行进食、更衣、清洁等。

2. 情绪状态　情感活动可通过客观表现与主观体验两个方面来评估。客观表现可以根据患者的面部表情、姿态、动作、语音、语调、自主神经反应(如呼吸、脉搏、出汗等)来判定。主观的体验可以通过交谈,设法了解患者的内心世界。可根据情感反应的强度、持续时间和性质,确定占优势的情感是什么(包括情感高涨、情感低落、焦虑、恐惧、情感淡漠等);情感的诱发是否正常(如易激惹);情感是否易于起伏变动,有无情感脆弱;有无与环境不适切的情感(如情感倒错)。如果发现患者存在抑郁情绪,一定要询问患者是否有自杀观念,以便进行紧急风险干预。

3. 言谈与思维　言谈的速度和量可以反映有无思维奔逸、思维迟缓、思维贫乏、思维中断等。

言谈的形式与逻辑可以反映思维逻辑结构如何,有无思维松弛、思维破裂、象征性思维、逻辑倒错或语词新作、病理性赘述等。

言谈内容可以反映是否存在妄想、超价观念、强迫观念等异常思维内容。同时了解妄想的种类、内容、性质、出现时间、发展趋势、涉及范围、是原发还是继发、是否系统化、内容荒谬还是接近现实、与其他精神症状的关系等。

4. 感知觉　有无错觉或幻觉,错/幻觉的种类、内容、出现时间和频率、与其他精神症状的关系。

5. 认知功能　定向力包括自我定向,如姓名、年龄、职业,以及对时间(特别是时段的估计)、地点、人物及周围环境的定向能力。

注意力评定检查是否存在注意减退或注意涣散,有无注意力集中方面的困难。

记忆评估检查即刻记忆、近记忆和远记忆的完好程度,是否存在遗忘、错构、虚构等症状。

智能评估应根据患者的文化教育水平适当提问。包括一般常识、专业知识、计算力、理解力、分析综合能力及抽象概括能力。必要时可进行专门的智能测查。

6. 自知力　经过病史的采集和全面的精神状况检查,医师还应大致了解患者对自己精神状况的认识。可以就个别症状询问患者,了解患者对此的认识程度,随后医师应该要求患者对自己整体精神状况做出判断,可由此推断患者的自知力,进而推断患者在今后诊疗过程中的合作程度。

(四)特殊情况的精神检查

1. 意识障碍患者　如果一个患者呈现神情恍惚、言语无条理、行为无目的、睡眠节律紊乱,这些情况高度提示该患者可能存在意识障碍。应从定向力、即刻记忆、注意力等几个方面评估。评估意识障碍的严重程度,分析造成意识障碍的原因,以便紧急采取挽救患者生命的措施。

2. 不合作患者　患者可能由于过度兴奋、过度抑制(如缄默或木僵)或敌意而不能配合医师的精神检查。医师只有通过对以下几方面细心的观察,才能得出正确的诊断推论。

(1)一般外貌:可观察患者的意识状态、仪表、接触情况、合作程度、饮食、睡眠及生活自理状况。

(2)言语:有无自发言语,是否完全处于缄默;有无模仿言语、持续言语;缄默患者能否用文字表达自己的思想。面部表情有无呆板、欣快、愉快、忧愁、焦虑等;有无凝视、倾听、闭目、恐惧表情;对医务人员、亲友的态度和反应。

(3)动作行为:有无特殊姿势,动作增多还是减少;有无刻板动作、模仿动作;动作有无目的性;有无违拗、被动服从;有无冲动、伤人、自伤等行为。对有攻击行为的患者,应避免与其发生正面冲突,必要时可以对患者适当约束,这样会帮助患者平静下来。

二、病史采集

病史主要来源于患者和知情者。但患者自述的病史往往不够全面,或者是因为患者缺乏对疾病的认识而隐瞒事实;或者因为患者紧张拘束,遗漏了重要事件;或者患者根本就不合作、缄默不语。因此,向知情者(包括与患者共同生活的亲属,如配偶、父母、子女;与其共同学习和工作的同学、同事;与其关系密切的朋友、邻里;既往曾为其诊疗过的医务人员)了解情况常常是必要的。知情者可以补充我们无法从患者处得到的信息,尤其是我们可以通过知情者了解患者的既往人格,并且通常年长的亲属对家族史的了解比患者多。

具体到家庭成员,在一般情况下,医师应首先同患者谈话,其次才是家属,而且同家属交谈前应先征得患者的同意,使患者感到自己是受尊重的。同家属谈话时,患者是否在场,可由患者自己决定。

同家属沟通可以帮助医师更好地理解患者与家属之间的关系。同时,医师应该争取与患者家属建立战略联盟,使家属成为治疗的正性因素。

(一)病史采集的内容

1. **一般资料**　包括姓名、性别、年龄、婚姻、民族、籍贯、职业、文化程度、住址、电话号码、电子邮件地址(或其他患者愿意提供的社交账号)、入院日期、病史提供者及对病史资料可靠性的估计。

2. **主诉**　主要精神症状及病程(就诊理由)。

3. **现病史**　为病史的重要部分,按发病时间先后描述疾病的起始及其发展的临床表现。主要包括以下内容。

(1)发病条件及发病的相关因素:询问患者发病的环境背景及与患者有关的生物、心理、社会因素,以了解患者在什么情况下发病。有无感染、中毒、躯体疾病等因素的作用。如有社会心理因素,应了解其内容与精神症状的关系,预估是发病原因还是诱因。

(2)起病缓急及早期症状表现:通常临床上将精神状态大致正常至出现明显精神障碍的时间在2周之内者称为急性起病,2周到3个月为亚急性起病,3个月以上为慢性起病。如谵妄多为急性起病,而痴呆多为慢性起病。

(3)疾病发展及演变过程:可按时间先后逐年、逐月甚至逐日地分段做纵向描述。内容包括:发病前的正常精神活动状况;疾病的首发症状,症状的具体表现及持续的时程,症状间的相互关系,症状的演变及其与生活事件、心理冲突、所用药物之间的关系;与既往社会功能比较所发生的功能变化;病程特点为进行性、发作性还是迁延性等。如病程较长,可重点对近一年社会功能、生活自理的情况进行详细了解。

(4)病时的一般情况:如工作、学习、睡眠、饮食的情况,生活自理能力如何,与周围环境接触的情况,对疾病的认识态度等,都对疾病诊断有重大意义。了解病中有无消极厌世观念、自伤、自杀、伤人、冲动行为等,以便护理防范。

(5)既往与之有关的诊断、治疗用药及疗效详情。

4. **既往史**　询问有无发热、抽搐、昏迷、药物过敏史,有无感染、中毒及躯体疾病史,特别是有无中枢神经系统疾病(如脑炎、脑外伤)。应注意这些疾病与精神障碍之间在时间上有无关系,是否存在因果关系。有无酗酒、吸毒、性病、自杀史及其他精神病史。

5. **个人史**　一般指从母亲妊娠到发病前的整个生活经历。但应根据患者发病年龄或病种进行重点询问。如儿童及青少年患者应详问其母亲怀孕时的健康状况及分娩史、患者生长发育史、有无神经系统病史、学习及家庭教育情况、与双亲的关系、受教育的状况以及学业成绩等。成人应详问其工作情况及工作表现、工作学习能力有无改变、生活中有无特殊遭遇、是否受过重大精神刺激,还应了解其婚姻情况、配偶的个性、夫妻生活情况。患者的性格特点、兴趣爱好、交友范围、宗教信仰可具体描述,以便与病后的情况比较,判断是否有精神异常。患者的居住环境(居住条件、共同居住者)、患者本人及家庭的经济状况也要了解,以便医师对患者的社会背景和生活方式有具体的印象。还应了解患者既往有无犯罪记录。总之,个人史应反映患者的生活经历、健康状况、人格特点和目前的社会地位等。

对于青少年患者,应重点询问其儿童期的情况,如饮食、睡眠习惯的形成;有无挑食、厌食、梦呓、梦游、磨牙、尿床等现象;与他人的一般接触和行为特点;情绪是否稳定,有无害羞、恐惧等表现;与双亲的关系,有无与双亲分离的经历;在校学习成绩与品行。青春期发育过程亦应了解。对于成年和老年患者,则应了解其职业状况、工作史、恋爱婚姻生育史、家庭氛围特点等。性生活内容(如性发育史、对性的态度和感受)对于精神障碍的发生发展有影响,不应忽视。对于女性患者应详细询问月经史、月经周期心理生理变化以及生育史。

6. **家族史**　包括双亲的年龄、职业、人格特点,如双亲中有亡故者应了解其死因和死亡年龄。家庭结构、经济状况、社会地位、家庭成员之间的关系(特别是双亲相互关系、亲子关系)以及家庭中发生过的特殊事件等,对患者的人格形成及疾病发生发展均有重要影响。精神病家族史,包括家族中有无精神障碍者、人格障碍者、癫痫患者、精神发育迟滞者、自杀者以及有无近亲婚配者。精神病家族史阳性,提示患者发病的原因可能具有遗传特质。

(二)病史采集的程序

对于病史采集的程序历来存在不同的看法。我国精神科医师习惯首先向患者家属或其他知情人采集病史,这可能与我国非自愿住院患者占绝大多数有关,患者因不愿意住院而对医师采取抵触态度,促使医师首先向家属或知情人了解病史。我们同时鼓励精神科医师首先选择和患者晤谈,在询问家属或知情人之前最好征询一下患者的意见,这样做充分体现了对患者的尊重。不同的方式各有优劣,因此病史收集的程序,可以根据患者具体情况而定。

(三)病史资料的采信

当某个信息用来作为诊断和治疗的依据而予以考虑时,可以根据其可采信的程度来决定是否最终采用。

1. 信息来源全面、明确、无矛盾。患者的陈述、家属和知情人提供的情况、既往病史记录等,内容基本一致。

2. 信息来源虽欠全面,但明确且无矛盾。即患者有陈述,医师也检查或观察到,但家属和知情人没有反映的信息。

3. 信息来源不全面、不明确,但高度怀疑其存在。即患者否认,但医师和家属均怀疑存在。

4. 不同来源的信息相互矛盾。这种情况如果发生在涉及法律诉讼的病例中,医师应小心处理,尽量不要把矛盾的信息直接应用于诊断依据,而应与信息提供者进行真诚、深入的沟通。当原本矛盾的信息全部或者部分得到信息提供者的一致认可时,才能采信。

(四)病史采集的方法

病史收集主要采取与患者晤谈、与家属和知情人晤谈、收集患者的书写材料、复习既往病历记录等方式。资料收集的过程,应当体现出精神科资料分析的基本思路,也就是说,应当一边收集一边分析,不断通过分析结果来指导下一步资料收集的内容和方式。

三、躯体检查

(一)目的和意义

许多躯体疾病会伴发精神症状甚至以精神行为症状作为首发表现,而相当比例的精神障碍患者也同时伴有躯体疾病。因此,无论是在门诊还是在急诊,都应对患者进行全面的躯体及神经系统检查。

(二)内容

1. **躯体检查**　重点是血压、脉搏、呼吸、体温等生命体征,还包括自主神经功能紊乱症状、躯体外伤瘢痕(特别要注意自伤自杀的痕迹)、甲状腺、水肿征象等。

2. **神经系统检查**　这是对每个精神科患者进行评估时非常重要的一部分。首先,精神症状可能是由于潜在的神经系统病变直接导致的,如脑卒中、帕金森病伴发的情感症状,如果在检查中发现相关感觉和运动症状,则有助于发现精神症状的根源。精神症状还有可能是某些神经系统疾病的首发症状或主要临床相,完整的检查可以避免误诊和漏诊。其次,在甄别神经系统损害和分离转换性障碍时,神经系统检查是至关重要的。最后,精神药物可以影响患者的感觉和运动系统,精神科医师需要有能力评估这些副作用的严重程度。对于老年人和怀疑神经系统病变的患者,要仔细全面地检查,必要时请神经科会诊。

四、标准化量表

标准化量表的开发主要是用于评估某组精神症状的严重程度,而非诊断精神障碍。

(一) 智力测验

韦氏成人智力量表(Wechsler Adult Intelligence Scale,WAIS):适用于 16 岁以上人群。包括 11 个分测验,分成言语量表和操作量表两部分。言语部分包括知识、领悟、算术、相似性、数字广度、词汇共 6 个分测验。操作部分包括数字符号、图画填充、木块图、图片排列、图形拼凑共 5 个分测验。分数越高,智商越高。

(二) 人格测验

明尼苏达多相人格问卷(Minnesota Multiphasic Personality Inventory,MMPI):共有 566 道题,包含 13 个分量表,包括疑病(Hs)、抑郁(D)、癔症(Hy)、病态人格(Pd)、男性-女性倾向(Mf)、妄想(Pa)、精神衰弱(Pt)、精神分裂症(Sc)、轻躁狂(Ma)、社会内向(Si)等,既可以了解受评者的个性特征,也可以对精神科诊断起到一定的提示。

(三) 精神症状评定量表

1. 阳性和阴性精神症状评定量表(Positive and Negative Syndrome Scale,PANSS)　用于精神科医师评定精神分裂症的阳性、阴性和一般精神病理学症状。共 30 项,采用 1~7 分的 7 级评分。评分越高,精神症状越重。

2. 汉密尔顿抑郁量表(Hamilton Depression Scale,HAMD)　临床上评估成人抑郁症状应用最为广泛的他评工具。有 17 项、21 项、24 项三种版本。大部分项目采用 0~4 分的 5 级评分,少数项目采用 0~2 分的 3 级评分。评分越高,抑郁越重。

3. 汉密尔顿焦虑量表(Hamilton Anxiety Scale,HAMA)　临床上评估成人焦虑症状应用最为广泛的他评工具。共 14 项,采用 0~4 分的 5 级评分。评分越高,焦虑越重。

4. 治疗伴发症状量表(Treatment Emergent Symptom Scale,TESS)　用于精神科医师评估服用精神药物的患者所出现的副作用。既包括常见症状和体征,又包括实验室检查结果。对每项症状作三方面评定:严重程度、症状与药物的关系、采取的措施。

5. 简易智力状态检查量表(Mini-Mental State Examination,MMSE)　最常用的认知筛查工具,包括定向力、记忆力、注意力和计算力、语言功能等。评分越低,认知功能越差。

6. 患者健康问卷抑郁自评量表(Patient Health Questionaire-9,PHQ-9)　用于筛查抑郁障碍的自评工具。采用 0~3 分的 4 级评分。临界分 5、10、15、20,分别代表轻度、中度、中重度、重度抑郁。

五、实验室检查

(一) 常规筛查

包括血尿便常规、生化常规、肝肾功能、血糖、电解质等。必要时可加做血脂、催乳素、脑脊液、妊娠反应、代谢产物测定(如苯丙酮尿症)、基础代谢率、骨密度、遗传学检查(基因多态性检测以指导用药)。

(二) 毒理学检查

当患者出现精神状态的改变时,需要考虑物质滥用和戒断反应。酒精和其他成瘾性物质摄入之后,一定时间内可在血液(如酒精)和尿液(如甲基苯丙胺、可卡因、阿片类、大麻等)中检测出来,帮助医师进行临床判断。

（三）血药浓度监测

药物浓度检测,若使用得当,对于优化治疗和确保治疗依从性都有很大帮助。在进行血药浓度检测之前,需要确定几点内容:测定方法是否在临床上已经得到验证;药物是否已达稳态;取血时间是否正确。正确进行血药浓度检测,有助于确定依从性,确定是否中毒,确定药物相互作用,进一步确定临床疗效,减少窄治疗窗药物(如锂盐)的中毒风险。

（四）病原学/病因学检测

中枢神经系统感染所致精神障碍可以通过血液(如梅毒血清学筛查、HIV抗体检测)及脑脊液病原学检查得以确诊。例如,脑脊液PCR诊断单纯疱疹性脑炎特异性和敏感性高,可用于疾病的早期诊断。阿尔茨海默病(AD)也可以通过检测脑脊液中AD相关的生物标志物辅助诊断。

六、特殊检查

（一）脑电图

脑电图通过置于头皮的电极来测量大脑低电压的电活动。主要用于评估癫痫和其他神经系统疾病,也可用于评估器质性疾病所致精神症状,如谵妄、痴呆等。尽管很多精神障碍(如精神分裂症、抑郁障碍等)都存在脑电图异常的情况,但目前脑电图仍非有决定性意义的诊断手段。

（二）头颅CT及MRI

电子计算机体层扫描(CT)使用多管的X线提供大脑横断面影像,CT片中对X线吸收系数高的组织显示为白色(如颅骨),吸收系数低的组织显示为黑色(如气体)。尽管CT有助于识别器质性精神障碍的结构异常,亦能发现精神障碍患者中一些非特异性的结构改变(例如精神分裂症的脑室扩大),但尚不能作为诊断精神障碍的主要方法。

磁共振成像(MRI)利用质子和外部磁场的交互作用来成像,能提供大脑横断面、矢状位、冠状位的结构细节,对于痴呆患者的脑萎缩、白质病变等敏感性更高。功能磁共振成像利用大脑加工过程中继发性的血流改变来成像,扩展了人们对于精神疾病和精神药物的理解,有助于指导药物研发和临床研究。

（三）其他精神科常用的物理检查

功能性近红外光谱技术(functional near-infrared spectroscopy,fNIRS),是近年发展起来的一种神经成像技术。它利用大脑神经生物组织对650～950nm近红外光具有良好穿透性和散射性的特点,测量大脑皮质中氧合血红蛋白和脱氧血红蛋白的相对浓度,观察血流动力学变化,从而反映相应脑区的活动。可以作为精神分裂症、抑郁症等精神疾病临床诊断和疗效评估的辅助工具。

心率变异性(heart rate variability,HRV)即逐个心动周期的微小差异的变化及规律,心率的变化受到交感神经和副交感神经变化的调节,因此HRV可作为反映自主神经系统灵活性和压力的指标,客观有效地评价个体的情绪心理状态。在焦虑、抑郁状态下,HRV的指标通常会出现异常。

近年来研究发现精神障碍患者存在眼球运动轨迹异常。通过基于电流记录法、电磁感应法、图像/录像和瞳孔-角膜反射技术的眼动仪,追踪记录和分析患者的眼球运动轨迹及特征,有助于某些精神障碍(如精神分裂症)的辅助诊断和认知功能评估。

第三节 ｜ 精神障碍诊断的原则和思路

一、诊断原则

（一）症状学诊断

由于大多数精神障碍病因不明,精神障碍的病因学诊断还有待学科发展和研究突破,因此ICD-10中的精神和行为障碍基本采用症状学分类原则。症状学诊断有三个优点:避免了病因学上的争论;可以使临床医师在暂时无法确立疾病分类学诊断时,依据症状学诊断采取及时的治疗措施;保留了观察和更改诊断的途径。

（二）等级诊断

精神科诊断"功能性"精神障碍之前首先要排除器质性障碍和物质依赖。一些"病因不明"的精神障碍(如精神分裂症、抑郁发作等),其诊断标准中都规定了排除标准,要求排除"更高级别的诊断"之后才能作出该类疾病的诊断。比如确立了"抑郁状态"的症状学诊断后,必须首先排除之前的三类精神障碍(器质性精神障碍、精神活性物质所致精神障碍、精神分裂症相关障碍),才能诊断为"抑郁障碍"。

等级诊断实际上是试图用一元论的观点来简化复杂的临床问题,这个原则建立在一个并不牢固的假设之上——认为某种障碍比其他障碍更基础或者更重要。等级诊断原则有其显而易见的好处,即"更高级别"的疾病类别需要优先处置;在处置策略上也更具特异性,如边缘性脑炎所致的幻觉妄想,临床处置上肯定要以边缘性脑炎为首要治疗目标。但临床上经常遇到的所谓"共病"(比如焦虑、抑郁)经常同时出现,有时很难区分哪个更基础、更重要,而按照等级诊断原则,则十分明确地要求优先诊断抑郁,因此等级诊断原则也会受到部分临床医师的质疑。

（三）共病诊断

共病(comorbidity)是由范斯坦(Feinstein)在20世纪70年代提出的概念,指同一患者患有两种及以上疾病。精神科的共病诊断,常常是因各种精神障碍病因不明而产生。

共病主要有三种情况:①A与B同时存在但相互独立、具有不同的病因,例如精神障碍与白内障共病,两者之间可能没有共同的病理基础,没有必然的内在联系,此时以"多元病论"来解释;②A与B同时存在且可能具有一些相同的病理基础,例如癫痫与抑郁障碍共病、抑郁障碍与物质滥用共病、神经性厌食与边缘型人格障碍共病,两者的发生、发展可能相互影响;③A与B先后存在但可能具有一些相同的病理基础,例如抑郁障碍与焦虑障碍共病,患者既往明确诊断为焦虑障碍,本次发病表现为抑郁障碍,此时不能根据等级原则来否定焦虑障碍的诊断,因为抑郁障碍不能完全解释前期临床表现,故以诊断共病为宜。

20世纪90年代早期,美国进行的精神疾病流行病学调查发现:15～54岁的人群中,48%在人生中的某一个阶段患有一种精神障碍,27%至少患有两种精神障碍,14%患有三种及以上的精神障碍。

共病诊断除了有利于全面描述患者的临床表现之外,还有几点好处:①有利于确定治疗范围。例如,医师在接诊抑郁障碍与酒精滥用共病的患者时,如果没有觉察酒精滥用的情况,那么在治疗方案中也不会考虑戒断,而这一治疗对于患者的整体康复至关重要。另外,两种障碍所使用的治疗药物之间可能存在相互作用,治疗精神障碍的药物可能会对患者的躯体疾病造成影响,这些在长期治疗过程中都是需要进行考虑的。②有利于判断预后。如果患者存在抑郁障碍与焦虑障碍共病,那么患者可能会具有病程更长、自杀风险更高、对抗抑郁药物反应欠佳、生活质量更差等特点。共病诊断的确立,可以帮助精神科医师更为准确地判断患者的治疗结局,从而制定相应治疗计划。③有助于对易感障碍做出预测。例如,对于双相情感障碍患者而言,即使目前没有物质滥用的证据,也要警惕日后发生物质滥用的可能性,谨慎使用苯二氮䓬类药物。

作出共病诊断时需要注意:①主要诊断能否解释患者所有的症状,如果不能,再考虑添加一种诊断;②作出共病诊断有何益处,能否提醒精神科医师"患者还存在另外一种可治性障碍";③另一种诊断是否符合共病障碍的诊断标准。

共病诊断的意义在于有助于全面考虑患者的临床表现及其治疗,但同时共病诊断也对"一元病论"、等级诊断提出了挑战。因此,我们在进行精神科诊断时,应全面理解各组精神症状及精神障碍的关系,在病因学诊断上进行更多的探索,谨慎采用共病诊断原则,全面考虑治疗策略。

二、诊断思路

（一）SSD诊断

精神障碍的诊断必须首先确认症状(symptoms,S);然后根据症状构筑综合征(syndrome,S);由综合征引出各种可能的疾病学诊断,即假设诊断(hypothesis diagnoses,D1);鉴别和排除假设诊断,即鉴别诊断(differentiated diagnoses,D2);最终做出疾病分类学诊断(nosology diagnosis,D3)。在实际工作中要避免先入为主地认定某个诊断,然后寻找症状和其他信息来证明这个诊断的做法。

(二)多轴诊断

《精神障碍诊断与统计手册(第四版)》(*Diagnostic and Statistical Manual of Mental Disorders,forth edition*,DSM-Ⅳ)的五轴诊断观点,有助于医师进行全面的资料收集,也能指导资料分析过程使之系统、综合、逻辑清晰。五轴所涵盖的范围比单一诊断更能全面描述患者的整体状况,并能为治疗方案的制定以及结局预测提供全面的信息。轴Ⅰ至轴Ⅲ都可以作为临床的主要诊断,轴Ⅳ和轴Ⅴ作为补充资料。

第五版里虽然不再采用五轴体系,但是仍然保留了其理念,在疾病诊断做出后,需要对疾病的严重程度、功能损害情况及与疾病相关的因素进行量化评估。

三、标准化诊断性精神检查工具

世界卫生组织曾在不同社会文化背景下对精神障碍诊断的可靠性、一致性进行研究,发现临床医师之间在疾病诊断上存在差异。分析差异产生的原因为:所收集的资料来源不同;医师所使用的术语和对术语含义的理解不同;交谈检查的方法不同;以及所采用的疾病分类法和诊断标准不同。为提高疾病诊断水平和可靠性,国内外精神病专家在制定诊断标准的同时,还编制了标准化精神检查工具和计算机诊断系统用于临床诊断和研究。此种工具是由有临床经验的精神病专家根据诊断要点和/或诊断标准所设计,它包括一系列条目,每一条目代表一个症状或临床变量、规定的检查程序、提问方式和评分标准,并附有本工具的词条解释。这是一种定式或半定式的面谈检查工具,医师或研究者严格按照规定进行询问和检查,遵循词条定义对所获结果进行评分编码,确定症状是否存在并判断其严重度。不同医师使用此种标准化检查工具检查患者,可以获得同样的诊断结果,大大提高了诊断的一致性。目前常用的标准化诊断性精神检查工具包括 DSM-Ⅳ临床定式访谈(Structured Clinical Interview for DSM-Ⅳ,axis Ⅰ,Patient Version,SCID-I/P SCID)、简明国际神经精神访谈(MINI-International Neuropsychiatric Interview,M.I.N.I.)及复合性国际诊断交谈检查表(Composite International Diagnostic Interview,CIDI)。

第四节 │ 精神科病历书写

一份好的精神科病历,能让读者对患者的精神症状和生活经历有栩栩如生之感。本文以一位就诊时年龄14岁的女性患者的病历作为示例和参考,希望读者能够体会到"如何描述精神障碍的病情演变过程(现病史)""如何描述一个人的经历和处境(个人史)""如何描述一个人的精神状态(精神检查)"。

【典型病例】

主诉:患者,女,14岁。言行渐迟缓四年,不语、不动两年,间断打骂家人一年余。

现病史:2010年下半年,患者读小学五年级时无明显诱因出现写作业速度变慢(尤其是数学作业),写一句话用几分钟,有时拿着笔不动,患者解释为"在动脑筋思考问题"。家人未予重视,未就医。

2011年5月,患者五年级结束前,行动缓慢加重。洗一双袜子需20多分钟(以前用十几分钟),收拾房间需一小时(以前大约20分钟)。老师反映患者在学校写作业很慢,学习成绩明显下降,从班里中上游下降到倒数几名。患者行走、交流及情绪尚正常。随后家属带患者到当地某医院求诊,考虑诊断为"抑郁症",予舍曲林治疗。患者服药约半年,疗效不明显。

2012年4月,患者做事缓慢较前加重,写作业动作慢尤为突出,无法完成正常学习要求。情绪无明显异常,在家喜欢看综艺节目,遇到高兴的事情时有开心笑容。说话的量较前减少,但语速并未减慢。家属带其到当地医院门诊求诊,诊断不明确,予阿立哌唑治疗,服药2月余,疗效不佳。2012年7月,患者在当地医院住院治疗4个月,被诊断为"分裂情感障碍"。患者住院期间曾服用舍曲林、氟西汀、奥氮平、利培酮、帕利哌酮等,具体剂量及疗程不详,出院时服用奥氮平及帕利哌酮治疗,效果欠佳。2012年11月出院时行为较前更缓慢,很少说话,患者自己不能走路,吃饭动作特别缓慢,一碗饭需要8小时才能吃完。

2013年3月,家属带患者到某市精神卫生中心求诊,被诊断为"精神分裂症"。患者住院2月,查头颅CT示:无明显异常,接受舒必利合并电抽搐治疗6次(每周2次,持续3周),疗效不佳,病情无明显改善。患者回家后几乎不语、不动,并且渐出现稍不如意就发脾气的现象。患者骂人时语速较慢,言语断断续续,似从喉咙发出。不发脾气时就保持沉默、不动的状态。

2013年10月底,家属再次带患者至当地医院诊治,并行电抽搐治疗12次(前3次每天1次,之后隔天1次),合并舒必利及奥氮平治疗。患者四肢灵活性稍有改善、僵硬程度下降,但仍不走路、不说话。家人询问患者是否想吃饭及上厕所时,患者均能缓慢点头示意。患者可自行缓慢进食,吃完一碗米饭需8小时左右。患者大小便需家人抱到卫生间,并帮助其脱衣及下蹲才能完成,否则会解在裤子内。睡觉时,患者需家人抱其到床上并协助躺下。家属夜间观察到:患者肌肉放松,睡着时有翻身、伸腿等动作,与常人无异。

2014年3月,患者出现不顺心意时打骂父母并摔东西的行为。例如:家人催促患者吃饭快点,患者便会突然大声骂脏话,捶打家人。摔东西时,患者不顾及物品价值,抄起手边的物品便扔到地上。患者第二天情绪稳定后,会悄悄捡起来摔过的物品放好,无论物品是否已经损坏。患者曾用头撞墙、爬到椅子上要去跳楼,均被家人拉住制止。患者走路步幅较小,但动作很快。此阶段患者规律服用舒必利及奥氮平治疗,疗效不明显。2014年6月,患者自行停用舒必利,维持奥氮平治疗至今,症状无明显改善。今为进一步治疗,家属带其入院就诊。门诊以"木僵状态"收入我科。自发病以来,患者饮食、睡眠、二便均需协助完成,进食速度极慢,睡眠可,无大小便失禁及潴留。近半年体重无明显变化。

既往史:1～5岁时,患者经常发热感冒,每次均在当地治愈。3岁时曾患"肺炎",当地住院半月,治愈。8岁时行腹股沟疝手术,治愈。否认心、肝、脑、肾等重大躯体疾病。否认重大外伤、输血史。否认脑炎、结核等传染病史。否认疫水、污物、重金属接触史。否认食物、药物过敏史。预防接种史不详。

个人史:因亲生父母抚养困难,经朋友联系,患者出生后40天时由养父母抱养。当时养父母见患者的兄弟姐妹无异常表现,抱养后便从未与亲生父母联系过。亲生父母性格及工作环境等不详。

患者自被抱养后,由奶粉喂养,生长发育无明显异常。近13月龄时会说话,几乎同一时期会走路。两岁时,养父母生育一女儿。妹妹出生后,患者便不再同母亲一起睡觉,多同爷爷奶奶一起睡,当时患者并无异常表现。平时家庭氛围轻松,养父母对患者及妹妹管理宽松。7周岁患者入读一年级后,无明显注意力不集中、在课堂上做小动作等情况,学习成绩中上等(与患者妹妹类似)。约2007年,患者8岁时可能得知自己是抱养的,回家后询问父母,父母予以否认,患者当时笑了笑,未再提起过此事。

患者自小学五年级开始学习成绩下降,六年级下学期后因病休学,至今已有两年。病前患者与老师、同学相处较好。患者性格偏内向,平时表现较安静,对自己要求严格,做事仔细,从上幼儿园开始便喜欢把衣服、被子、书包等整理得整整齐齐,摆放物品必须摆到自己满意为止。喜欢玩芭比娃娃以及一些毛绒玩具,会给娃娃梳头、穿衣服等。无烟酒等不良嗜好。无其他精神活性物质滥用史。

月经及婚育史:未婚未孕,月经尚未来潮。

家族史略。

精神检查如下。

（一）一般检查

青少年女性，年貌相当，衣着欠整齐，由家属协助背入病室；意识清晰，定向力及其他精神检查时均不语、不动。仅在检查眼球运动时，患者能配合向各个方向转动眼球，且较灵活，其他检查时对问答及指令均不配合；进病房后生活不能自理，喂食水，吞咽速度极慢，睡眠可，大小便协助下可自主排便。

（二）认知活动

1. 感知觉 不语，钝针触之无回应，无法确定是否存在感知觉障碍。

2. 思维和思维障碍 接触被动，问话不答，始终保持缄默。医师问封闭性问题并要求患者用点头、眨眼、手写等表示是否同意，患者均无相应动作，无法确定思维方面的异常。

3. 注意力 精神检查时患者不语、不动，眼睛一直看着前下方，无法确定注意力情况。平时观察患者，周围有动静时，患者会斜眼朝周围观看。

4. 记忆力及智商 不语不动，无法确定。

5. 自知力 不语不动，无法确定。

（三）情感活动

医师首次见患者时，可见患者躺在床上表情几乎无变化，无眼神接触。仅在医师向患者表达关心的话语时（诉及患者父母及患者是否想回去、是否伤心等），患者出现短暂的流泪表现，但仍不语、不动。在医师检查患者肌张力及踝阵挛时，患者发出特别低微的哼哼声，并且有轻微地皱眉及面部表情的细微变化。傍晚医师再次走进患者房间时，见患者在默默流泪，仍保持仰卧不动姿势，问话仍不答。

（四）意志行为

患者缄默不语，不主动活动，常常保持一个固定不变的姿势。可查及"空气枕头"现象，患者躺在床上时，医师为其做检查并将其枕头拿走但不给予任何指令，可见患者短时间内（约10秒）保持头不落到床面。可查及"蜡样屈曲"，检查时将患者上肢伸直并挪到身体两侧不给予任何支撑，可见患者较长时间保持姿势不变；将患者前臂向上臂靠拢并抬离床面，患者亦保持不动；将患者扶起到半卧位时，患者一只胳膊撑住身体保持长时间不动。用叩诊锤末端钝刺刺激患者皮肤，患者无反应及躲避行为。

存在被动违拗，医师多次要求患者做出张嘴、走路、伸手等动作时，患者均保持不动、无回应状态。如医师要求患者下床走路，患者毫无反应地保持原来姿势；两位工作人员在患者两侧搀扶协助其走路时，患者上身倾斜近45°，但双脚仍留在原地，加大搀扶协助力度时，患者仅有极其缓慢的脚步挪动。进食时须护工协助喂食，反复用各种言语技巧让患者张口进食，患者仍张口动作及吞咽动作极其缓慢（进食150ml面条约用两个多小时），但最后能将食物吃完，协助饮水时亦是如此。患者不主动吞咽唾液，常常任其沿口角外流。自进入病房后一直无主动活动，在提醒下可排便。睡眠时观察患者肌肉呈放松状态，有翻身动作。目前未见冲动伤人、自伤自杀的行为。

体格检查、诊断及鉴别诊断、治疗计划略。

（于 欣）

第四章 | 精神障碍分类与诊断标准

　　疾病诊断是指将某一患者的病情纳入疾病分类系统某一类别中的医学过程。理论上,任何一种病情都有一个确切的疾病诊断名称,临床医师需要做的只是尽快而准确地将该病情纳入相应的诊断类别;然而,临床实践中这种情况更切合具有确切病因和病理基础的躯体疾病诊断而难以照搬于病因与发病机制不明的精神障碍诊断与分类。这是因为精神障碍的诊断几乎完全依靠医师对患者精神症状、临床特征、病程演变的认识与辨析,而现实中不同群体、不同文化、不同地域均可能对个体的心理活动、行为举止有着不一样的"得体"或"失常"的评判标准,且现阶段许多精神障碍的病因尚不清楚,因而精神医学界在某些具体疾病的概念、名称、内涵上往往存在分歧与异议。

　　自 20 世纪中叶以来,由相关权威学术机构制定的精神障碍诊断与分类系统逐渐推出,并经过多年的使用、发展与完善,渐渐统一了精神障碍的疾病概念和诊断归属,为学科发展和学界交流带来了全新的统一"标签"。目前,精神科临床与研究中广泛使用的疾病诊断分类系统主要包括世界卫生组织制定的 ICD 系统,美国的《精神障碍诊断与统计手册》(*Diagnostic and Statistical Manual of Mental Disorders*,DSM)。中华医学会精神医学分会曾制定并推行了《中国精神障碍分类与诊断标准》(*Chinese Classification of Mental Disorders*,CCMD),由于国际学术交流接轨的需要,其后我国临床医学中主要使用 ICD 系统,因而在 CCMD-3 发布之后停止了再版。

第一节 | 精神障碍分类

一、概述

　　疾病分类学是将不同疾病按各自的特点和从属关系,划分为类、种、型等层次,并归成系统。对疾病进行分类可加深对疾病之间关系的认识,有助于进一步讨论具体疾病的预防、诊断、鉴别诊断和治疗,为进行深入的基础和临床研究提供相对统一的参照依据。精神障碍分类的目的也在于此。在经过漫长的观察总结后,将临床表现具有一定相似性的精神疾病进行辨析、总结、归类,形成了精神障碍的分类并不断调整更新。值得指出的是,精神障碍是更为复杂的疾病范畴,它特别体现了个体在社会-心理-生理综合作用下的外在精神心理表征,"病"与"非病"的界限在部分精神障碍中比较模糊,故而分类需要更加细致,尽量明确边界、减少重叠。

　　在精神病学临床工作中,精神障碍(mental disorder)和精神疾病(mental disease)常常作为同义词使用,精神的(mental)和精神病学的(psychiatric)也经常互换使用。由于缺乏医学意义上明确的疾病类别,在精神病学中更多使用了障碍(disorder)这一术语。如前所述,很难准确定义精神障碍,所以通常是参考临床医学中有关疾病的概念。在 ICD-10 中,精神障碍定义为"一系列临床可识别的、引起大多数患者痛苦或妨碍个人功能的症状或行为。单独的社会偏离或冲突,而没有个人功能障碍,不应该包括在这里所定义的精神障碍中"。DSM 中给出的定义与之相近,为"一种有临床意义的行为、心理综合征或模式,发生于个体,并伴有当前的痛苦(痛苦的症状)或功能障碍(一个或多个重要功能领域的损害),或具有死亡、疼痛、功能障碍的高度风险,或可造成自由的重大丧失。另外,这种综合征或模式决不能仅仅是对某一特定事件的可预知的反应,如亲人的死亡等。不管最初的原因是什么,目前必须被视为是个人的一种行为、心理或生物学功能障碍的表现;既不是指那些偏离常规的行为(如政治的、宗教的或性的),也不是指本来就存在于个人与社会之间的冲突,除非这些偏离行为或冲突是如以上描述的个体功能障碍的一种症状"。两种定义均表明,大多数精神障碍都不是基于理论概念或病因学的推测,而是基于可识别的症状群或行为。

二、精神障碍分类历史与现状

20世纪初,现代精神病学奠基人之一的德国精神病学家克雷丕林(Kraepelin)根据精神障碍的不同症状、病程与转归划分出早发痴呆(精神分裂症)、躁郁症、妄想狂等疾病单元,成为现代精神障碍分类的"雏形"。然而,此后精神障碍的诊断分类进展甚慢,各国学界基本处于"各自为政"的状态,至20世纪中叶以前,都未形成统一而公认的精神障碍诊断标准。以精神分裂症为例,既有人以E.布鲁勒(Eugen Bleuler)提出的联想障碍、情感淡漠、矛盾意向、内向性"4A症状"作为诊断依据,也有人强调施耐德(Schneider)"一级症状"才具有诊断价值。从现代观点看,可以明显认识到当时这些诊断标准的缺陷:前者显然过于重视阴性症状,而后者则有忽视阴性症状的倾向;而且无法肯定究竟要出现几个"4A症状"或"一级症状"才能确诊精神分裂症,因而均未能获得更大范围、更长时间、更多学者的广泛认同。

多年来,多数精神障碍病因不明,以及精神现象学的复杂性,加上不同种族、国家地区、文化对于精神异常的理解有区别,造成精神障碍的分类一直变化,较为混乱。直到20世纪中叶以前,精神障碍仍没有国际公认的分类,各国所采用的诊断体系不一,名词繁多而易混淆,研究无法相互比较,学术成果难以交流。20世纪后期,随着世界卫生组织(WHO)的ICD与美国的DSM两大分类系统的制定,各国的精神障碍诊断分类标准渐趋统一。我国也根据国情特点制定了适用于临床实践的《中国精神障碍分类与诊断标准》(CCMD)。以上诊断标准的确定与分类学原则的制定,对整个学科的发展,具有划时代的重大意义。使不同国家和地区之间、各种学术观点流派之间有了相互交流的统一标准和讨论基础。用描述性的或纪实的方法将临床表现与病程基本相同的病例归为同类,将临床表现与病程显著不同的病例划为异类,有利于制定个体化的治疗方案、预测不同个体的疗效和预后、探索不同的病因。采用统一的诊断标准与分类方案,有益于教学方案与计划的趋同,提高科研资料收集的一致性与科研发现的可比性。

病因学、病理生理学分类与诊断是根据疾病的病因和/或病理生理改变建立的分类诊断系统。在精神医学实践工作中,只有10%左右的精神障碍患者的病因、病理改变相对明确,而90%左右的病例则病因不明。因此,绝大部分精神障碍的诊断和分类无法贯彻病因学、病理学分类的原则。目前影响最大的精神疾病两大分类系统——WHO的ICD-11与美国的DSM-5,主要按照症状学分类原则,兼顾可能的病因学、病理生理学特征进行分类。

由于绝大多数精神障碍的病因、病理改变未明,现有以症状学为主的分类系统形成了不同的精神障碍综合征类别。综合征是指同时存在于某些个体的一组症状或行为表现。人们认为这一组症状之所以共同出现有其内在原因,它们可能反映共同的病因过程,也可能预示着共同的疾病转归、预后以及可能有效的治疗措施等。症状学分类是根据共同症状或综合征建立诊断,症状或综合征发生改变时,临床诊断会作相应改变。同一症状或综合征可有不同病因,病因不同但症状相似时,可得出相同诊断,此种分类有利于对症治疗。

精神障碍必然存在其发生发展的病理基础,但是目前尚不能准确客观地掌握。遗传相关病因和神经生理、神经生化等病理改变是研究的重点,但至今确切的病因和病理机制仍然不明,只能按临床表现的主要症状或症状群的不同进行分类,例如精神分裂症、双相障碍、抑郁障碍、注意缺陷多动障碍等。同一种以精神症状命名的疾病(如幻觉症),可以是生物性的,也可以是心因性或反应性的,或者是药源性的,还有器质性的(如脑动脉硬化)或物质滥用所致的。这种诊断只能反映疾病当时的状态,若主要症状改变,也会导致诊断的变更。临床表现符合2种或多种疾病的诊断标准时,可以同时给予多个精神障碍的诊断。由于症状学分类方法的局限性,在使用现有的精神障碍分类系统时不能认为每一特定的诊断类别属于真正意义上的不同疾病。随着科学的进展和人们对精神障碍认识的不断深入,基于症状学的分类体系必然会被病因及发病机制的分类方法所替代。

三、常用精神障碍分类系统

(一) ICD 系统

ICD 是将 WHO 编写的《疾病和有关问题的国际统计分类》(*International Statistical Classification of Diseases and Related Health Problems*)简化通称为《国际疾病分类》。在 1890 年巴黎召开的第一次国际死因分类修订会议中,首次提出了国际死因分类法(International List of Causes of Death,ILCD),这才是第一版的 ICD。法国的贝蒂荣(Bertillon)提出的疾病死亡原因统计分类是 ICD-1 的雏形。1893年,26 个国家代表在其基础上共同探讨修订,ICD-1 由此问世,之后每隔十年左右,ICD 都会得到一次补充和完善,并先后出版了 5 版。1948 年,WHO 将其接手并更名为《国际疾病、外伤与死亡统计分类(第 6 版)》,首次在第 5 章介绍了精神障碍,但由于其分类简单,并不具备实用性,未被各国所重视。此后每 10 年修订一次。直至 ICD-8 出版,各国才逐渐注意到这一分类系统,并纷纷予以采用。

19 世纪 60 年代初期,WHO 的精神卫生规划即已开始积极进行旨在提高精神障碍诊断与分类水平的工作。当时,WHO 召集了一系列会议,回顾了既有的知识,来自不同学科、精神病学不同学派的世界各地的代表们积极参加了这些会议。这对分类标准和诊断信度的研究起到了促进和引导作用,并使对检查录像进行联合评定等行之有效的研究方法应运而生且得以传播。在广泛的咨询过程中,得到了许多完善精神障碍分类的提案,并运用于 ICD-8 的方案起草中。此外,还产生了对 ICD-8 中每一大类精神障碍予以定义的词汇。这些规划活动也促成了一个由众多学者和中心组成的网络,不断完善精神障碍的分类并进行有关方面的工作。20 世纪 70 年代,对完善精神科分类的兴趣在世界范围内有进一步增长。国际接触的扩大,若干国际协作的开展,以及新的治疗方法的应用,都促进了这种趋势的发展。为了提高诊断信度,多个国家精神病学学术机构倡导制定专门的分类标准。来自许多不同精神病学派和不同文化的医学科学家对特定领域的知识进行了回顾总结,就未来的研究提出建议。

ICD-10 是世界上应用最广泛的版本,其主要功能是对疾病和死因的统计问题进行解决。近年来,精细化管理和医疗付费对 ICD-10 的要求越来越高,基于其固有的体系架构,对它的修订和应用受到限制,因此难以使日益增长的医疗和管理需求得到满足。高速发展的卫生信息化也要求 ICD 与电子信息系统达成良好的交互。随着医学科学的迅速发展,ICD-10 中的部分内容已经不再适用。为了使疾病分类更好地反映医学科学和医学实践的发展,2007 年 WHO 启动了 ICD-11 的修订工作,2012 年5 月完成建立基本框架,之后进入方案起草阶段,2014 年开始评审修订。与以往修订及维护方式不同,WHO 首次搭建了基于网络平台面向全球的意见征集和修订评审机制对 ICD-11 进行维护。为使编码查找更为便捷,WHO 将提供多种语言版本的 ICD-11 在线工具(即 ICD-11 beta browser),同时允许 ICD-11 通过网络服务存取到本地软件中。因此,用户可以通过三种方式,即 ICD 纸质版、在线工具和本地软件使用 ICD-11,从而获得更便捷、更高效的使用体验。

ICD-11 中提出了两个概念,即基础组件(foundation component)和线性组合(linearization)。基础组件是所有 ICD 分类单元的总和,包含了 ICD 的全部内容。ICD 分类单元具有不同的用途属性(分类属性),可以根据使用目的的不同从基础组件中衍生出不同的子集,这称为线性组合。为了满足不同资源配置的初级医疗机构的疾病分类需求,ICD-11 提供了多种线性组合,包括供低资源初级医疗机构(primary care low resources settings,PCL)和中等资源初级医疗机构(primary care intermediate resources settings,PCM)使用的线性组合,简称为 ICD-11-PCL 和 ICD-11-PCM。此外,通过对分类单元的分类属性进行定义可产生适用不同专科的线性组合。因此与 ICD-10 相比,ICD-11 的结构体系和应用范畴要大得多。ICD-11 沿用了 ICD-10 中关于精神障碍的定义:临床上可辨认的症状或行为,多数情况下伴有痛苦和个体功能受损。ICD-11 的分类方案仍保留以下特点:①适合有关患病率和病死率统计结果的国际交流;②作为各个国家制定分类系统的参照;③适合在临床与研究中使用;④有助于培训和教学。

ICD-11 的精神障碍分类由 ICD-10 的第 5 章变为 ICD-11 的第 6 章。在疾病的描述方面,ICD-11 通过 6 个模块结构化描述疾病的定义,分别是症状、病因、发病过程和结果、治疗反应、与基因的关系、与环境的交互关系。而区别于 ICD-11 对疾病的多角度、多维度描述,过去的 ICD-10 并未给出明确的定义。在编码方面,ICD-10 精神和行为障碍章节中仅含 10 个分类单元。而 ICD-11 采用了全新的编码系统,精神、行为或神经发育障碍章节中也增加至 20 个分类单元,ICD-11 的编码框架为 6D1E.EE(E),其中前 4 位为类目编码,第 1 位 "6" 代表本章为 ICD-11 中的第 6 章,"D" 的取值范围为除 O 和 I 以外的 A~Z 的字母,"1" 的取值范围为 0~9,"E" 的取值范围为 0~9 和除 O 和 I 以外的 A~Z 的字母,小数点后面的 2 位为 2 级亚目编码,其中编码末尾为 "Y" 和 "Z",分别代表 "其他特定" 和 "未特定" 的分类。比如,编码 6B24.1 中,"6" 代表第 6 章,第 6 章中的 "B2" 代表强迫性或相关障碍,而 "4.1" 代表囤积障碍伴较差自知力或缺乏自知力。

ICD-11 精神障碍主要分类如下。

6A0:神经发育障碍

6A2:精神分裂症或其他原发性精神病性障碍

6A4:紧张症

6A6:心境障碍

6B0:焦虑或恐惧相关障碍

6B2:强迫或相关障碍

6B2:应激相关障碍

6B6:分离性障碍

6B8:喂食或进食障碍

6C0:排泄障碍

6C2:躯体忧虑或躯体体验障碍

6C4:物质使用或成瘾行为所致障碍

6C7:冲动控制障碍

6C9:破坏性行为或品行障碍

6D1:人格障碍及相关特质

6D3:性欲倒错障碍

6D5:做作性障碍

6D7:神经认知障碍

6E2:与妊娠、分娩和产褥有关的精神或行为障碍

6E6:与其他疾病分类相关的继发性精神或行为综合征

(二) DSM 系统

1952 年,在 ICD-6 基础上补充后,美国精神病学协会(American Psychiatric Association,APA)出版了 DSM-Ⅰ,此后每 5 年修订一次。DSM-Ⅰ是在 ICD-6 的基础上进行编写的。1968 年出版了 DSM-Ⅱ,与 ICD-8 基本一致,编码也一致,仅根据美国的情况有少量变更。1980 年出版的 DSM-Ⅲ对前两版有较大的修订,并对每个诊断都定出了一个明确的诊断标准,可以说是在精神障碍诊断史上的重大改革,特别是提出了以临床轴为主的多轴诊断概念,促进了临床医师将患者作为一个整体对其进行全面(包括躯体状况、个性特征、社会文化背景等)的考虑。1994 年出版了 DSM-Ⅳ,补充了编码与多轴诊断。最新版本为 2013 年出版的 DSM-5。DSM 系统的分类,虽然主要通用于美国精神医学界,但因其有详细的诊断标准,所以具有巨大的国际影响力。

DSM-Ⅳ对疾病进行分类诊断时主要是按照症状学进行分类的,与其不同,DSM-5 是按照疾病的

谱系障碍进行分类,对相关障碍进行了新的分组。对 DSM-5 章节结构进行改变主要基于 11 个指标(共享神经机制、家族特质、遗传风险因素、特定的环境风险因素、生物学标志、气质、情绪或认知过程异常、症状相似性、病程、共病及共享治疗反应)。以这些指标帮助工作组/工作委员会决定如何将精神障碍分组,以期最大化有效性和临床实用性。DSM-5 重新分组精神障碍的意图使未来的研究能够提高对疾病起源的理解,并为探索不同精神和障碍之间病理生理的共性及其差异提供基础框架。DSM-5 的修订将使其成为一个"活文件",它能够适应未来在神经生物学、遗传学和流行病学方面的发现。

既往 DSM-Ⅳ 中的多轴诊断系统一直被广泛应用。多轴诊断是指采用不同层面或维度来进行疾病诊断的一种诊断方式。DSM-Ⅳ 中列出的 5 个轴如下。轴Ⅰ,临床障碍可能成为临床注意焦点的其他情况;轴Ⅱ,人格障碍精神发育迟滞;轴Ⅲ,一般医学情况(指精神科以外的各科疾病);轴Ⅳ,心理社会问题和环境问题;轴Ⅴ,全面功能评估。轴Ⅰ用于记录求医主要的精神障碍,除人格障碍和精神发育迟滞,也包括可能成为临床注意焦点的其他情况;轴Ⅱ除记录人格障碍和精神发育迟滞以外,还包括突出的适应不良的人格特征和防御机制,单独列出以免被忽略;轴Ⅲ为一般医学情况,可能与认识和处理患者的精神障碍及其药物治疗有关;轴Ⅳ记录心理社会问题和环境问题,可归纳为 9 点,即基本支持集体(家庭)问题、与社会环境有关的问题、教育问题、职业问题、住房问题、经济问题、求医问题、与司法单位有关的问题、其他问题,其可能影响到精神障碍(轴Ⅰ和轴Ⅱ)的诊断、处理和预后;轴Ⅴ用于医师对患者的整个功能水平的判断,按功能大体评定量表(GAF)进行,以百分制评分,最好的功能状况评为 100 分。轴Ⅳ和轴Ⅴ为特殊的临床科研所设置,便于制定治疗计划和预测转归。

从大体结构上看,DSM-5 包括以下 3 个部分以及附录。第一部分:DSM-5 基础。这部分相当于全书的概述部分,针对 DSM-5 的目的、结构内容及如何使用进行了简要介绍。并且下设 3 个小节:①概述;②手册使用;③DSM-5 应用于司法鉴定的注意事项。第二部分:诊断标准及编码。这部分极具临床价值,但并不能作为诊断的唯一依据。第三部分:新的评估工具及模式。DSM-5 舍弃了 DSM-Ⅳ 的多轴系统,改为非轴性的诊断记录(原轴Ⅰ、Ⅱ和Ⅲ),并对重要的心理、社会、背景因素的注解(先前的轴Ⅳ)和残疾评估(先前的轴Ⅴ)进行了记录。DSM-5 建议停止使用功能大体评定量表(GAF),因其概念缺乏清晰性(即包括症状、自杀风险和残疾描述)和日常实践中有问题的心理测量。为了提供残疾的整体评估以及进一步的研究,在 DSM-5 的第三部分(新的评估工具及模式)包含了 WHO 残疾评估量表(WHODAS),可在所有的医学和卫生保健领域使用。

DSM-5 每一章节包含的正文介绍部分,有助于支持做出诊断。在评估结束和做出诊断之后,临床工作者应适当考虑精神障碍的亚型和/或标注的应用。只有当疾病满足全部诊断标准时,严重程度和病程的标注才能用来描述个体目前的临床表现。而当个体不满足全部诊断标准的时候,临床工作者应考虑症状表现是否符合"其他特定"或"未特定"的标准。在适当情况下,需要给每一个诊断提供描述性的特征(如自知力良好还是一般)、病程(如部分缓解、全部缓解、复发)和病情严重程度标准(如轻度、中度、重度、极重度)。临床工作者需要根据临床访谈、文字描述、诊断标准和临床判断来做出最后对疾病的诊断。传统上,可以对符合一个以上 DSM-5 障碍诊断标准的临床表现,给出多个诊断。

在诊断标准中,会出现"标注是否是"和"标注"的字样,亚型和标注是为了提高特异性。亚型是互相排斥的,各种亚型联合起来构成了完整的某个诊断的现象学。标注并不是互相排斥的,各标注联合起来也不能完全描述某个诊断的现象学,所以可以给予 1 个以上的标注。标注的作用是有助于对具备共同特征的精神障碍的同质性亚群进行准确划分(如,重度抑郁障碍,伴混合特征),并能提供与个体的障碍管理相关的信息,如在睡眠-觉醒障碍中"伴其他躯体共病"的标注。对于指示病程的标注(如部分缓解、完全缓解)可列在诊断之后。严重程度的标注可以指导临床工作者对某个障碍的强度、频率、症状数量、病程或其他严重程度的指标进行评估。

当个体被给予 1 种以上诊断时,对于住院患者,主要诊断是指经过研究认为的引起个体入院的主要状况。而门诊患者的主要诊断是指个体此次就诊接受门诊医疗服务的主要状况。大多数病例中,主要诊断或就诊原因也是关注或治疗的焦点。主要诊断应首先列出,其余障碍应按照治疗和关注的焦点的顺序依次列出。当主要诊断或就诊原因是其他躯体疾病所致的精神障碍时,ICD 编码规则要求,病因上的躯体疾病应首先列出。在这种情况下,作为主要诊断的躯体疾病所致的精神障碍,应列在第二位。

DSM-5 主要精神障碍分类:神经发育障碍;精神分裂症谱系及其他精神病性障碍;双相及相关障碍;抑郁障碍;焦虑障碍;强迫及相关障碍;创伤及应激相关障碍;分离性障碍;躯体症状及相关障碍;喂食及进食障碍;排泄障碍;睡眠-觉醒障碍;性功能失调;性别烦躁;破坏性、冲动控制及品行障碍;物质相关及成瘾障碍;神经认知障碍;人格障碍;性欲倒错障碍;其他精神障碍;药物所致的运动障碍及其他不良反应;可能成为临床关注焦点的其他状况。

DSM-5 与 ICD-11 的修订几乎同时开始。两个分类委员会在项目启动伊始,为了尽量融合这两套系统,共同成立了 WHO/APA 协调委员会。但由于两者的工作进度不同,导致出版时间相差许多。DSM-5 已经在 2013 年正式批准出版,而 ICD-11 在 2022 年才正式生效。为使两个分类系统相协调,ICD-11 在很多方面向 DSM-5 靠拢,避免产生大的分歧。实际上,很多成员同时在 DSM-5 编写组和 ICD-11 委员会。但是,由于 ICD 不仅需要考虑到 WHO 各成员国的情况,照顾各方面的传统与实践,还要延续 ICD 之前的版本,两者的差异仍然明显存在。ICD-11 与 DSM-5 的一些重要区别如下。

(1)整体结构:ICD-11 与 DSM-5 的基本框架高度相似,都尽可能地按照病因学分类,但具体分类仍有所差异。首先,ICD-11 的"心境障碍"单独为一章;而在 DSM-5 中则分为两章,包括"双相及相关障碍"及"抑郁障碍"。其次,ICD-11 将 DSM-5 中的睡眠-觉醒障碍从精神障碍中分出,单独列为第 7 章。主要考虑到一部分睡眠-觉醒障碍属于精神障碍,还有一部分睡眠-觉醒障碍在神经科疾病之列。同样,ICD-11 将 DSM-5 中与性功能相关的障碍单独列为第 17 章,包括性功能障碍、性交痛疾患等。此外,ICD-11 将"与其他障碍或疾病相关的精神行为异常"单独列为一章,而 DSM-5 中继发性精神障碍分布在各个章节,并未单独抽出。

(2)诊断标准:不同于 DSM-5,ICD-11 未列出精准的诊断条目和刻板的诊断流程。而是通过临床描述及诊断指南(clinical description and diagnostic guideline),让临床医师诊断时有更多的弹性。比如,在惊恐障碍的症状诊断标准中,DSM-5 需要患者满足 1 个症状中的 4 个或者更多,要求十分精确。而 ICD-11 则列出 9 条症状,仅要求患者存在"若干下述症状"。同样,在病程标准中,DSM-5 明确规定为"1 个月",而 ICD-11 则表述为"数周"。

(3)人格障碍:两个系统最大的不同可能在于人格障碍的诊断与分类。DSM-5 虽然尝试对人格障碍进行维度描述,但最终未能通过 APA 理事会,而是沿用了类别诊断法(包括 10 种人格)。而 ICD-11 基本采用了人格障碍的维度诊断法,ICD-11 将人格障碍分为轻度、中度和重度三类,同时列出 5 个关于人格特质的维度描述,包括以脱抑制(derepression)、消极情绪(negative emotion)、分离特点(separation characteristics)、强迫刻板(anankastic)和疏离感(detachment)为突出特征的人格障碍维度。除了人格障碍之外,ICD-11 还单独列出称为人格困难(personality difficulty)的一类,是指一些人由于其人格特点在某些方面造成困难,但尚未达到人格障碍的严重程度。

(4)精神分裂症:首先,在症状方面,ICD-11 要求在所列 7 项活跃期症状中至少有 2 项(其中包括严重的解体症状、被控制体验及思维插入等)。其次,ICD-11 取消了 ICD-10 中精神分裂症的所有亚型,通过 6 个维度(不同于 DSM-5 的 5 个维度)展示不同的临床表现,包括阳性症状、阴性症状、抑郁症状、躁狂症状、精神运动性症状及认知症状。最后,在病程方面,ICD-11 认为精神分裂症病程 1 个月即可诊断,而 DSM-5 则要求 6 个月。

(5)物质相关及成瘾障碍:ICD-11 包括了物质有害性使用模式(harmful pattern of substance use),大致相当于 DSM-5 中的轻度物质使用障碍和物质依赖两类。与 ICD-10 的有害使用不同,ICD-11 中的有害性使用模式包括对自己的危害和对他人(如胎儿、家人或交通事故中的受害人)的危害。另外,在 ICD-11 中,物质所致的精神障碍(如抑郁或焦虑障碍)保留在相应的物质类别中(如酒精所致的抑郁障碍归类在酒精相关障碍),而在 DSM-5 中,则根据其临床表现,归类到相应的临床障碍中(如将酒精所致的抑郁障碍归类在抑郁障碍)。

（6）新增诊断:DSM-5 新增的破坏性心境失调障碍(disruptive mood dysregulation disorder,DMDD)在 ICD-11 未单独分类,而作为对立违抗性障碍(oppositional defiant disorder,ODD)的一个亚型,其标注语为"伴慢性易激惹-愤怒"。

（三）诊断系统的转变——研究领域标准（RDoC）

目前对于精神疾病的诊断是以临床观察作为基础,对症状群进行识别,确定症状出现的时间、是否缓解、复发或成为慢性病程。然而,在目前的诊断系统中,精神障碍的定义方式并不包括整合神经科学研究的当前信息,所以很难对复杂症状和行为进行拆解,并试图将其与潜在的神经生物学系统联系起来。许多精神障碍可以被认为是沿着多个维度(如认知、情绪、社会交往)而存在,多个精神障碍的共同发生可能表现出不同的症状模式,而这些症状是由共同的风险因素和潜在的疾病基础所引起的。

基于此,美国国立精神卫生研究院(National Institute of Mental Health,NIMH)在 2008 年提出了研究领域标准(Research Domain Criteria,RDoC),这是一个整合多个领域研究信息单元的研究框架。RDoC 与 APA 提出的 DSM 基于对临床症状群诊断的共识不同,它旨在为精神障碍诊断提供有效的生物学框架。它跨越了传统的诊断方法,基于对行为和神经生物学的研究,同时整合了遗传和生物学的发现,努力将精神病学的研究目标和方法系统化。

2009 年 RDoC 正式启动,其基本框架是建立一个动态模板,并进行广泛沟通,不断加入最新的研究进展并实现数据分享。RDoC 试图通过在遗传学、神经科学和行为科学方面的现代研究方法来解决精神疾病的问题,从而为精神障碍创造一种新的分类方法。作为美国国家精神卫生研究战略计划的一部分,RDoC 旨在通过确定基因、神经化学改变和大脑网络损伤来重新分类精神障碍。其目的一方面是通过行为及神经生物指标,为精神障碍的分类提供新方法;另一方面是针对精神病性障碍、情感障碍、注意缺陷多动障碍的研究提出基于基因组学、认知维度、生理特征或影像学信息的分类方法;最后还希望通过综合性的、多维度的审视精神障碍的科学研究,检测个体的遗传背景、神经指标、生理指标和行为状态,协助实现精准诊断。

RDoC 主要包含以下几个方面:①负价系统(恐惧、焦虑、失落,挫败);②正价系统(奖励学习、奖励估价、习惯);③认知系统(注意、知觉、陈述性记忆、工作记忆、认知控制);④社会系统(依恋形成、社会交往、自我感知、他人感知);⑤觉醒/调节系统(昼夜节律、睡眠和觉醒)。每个方面均可使用不同的变量(或分析单元)进行研究,并指定了 7 个分类单元,分别为基因、分子、细胞、神经回路、生理学、行为、自我评估。与传统的诊断系统(例如,DSM)使用分类诊断不同,RDoC 是"维度系统",涵盖范围从正常到异常。RDoC 不是从疾病的定义出发,寻求其神经生物学基础,而是从目前对行为-大脑关系的理解出发,并将其与临床现象联系起来。RDoC 框架的明确目标是允许调查人员访问更广泛的数据,为疾病提供更全面和精确的诊断。

第二节 ｜ 精神障碍诊断标准

一、概述

临床医学(包括内、外科等)以及临床精神病学同属自然科学范畴,它们探讨的共同目标都是为人类健康和发展。临床医学属于实践科学体系,实践经验至关重要。一位合格的临床医师必须是具有专业理论知识、一定的临床经验并掌握一定临床技能和方法的执业医师。精神障碍多数确切病因不明,至今尚未发现可确切地帮助明确诊断并且客观的生物学指标。临床精神科医师还缺少像内外科医师所拥有的物理诊断、化学诊断和影像诊断等辅助诊断的工具。临床精神科医师长时间以来只能依靠最基本的临床医学科学观察方法,在日常工作中努力实践,以掌握符合客观实际的、科学正确的、可靠的技能和方法,以及科学的思维方法,从而做出正确诊断。

诊断是指把一个具体患者的病情纳入疾病分类的某一项目中,其具体过程为医师凭借专业知识和技能,通过与患者进行面谈、观察和检查(包括实验室检查),对其个人、家庭、社会的状况或潜在健康问题和生命过程的重大事件所做的临床判断。医师以此为基础,以治疗程序为框架,通过治疗解决部分问题或完全解决这些问题,达到治疗目标。不同的分类体系有不同的诊断名称,因而在诊断前首先应该掌握疾病的分类。

诊断的基本目的是选择合适的治疗和预测疾病的结果,当然也有利于统计分析和交流。疾病的治疗可分为两大类,即病因治疗和对症治疗。前者治疗方式比后者更彻底,因此病因诊断比症状诊断更有利于治疗,而且根据病因的诊断分类远比症状性分类更理想。病因诊断是最理想的医学诊断思路,但许多精神疾病的病因尚未明确阐明。因此,诊断的步骤主要从症状分析开始,越早认识症状就能越早做出诊断,及时进行治疗。有经验的医师就像老练的侦探一样,能够从错综复杂的蛛丝马迹或不典型的症状表现中找出诊断的依据。这种本领是无法从书本直接获得的,而需要靠不断总结实践经验习得。诊断的线索不但需要医师通过检查去发现,也可以通过其他人提供的线索去发现。对于精神科医师而言,一般不会忽视与精神状态相关的线索,但往往不太重视与躯体症状相关的各种线索,这是需要我们努力去改变的现状。

临床思维方法是指临床医师根据收集的感性资料,运用专业知识和经验,按客观规律进行分析综合,判断推理找出疾病本质特点,确定诊断和处置原则的过程。误诊的原因大致可归纳如下:①病史收集欠详细可靠;②病情表现不够充分;③病情观察不够客观,症状识别不正确;④采用的诊断标准不够完善或不能正确使用诊断标准;⑤诊断思维过程不科学,例如对初始诊断假设采取固定和排他性思维方式,使自己陷于"先入为主"的主观偏见之中;⑥科学发展水平所限,对某些疾病尚不能很好识别。

目前,精神障碍大多病因复杂、症状多样,常须依赖症状群诊断。而轻度的精神症状与正常的精神活动之间常有交叉重叠之处,因此对某些疾病的诊断就存在松紧不一、尺度各异的现象。基于这种事实,很早之前就有学者提出针对某一疾病的特征性"诊断性症状",如诊断精神分裂症时就有E. 布鲁勒(Eugen Bleuler)所提出的以"联想障碍、情感淡漠、矛盾意向、内向性"特征性"4A"症状(fundamental symptoms)为诊断依据;以及库尔特·施耐德(Kurt Schneider)提出的"一级症状"(first-rank symptom)等。Schneider 的标准以阳性症状为主,Bleuler 的标准以阴性症状为主,并由于大部分精神障碍缺乏客观的诊断标准,不同的医师对同一疾病的理解和认识又有差异,造成了明显的对精神分裂症诊断上的差异。鉴于此,WHO 及美国 APA 都先后依照疾病定义的方式制定了针对各精神障碍的统一诊断标准,并根据学科发展的状况不断地进行补充与修订,成为国际上广为接受的 ICD 和DSM 诊断系统。这些诊断分类系统目前已经成为指导我国精神病学临床工作的主要工具。

二、精神障碍诊断标准

诊断标准是将疾病的症状按照不同的组合,以条理化形式列出的一种标准化条目。诊断标准包括内涵标准和排除标准两个主要部分。内涵标准又包括症状学、病程标准、病情严重程度、社会功能损害等指标,其中症状学指标是最基本的,又分必备症状和伴随症状。下面以 ICD-11 精神分裂症(6A20)的诊断标准为例,说明各种标准的意义。

【症状学及病程标准】

在持续至少一个月的精神病性发作期的大多数时间内(或大多数日子里的某些时间),存在下述第(1)项中的综合征、症状和病症至少一条,和/或下述第(2)项中的症状和病症至少两条。

(1)至少存在下述中的一条。

1)思维鸣响、思维被插入或被夺及、思维被广播。

2）被控制、被影响或被动妄想,明显地与躯体或肢体运动、特殊思维、行为或感觉有关;妄想性知觉。

3）言语幻觉,对患者的行为持续不断的评论或声音,对患者进行相互讨论或来自躯体某些部分的言语性幻觉。

4）其他持久的与文化不相应和完全不可能的妄想,如具有某种宗教或政治身份,具有超人的力量和能力(如具有控制气候的能力,或能与来自另一个星球的人交流信息)。

（2）至少存在下述中的两条。

1）任何形式的持久的幻觉,每天发生,至少一个月;并伴有短暂的或未充分形成的无明显情感内容的妄想;或伴有持久的超价观念。

2）思维过程中断或插入无关语,导致言语不连贯或不切题,或语词新作。

3）紧张症行为,如兴奋、特殊姿势或蜡样屈曲、违拗、缄默和木僵。

4）"阴性"症状,如显著的情感淡漠、言语贫乏及情绪反应迟钝或不适切(必须明确这些情况不是由于抑郁发作或抗精神病药物引起)。

【排除标准】

须除外以下疾病。

（1）分裂型障碍(6A22):特征是在行为、外表和言语中具有持久的模式,伴随着认知和感知扭曲、不寻常的信仰以及人际关系能力下降。症状可能包括收缩或不恰当的影响和快感缺失(阴性分裂型)。可能出现偏执的想法、参照的想法或其他精神病症状,包括任何形式的幻觉(阳性分裂型),但是强度或持续时间未满足精神分裂症、分裂情感性精神障碍或妄想症的诊断要求。

（2）急性短暂性精神障碍(6A23):特征在于在没有其他精神障碍病史的个体中、没有前驱症状的情况下出现精神病症状的急性发作,并且在两周内达到其最大严重性。发病通常与社会和职业功能迅速恶化有关。症状可能包括妄想,幻觉,思维过程紊乱、混乱或迷惑,情感和情绪失调。可能存在紧张性精神运动障碍。症状通常每天都会在性质和强度方面迅速变化。这段时间不超过3个月,最常见的是从几天到1个月。

需要强调的是,诊断标准仅仅是工具,可靠的病史、仔细的体格查体及神经系统检查(尤其是精神状态的检查),以及必要的实验室等辅助检查是正确使用诊断标准做出正确诊断的必要条件。精神障碍的诊断主要遵循"症状-综合征-诊断"(SSD)的过程式思维方法。具体的过程为:首先确定精神症状(symptom,S),再根据症状组合确定综合征(syndrome,S),然后结合发病过程、病程、病前性格、社会功能等相关资料对精神症状或综合征的动态发展趋势进行综合分析,提出各种可能的诊断假设,并根据可能性从小到大的次序逐一予以排除,最后做出结论性诊断(diagnosis,D),即做出症状性诊断或结合病因做出病因性诊断。精神障碍的诊断必须遵循实践、认识、再实践、再认识的原则,临床诊断确定以后,应继续观察和随访,通过实践检验诊断的正确性。临床工作中,具体病例的SSD诊断过程,大致通过以下四个环节:发病基础、起病及病程、临床表现、病因与诱因。

发病基础:包括一般资料、家族遗传史、病前性格、既往疾病史等。这些相关因素常可影响疾病的临床表现、病程发展或是疾病的病因或诱因。主要应注意以下几点:①就患者的职业而言,应注意患者有无接触有害物质的情况、农民的农药接触史、工人的化学物质接触史等。②应注意既往疾病史中有无急慢性躯体疾病及病情发展过程、躯体疾病与精神障碍的关系和病程发展特点、治疗情况及目前疗效等。有时精神障碍发生前的躯体症状(如发热、口角疱疹和上呼吸道感染症状)可能是散发性脑炎的前驱症状。③应注意病前性格、家庭与学校教育对患者个性形成和发展的影响,个性健全与否或个性的某些偏向常与罹患某种疾病有一定联系。④家族成员中是否存在精神疾病、癫痫、精神发育迟滞及性格异常等病史,这些均可作为精神障碍诊断分析的相关参考。

起病及病程:精神障碍起病与病程的时间界定尚无统一规定。按美国的研究领域标准计划(RDoC)所描述的情形,发病时间在2周以内者为急性起病;2周以上到3个月者为亚急性起病;3个月以上至 2 年者为亚慢性发病;而慢性起病则为 2 年以上者。一般说来,急性发病多见于器质性精神障碍(如感染、中毒所致精神障碍等)或急性心因性精神障碍等,对这些疾病应特别注意寻找病因。此外,阵发性或反复发作的病程常见于心境障碍、癫痫及转换性障碍等。

临床表现:根据 SSD 思维方法,首先要确定精神症状。然后根据症状组合而确定综合征,并将每一症状或综合征与类似现象进行比较,弄清其性质特点及与心理背景、环境之间的相互关系。通过深入细致地分析综合、判断推理,使其成为诊断依据。如意识障碍或痴呆(包括相应综合征)常提示脑器质性精神障碍或躯体疾病所致精神障碍。需要指出的是,通常一种症状或综合征可见于多种精神障碍,例如脑衰弱综合征既可能是精神分裂症的早期症状,也可能为脑动脉硬化的前期表现,或者仅仅是神经症。要透过脑衰弱综合征的外在表象去了解其后所代表的真正内涵与实质,就需要从临床实践出发,反复分析其中的主次关系,并根据不同疾病的其他特征性表现进行鉴别。

病因与诱因:理想状态下,对精神障碍的诊断应该如同针对躯体疾病的诊断一样,尽量做出病因性诊断。精神科医师在收集病史及进行精神检查、体格检查与实验室检查时,应结合疾病特点和各种检查结果,综合分析、仔细比较,尽可能明确病因。一般而言,精神障碍的致病因素大致分为生物因素与心理社会因素。由生物因素引起的精神障碍,一般伴有相关阳性症状与体征,通过体格检查或实验室检查可获相应异常发现。心理社会因素引起的精神障碍,起病前必然有明显精神创伤或应激性事件存在。部分精神障碍(如精神分裂症或心境障碍等)病因未明,可能为个体素质因素和环境影响共同作用所致,此种情况下通常将其病前心理社会因素归咎于诱因或偶然巧合,必须仔细分辨发病与这些心理社会因素的确切关系,特别注意发病与精神刺激的时间关系,在应激性事件前是否已明确存在或偶尔出现不适当的言行等。

（方贻儒）

第五章 | 神经发育障碍

神经发育障碍（neurodevelopmental disorders）是一组在发育期间出现的行为和认知障碍，可同时导致个体、家庭、教育、职业等社会功能的严重损害。神经发育障碍病因复杂且多数尚不明确，一般认为是由遗传或其他因素导致的中枢神经系统损害。有些患者同时缺少适当的环境刺激和足够的学习机会，这些往往可看作促成因素。

ICD-11 中的神经发育障碍包括：智力发育障碍、发育性言语或语言障碍、孤独症谱系障碍、发育性学习障碍、发育性运动协调障碍、注意缺陷多动障碍、刻板运动障碍和其他特定的神经发育障碍。此外，ICD-11 特别说明目前被列入神经系统疾病运动障碍中的原发性抽动或抽动障碍（8A05.0）并列在神经发育障碍之中，其中图雷特（Tourette）综合征（8A05.00）同时并列在强迫及相关障碍。本章介绍几种常见的神经发育障碍。

第一节 | 智力发育障碍

一、概述

智力发育障碍（intellectual developmental disorder）又称智力残疾（intellectual disability）是一组病因多样、起病于 18 岁之前（发育期间）的疾病，其临床特征是智能和社会适应能力明显低于平均水平。

世界卫生组织估计全球智力发育障碍的患病率为 1%～3%。男性高于女性，其比例约为 1.5∶1；农村高于城市。我国 29 个省市的调查显示其患病率为 1.268%。

二、病因与发病机制

病因复杂，从孕前期开始到 18 岁以前各种影响中枢神经系统发育的因素都可能致病。

（一）遗传因素

遗传因素是主要原因，有家族聚集性，现已发现有超过 1 000 个基因与之有关，还包括某些特定的染色体或基因缺陷。通过基因检测，约 75% 的重度智力障碍和 50% 的轻度智力障碍患者能明确致病基因。从病因学角度可将智力发育障碍分为综合征性智力障碍（syndromic intellectual disability）和非综合征性智力障碍（non-syndromic intellectual disability）。综合征性智力障碍是指除智力障碍以外还存在特定临床表型或已知共病，常称为综合征，如唐氏综合征、雷特（Rett）综合征等。随着遗传学研究的深入和对临床表型认识的提高，越来越多的综合征性智力障碍被发现。

1. **染色体异常** 包括染色体的数目和结构异常。其中唐氏综合征和脆性 X 染色体综合征是导致中度以上智力残疾的两种最常见的原因。

2. **基因异常** 多种单基因变异、拷贝数变异、多基因遗传等，如苯丙酮尿症、半乳糖血症、黏多糖病、脑白质营养不良、Rett 综合征、结节性硬化、神经纤维瘤、先天性甲状腺功能减退等，大多有智力发育障碍的临床表现。

（二）环境因素

1. **出生前因素** ①感染：母孕期感染巨细胞病毒、风疹病毒、流行性感冒病毒、肝炎病毒、HIV、弓形虫、梅毒螺旋体等。②接触致畸药物或环境毒物:如铅、汞、放射线、电磁波和抗肿瘤药物等。③母体因素:如孕妇有严重贫血、糖尿病、甲状腺疾病、风湿免疫性疾病、先兆流产、妊娠高血压、先兆子痫、多胎妊娠等;母亲妊娠年龄偏大、营养不良、抽烟、饮酒等;母亲遭受强烈或长期的心理刺激产生持续的情绪抑郁、焦虑等都可能与胎儿智力发育障碍有关。

2. 出生时因素　分娩期的各种并发症,如前置胎盘、胎盘早剥、胎儿宫内窘迫、脐带绕颈、产程过长、产伤、早产等导致的颅脑损伤或缺氧。

3. 出生后因素　①脑损伤:脑炎、脑膜炎等中枢神经系统感染、颅内出血、颅脑外伤、脑缺氧、甲状腺功能减退、重度营养不良等。②听觉或视觉障碍:儿童成长环境中的听觉和视觉刺激过少。③教育和社会环境:如贫困、与社会隔离等因素使儿童缺乏文化教育或人际交往,影响智力发育。

三、临床表现

主要临床症状是智力低下,社会适应能力差,可伴有精神症状和躯体疾病。不同类型、不同程度的智力发育障碍临床表现各异。

(一)早期症状及心理行为特征

患儿早期往往有喂养困难、睡眠过多、哭声异常、对外界刺激缺乏反应、表情呆滞、言语发育落后、特殊面容等表现。其心理行为常有以下特征:感受缓慢、肤浅、范围狭窄;领悟力迟钝,缺乏抽象概括、推理判断和思维的能力;注意力不集中、记忆力差、识记速度慢;幼稚、情感体验简单肤浅;动作笨拙或过度活动;易兴奋、自控力差;还有的表现胆小、退缩、依赖性大、不成熟和易受暗示等。

(二)不同严重程度智力发育障碍的临床表现

ICD-11 根据智力低下程度和日常社会适应能力缺陷程度将智力发育障碍分为以下四个等级(表 5-1),一般根据智力功能和适应行为的标准化测试来区分,在没有标准化测试的情况下,则依靠行为指标作出临床判断。

表 5-1　智力发育障碍的临床分级

分级	智商(IQ)	智龄	适应能力缺陷	从特殊教育中收益水平
轻度	50~69	大致相当于9~12岁儿童的智力水平	低于同龄人群平均水平2~3个标准差	通过特殊教育可获得实际技巧及实用的阅读和计算能力,并能在指导下适应社会,可独立生活
中度	35~49	大致相当于6~9岁儿童的智力水平	低于同龄人群平均水平3~4个标准差	可学会简单的人际交往、基本卫生习惯和简单手工技巧,但阅读和计算方面不能取得进步;掌握简单生活技能,半独立生活
重度	20~34	大致相当于3~6岁儿童的智力水平	低于同龄人群平均水平4个或4个以上标准差	可从系统的训练中受益;生活自理能力差,需要监护
极重度	<20	低于3岁儿童的智力水平	低于同龄人群平均水平4个或4个以上标准差	对进食、大小便训练有反应;无生活自理能力,需要监护

1. 轻度智力发育障碍　智力功能和适应行为比平均值低2~3个标准差,约为人群中0.1%~2.3% 位。智商一般在50~69之间,占所有智力发育障碍患者的85%。通常外观不显著,感觉或运动缺陷都是轻微的。对语言的理解和使用能力差,能进行日常的简单语言交流;上学后学习困难显著,勉强完成小学学业;患者能完成简单的日常生活料理,但在完成复杂的日常生活任务时需要帮助;通过职业训练成年后能从事简单非技术性工作,有谋生和从事家务劳动的能力。

2. 中度智力发育障碍　智力功能和适应行为比平均值低3~4个标准差,约为人群中0.003%~

0.1% 位。智商一般在 35～49 之间,占所有智力发育障碍患者的 10%。语言理解能力及言语能力发育明显迟缓,最终达到的水平也很有限,不能完整表达意思。学习能力低下,词汇贫乏,理解力极差,计算能力仅达到个位数加、减法的水平,不能适应普通小学的学业。有时情绪不稳,易冲动。经过特殊训练可学会简单的人际交往、养成基本卫生和安全习惯,可从事简单非技术工作。

3. 重度智力发育障碍　智力功能和适应行为比平均值低 4 个或 4 个以上标准差,落后于人群中 0.003% 位。智商一般在 20～34 之间,占所有智力发育障碍患者的 3%～4%。普遍合并器质性疾病,运动功能受损明显。经过训练最终能学会单词和短语,理解简单的语言和手势。日常生活需照料者协助,无社会行为的能力和劳动能力,极少数可能出现自伤行为。

4. 极重度智力发育障碍　智力功能和适应行为比平均值低 4 个或 4 个以上标准差,落后于人群中 0.003% 位。智商一般在 20 以下,占所有智力发育障碍患者的 1%～2%。大多数无法活动或活动严重受限,大小便失禁,无言语能力,不认亲人,仅有原始情绪反应,哭闹、尖叫、冲动。全部生活需人照料。在特殊训练下仅可获得极其有限的自助能力。多数患者因生存能力弱及严重疾病而早年夭折。

(三) 其他症状

患儿常伴有躯体发育及功能的异常,如头颅畸形、面部畸形、唇裂或腭裂、四肢及性器官畸形、癫痫、先天性心脏病等。部分患者还存在一些特殊的提示该病因的躯体特征,如:唐氏综合征患儿的头小且前后径短、双睑裂向外上方斜、眼距宽、鼻梁低、张口伸舌、耳位低、通贯掌等;脆性 X 综合征患儿的头大、脸长、前额突出、耳大且向前、巨睾等;苯丙酮尿症患儿的金发、皮肤白皙、蓝色虹膜等。同时智力发育障碍患者中发生精神障碍的概率高达 50% 以上,是一般人群的 3～4 倍。几乎所有的精神疾病或问题都可能与之共同发生,较常见的有易激惹、破坏性行为、自伤行为、精神分裂症、心境障碍、注意缺陷多动障碍、孤独症谱系障碍等。

四、病程与预后

呈慢性持续性病程,预后因病因、病情严重程度而异。一般而言,轻、中度智力发育障碍患儿随年龄增加,经过合理的治疗和康复训练,智商和适应能力会有所改善,但仍低于同龄人的平均水平。预后与是否早期发现、早期诊断、早期干预(尤其是针对病因的治疗),病情的严重程度,是否有恰当的康复训练和特殊教育、家庭参与以及社会支持有关。

五、诊断与鉴别诊断

(一) 临床诊断

依据病史、体格检查、精神检查、心理评估和必要的辅助检查做出临床诊断。详细了解生长发育史特别重要,若儿童 18 岁以前有智力低下和社会适应困难的临床表现,智力功能和适应行为比平均值低 2～3 个标准差或以上,可考虑智力发育障碍的临床诊断,然后进一步判断严重程度。根据年龄和智力损害的程度选择适用于患者的标准化智力测验、社会适应能力评估和其他必要的心理评估工具。最常用工具有:韦氏智力测验和婴儿-初中学生社会生活能力评定量表。

(二) 病因学诊断

对所有确诊为智力发育障碍的患者,都应尽量寻找病因,做出病因学诊断。首先根据患儿病史、临床特点的提示确定患儿是否存在特定的病因和特定的综合征,如唐氏综合征等;再排查是否存在遗传代谢性疾病,如苯丙酮尿症等;对仍不能明确病因的智力发育障碍患者,推荐染色体微阵列芯片分析和脆性 X 综合征等遗传学检测作为一线检查。

(三) 鉴别诊断

1. 暂时性发育迟缓　暂时性发育迟缓又称为全面发育迟缓。具体指的是有明确的发育迟缓的临床表现,但由于儿童年龄小于四岁,目前很难确定是否只是一种短暂的状态;或者由于视力、听力障碍或其他躯体、精神障碍而无法有效地进行智能和适应功能评估时,给予的一个临时性诊断。

2. 发育性学习障碍 发育性学习障碍的特点是阅读、写作或算术等特定学习技能方面存在显著和持续的困难,心理的其他方面发育完全正常,在不涉及这些特定技能的时候,可以完成学习任务。智力发育障碍是语言、认知、运动、社会性等全面的发育落后。

3. 孤独症谱系障碍 孤独症谱系障碍的语言交流能力、社会交往能力显著落后于患者的智力发育水平,并有兴趣狭窄和行为方式刻板的临床表现。智力发育障碍患者也可以有刻板行为,尤其在重度的智力发育障碍患者中,但其语言交流和社会交往能力与其智力水平相当是两者鉴别的关键。孤独症谱系障碍的患者可以呈现各种智能水平,当伴发智力低下时可作共病诊断。

六、预防与治疗

智力发育障碍一旦发生难以逆转,因此重在预防。如强调原发疾病的防治,苯丙酮尿症、同型胱氨酸尿症、组氨酸血症、半乳糖血症、先天性甲状腺功能减退等,若能在新生儿期做出诊断并及时治疗,多数儿童的智力可免受损害。预防性措施还有:产前遗传性疾病监测和遗传咨询、围产期保健和积极治疗围产期并发症、产前先天性疾病的诊断、新生儿遗传代谢性疾病筛查、高危儿童的健康监测、预防和尽早治疗中枢神经系统疾病。此外,加强全社会的健康教育和科普宣传,提倡非近亲结婚、科学健康的生活方式等,都是预防的重要方法。

治疗原则:如有可能首先进行针对病因的治疗,然后给予教育和康复训练,辅以心理治疗,必要时针对伴发的神经精神等症状进行对症治疗。

1. 病因治疗 病因已明确者,根据病因进行对因治疗,如苯丙酮尿症患儿最好在出生后 3 周内开始给予低苯丙氨酸饮食,半乳糖血症患儿应及早停止服食乳类食物,对先天性甲状腺功能减退者给予甲状腺激素替代治疗,地方性克汀病患者要及时补碘等。对先天性脑积水、神经管闭合不全等颅脑畸形患者可实施相应外科治疗。对一些单基因遗传性疾病,可关注基因治疗的临床进展。

2. 教育和康复训练 教育和康复训练是目前最有效的治疗方法之一。对不同程度的患儿实施特殊教育时应有不同的侧重点。对轻中度智力发育障碍者应尽早开始进行语言、劳动和生活技能教育,通过长期、耐心、科学的特殊教育,很多患者成年后基本上可过接近正常的生活。对重症患者,需终身照顾,重点指导,训练基本生活技能。

3. 心理治疗 包括支持性心理治疗、行为治疗、认知治疗、家庭治疗等。行为治疗能够使患者建立和巩固正常的行为模式,减少攻击行为或自伤行为。

4. 对症及共病的治疗 对于共患注意缺陷多动障碍的轻度患者,可选用中枢兴奋剂或托莫西汀等药物。共患抑郁障碍、双相障碍、焦虑障碍等可分别选用抗抑郁药、心境稳定剂、抗焦虑药物。对于智力发育障碍患者伴有的幻觉、妄想等精神病性症状,或严重的易激惹、攻击行为和破坏行为可选用抗精神病药物,如利培酮、阿立哌唑等,药物的治疗剂量视患者的年龄和精神症状的严重程度而定。

【典型病例】

患者,女,8 岁,小学二年级学生。因学习成绩差就诊。患者 7 岁入学,老师发现患者上课时能安静听课,但反应速度慢,记忆力差,经常不能独自完成课堂作业,需要老师辅导。家庭作业也需要母亲辅导才能完成。考试成绩不及格。在学校与同学和睦相处,在家听话,能做整理被子、扫地等简单家务。患者是第一胎,母孕期正常,分娩时脐带绕颈。2 岁开始学步,2 岁半开始学喊"爸爸、妈妈"。4 岁时进幼儿园,基本能适应,但学东西明显不如其他同龄儿童快。既往无重大疾病史。父母非近亲结婚,无精神和神经疾病家族史。躯体检查无阳性体征。精神检查时合作、安静,能认真回答问题,语言表达简短。韦氏儿童智力测验智商 63,言语智商 61,操作智商 64;社会适应:轻度问题。

诊断:轻度智力发育障碍。

第二节 ｜ 发育性言语或语言障碍

一、概述

发育性言语或语言障碍（developmental speech or language disorders），起病于发育期间，其特征是理解或产生言语（speech）和语言（language）的困难，或在交流的背景下使用语言的困难。发育性言语或语言障碍可分为发育性语音障碍（developmental speech sound disorder）、发育性言语流畅性障碍（developmental speech fluency disorder）和发育性语言障碍（developmental language disorder）三种类型。在 2～5 岁的儿童的患病率为 5%～12%，男性多于女性，随年龄的增长患病率逐渐下降。

二、病因与发病机制

（一）遗传因素

遗传因素在发育性言语或语言障碍的发病中起着重要作用，它增加了个体患病的易感性。该病有明显的家族聚集性，同卵双生的同患率明显高于异卵双生，阳性家族史的患病率是阴性的 3 倍。*FOXP2* 是最早确定与言语或语言障碍相关的特定基因，*CNTNAP2*、*ATP2C2* 和 *CMIP* 等基因的变异也证实与言语和语言障碍有关。

（二）环境因素

除极端情况，几乎没有证据表明仅环境因素就足以导致言语或语言障碍。然而，环境对儿童语言的发育影响重大，许多家庭环境因素（如社会经济地位、父母的教育程度、父母的健康状况以及父母与孩子的互动情况）都与语言的发育有关。在孤儿院长大的婴儿在言语和语言发育方面有严重的延迟。此外，长期暴露在噪声环境、使用电子产品时间过长等也与语言的发育障碍相关。

（三）脑结构与功能异常

言语或语言障碍的脑影像学研究很少。小样本的研究提示：言语障碍儿童存在左侧缘上回、双侧小脑后部结构和功能的异常；语言障碍儿童存在颞上回结构和功能的异常。

三、临床表现

（一）语音障碍

患儿由于语言的习得、产生和感知方面的困难，导致发音错误、构音障碍和语音语调的异常，如：省略语音的某些部分，省略辅音"j"把"飞机"说成"飞一"；用已知的语音代替一些更困难的声音，把"兔（tu）子"说成"裤（ku）子"等。语音障碍导致其语言的可理解性降低，并严重影响沟通。

（二）言语流畅性障碍

说话中有停顿、阻塞、延长、重复、回避或替换单词的现象，常伴随说话的预期焦虑和避免说话的行为，也可能有身体紧张、挣扎行为和其他习惯性行为，如拍腿、握拳等。言语流畅性障碍常开始于 2.5～4 岁的儿童，其中 60% 的患儿可能同时存在其他发育性言语或语言障碍。

（三）语言障碍

发育性语言障碍是指个体理解、产生或使用语言的能力明显低于同龄人。在正常儿童的语言发展过程中，对语言的理解和表达是紧密相关的，也是同步发展的，但在发育性语言障碍中，这种关联可能不同步。患者可出现一种或多种语言技能上的、不同程度的损害，如表现出语言理解困难、讲话晚、语言表达能力差、语法错误或语用的困难。

四、病程与预后

起病于儿童早期，持续性病程。多数语言障碍患者即使没有干预也能康复，康复通常发生在起病后的前两年,有研究显示 2 岁大的语言发育迟缓儿童到 3～4 岁时已有 50% 达到正常发育水平。约 65%～85% 的言语流畅性障碍儿童在没有干预的前提下,于青春期之前可以康复。

五、诊断与鉴别诊断

(一)临床诊断

发育性言语或语言障碍主要表现为发育期间出现儿童的发音、语言理解、表达和运用能力的明显的延迟和异常。不包括由于神经系统疾病、感觉障碍或结构异常(如脑瘫、重症肌无力、感觉神经性耳聋、腭裂)等引起的发音及语言问题。一般可根据患儿的发育史、言语和语言特征及临床心理评估,依据诊断标准做出临床诊断。

体格检查的重点是口腔及发音器官的检查,从而判断有无腭裂、舌系带异常等问题;必要时进行听力测试、声阻抗测听法、脑干听觉诱发电位等检查;可选用合适的标准化测验进行言语和语言的评估,最常用工具有早期语言发育进程量表、汉语沟通发展量表等。

还需注意的是,不少发育性言语或语言障碍与其他神经发育障碍共病,需按照疾病的重要性依次诊断。

(二)鉴别诊断

1. **听力障碍**　平均听力损失 41～55dB,对普通音量的说话声会感到听辨困难,如发生在婴幼儿期,可导致语言发育迟缓,影响幼儿的语言学习。临床上,所有出现语言障碍的儿童都应该常规排除听力障碍。

2. **选择性缄默症**　选择性缄默症的儿童在某些社交场合(如学校)表现为不讲话或语音很低,可能误认为是语言表达能力差,但选择性缄默症的儿童至少在一种场合下(通常是在家里)可以正常交流,据此可以鉴别。

3. **孤独症谱系障碍**　语用障碍是孤独症谱系障碍的核心特征之一,但孤独症谱系障碍的儿童还同时存在社会交往的困难,以及局限、刻板的兴趣与行为。同时约 50% 的孤独症谱系障碍患者伴发育性言语或语言障碍,可做共病诊断。

六、预防与治疗

儿童的语言学习是儿童学习能力与语言环境相互作用的产物。一级预防可以是提供家长教育或其他的一些公共卫生项目,为儿童提供适宜语言发育的环境。二级和三级预防需要及早发现与遗传、神经系统疾病、其他躯体疾病有关的言语和语言障碍儿童,早期发现需要临床医师或其他相关专业人员掌握语言发育的里程碑并识别疾病的高危信号,实施早期干预。

发育性言语或语言障碍的治疗不能只关注语言水平,而更应注重其功能。

1. **家长咨询与指导**　即便部分患儿不接受干预也有可能随着年龄的增长自然痊愈,家长还是需要对其进行心理教育,缓解其焦虑,为孩子提供丰富的语言环境,并在自然情景下展开训练。在接受了培训之后,部分家长是有能力在家庭环境中提供语言治疗的。

2. **言语-语言治疗**　已有充分的证据表明言语-语言治疗的有效性,特别对于表达性语言障碍的儿童效果更佳。原则上,言语-语言治疗低强度就足够,有研究提示持续时间超过 8 周的治疗比持续时间少于 8 周的治疗更有效。基于社会学习理论,近年来治疗已从训练模式转向自然情景下的干预,家长、幼儿园老师可在接受培训后提供训练。

第三节 │ 孤独症谱系障碍

一、概述

孤独症谱系障碍(autism spectrum disorder)发生在儿童早期,临床特征是在启动和维持社会互动和社会沟通的能力上存在持续的缺陷,伴有一系列的局限、重复和刻板的兴趣和行为模式。

近 20～30 年全球范围内孤独症谱系障碍的患病率普遍升高,自 2014 年以来欧洲、北美的患病率报告分别在 4.2‰～31.3‰ 和 8.7‰～18.5‰ 之间,男女性别比为 3∶1。世界卫生组织提出在全球范围内平均患病率为 1%。我国 2020 年在 6～12 岁群体中的流行病学调查患病率为 0.7%。

二、病因与发病机制

(一)病因

遗传因素是主要病因,环境因素(特别是在胎儿大脑发育关键期接触的环境因素)也会导致发病可能性增加。

1. **遗传因素**　双生子研究指出 64%～91% 的孤独症谱系障碍风险是由遗传因素引起的。患者存在着多种遗传变异,如核型异常、罕见和新发拷贝数变异、罕见和新发单核苷酸变异以及常见变异等。核型异常所占的比例大概在 1%～3%,通过对携带异常核型患者的断裂点定位或候选突变筛查,已经鉴定了多个候选致病基因,如 *NLGN4*、*NLGN3*、*SHANK3*、*CNTNAP2* 和 *NRXN1* 等。患者中拷贝数变异发生比例为 6%～10%,高于正常群体的 1%～3%。大样本研究发现患者的新生突变主要影响了与突触可塑性、β-连环蛋白、染色质重塑等神经发育相关的基因。尽管遗传学研究已有不少发现,所累及的易感或致病基因已达 100 多个基因 400 多个位点,但仍然只能够解释 30%～40% 的患者的发病原因。

已有不少综合征性疾病伴有孤独症样的临床表型,如脆性 X 综合征、结节性硬化等,称为综合征性孤独症谱系障碍(syndromic autism spectrum disorder)。

2. **环境因素**　环境因素可能通过炎症、免疫激活、氧化应激、缺氧和内分泌干扰等机制产生或促成孤独症谱系障碍的行为学异常表现。确定的环境因素有:父母生育年龄;孕妇患有高血压、超重、先兆子痫、自身免疫性疾病等;妊娠期间使用抗抑郁药或对乙酰氨基酚等。

(二)发病机制

1. **神经生化研究**　患者中存在多种神经递质的异常,但只有 5-羟色胺水平增高是较为一致的发现,约有 25%～50% 的患者存在全血或血小板中 5-羟色胺的水平增高。也有不少研究提示患者中存在中枢神经系统神经递质的兴奋-抑制(excitatory-inhibitory,E-I)失衡。

2. **神经电生理研究**　有 4%～86% 的患者存在癫痫样或非癫痫样脑电图的异常,但无特异性。异常偏侧化和兴奋-抑制失衡,有较为一致的报道。

3. **神经病理学研究**　脑病理学研究发现患者脑灰质和白质的组织无序、神经元数量增加、神经元胞体体积减小和神经纤维网络增加,前额叶皮质、梭状回、额叶皮质、岛叶皮质、扣带皮质、海马、杏仁核、小脑和脑干处神经元形态和细胞组织结构的区域特异性改变的报道相对一致。

4. **神经影像学研究**　正电子发射体层摄影、功能磁共振成像以及单光子发射电子计算机体层扫描研究发现患者的边缘系统、脑干、小脑以及相关皮质存在结构和代谢方面的异常。功能磁共振成像(functional magnetic resonance imaging,fMRI)的发现主要集中在与心理理论等相关的"社会脑"功能的异常以及突显网络的异常。

5. **神经免疫研究**　部分患者长期处于慢性炎症的状态,存在干扰素-γ、白细胞介素-1β、白细胞介素-6 等细胞因子和趋化因子的异常。

6. **心理学假说**　主要有心理盲点理论、中枢协调缺陷理论、执行功能异常理论以及共情力和系统化两维理论等假说来理解孤独症谱系障碍的心理发病机制。

三、临床表现

1. **社会交往障碍**　早期对人脸缺乏兴趣,很少用面部表情表达情绪,难以发展正常的依恋关系,叫名反应不敏感,与共同注意相关的沟通水平较低。发起和回应社交互动困难,缺乏或很少分享自己的兴趣、快乐,情感活动比较原始、单调、平淡,难以体验别人的情绪、情感,也很难与他人建立情感联系。

2. 社会交流障碍　存在非语言交流功能障碍,如很少使用手势、姿势和面部表情进行交流,不使用点头、摇头、摆手等表达自己的意愿。约 87% 的患者在 3 岁时存在语言发育迟缓;少数患儿在 2 岁前有语言表达,起病后语言逐渐减少、消失。语用障碍不同于语言发育水平的障碍,表现为有语言内容及形式的异常,不能理解语言情境和社交用途,有刻板重复性语言或模仿性语言;不能理解别人正在谈论的主题,维持交谈困难;也有的存在语音、语调和语速异常。

3. 兴趣狭窄、刻板动作和坚持同一性　兴趣狭窄或有异常的兴趣,如喜欢单调、重复的事物(如圆的、旋转的物体);对于一些不是玩具的物体特别喜欢,甚至到了着迷的程度,如交通标志或马桶等;对物体的非功能特征感兴趣,如用手转玩具车的车轮子等;对数字、文字或绘画等表现出特殊的兴趣和才能;存在刻板重复动作,如反复看手、做扑翼样动作、转圈、踮脚尖走、撞头和摇晃身体等;坚持同一性,如拒绝改变自己的日常生活习惯(如出门走固定的路线、按照特定的位置摆放物体、拒绝之前没有吃过的食物等),在被迫改变时往往出现焦虑不安。

4. 感知觉异常　患者的感知异常有感觉过敏、感觉迟钝和不寻常的感觉偏好,可表现在视觉、听觉、触觉、痛觉、温度觉、味觉和嗅觉等方面。

5. 共患问题与疾病　大约 80% 的患者至少共患一种精神病性障碍。其中 30%～70% 共患智力发育障碍,约 30% 共患运动障碍,22%～53% 共患注意缺陷多动障碍,7%～23% 共患对立违抗性障碍或品行障碍,约 50% 伴发某种焦虑障碍,50%～80% 伴有睡眠问题,约 85% 伴发易激惹、脾气爆发,27%～50% 伴发自伤行为,还约有 11% 伴发癫痫。

四、病程与预后

起病于儿童早期,大部分患者一岁之前开始出现孤独样症状。也有约 32.1% 的患者在起病之前有发展正常的阶段。4～6 岁时孤独样症状最为典型。绝大多数持续终身。

患者预后差异很大,约 19.7% 的患者社交和学业正常或接近正常;31.1% 虽然社交异常但在社交和学业方面可以取得进步;47.7% 存在严重障碍,在日常生活和独立性方面需要持续地支持和协助。患者的预后与是否早期发现、是否早期诊断、疾病的严重程度、病前语言功能、智商高低、共病以及是否得到及时、适宜的干预有关。

五、诊断与鉴别诊断

(一)临床诊断

诊断主要通过详细的病史询问、精神检查、体格检查和必要的辅助检查,然后依据诊断标准做出。诊断要点如下。

1. 起病于发育早期。

2. 以在多种场合下社交互动和社交交流方面存在的持续性缺陷和受限的、重复的行为模式、兴趣或活动为主要临床表现。

3. 症状是个体的普遍性特征,在所有环境中都可以观察到,并导致患者社交、职业或目前其他方面的重要功能有临床意义的损害。

4. 上述症状不能用智力障碍或全面发育迟缓等来解释。

常用的筛查量表有孤独症行为量表、婴幼儿孤独症筛查量表-修订版和社交反应量表等。常用的诊断量表有孤独症诊断访谈量表修订版、孤独症诊断观察量表和儿童孤独症评定量表。对于病史采集、体格检查和神经系统检查中可疑的问题,可根据患儿的具体情况,选择适当的辅助检查。如对有遗传综合征表现的患者,基因检测可能有助于做出病因学诊断。

（二）鉴别诊断

智力发育障碍和发育性言语或语言障碍是临床上最常需要与孤独症谱系障碍鉴别的疾病,鉴别要点参见本章的第一、二节,其他常需要鉴别的疾病如下。

1. **注意缺陷多动障碍** 孤独症谱系障碍患者可能表现为活动过度、兴奋、话多,需要与注意缺陷多动障碍鉴别。注意缺陷多动障碍以注意缺陷、活动过度和易冲动为核心表现,虽会影响同伴关系但无社会交往质的损害,也没有明显的兴趣狭窄和刻板重复行为。

2. **选择性缄默** 选择性缄默症的特征是有语言功能的儿童在特定社会环境(如学校、社交场合)中不能语言表达,但在至少一个环境(如家里)中,能正常说话和进行肢体交流。其与孤独症谱系障碍的区别在于缄默不语局限于特定场合(如学校),而在其他场合言语交流良好,且无明显的兴趣狭窄和刻板重复行为。

3. **精神分裂症** 孤独症谱系障碍患者可能表现出孤僻、退缩或自言自语、莫名其妙地笑、怪异动作等,需要与精神分裂症(尤其是儿童精神分裂症)鉴别。精神分裂症患儿一般都有一个正常发育阶段,发病后常有病理性幻想或幻听等其他感知觉异常和思维障碍等确切的精神病性症状,抗精神病药物治疗有效。

六、预防与治疗

除了针对综合征性孤独症谱系障碍做遗传咨询,目前尚无有效预防孤独症谱系障碍的方法,只能优化治疗。早期诊断和早期干预是最有效的方法,可以改善行为、技能和认知发展。同时恰当的干预在任何年龄段都是有帮助的,虽然干预不能消除孤独症谱系障碍的症状,但可以提高其社会适应能力。治疗大致可以分为以下四类。

1. **教育行为和交流性干预** 多数患者需要全面性干预,干预目标不仅包括减轻患者的核心症状、减少不适当行为,还应包括促进儿童语言、认知以及社会适应能力的发展。目前循证依据比较充分的干预方法有:应用行为分析和结构化教学。应用行为分析中比较成熟的技术有:回合式教学、关键反应训练、随机教学法等。对不伴有智力、语言发育明显落后的患者应聚焦社交技巧,针对社会交流缺陷进行干预,特定针对社交技巧的干预方法有社交故事、录像示范和同伴示范等。

2. **药物治疗** 迄今为止没有特效药物可以治愈孤独症谱系障碍,但可以用于伴发问题的治疗。利培酮、阿立哌唑可以缓解患者的易激惹、攻击、自伤等症状;共患注意缺陷多动障碍时可使用哌甲酯和托莫西汀;共患睡眠障碍时可使用褪黑素。

3. **心理治疗** 行为治疗的原理在孤独症谱系障碍的行为干预中应用广泛,不少已经发展成专门的训练技术。已有比较好的证据表明基于孤独症特征修订的认知行为疗法对孤独症谱系障碍伴发的焦虑等情绪障碍有效。

4. **其他补充替代医疗** 包括饮食干预、动物辅助治疗、补充维生素 B_6、高压氧、生物反馈等。补充替代医疗广为流传,但很难判断其有效性,且很少有使用严格的研究设计,更没有研究去探讨其可能的有害性。因此,运用循证的方法评估各类补充替代医疗,去伪存真,综合性干预非常关键。

【典型病例】

患者,男,6岁,因语言表达能力差就诊。围产期及出生后体格发育正常。2岁时不会说完整句子,3岁进幼儿园后很少与其他儿童一起玩耍,且没有参与其中的意愿。与亲人和周围的人很少有目光的接触,当需要东西时不会用语言说出来,而是拉着大人的手走到自己想要的东西旁边。喜欢玩纸盒或排列麻将牌,有时一个人可以玩耍两、三个小时,在玩耍时父母喊他都不予理睬。曾因此被怀疑为先天性耳聋,到耳科就诊并接受听力检查,但未发现异常。精神检查见患者只会说"妈妈""爸爸"或一些物品的名字,认识100多个汉字,但不能说出完整的一句话。无重大疾病史、精神和神经疾病家族史。

诊断:孤独症谱系障碍。

第四节 ｜ 发育性学习障碍

一、概述

发育性学习障碍（developmental learning disorders）是一组发生在儿童期的神经发育障碍性疾病，这类儿童在阅读、理解、书写、计算等方面的基本心理过程存在一种或一种以上的特殊性障碍。一般在个体进入小学学习学业技能时开始显现。ICD-11 中发育性学习障碍的分型包括：发育性学习障碍，伴阅读功能损害（developmental learning disorder with impairment in reading）；发育性学习障碍，伴书面表达功能损害（developmental learning disorder with impairment in written expression）；发育性学习障碍，伴数学能力的损害（developmental learning disorder with impairment in mathematics）；发育性学习障碍，伴其他特定的学习功能损害（developmental learning disorder with other specified impairment of learning）；未特定的发育性学习障碍（developmental learning disorder, unspecified）。

学龄儿童发育性学习障碍的患病率约为 5%～15%，男生多于女生，男女比例为（2～3）∶1。特定领域的发育性学习障碍患病率存在差异，阅读功能损害又称阅读障碍（dyslexia）是最常见的发育性学习障碍占 5%～17%，书面表达功能损害占 7%～15%，数学功能损害占 6%～7%。

二、病因与发病机制

（一）遗传因素

有家族聚集性。在没有阅读障碍史的家庭中，子代患病率大约在 11.6%，而在有阅读障碍史的家庭中，子代的患病率大约为 45%。在双生子研究中发现阅读障碍的遗传度为 0.53。分子遗传学研究提示，与阅读障碍有关的染色体区域有：15q21、6p21、2p、3p、18p11、1p 和 Xq27。候选基因位点包括 6p 的 *DCDC2* 和 *KIAA0319* 和 15q21 的 *DYX1C1*。

（二）器质性因素

围产期损害（如窒息、产伤、宫内感染、妊娠期服药、难产、早产以及低体重儿等）因素与神经发育障碍有关。脑瘫和癫痫患者阅读障碍的患病率较高。也有人认为本病与颅脑外伤、感染、铅中毒有关。

（三）环境因素

环境因素是发育性学习障碍的重要预测因子，这些因素渗透到儿童生态系统的各个层次。如世界各地不同的识字率，不同的社会经济水平、学校环境、家庭环境，阅读材料的可获得性，家庭对阅读的重视程度以及同伴等都可能与发育性学习障碍的发生有关。

（四）神经影像学研究

阅读障碍儿童存在额叶-纹状体-顶叶认知控制系统、胼胝体后部和左弓状束等组成的神经环路异常，这些神经环路与半球间神经环路相互交流的功能失调有关。与数学加工相关的发育性学习障碍可能是一个或多个相关网络的紊乱或它们之间的相互作用而产生的。

三、临床表现

1. **阅读功能受损**　主要表现为阅读能力发育明显损害，而智力水平正常。阅读障碍的儿童表现为在学习阅读相关的学业技能方面存在显著而持续的困难，其困难主要表现在三个方面：①阅读的准确性：诵读时常添字或漏字，错读或漏读，甚至遗漏整行文字，有些患者诵读时出现语速过急或"语塞"，字词音节顺序混乱。②阅读的流畅性：阅读速度较慢，需借助手指逐字指点进行阅读。③阅读理解能力：朗读时不能按词组或意群停顿，缺乏抑扬顿挫，对阅读的内容很难理解；患儿正确阅读单词的能力也较差，阅读时主要依靠语音信息来理解单词，阅读障碍者捕捉语音信息和上下文中提供的信息非常困难,并因此出现阅读和理解困难。

2. 数学功能受损　数学包含识别数字和符号、记忆资料、排列数字和理解抽象概念等许多技能。有数学障碍的儿童,在这些技能的某些方面或全部存在困难,其核心缺陷是数学计算和/或数学推理困难。患儿常表现为:①数学符号语言障碍:即在理解和命名数学术语和概念,以及进行数学运算时非常困难;有的患儿用数学符号来表达语言文字的能力很差,如将"5 的平方"写成"52"。②感知障碍:表现为认识和朗读数字和数学符号非常困难,排列数字能力很差,不会分门别类地进行归纳。③数学能力障碍:表现为进行最基本的数学运算很困难,包括数数、乘法、四则运算等。部分患儿不仅在数学方面有问题,而且在理解抽象概念或视觉空间能力方面也存在缺陷。

3. 书面表达障碍　书面表达障碍的儿童,尽管其粗大运动发展是正常的,但在完成涉及眼-手协调任务时,经常出现问题。患儿往往缺乏主动书写的兴趣,手部技巧笨拙,如使用筷子或执笔困难,系纽扣系鞋带动作笨拙,不善绘画,笔画潦草,涂改过多,字迹难认,常遗漏偏旁部首或张冠李戴,错别字过多;字迹排列不整齐,常溢出格外或难以成行;在文章写作中常出现拼写、造句和语法错误,以及标点符号的使用错误;语句的组织能力很差,作文缺乏主题内容,或作文的主题、人物、情节、事情的经过不能清楚描述,结构松散、单调。

4. 共病问题或疾病　发育性学习障碍常常与其他神经发育障碍(如注意缺陷多动障碍、发育性言语或语言障碍、发育性运动协调障碍等)共同出现。约 95% 阅读障碍的儿童同时并发一种或多种神经发育障碍。发育性学习障碍也经常继发情绪行为问题,如焦虑或行为问题、社会适应和人际关系不良、品行问题等。

四、病程与预后

大多起病于学龄前,通常入学后才能被诊断,一些智商较高者可能到四年级或五年级后才被发现。儿童期发现的阅读、书面表达和数学功能缺陷通常会持续到青春期,约半数以上的发育性学习障碍儿童的症状会随年龄增长而自行缓解或减轻,但有些特殊技能的缺陷可能持续至成年期以后。约 20% 的患者可能继发品行障碍和反社会行为,或导致长期社会适应不良。

预后与障碍的程度、智商、并发症、社会经济水平以及是否早期诊断和治疗有关。

五、诊断与鉴别诊断

(一)临床诊断

发育性学习障碍的诊断要点如下。

1. 症状在早期学业学习中就会显现出来。

2. 主要表现为阅读、书写和/或计算技能严重和持续的困难。

3. 个体受影响的学术技能明显低于其年龄和智力应达到的预期水平,并且严重影响了个体的学业和职业。

4. 障碍不是由智力发育障碍、感觉障碍(视力或听力)、神经或运动障碍、缺乏教育机会、缺乏学业指导语言能力或心理社会逆境所引起的。

诊断主要依靠详细的病史询问和必要的辅助检查。传统的发育性学习障碍的评估诊断采用的是"智商-成就差异"模式,也就是患儿受损领域的学业成就低于其智能的两个标准差以上,但该模式存在"等待失败"、无法提供有效干预等弊端。目前更推荐使用标准化评定工具进行学习成绩、综合智力和信息加工的评测,可用的评估工具包括学习障碍儿童筛查量表、汉语阅读技能诊断测验、中国小学生数学基本能力测验、韦氏个别成就测验和韦氏智力测试等。

(二)鉴别诊断

1. 智力发育障碍　智力发育障碍的患者也存在学业成就方面的困难,但发育性学习障碍多发生在正常智力水平的个体,其主要的特征是与智能不相匹配的学业成就,以及突出的阅读、书面表达或计算的障碍。

2. 注意缺陷多动障碍 许多患有发育性学习障碍的人在自我调节注意力方面存在明显的困难，但发育性学习障碍往往一进入小学就表现出突出的学习相关技能的障碍和学习困难。注意缺陷多动障碍的患者则是在其由于注意缺陷或多动冲动引发的学习问题不能代偿时才表现出明显的学业功能受损。

3. 发育性言语或语言障碍 发育性言语或语言障碍的损害主要表现在语言的理解、表达和运用上，发育性言语或语言障碍的患儿也可能出现学业困难，而发育性学习障碍特指的是阅读、书写或计算的能力受损。

六、预防与治疗

目前尚无有效预防发育性学习障碍的方法，治疗包括特殊教育、技能训练、社会心理干预和药物治疗。特殊教育强调评估与介入并行，主张采用"介入反应模式"，采用分层支持教学模式，在识别的同时为儿童提供多层次的介入和支持。研究显示，"意义强化"和"代码强化"等训练项目对阅读障碍的治疗有效。社会心理干预包括支持性心理治疗、家长指导、社会技能训练、放松训练和行为矫正治疗等。针对伴发的共病，可给予相应的药物治疗。

第五节 | 发育性运动协调障碍

一、概述

发育性运动协调障碍（developmental motor coordination disorder）的特征为个体获得粗大运动和精细运动能力的显著延迟，且运动协调性差，表现为动作笨拙、缓慢或不准确。个体的运动协调能力明显低于其实际年龄或其智力应达到的水平。发育性运动协调障碍在 5～11 岁的学龄儿童中的患病率约为 5%～6%。该病患病率随年龄增长逐渐下降，如上海市 3～6 岁各年龄组儿童疑似发育性协调障碍的检出率分别为 7.0%、4.7%、3.5% 和 2.7%。

二、病因与发病机制

（一）遗传因素

发育性运动协调障碍与注意缺陷多动障碍、孤独症谱系障碍、阅读障碍等其他神经发育障碍有共同的遗传风险。

（二）环境因素

有证据表明早产、低出生体重、产后类固醇暴露和肥胖会增加罹患发育性运动协调障碍的风险。特定的环境因素（如体育活动及设备的可及性等）与运动技能发育落后之间的关联尚未明确。不同国家发育性运动协调障碍的患病率存在比较大的差异，提示其可能与文化背景有关。

（三）脑结构与功能的异常

与正常儿童相比，发育性运动协调障碍的儿童存在脑皮质厚度的减少；感觉运动束中皮质脊髓束、丘脑后辐射和胼胝体白质微结构的改变；镜像神经元系统的异常；以及前额叶、顶叶和小脑的脑功能网络激活的降低。

三、临床表现

症状在不同年龄段表现不同。学龄前儿童可能存在一个或多个运动里程碑（如坐、爬、走）或发展特定技能（如爬楼梯、扣扣子、系鞋带）的落后。学龄儿童则在书写、做手工等时出现困难。青春期和成年期运动协调的困难则体现在患者学习驾驶、使用工具等新技能时。

　　主要临床表现为在发育的早期存在运动发育的异常、获得粗大运动和精细运动能力的延迟以及运动协调性差。具体包括：①动作笨拙：复杂动作的组织能力存在障碍，或完成技能性动作时表现笨拙；患儿在完成爬、跑、跳跃、跳绳、拍球等动作时不协调、幅度大，效率低；难以长时间维持静态姿势；手-眼协调能力差。②视觉空间障碍：患儿在完成涉及立体视知觉、认知作业时有困难。如在走迷宫、搭积木、搭模型、玩球、绘画和认识地图时表现较差等。③特殊技能运用障碍：表现为书写不能或书写困难、绘画和建构障碍等。

　　患儿更容易共患其他神经发育障碍，同时易共患破坏性行为障碍、焦虑障碍和/或抑郁障碍。

四、病程与预后

　　起病于儿童发育的早期，尽管随着时间的推移症状可能会有所改善，部分患儿会完全缓解，但50%～70%的患儿部分症状会持续到青春期和成年期，其动作的执行还是较其他人显得笨拙和不精确。

五、诊断与鉴别诊断

（一）临床诊断

发育性运动协调障碍的诊断要点如下。

1. 运动协调障碍的发生在发育期，通常在儿童早期就显现出来。

2. 主要表现为粗大或精细运动技能的发育落后，运动协调性差，动作笨拙、缓慢或不准确。

3. 运动协调障碍导致日常生活、学校适应、职业和休闲活动或其他重要功能领域的活动受到严重而持续的限制。

4. 障碍不是由神经系统疾病、肌肉骨骼系统或结缔组织疾病、感觉障碍或智力发育障碍所致。

　　儿童在获得许多运动技能的年龄上存在很大差异，由于整个儿童早期运动发育和技能掌握的差异，很难将其与4岁以前的正常发育区分开。5岁前的儿童一般不给予发育性运动协调障碍的诊断。临床上通过详细的病史采集、体格检查以及标准化测评，依据诊断标准做出诊断。常用的发育性运动协调障碍相关的问卷有儿童发育性协调障碍问卷、儿童运动协调能力评估量表和布鲁因宁克斯—奥泽利特斯基（Bruininks-Oseretsky）动作熟练度测验第2版。临床上还可以采用神经软体征检查、神经检查量表或儿童神经系统微体征检查进行筛查。

（二）鉴别诊断

1. **智力发育障碍**　智力发育障碍患者也会表现出粗大运动和精细运动的发育落后、运动协调性差、动作笨拙等与发育性运动协调障碍类似的症状，但除此之外智力发育障碍还会在语言、认知、社会性等各个方面存在相应的落后。

2. **孤独症谱系障碍**　孤独症谱系障碍患者可能由于兴趣狭窄，不愿意从事需要复杂运动协调技能的活动，此时需要与发育性运动协调障碍鉴别。孤独症谱系障碍患者除了兴趣狭窄、刻板行为外，还会存在社会交往与社会交流质的损害。

3. **注意缺陷多动障碍**　注意缺陷多动障碍患者可能由于注意力不集中、冲动等障碍表现出行为莽撞、动作夸张，此时需要与发育性运动协调障碍鉴别。同时符合发育性运动协调障碍和注意缺陷多动障碍两个疾病的诊断也是常见现象，此时可做共病诊断。

六、预防与治疗

　　早期预防和早期干预是最有效的策略。0～3岁是运动技能发展的主要阶段，其中0～1岁是粗大运动发展的重要时期，1～3岁是精细运动发展的重要时期。5岁以下的儿童如果表现出明显的运动问题，即使达不到诊断标准，也应开始早期干预。干预方法包括家长指导、运动治疗、感觉统合功能训练和补偿技术。

第六节 ｜ 注意缺陷多动障碍

一、概述

注意缺陷多动障碍（attention deficit hyperactivity disorder）是一种起病于生长发育期，以持续性的注意缺陷和/或多动-冲动的行为模式为主要临床特征的神经发育障碍，其注意缺陷和多动-冲动的程度已超出了年龄和智能的正常变异范围。

荟萃分析显示全球注意缺陷多动障碍的平均患病率为 5.9%～7.2%。我国 2021 年 6～16 岁儿童青少年流行病学调查显示的患病率为 6.4%。成年人患病率约为 2.5%。男性的患病率高于女性，比例在儿童中约为 2∶1，在成人中约为 1.6∶1。

二、病因与发病机制

多数情况下是由遗传和环境危险因素的相互作用所致，其中生物学因素起主要作用。

（一）遗传因素

具有家族聚集性，一级亲属的患病率是普通人群的 5～6 倍。双生子研究提示注意缺陷多动障碍的平均遗传度是 0.76。精神病学基因组学联盟（Psychiatric Genomics Consortium，PGC）使用全基因组关联研究在超过 2 万例患者和 3 万例对照者中发现了 12 个与注意缺陷多动障碍关联的位点，所在基因包括微管骨架成分、钙黏素家族、转录因子、轴突导向基因等。分子遗传学研究显示多巴胺、5-羟色胺、去甲肾上腺素三类神经递质及其代谢相关受体（如多巴胺 D4 受体、多巴胺转运蛋白、5-羟色胺受体等）的基因多态性增加了疾病的易感性。

（二）其他危险因素

母亲怀孕年龄较大、母亲怀孕前超重、孕期烟草和酒精接触史、孕期肥胖和糖尿病、出生时的并发症、早产、极低出生体重等是疾病的风险因素。还有一些环境因素（如铅中毒、大量的食品添加剂等）也可能增加了患病风险。

（三）发病机制

1. **脑结构与功能异常**　脑发育轨迹显示患儿大脑皮质厚度达峰时间约比正常儿童落后 3 年，前额叶尤甚。大样本的结构磁共振荟萃分析提示患儿的总体积、额叶、扣带和颞叶皮质厚度以及基底节、杏仁核和海马等的体积减小。功能性磁共振成像研究表明，背外侧前额叶、腹外侧前额叶、前扣带回皮质和纹状体等可能是疾病相关的重要结构。

2. **神经电生理**　定量脑电图研究显示慢波（θ 波）活动增加，α 波功率减小、平均功率下降，约有 1/3 的患儿存在脑电 θ/β 比值升高，提示患者中枢神经系统成熟延迟和大脑皮质觉醒不足。

3. **神经生化**　生化改变主要指儿茶酚胺类递质水平或功能低下，包括多巴胺、肾上腺素、去甲肾上腺素及 5-羟色胺等单胺类神经递质。

4. **神经心理学机制**　神经心理学研究主要围绕患者执行功能的受损，提出了五个理论模型，即行为的抑制/激活模型、延迟满足困难模型、执行功能模型、抑制模型和认知能量模型。近年来双通道模型逐渐成为主流，该模型从动机和抑制两种途径描述了注意缺陷多动障碍的症状表现，认为患者所表现出的注意涣散特征可能是由抑制缺损导致的自我调节功能异常所致，而冲动性特征则可能是由受情境制约的动机缺陷所致。

三、临床表现

症状通常在小学时引起父母和教师的关注，但部分症状在学龄前甚至婴幼儿期就已经出现。该疾病在不同年龄阶段表现不一样。学龄前最突出的行为是多动-冲动，常表现为过分喧闹和捣乱，身体活动明显比同龄儿童多;学龄期是患儿核心症状表现最为丰富的阶段,多动-冲动的症状仍然存在,同时表现出注意力难以集中;青少年时期,多动症状会随着年龄的增长而减轻,而注意缺陷及冲动的症状则会持续存在;约有 50%～60% 的患儿成年后仍存在注意集中困难、坐立不安、情绪不稳、易冲动、工作效率低、人际关系差等症状。

1. 注意缺陷　是本病最主要的症状。表现为注意力的选择、维持、转移发生障碍。主动注意力差,集中于目标的有意注意能力弱(如学习),被动注意力尚可(如看电视、玩电脑);非常容易受外界的细微干扰而转移注意力,或集中注意力的时间短。具体可表现为:上课时不能专心听讲,无法持续注意力于较枯燥重复的内容;粗心大意、忽视细节;注意力易分散,听别人讲话时心不在焉;没耐心听完指示或吩咐;需要不停地提醒日常生活的事情,丢三落四,没有时间观念。

2. 多动-冲动　多动是指与年龄发育不相称的活动水平过高,也是注意缺陷多动障碍的主要特征表现之一。具体可表现为:跑来跑去,爬高爬低;不安宁,小动作多,在座位上扭来扭去;在教室或其他要求安静的场合坐不住甚至擅自离开座位,到处乱跑或攀爬,难以从事安静的活动或游戏,仿佛精力特别旺盛;话多插嘴,不顾场合高声喧哗或追逐打闹,好争吵。

行为冲动是指做事唐突、鲁莽、冲动、不顾及后果,并对一些较小的刺激作出过分的反应。具体可表现为:缺乏耐心,在需要轮流进行的游戏或活动中不愿等候;对挫折的忍耐性差;爱招惹别人,容易与同伴冲突,经常与人滋事、争吵、打架;情绪不稳,高兴时容易过度兴奋,遇小事易激惹,脾气急躁、易怒。

3. 学习困难及其他功能损害　由于注意缺陷和/或多动症状影响了患者在课堂上的听课效果、完成作业的速度和质量,致使其学业成绩低于其智力所应该达到的水平。还会由于患者的行为及情绪冲动等问题导致家庭关系紧张、人际关系不良和职业表现差等。

4. 共病问题　75% 以上的患者至少存在一种共病,50% 以上的患者有两种精神共病,最常见的共病是对立违抗/品行障碍,其次是发育性学习障碍、焦虑障碍、发育性运动协调障碍、破坏性情绪失调障碍,再者是抽动障碍、抑郁障碍、孤独症谱系障碍和物质使用障碍等。在成年人中,常与反社会型和其他类型的人格障碍共病。

四、病程与预后

起病于生长发育的早期,属于慢性持续性病程,症状常从儿童期持续至青春期和成年期,到青春期约有 70%～85% 的患者仍符合诊断,到青春期末期还有 30%～50% 的患者符合完整的诊断。症状和社会功能完全缓解的患者仅占 15%～30%。

预后良好的因素有:智商较高、好的社会经济地位、支持系统良好、家庭氛围和睦等,尤其是保持良好的教育水平及职业功能是重要的保护性因素。相反,有注意缺陷多动障碍家族史、智商低于平均值或边缘智力、共病各种其他精神障碍、家庭冲突严重、家庭亲密度低和亲子关系差、人际关系差的患者则预后不良。

五、诊断与鉴别诊断

(一)临床诊断

注意缺陷多动障碍的诊断要点如下。

1. 症状发生在生长发育期(12 岁以前),多数在儿童早期就显现出来,但 3 岁之前很难与正常的好动区分,一般不予诊断。

2. 主要表现为与年龄和智能不相匹配的注意缺陷、多动和冲动,症状持续 6 个月以上,且在学校、家庭等两个以上的场合都有这些临床表现。

3. 患者的社会功能(如学业成绩、人际关系等)显著受损。

4. 相关临床特征不是由精神分裂症或其他精神病性障碍(如心境障碍、焦虑障碍、分离性障碍、人格障碍、物质中毒或戒断等)所致。

可以根据患者的临床表现将注意缺陷多动障碍分为注意缺陷为主型、多动-冲动为主型和混合型。临床评定量表既有助于筛查、诊断,也可了解病情严重程度以及评估治疗效果。常用康氏儿童行为量表(包括父母问卷、教师用评定量表和简明症状问卷三种形式)、SNAP 评定量表、长处与困难问卷、成人注意缺陷多动障碍自评量表、情感障碍和精神分裂症问卷-目前和终生版(K-SADS-PL)等。

(二)鉴别诊断

孤独症谱系障碍、发育性学习障碍和发育性运动协调性障碍是临床常需要与注意缺陷多动障碍相鉴别的疾病,鉴别要点参见本章的第三、四、五节,其他常需要鉴别的疾病还有以下几种。

1. **智力发育障碍** 患者可伴有上课注意力不集中、好动、坐不住和学习困难,尤其是轻度智力障碍患者,在刚入小学时,很容易被误认为注意缺陷多动障碍。鉴别要点是注意缺陷多动障碍患者通过治疗,注意缺陷改善以后,学业成绩能够提高,达到与智力相当的水平。而智力发育障碍患者的学业始终存在困难。

2. **焦虑障碍** 焦虑障碍的儿童也可表现出注意力涣散、坐立不安、小动作多,与注意缺陷多动障碍的临床表现有重叠之处。但焦虑障碍往往有明显的起病过程,也有正常发展的阶段,而且焦虑障碍的患儿还常有焦虑、烦躁、不快乐的主观体验,合并有出汗、心搏加快等躯体化的症状。

3. **心境障碍** 儿童在抑郁发作或躁狂发作的情况下都会表现出注意力不集中,躁狂发作还有活动过多的表现;注意缺陷多动障碍患者也可能因为经常受到老师和家长的批评,或因为要求没有满足而产生焦虑、抑郁情绪。两者的区别在于心境障碍患者的首发和主要症状是情绪问题,病程呈发作性,间歇期正常。注意缺陷多动障碍表现为持续性的注意缺陷和多动-冲动。

4. **正常活泼的儿童** 正常儿童也可能表现活泼好动,但好动多表现在特定的情景下,如课后游戏、户外活动等,在需要安静或有纪律约束的场合多能保持不动,在学习、伙伴交往和家庭中表现良好。

六、预防与治疗

注意缺陷多动障碍的早期发现需要临床医师、家长或教师掌握疾病线索和诊断要点,实施早期诊断与早期干预。注意缺陷多动障碍与意外伤害、药物滥用、暴饮暴食、肥胖和不安全的性行为等健康风险行为的增加有关,同时增加了患者罹患对立违抗性障碍、焦虑障碍、抑郁障碍和双相情感障碍等精神障碍的风险,需要通过早期筛查、优化治疗来改善患者的预后,预防共患问题的发生。

注意缺陷多动障碍的治疗原则是根据患儿的个体特征与需求,合理选择运用心理教育、药物治疗、心理行为治疗、个体化教育等综合干预措施,最大程度地缓解症状,促进功能恢复。

(一)心理教育

主要是针对患者及其家长,帮助他们了解疾病的成因、可能伴发的问题、治疗方法与过程,以及家庭应该如何配合。

(二)心理行为治疗

以行为矫正为主,常用的行为干预策略包括强化、惩罚、隔离、消退(减少对不良行为的关注)。学龄前儿童强调提供针对家长的行为管理技能的培训,系统的家长培训,可帮助父母纠正错误认知,改善自身情绪,重建亲子关系,运用行为方法的技能矫正患儿的不良行为。心理行为干预还包括社会技能训练(人际交往技能,如倾听、沟通、寻求帮助;控制不良情绪,如放松、暂停;替代攻击行为)、自我监控训练和问题解决训练。

(三)药物治疗

注意缺陷多动障碍治疗以药物和行为治疗为主,行为治疗需配合药物治疗才能获得显著疗效,因此合理的药物治疗十分重要。药物治疗的短期疗效已有大量随机对照研究证实,常用药物可分为中枢兴奋剂(如哌甲酯、安非他明)和非中枢兴奋剂(如托莫西汀、缓释胍法辛和可乐定等)。

1. **哌甲酯**(methylphenidate) 为中枢兴奋剂,主要有哌甲酯速释剂和哌甲酯控释剂。作用机制是能抑制脑内突触前膜多巴胺转运体,提高脑内突触间隙多巴胺水平。其有效率为75%～80%。哌甲酯可以显著减少多动和冲动的症状,提高注意力,还可以明显改善神经心理学功能,包括执行功能、特殊学习技能等。长期的研究显示哌甲酯在治疗剂量下不会成瘾,相反能显著减少未来物质滥用的发生率。

哌甲酯在治疗早期可能出现食欲降低、胃痛、头痛、入睡困难等副作用。其他药物不良反应有情绪不稳、烦躁易怒、心率增快和血压增高等。研究提示在治疗早期可出现体重下降,长期治疗对儿童生长发育没有显著影响。对有潜在心功能不全者,猝死的风险升高,在用药过程中应警惕。心脏结构性损害患者禁用。

2. 托莫西汀(tomoxetine) 为非中枢兴奋剂,能抑制脑内突触前去甲肾上腺素转运体,增加突触间隙去甲肾上腺素水平,同时也能抑制脑某些部位(如前额叶皮质)的多巴胺转运体。该药可用于治疗7岁以上儿童及成人患者。

托莫西汀的耐受性较好,不良反应少见。常见不良反应有食欲减退、恶心、疲劳、眩晕和情绪不稳。托莫西汀的优点是可以改善晚间症状,对合并抽动或焦虑障碍者优于兴奋剂。

(四)学习干预与学校支持

教育对患儿的发展至关重要,无论对合并或没有合并学习障碍的儿童都应该根据需要给予个体化的特殊教育,例如:基于教室的行为管理、有针对性的小班教学、个别辅导和社交能力的训练等。

(五)其他治疗

有氧运动、认知训练、脑电生物反馈、平衡训练、饮食干预、中药治疗等可作为辅助治疗,但其效果还有待进一步论证。

【典型病例】

患者,男,12岁,5年级学生。因好动、上课注意力不集中就诊。患者幼儿期活动多,喜欢与小朋友追逐打闹,经常主动挑起事端、好冒险,不顾后果,不能安静下来看图书或听故事。进入小学后上课不能安静听讲,不停玩弄文具,不能按时完成课堂作业。做家庭作业时拖拉,边做边玩,需要大人督促才能完成。考试、做题时粗心大意,学习成绩差。经常遗失书本和其他物品。不受同学欢迎,不时与同学发生摩擦及打架事件。出生时有产钳助产史,新生儿评分7分。父亲常年酗酒,对患者训斥、打骂多。精神检查合作,但随着接谈时间的延长,患者变得不能专心听医师讲话,翻弄桌上的东西,踢翻凳子。韦氏智力测验智商102,言语智商109,操作智商89。

诊断:注意缺陷多动障碍。

第七节 | 抽动障碍

一、概述

抽动障碍(tic disorder)是一种起病于儿童和青少年时期,以不随意的突发、快速、重复、非节律性、刻板单一或多部位肌肉运动和/或发声抽动为特点的复杂的慢性神经精神障碍。抽动障碍按临床特征和病程特征可分为三种类型:短暂性抽动障碍(transient tic disorder);慢性运动或发声抽动障碍(chronic motor or vocal tic disorder)和Tourette综合征。

抽动非常高发,约有多达20%的学龄儿童患短暂性抽动障碍;学龄期儿童慢性抽动障碍患病率为0.3%～5.0%;Tourette综合征的患病率为0.3%～1.0%。我国荟萃分析显示:抽动障碍的患病率为6.1%,其中短暂性抽动障碍、慢性运动或发声抽动障碍、Tourette综合征的发病率分别为1.7%、1.2%、0.3%。男性多见,为女性的3～4倍。

二、病因与发病机制

抽动障碍的病因不明,可能是遗传因素以及环境因素在发育过程中相互作用的结果。

（一）遗传因素

抽动障碍的遗传度估计为 0.77，具有明显的家族聚集性。同卵双生子的共患率为 77%，异卵双生子的共患率则为 23%。同时，同卵双生子中抽动症状和严重程度的差异，说明了非遗传因素决定了具有同样遗传易感性个体的临床表型的表达。Tourette 综合征多项全基因组扫描研究结果提示 4q、8p、11q 等染色体为易感区域。家系研究显示组氨酸脱羧酶基因可能参与了 Tourette 综合征的发生发展，但未获得一致性验证。同时研究还发现抽动障碍与强迫症可能具有共同的遗传基础。

（二）神经生物学

许多证据表明，皮质-纹状体-丘脑-皮质通路参与了 Tourette 综合征和它伴随的神经精神症状的表达，在这条通路上存在多巴胺能、5-羟色胺能、胆碱能、去甲肾上腺能、组胺能以及阿片类系统，说明各种神经递质可能都参与了 Tourette 综合征的发病，但多巴胺能系统在 Tourette 综合征中起了最实质性的作用。

（三）神经免疫

大约 20%～35% 的抽动障碍与感染后自身免疫的病理损害有关。其中研究较多的是与 A 组乙型溶血性链球菌感染的关系，称为与链球菌感染有关的儿童自身免疫性神经精神疾病（pediatric autoimmune neuropsychiatric disorders associated with streptococcal infections，PANDAS），研究肯定了免疫因素在抽动障碍等神经精神疾病发病中举足轻重的作用。临床上也发现感染发热可使抽动和强迫的症状加重。

（四）社会心理因素

抽动障碍起因可能与应激因素有关，如受到强烈的精神创伤或其他重大生活事件的影响。患者在家庭、学校以及社会中遇到的各种心理因素所引发的紧张、焦虑情绪都可能诱发抽动症状，或使抽动症状加重。

（五）其他

部分患者有围产期并发症，如产伤、窒息、早产、低出生体重；少数患者有头部外伤史。

三、临床表现

（一）抽动的常见形式与特点

抽动通常被分为运动性抽动和发声性抽动，同时根据复杂程度分为简单性抽动和复杂性抽动两种类型。抽动症状可受意志短暂控制，睡眠时症状减轻或消失，紧张时加重。

1. **运动性抽动** 简单运动性抽动是指突然、迅速、孤立和无意义的运动，如眨眼、挤眉、皱额、吸鼻、张口、伸脖、摇头、耸肩等；复杂运动性抽动表现为突然的、似有目的的复杂的行为动作，如做鬼脸、眼球转动、拍手、弯腰、扭动躯干、踩脚等，复杂运动性抽动还包括模仿行为、猥亵行为等。

2. **发声性抽动** 简单发声性抽动表现为反复发出不自主的、无意义的、单调的声音，如"嗯""啊"等，或者类似动物的叫声、清嗓声、吸鼻声等；复杂发声性抽动是指反复发出似有意义的语词声，包括单词、词组、短句、秽语、模仿性语言和重复性语言等。

3. **感觉性抽动** 有一部分患者抽动症状发生前往往会出现先兆性感觉和冲动，称之为感觉性抽动或先兆冲动，感觉性抽动先于抽动，给患者带来明显的痛苦感，抽动发生后这种痛苦感减轻。

（二）抽动障碍的几种临床亚型

1. **短暂性抽动障碍** 又称一过性抽动障碍，是儿童期一种最常见的抽动障碍类型。临床表现为突然的、重复的、刻板的一种或多种运动性抽动和/或发声性抽动。大多数表现为简单运动性抽动，少数表现为单纯的发声性抽动。短暂性抽动障碍起病于学龄早期，4～7 岁儿童最常见。抽动症状在一天内多次发生，持续 2 周以上，但不超过 1 年。

2. **慢性运动性或发声抽动性障碍** 表现为简单或复杂的运动或发声抽动，但运动和发声两种症状不同时存在，一般以运动抽动为多见。慢性运动性或发声抽动性障碍以病程长、症状往往持久且刻板不变为特点。病程持续至少1年,多见于成年人,但常发生于儿童少年期。

3. **Tourette 综合征**　又称发声和多种运动联合抽动性障碍,或抽动秽语综合征。以进行性发展的多部位运动抽动和发声抽动共存为主要特征。一般首发症状为简单运动抽动,以面部肌肉的抽动最多,呈间断性,少数首发症状为简单发声性抽动。随病程进展,抽动的部位增多,逐渐累及肩部、颈部、四肢或躯干等部位,表现形式也由简单抽动发展为复杂抽动。部分患者伴有重复动作、模仿语言、秽语或猥亵行为。20%~60%的患者合并强迫症状,50%的患者合并注意缺陷多动障碍。病程至少持续1年以上。

四、病程与预后

抽动障碍起病于4~6岁,10~15岁症状波动明显,18~19岁之后趋于稳定。短暂性抽动障碍一般预后良好,大多数可自行好转。可是目前的研究尚不能提示什么样的短暂性抽动障碍将来会缓解,什么样的短暂性抽动障碍会持续存在或逐渐加重。慢性运动或发声抽动障碍的病程迁延一年以上,多数患者的症状在青春期缓解,对社会功能影响不大。Tourette 综合征的病程呈缓慢进展,症状起伏波动,新的症状可代替旧的症状。疾病初期有少数患者可短暂自行缓解,到了青春期症状变得越来越难以预期,估计30%~40%的抽动症状到青春期后期会缓解。症状严重程度不一,轻者不被人们所注意,可照常上学;严重者则干扰日常生活和学习。

五、诊断与鉴别诊断

(一)临床诊断
临床诊断依赖于详细的病史询问、体检和相关辅助检查。应详细了解起病过程、起病年龄、诱发因素、抽动首发症状、涉及部位及发展过程、诊查及治疗的经过、家庭成员有无类似疾病;观察抽动部位、频率、持续时间、复杂性、干扰性等;全面的体格检查;必要的辅助检查如血沉、抗"O"、血浆铜蓝蛋白测定、脑电图、头颅 CT 或 MRI 检查;最后依据诊断标准诊断,同时准确分型。耶鲁大体抽动严重程度量表等有助于评价严重程度。

(二)鉴别诊断
诊断时须与下列疾病加以鉴别。

1. **小舞蹈症**　风湿性感染所致的小舞蹈症,通常也多发生于5~15岁的儿童和少年,以舞蹈样异常运动为特征,并有肌张力减低等风湿热体征,实验室检查有血沉增快、抗链球菌溶血素 O 及黏蛋白测定结果增高。风湿性感染所致的小舞蹈症病程呈自限性,无发声性抽动,抗风湿治疗有效。

2. **亨廷顿病**　大多发生于30~50岁成年人,偶见儿童型,属常染色体显性遗传病。以进行性不自主舞蹈样运动和痴呆症状为主,CT 检查可见尾状核萎缩。

3. **肝豆状核变性[威尔逊(Wilson)病]**　由铜代谢障碍引起,有肝损害、锥体外系体征及精神障碍。可见角膜凯-弗(Kayser-Fleischer)环,血浆铜蓝蛋白减低等特征可资鉴别。

4. **肌阵挛**　可发生于任何年龄,有多种病因,是癫痫的一种发作类型,每次发作持续时间短暂,常伴有意识障碍,脑电图高度节律异常。抗痉药物治疗可控制其发作。

5. **迟发性运动障碍**　主要见于应用抗精神病药期间或突然停药后所发生的不自主运动障碍。

6. **急性运动性障碍**　表现为突然不自主运动、震颤、张力障碍、扭转痉挛或舞蹈样动作。常为某些药物所引起,如左旋多巴、甲氧氯普胺(胃复安)、中枢兴奋剂以及抗精神病药物等。一般停药后症状可消失,鉴别不难。

7. **分离性障碍**　儿童分离性障碍发作时可表现为抽动样或痉挛样的行为异常。但是,分离性障碍患者有确切的强烈的心理因素作为病因,症状变化与心理因素有关,消除心理因素,经过相应的心理治疗以后症状可完全缓解。

六、预防与治疗

对于每一个已经来就诊的患儿及家长,提供详细的评估、健康教育和社会支持是必须的,然后根据临床类型和严重程度选用合理的治疗方案。对短暂性抽动障碍或症状较轻者的慢性抽动障碍可采用心理治疗。对于症状较重的慢性抽动障碍和 Tourette 综合征,则以药物治疗为主,联合心理治疗。

1. **心理教育**　医师需要用与患儿年龄相匹配的沟通方式,解释抽动症状,降低耻感以及紧张焦虑情绪。对家长的心理教育十分重要,一般可包括:告知抽动的症状特点以及病程的波动性;探讨与抽动症状关联的社会心理因素;告知可能的功能损害;探讨可能的治疗选择;合理安排作息,避免过度紧张和疲劳,开展韵律性体育活动锻炼等。也可提供抽动相关的健康宣教材料给家长、老师和同伴。

2. **心理行为治疗**　虽然人们不能确定心理社会因素在抽动致病中的作用,但是患儿的症状往往易受精神创伤、情绪波动或学习负担过重等因素的影响而加重,抽动症状本身也给患儿及家庭带来诸多困扰。为了减轻和管理抽动障碍,已发展出不同的行为治疗的方法,其中如抽动综合行为干预(comprehensive behavioral intervention for tics,CBIT)、反向习惯训练(habit reversal training,HRT)和暴露反应预防(exposure response prevention,ERP)是循证医学证据较充分的行为干预方法。

3. **药物治疗**　药物治疗常用来控制症状。可分为两大类,一类是非精神抑制药物用于轻度抽动的治疗,另一类是经典或非典型抗精神病药物用于严重抽动障碍的治疗。第一类药物包括可乐定、胍法辛、巴氯芬和抗癫痫药;第二类药物中非典型抗精神病药物有阿立哌唑、利培酮、奥氮平、喹硫平等;经典的抗精神病药物有氟哌啶醇、硫必利、匹莫齐特、舒必利和氟奋乃静等。治疗的总体目标不是为了完全控制症状,而是减轻症状和不再产生进一步的心理社会功能损害。

4. **神经调控治疗和神经外科治疗**　有研究提示对于药物及行为治疗效果均不佳者的难治性 Tourette 综合征,可考虑深部脑刺激,但需十分慎重。

5. **中医中药治疗**　中医治疗上以息风止动为基本治疗原则,根据疾病的不同证候和阶段,分清正虚与邪实的关系,辨证论治。常用的中成药有菖麻熄风片、芍麻止痉颗粒和九味熄风颗粒。中医相关研究还提示针灸疗法、推拿疗法等对抽动障碍治疗有效。

(柯晓燕)

第六章 │ 精神分裂症及其他原发性精神病性障碍

本章数字资源

本章所描述的精神分裂症（schizophrenia）及其他原发性精神病性障碍（primary psychotic disorders）是指以明显的阳性症状、阴性症状、精神运动性障碍及现实检验能力严重受损为特征的一组精神障碍。症状出现的频度和强度偏离了预期的文化和亚文化规范。症状表现是该类疾病的原发性特征，而不是其他精神行为障碍（如心境障碍、谵妄、物质使用）及躯体疾病的表现形式。

本章思维导图

第一节 │ 精神分裂症

一、概述

（一）概念的变迁

对于目前精神分裂症的症状描述至少可以追溯到公元 1 世纪。然而，将其作为一个医学疾病来研究与治疗则始于 19 世纪中叶。当时，欧洲精神病学家将本病不同症状分别看成独立的疾病，如法国的莫瑞尔（Morel）1857 年报道了一组起病于青少年，表现为智能严重衰退的患者，并首次应用早发性痴呆（démence précoce）这一诊断术语；赫克尔（Hecker）1870 年将发病于青春期且很快导致愚蠢、衰退表现的疾病命名为青春痴呆（hebephrenia）；卡尔鲍姆（Kahlbaum）1874 年将一种具有特殊的精神症状并伴有全身肌肉紧张，但并无神经系统器质性改变的疾病命名为紧张症（catatonia）。1896 年，克雷丕林（Kraepelin）在对上述观点进行仔细分析后认为这些都是同一疾病的不同亚型，有共同的临床特征，多起病于青年且以衰退为结局，并将其命名为早发性痴呆（dementia praecox），首次作为一个疾病单元来描述。Kraepelin 认为，此病的早发和衰退的特征明显有别于躁狂抑郁性精神病及偏执狂。20 世纪初，瑞士学者 E. 布鲁勒（Eugen Bleuler）在对本病进行了细致的临床研究后指出，情感、联想和意志障碍是本病的原发症状，而核心问题是人格的分裂，故提出了精神分裂（splitting of the mind）的概念，加之本病并非都以衰退为结局，因此，建议命名为精神分裂症（schizophrenia）。Bleuler 认为，"4A" 症状，即联想障碍（association disturbance）、情感淡漠（apathy）、矛盾意向（ambivalence）及孤独症（autism）是本病的基本症状，而幻觉、妄想等是附加症状。他还认为，尽管不同患者症状表现各异，但均具有相似的病因学和病理生理学基础，是一个单一的疾病实体。时至今日，大量研究提示，精神分裂症是一组病因、临床表现、治疗反应及病程表现不同的疾病。临床表现涉及感知、思维、情感、认知和行为方面的异常，这些表现在不同的患者及同一患者的不同时期会有不同。多起病于青壮年，疾病对患者的影响通常严重而持续，是最常见的重性精神障碍之一，但其本质特征尚未明了，诊断主要依据全面的病史材料和精神状况检查，缺乏特异的实验指标和病理生理体征。

（二）流行病学

精神分裂症可见于各种文化和地理区域中，其发病率与患病率在世界各国大致相等，终生患病率约 1%。对 46 个国家发表于 1965—2002 年间的 188 项研究的系统分析发现，该病的时点患病率和终生患病率的中位值分别为 4.6‰ 和 7.2‰。另外，对 33 个国家发表于 1965—2001 年间的 160 项研究结果的系统回顾分析发现，该病的年发病率的中位值为 0.15‰。然而，男、女性同样易患的观点不再得到支持，2019 年的一项荟萃分析显示，男性的发病率略高于女性。

精神分裂症通常起病于成年早期，男性的发病率在 20 岁早期达高峰，而后逐渐下降。女性发病的高峰年龄段为 25～35 岁,不像男性来得急骤和下降得陡然,从 40 岁中后期,新发患者的数量女性高于男性,但并不支持女性在 40 岁中后期会出现第二次发病高峰的观点。精神分裂症也可发生于儿童期(13 岁以前),但不常见,来自世界上最大的儿童期发病病例系列的证据表明,其人口发病率约为 1/40 000。该数据库中儿童平均发病年龄为 10 岁,最小者为 4 岁,性别差异不明显。

我国 1993 年的全国流调资料显示精神分裂症的终生患病率为 6.55‰,与 1982 年的流调结果 5.69‰ 差别不大。2012 年中国精神卫生调查结果表明,18 岁及以上城乡社区常住 6 个月以上的居民中精神分裂症 12 个月的患病率为 5.59‰。同时发现,无论城乡,精神分裂症的患病率均与家庭经济水平呈负相关。

多数随访研究支持女性患者总体预后好于男性,原因可能与男性患者罹患更多的脑损伤以及女性患者雌激素的保护作用等有关。精神分裂症患者较普通人发展为物质依赖(尤其是尼古丁依赖)的危险性明显增加,国外资料显示,约 90% 的患者共患尼古丁依赖。此外,精神分裂症患者遭受躯体疾病(尤其是糖尿病、高血压及心脏疾病)和意外伤害的概率高于常人,约 5% 最终死于自杀,总体平均寿命缩短约 13～15 年。由于精神分裂症常起病于成年早期,其明显的功能损害和慢性化病程对医疗资源、患者本人及家属的劳动生产力造成的损失非常巨大。WHO 联合世界银行和哈佛大学公共卫生学院采用失能调整生命年(DALYs)来估算,2000 年间,在 15～44 岁年龄组人群常见的 135 种疾病中,精神分裂症位列疾病总负担的第八位,占疾病总负担的 2.6%。在发达国家,因此病导致的直接花费占全部卫生资源花费的 1.4%～2.8%,约占所有精神疾病花费的 1/5。

二、病因与发病机制

精神分裂症病因复杂。借用一位研究者的话:"很难找到像精神分裂症一样的其他疾病,虽被研究了一个多世纪,但仍然难以理解。"

(一) 遗传

家系调查、双生子及寄养子研究均发现遗传因素在本病的发生中起重要作用,目前的遗传率(heritability)数据从家系研究中的 64% 到双生子研究中的 81% 不等。与患者血缘关系越近、亲属中患病的人数越多,则遗传风险越大。精神分裂症先证者的一级亲属的平均患病率约为:父母 5.6%、同胞 10.1%、子女 12.8%,均较普通人群(0.9%)高。单卵双生子的同病率(约为 50%)至少为双卵双生子的 3 倍。还有研究提示,男性年龄超过 60 岁所生子女患此病的风险增加,目前认为这与年龄较大的男性其精子易于发生表观遗传性损害有关。

2014 年,当时最大的全基因组关联分析(GWAS)在严格的统计阈值下确定了 108 个与精神分裂症相关的遗传位点。这一发现最终确定精神分裂症是一种多基因疾病,代表了数百个甚或数千个基因的累积效应(自 2014 年确定 108 个基因位点以来,随着大规模测序研究的进行,这一数量有增加),每个基因的效应量都很小,并且广泛分布在基因组中。2014 年的研究重点关注了脑内表达的基因(包括多巴胺 D_2 受体基因和参与电压门控钙通道、谷氨酸能神经传递的几个基因),以及在免疫中发挥重要作用的中枢神经系统外表达的基因(如 B 淋巴细胞谱系和补体途径)。

然而,遗传因素中只有一小部分可归因于上述常见的单核苷酸变异(每种变异对风险的效应小),大部分要归因于罕见的突变(推测每种突变对风险的效应大),包括拷贝数变异(copy number variant)和基因破坏变异(gene disruption variant)。这些突变的效应量较常见变异大,是迄今为止发现的最强的个体危险因素,但由于这些突变非常罕见,而且通常是从头发生,因此它们也不能解释精神分裂症遗传能力的很大一部分。

基因对精神分裂症的易感性只起了部分作用,因为,即使是遗传基础相同的单卵双生子,其同病率也只有约 50%,这提示其他生物和社会心理因素也参与了疾病的发生和发展。精神分裂症确切的遗传模式不清,在全基因组关联和基因表达谱(gene expression profile)研究中发现的许多基因涉及与免疫系统、细胞骨架发育以及突触可塑性和功能相关的通路,因此推测,精神分裂症的易感性是环境因素(包括产科并发症和早期生活逆境)与遗传风险因素相互作用的结果。

总之,就此病的遗传学病因来说,究竟有哪些基因参与了精神分裂症的发生、这些基因之间是如何相互作用的,以及这些基因所产生的蛋白质是如何影响精神分裂症的病理生理过程的,对于这类问题,至今尚无一致性结论。

(二)神经发育

精神分裂症的神经发育(neurodevelopmental)理论认为,由于遗传易感素质和某些神经发育危险因素(妊娠期与出生时的不良事件)的相互作用,使胚胎期大脑在发育过程中出现了神经病理改变,主要是新皮质形成期神经细胞从大脑深部向皮质迁移过程中出现了紊乱,导致了心理整合功能的异常。其即刻效应不显著,但随着进入青春期或成年早期,在外界环境的不良刺激下,就导致了精神分裂症症状的出现。支持精神分裂症神经发育理论的证据可概括如下。

1. **出生队列研究**　出生队列研究是从 20 世纪 40 年代开始对婴儿(如在同一年的同一周出生的所有人)进行的一系列大型随访研究。队列中的儿童会定期接受一系列的生理和心理评估,通常会持续到成年(1946 年的第一个英国队列的成员在 75 年后仍在接受随访)。在 20 世纪 90 年代初,几组研究发现,通过将队列成员中其后发展成精神分裂症者(约占 1%)与未发展成精神分裂症者(约占 99%)进行比较,可以用一种不偏倚(如来自父母的回忆)的方式来了解与精神分裂症潜在相关的早期生活变量。出生队列研究已经证实,与没有发展为精神分裂症的个体相比,发展为精神分裂症的个体存在平均智商较差、早期发育标志轻度延迟、言语和语言问题、儿童期的行为异常以及出生时出现缺氧事件的频率增加。其他有趣的发现包括儿童期震颤、抽动、痉挛和手足徐动的发生率增加,以及 11 岁前出现精神病样体验的主观报告增加。出生队列研究的这些发现为神经发育理论提供了有力的证据。

2. **脑解剖和神经病理学**　精神分裂症患者有边缘系统和颞叶结构的缩小,半球不对称;海马、额叶皮质、扣带回和内嗅皮质有细胞结构的紊乱。在这些脑结构改变的同时不伴有神经系统退行性改变的特征,故认为其组织学改变更倾向于神经发育源性。

3. **神经影像**　部分患者有脑室扩大和大脑皮质萎缩,且这些变化在病前就明显存在,与神经发育损害一致;部分患者有额叶功能低下,且与病前的神经心理(执行功能)缺陷有关;这些神经影像学改变也见于患者的一级亲属,与病程及药物治疗无关;在单卵双生子中,发病者脑室扩大较未发病者明显,这又提示遗传因素可能是构成精神分裂症脑结构发育异常的基础。

其他临床证据:①病前轻度躯体异常:常见的有腭部升高、上眶凹陷或突出、内眦赘皮、眼裂下斜、鼻翼不对称、唇耳距离增大、嘴的宽度减小、耳廓突出、耳叶小、手掌长、小指内屈、通贯掌等。②社会适应与个性特征异常:表现为童年期发育延迟,并有认知障碍,语言和操作智商较差,尤其有语言发育迟缓和面部异常运动者,预示有可能发生精神分裂症;部分患者病前(儿童期)表现出体育、品行、成绩较差,常缺课,孤僻少友,社交自信感较低及社交焦虑感增强等。③神经功能异常:神经系统软体征主要表现在运动协调、感觉统合和神经反射的形成等方面。如眨眼频率增快;眼平稳跟踪(smooth pursuit tracking)异常;视觉或听觉诱发电位测验一般有脑警觉水平下降,但有妄想的患者则处于过度警觉状态,如 P300 波幅减低和两侧不对称以及对视觉和听觉刺激的反应延迟。④神经心理异常:大量研究显示,精神分裂症患者在注意、记忆、智能、概念的形成与抽象化等方面均有或轻或重的损害。

(三)神经影像

1976 年,约翰斯通(Johnstone)等最先对 17 名长期住院的精神分裂症患者进行头颅 CT 扫描并发现有侧脑室扩大,这一发现使得人们对精神分裂症的思考发生了革命性的变化。此后,神经影像研究迅速发展,至今已有数百项 MRI 研究证实精神分裂症患者的侧脑室体积较正常对照扩大了约 25%,而脑体积减小了约 2%。脑体积的减少在灰质较白质明显,尤其在额叶、颞叶和海马体,而在顶叶和枕叶皮质的减少幅度较小。这些发现在使用自动化结构成像技术(如皮质厚度分析)的研究中亦得到了充分的证实。

精神分裂症患者存在脑功能异常。荟萃分析明确支持精神分裂症患者在静息态和激活态下均存在前额叶皮质活动减少,即额叶功能低下(hypofrontality),尤其在背外侧前额叶皮质。

然而,自2000年以来,也有一些研究发现精神分裂症患者在执行认知任务时,额叶激活不是减少而是增加。据报道,这种额叶功能亢进(hyperfrontality)主要发生在部分内侧额叶皮质,但也包括某些外侧前额叶区域。

最近一些研究还证实了第三种功能成像异常,即精神分裂症患者在执行认知任务时,出现内侧额叶皮质失活失败(failure of deactivation)。

内侧额叶皮质失活失败可能是造成精神分裂症同时出现额叶功能低下和亢进这一令人困惑现象的原因(功能MRI研究中通常使用的减法设计意味着激活过度和失活减少将会有同样的神经成像)。更重要的是,内侧额叶皮质是默认网络(default mode network)的关键区域,默认网络是一组在休息时活跃,但在执行需要注意力的任务时就会失活的大脑区域。因此,现在一种可能的解释是,精神分裂症是任务正性激活网络(task-positive network)(其中一个为执行或认知控制网络,包括外侧前额叶皮质)与任务负性激活网络(task-negative network)(或默认网络)之间的交互作用失调的结果。

(四)神经生化

由于精神分裂症常常表现为对药物治疗有反应的复发和缓解性病程,故人们长期认为至少部分患者的临床表现是神经化学异常的反映。

1. 多巴胺　多巴胺假说在20世纪60年代提出,其认为精神分裂症是中枢多巴胺(dopamine,DA)功能亢进所致。理由是:抗精神病药物通过拮抗多巴胺D_2受体对幻觉、妄想等精神病性症状有效;使用促进DA释放的药物苯丙胺可产生与精神分裂症难以区分的精神病状态。该理论最初认为,根据尸检结果,突触后多巴胺D_2受体结合增加可能是功能性多巴胺过多的原因。然而,使用放射性标记的多巴胺受体配体对未用药的活体患者进行的神经化学成像研究却没有发现D_2受体数量的增加。因此,该理论受到质疑。未用药很重要,因为抗精神病药物治疗本身可诱导突触后D_2受体数量增加。

后续研究为该假说增加了新的证据:在未使用抗精神病药的精神分裂症患者中,苯丙胺刺激的DA释放增加;在精神分裂症前驱期个体和首次发作的患者中均观察到DA的合成能力增加,尤其在皮质纹状体系统中,而皮质纹状体DA系统参与了根据既往经验来评估刺激的奖励突出性(salience)。DA在基于奖励的学习(reward-based learning)中发挥作用,即DA的释放与预示后续奖励行为的启动相关。如果DA的合成和释放的增加(就像精神分裂症的理论所述)与既往的经历无关,那么原本无害或无关的刺激的突出性就会增强,这就可以解释与现实分离的偏执症状和牵连观念。

DA功能亢进的理论受到了临床观察结果和前额叶皮质信息处理功能研究结果的挑战。药物对D_2受体阻断的峰值与临床应答之间有2~4周的滞后,这提示抗精神病药物的疗效可能依赖于其他神经化学机制,这些机制是对D_2受体持续阻断的适应,而不是对DA传递减少的适应。此外,DA与谷氨酸和γ-氨基丁酸(GABA)相互作用,可调节皮质环路中兴奋性和抑制性中间神经元的功能。尸检表明,精神分裂症患者的这些微回路的微观结构和功能存在改变。这些观察结果促使研究者考虑将谷氨酸和GABA的信号转导作为研究的靶点。

2. 谷氨酸　涉及该假说的理论有三方面:第一,认为中枢谷氨酸功能不足是精神分裂症的可能病因之一。因为谷氨酸受体拮抗剂[如苯环己哌啶(phencyclidine,PCP)]可在正常受试者身上引起幻觉、妄想、情感淡漠、退缩等症状。谷氨酸是皮质神经元重要的兴奋性递质,脑发育早期突触的形成与维持以及突触的可塑性均受到谷氨酸系统的影响。有研究提示,精神分裂症患者大脑某些区域(如中颞叶)谷氨酸受体亚型较正常对照组减少,抗精神病药物的作用机制之一就是增加中枢谷氨酸功能。第二,不少研究认为精神分裂症的DA功能异常是继发于谷氨酸神经元调节功能紊乱这一基础之上的。第三,目前已经发现的精神分裂症易感基因部分与谷氨酸传递有关。

3. 5-羟色胺　该假说认为5-羟色胺(5-HT)功能过度是精神分裂症阳性和阴性症状产生的原因之一。支持的证据有:5-HT激动剂麦角酸二乙胺(LSD)能导致幻觉;第二代抗精神病药对$5-HT_{2A}$受体有很强的拮抗作用,可以减轻精神分裂症的阳性症状。

4. γ-氨基丁酸（GABA） GABA 是脑内主要的抑制性神经递质。GABA 与精神分裂症的病理生理机制有关的主要理由有：部分患者大脑皮质 GABA 合成酶(谷氨酸脱羧酶)水平下降及海马 GABA 能神经元丧失。GABA 对 DA 活动有调节效应,而 GABA 神经元抑制的不足会导致 DA 神经元活动增加。

此外,精神分裂症可能还与其他系统如神经肽、肾上腺素、乙酰胆碱、氧化应激、第二信使等的改变和/或这些系统间的相互作用有关。不过,上述这些神经生化改变是疾病的原因还是结果,是相关因素还是伴随状态,它们之间是单独致病还是相互作用致病,至今尚无定论。

（五）心理社会因素

尽管不少研究表明精神分裂症的发生与心理社会因素有关,但至今尚未发现任何能决定是否发生精神分裂症的心理社会因素。某些应激事件确实使健康个体出现了精神异常,但这种异常更多属于与应激相关的精神障碍。目前认为,心理、社会因素可以促发精神分裂症的发生,但常难以左右该病最终的病程和结局。

三、临床表现

讨论该病的临床表现需注意以下问题：①此类患者症状与体征复杂多样,但却没有哪一个症状和体征具有诊断的绝对特异性,各种症状与体征同样可见于其他精神、神经疾病中。②症状和体征会随着病程的演变而变化,不同患者及处于疾病不同阶段的患者其临床表现可有很大差异。因此,仅仅依据横断面的精神状况检查难以确立诊断。③患者的教育、智力及文化背景会影响患者对医师问话的理解及医师对患者疾病的判断。

（一）前驱期症状

此病患者病前人格特征类似于分裂样或分裂型者不少见,表现为安静、被动、内向、朋友少（尤其异性朋友）、不喜欢集体活动,更乐意独自看电视、听音乐和玩游戏等特点。但这些不应该视为前驱期症状,因为前驱期症状应该是疾病过程的一部分。前驱期症状是指在明显的精神病性症状出现前,患者所表现的一些非特异性症状。这些症状在青少年中不少见,但在发病前更多见。多数患者的前驱期症状持续几天到几年,中位持续时间似乎稍低于 12 个月,且常在诊断确定后才会去回顾性地认定。最常见的前驱期症状可概括为以下几方面：①情绪改变：抑郁、焦虑、情绪波动、易激惹等。②认知改变：出现一些古怪或异常的观念和想法等。③对自身和外界的感知改变。④行为改变：如社交退缩或丧失兴趣、多疑敏感、职业功能水平下降。部分患者可能出现一些新的"爱好",如痴迷某些抽象的概念和哲学问题等。⑤躯体改变：睡眠和食欲改变、虚弱感、头痛、背痛、消化道症状等。⑥少数青少年患者会以突然出现的强迫症状为首发症状。由于处于前驱期的患者总体功能常大致正常,且常常对这些症状有某些"合理"的解释,故常不为家人重视。

（二）显症期症状

自 20 世纪 80 年代中期以来,因子分析技术广泛用于评估精神疾病的症状表现。大量研究显示,精神分裂症患者存在以下五个症状维度(亚症状群)：幻觉、妄想症状群；阴性症状群；瓦解症状群(disorganization symptoms)；焦虑抑郁症状群；激越症状群。其中,前三类症状对诊断精神分裂症特异性较高。

1. 阳性症状 阳性症状是指异常心理过程的出现,普遍公认的阳性症状包括幻觉、妄想及言语和行为的紊乱(瓦解症状群)。

（1）幻觉：幻听、幻视、幻嗅、幻味、幻触均可出现,但以幻听最常见。幻听可以是非言语性的,如虫鸣鸟叫,机器的隆隆声或音乐声等；也可以是言语性的,如听到有人喊自己的名字,或听到某人或某些人的交谈秽语或议论,或听到来自神灵或外星人的讲话。一般来说,在意识清晰状态下出现持续的评论性、争论性或命令性幻听常指向精神分裂症。幻听还可以以思维鸣响的方式表现出来,即患者所进行的思考,都被自己的声音读出来。

幻视亦较常见,而幻嗅、幻味和幻触则不常见。这类幻觉一旦出现,则要判定其是否由躯体疾病、中毒、物质使用或脑器质性疾病所致。有的患者可能出现内脏幻觉,如大脑烧灼感、血管的冲动感或骨髓切割感等。

精神分裂症的幻觉体验不管是清晰具体还是朦胧模糊,多会给患者的思维、情绪和行动带来不同程度的影响。在幻觉的支配下,患者可能做出违背本性、不合常理的举动。

(2)妄想:属于思维内容障碍。绝大多数时候,妄想的荒谬性显而易见,但患者却坚信不疑。在疾病的初期,部分患者对自己的某些明显不合常理的想法也许还会持将信将疑的态度,但随着疾病的进展,患者逐渐与病态的信念融为一体,并受妄想的影响而出现某些反常的言行。另外,妄想的内容可与患者的生活经历、教育程度与文化背景有一定联系。如一位化学工程师认为自己喝水的杯子被人做了手脚,每天会释放出定量的毒素,造成自己慢性中毒;一位老护士认为自己在上次住院时被人注射了人类免疫缺陷病毒;一位生活在交通闭塞的山区的患者坚信自己被人施以巫术而导致长期躯体不适等。

妄想是该病出现频率最高的症状之一,表现形式多样。不同妄想在本病出现的频率以及对疾病的诊断价值有不同,临床上以被害妄想、关系妄想、嫉妒妄想、钟情妄想、非血统妄想和躯体妄想多见。同一患者可表现一种或几种妄想。一般来讲,在意识清晰的基础上持续出现某些离奇古怪或令人难以置信的妄想(如坚信某人在其脑内植入了芯片来监视其思想、坚信能控制太阳的升起和降落、坚信能阻止地震发生等),常提示精神分裂症的可能。

(3)瓦解症状群:包括思维形式障碍(thought form disorder)和思维过程障碍(thought process disorder)、奇异行为(bizarre behavior)和紧张症行为(catatonic behavior)以及不适当的情感。思维形式障碍定义为言语表达中明显的思维形式或思维活动量的紊乱,可以通过患者的言语和书写内容客观地观察到。思维形式障碍按严重程度由轻到重可表现为病理性赘述、思维散漫离题、思维破裂及词的杂拌。其他常见的思维形式障碍有语词新作、模仿语言、重复语言、刻板言语、孤独症(autism)、缄默症、思维中断(插入)、思维云集、思维被夺走、持续语言、逻辑倒错性思维、病理性象征性思维等。思维过程障碍包括思维奔逸、思维阻滞、思维贫乏、抽象概括能力受损、持续言语、音连意联、过度包含(overinclusion)及病理性赘述等。思维被外界力量控制常表现为思维被广播和读心症。

行为症状可以表现为单调重复、杂乱无章或缺乏目的性的行为,可以是单个肢体的细微运动或涉及躯体和四肢的粗大动作,也可以表现为旁人无法理解的仪式化行为(作态)。有的表现为扮鬼脸、发出幼稚愚蠢的傻笑或声调、脱衣、脱裤、当众手淫等;有的表现为意向倒错,吃一些不能吃的东西或伤害自己的身体;有的可出现紧张症行为,表现为紧张性木僵和紧张性兴奋交替出现或单独发生。紧张性木僵表现为运动抑制,轻者动作缓慢、少语少动(亚木僵);重者终日卧床,不语不动,肌张力高,有时出现蜡样屈曲。可出现被动服从、主动违拗、模仿动作和模仿言语。患者意识清楚,能感知周围事物,病后能回忆。紧张性兴奋者表现为突然发生不可理解的冲动行为,言语内容单调刻板,行为无目的性。发病年龄早且以行为紊乱症状为主要表现者常与明显的思维障碍有关,也常预示较大的社会功能损害和恶化性的病程。

不适当的情感是指患者的情感表达与外界环境和内心体验不协调,常表现为情感的反应性降低以及反应过度或不适当等形式。情感反应性降低者表现为情感淡漠迟钝,甚至缺乏快感;反应过度或不适当者表现为对一点小事极端暴怒、高兴或焦虑,或表现情感倒错(高兴的事情出现悲伤体验,悲伤的事情出现愉快体验),或表现持续的独自发笑,或表现幻想性质的狂喜、狂悲,或表现对灵魂出窍的担忧和对宇宙毁灭的恐惧等。

2. 阴性症状 阴性症状是指正常心理功能的缺失,涉及情感、社交及认知方面的缺陷。美国国立精神卫生研究院(NIMH)组织的专家共识会建议以下五条为精神分裂症的阴性症状条目,其中以意志减退和快感缺乏最常见。

(1)意志减退(avolition):患者从事有目的性的活动的意愿和动机减退或丧失。轻者表现为安于现状,无所事事,对前途无打算、无追求、不关心,个人卫生懒于料理。重者终日卧床少动,孤僻离群,行为被动,个人生活不能自理,甚至本能欲望也缺乏。

（2）快感缺失（anhedonia）：表现为持续存在的不能从日常活动中发现和获得愉快感，尤其是对即将参与的活动缺乏期待快感（anticipatory pleasure）。期待快感的缺失会降低患者参与活动的动机。约半数患者有此症状。

（3）情感迟钝（affective blunting）：表现为不能理解和识别别人的情感表露和/或不能正确地表达自己的情感。患者在情感的反应性、面部表情、眼神接触、体态语言、语音语调、亲情交流等方面均存在缺陷。此症状是社会功能不良、治疗效果差的重要预测因子。男性、发病年龄小、病前功能不良者多见。

（4）社交退缩（social withdrawal）：包括对社会关系的冷淡和社交兴趣的减退或缺乏。表现为与家人、亲友交往减少，性兴趣下降，难以体会到亲情友爱。

（5）言语贫乏（poverty of speech）：属于阴性的思维障碍，即言语的产生减少或缺乏。表现为言语交流减少，回答问题时内容空洞、简单，严重者几乎没有自发言语。如果患者的语量不少但内容空洞、单调、缺乏意义则属于瓦解症状。

3. 焦虑、抑郁症状 约80%的精神分裂症患者在其疾病过程中会体验到明显的抑郁和焦虑情绪，尤以疾病的早期和缓解后期多见。不过，医师和家属常常会被患者外显的精神病性症状所吸引而对此类症状重视不够。精神分裂症患者的抑郁、焦虑症状可能属于疾病的一部分，也可能是继发于疾病的影响、药物的不良反应和患者对精神病态的认识和担心。抑郁情绪明显的患者常具有阴性症状较少、情感体验能力保持较好、思维概括能力较好以及预后较好的特点，但发生自杀和物质使用障碍的风险也更高。

4. 激越症状 主要表现为以下两种情况。

（1）攻击暴力（violence）：部分患者可表现激越、冲动控制能力减退及社交敏感性降低，轻者可能有随意抢夺别人手上的香烟、随意变换电视频道或将食物丢到地上等表现，严重者可出现冲动攻击与暴力行为。一般认为，精神分裂症患者发生攻击暴力行为的可能性比常人大四倍，但精神分裂症患者成为攻击暴力受害者的可能性远比常人更大。暴力攻击行为的高危因素包括：男性患者、病前存在品行障碍和/或反社会型人格特征、共病物质使用以及受幻觉妄想的支配等。而预测攻击暴力行为的最佳因子是既往的攻击、暴力行为史。

（2）自杀：约20%～50%的精神分裂症患者在其疾病过程中会出现自杀企图，约5%最终死于自杀。自杀行为多在疾病早期，或在入院或出院不久时发生。引起自杀最可能的原因是抑郁症状（尤其是期望值高、病后失落感严重、意识到理想难以实现、对治疗失去信心的年轻男性患者），而虚无妄想、命令性幻听、逃避精神痛苦及物质使用等则是常见的促发因素。氯氮平对降低精神分裂症患者的自杀意念较为有效。

5. 定向、记忆和智能 精神分裂症患者对时间、空间和人物一般能进行正确定向，意识通常清晰，一般记忆和智能无明显障碍。慢性衰退患者，由于社会交流和接受新知识的缺乏，可有智能减退。精神分裂症认知缺陷的重要性在近年来受到重视。作为一个群体，精神分裂症患者表现出一系列较高级的认知功能缺陷，包括注意、执行功能、工作记忆、情景记忆（episodic memory）、抽象概括和创造力等方面。也有不少研究认为，认知缺陷是精神分裂症的一种素质特征而非状态特征，是疾病的核心症状或内表型。认知功能虽不能作为一个诊断指标，但常常是判断预后以及制定治疗计划的一个重要参考指标，而改善认知也成为目前治疗干预的重要目标之一。

6. 自知力 精神分裂症患者在疾病发作期常缺乏自知力。由于自知力是影响治疗依从性的重要因素，因此，临床医师应仔细评估患者的自知力。自知力评估有利于治疗策略的制定。

四、诊断与鉴别诊断

精神分裂症诊断的效度与信度问题至今远未解决，目前的注意点仅停留在概念和理论层面上。

（一）诊断要点

精神分裂症的诊断应结合病史、临床症状、病程特征及体格检查和实验室检查的结果来做出，典型病例诊断一般不难。

1. 症状特点　尽管精神分裂症的诊断至今没有绝对特异性的症状,但出于实践的目的,诊断标准将某些症状或症状群界定为对做出诊断有相对的特异性。一般来说,患者在意识清晰的基础上(少数急性起病者可有意识障碍)持续较长时间出现下述症状就要想到精神分裂症的可能,出现的症状条目越多,诊断的信度和效度就越高。

(1)持续的妄想:如夸大妄想、关系妄想、被害妄想。

(2)持续的幻觉:可以出现任何形式的幻觉,但最常见的是幻听。

(3)思维紊乱(思维形式障碍):如词不达意及思维松弛、言语不连贯、语词新作。严重时,患者的言语过于不连贯以至于无法被理解(词语杂拌)。

(4)被动体验、被影响或被控制体验:如个体体验到其感觉、动机行为或思想不是由自己产生的,而是被他人强加的,或思维被抽走、被广播。

(5)阴性症状:如情感平淡、思维贫乏或言语贫乏、意志缺乏、社交缺乏或兴趣缺失。

(6)明显的行为紊乱:可以出现在任何有目的的活动中,如个体表现出怪异的或无目的的行为,或被不可预知、不恰当的情绪反应干扰的行为。

(7)精神运动性症状:如紧张症性不安或激越、作态、蜡样屈曲、违拗、缄默或木僵。应注意,如果紧张症综合征出现于精神分裂症中,则应同时诊断与其他精神障碍相关的紧张症。

2. 病程特点　精神分裂症大多为持续性病程,仅少数患者在发作间歇期精神状态可基本恢复到病前水平。既往有类似发作者对诊断有帮助。按照 ICD-11 诊断标准,首次发作者通常要求在一个月及以上时期的大部分时间内持续存在上述症状条目(1)到(7)中至少 2 项,且其中至少符合(1)到(4)中的 1 项。

3. 其他特点　家族中(特别是一级亲属)有较高的同类疾病的阳性家族史,躯体和神经系统检查以及实验室检查一般无阳性发现。如患者存在符合抑郁或躁狂发作标准的心境症状则不应诊断为精神分裂症。如精神分裂症症状与心境症状同时发生且达到均衡,那么即使精神分裂症症状已符合精神分裂症的诊断标准,也应诊断为分裂情感障碍。如患者的精神症状能用脑器质性疾病、躯体疾病或物质使用来更好地解释,也不应诊断为精神分裂症。

(二)鉴别诊断

精神分裂症的诊断实际上是依靠排除法来做出的,临床上常需与以下疾病鉴别。

1. 继发性精神病性障碍　理论上讲,凡能引起大脑功能异常的疾病均可能出现精神病性症状,尤其当颞叶和中脑受损时。当患者表现出任何不典型或少见的症状,或有意识水平变化时更应小心。即使是对以往诊断为精神分裂症的患者也需要排除是躯体疾病所致,比如既往的精神症状也许是一个未被诊断出来的脑肿瘤所致。躯体疾病、脑器质性疾病所致精神障碍常有以下共同特点,可与精神分裂症相鉴别:①躯体疾病与精神症状的出现在时间上密切相关,病情的消长常与原发疾病相平行。②精神症状多在意识障碍的背景上出现,幻觉常以幻视为主,症状可有昼轻夜重,较少有精神分裂症的"特征性"症状。某些患者由于病变的部位不同,还会有相应的症状表现。③体格检查多少可找出某些阳性发现。④实验室检查常可找到相关的证据。某些精神活性物质及治疗药物(如激素类、抗帕金森病药等)的使用可导致精神症状的出现。鉴别时考虑:有确定的用药史;精神症状的出现与药物使用在时间上密切相关;用药前患者精神状况正常;症状表现符合不同种类药物所致精神障碍的特点(如有意识障碍、幻视等)。

2. 其他精神病性障碍　分裂样精神障碍、急性短暂性精神病性障碍、分裂情感障碍及妄想性障碍可以表现出与精神分裂症类似的症状,应予鉴别。分裂样精神障碍的主要特点是病程不足一个月。急性短暂性精神病性障碍的特点是在没有前驱症状的情况下突然起病,精神病性症状在两周内达到顶峰状态,症状的性质与强度通常每天之间甚至一天之内都有变化,通常在数天内完全缓解,个体能恢复到病前功能水平,部分患者病前有明显的应激因素。如患者在三个月内症状不缓解或社会功能水平恢复不好,则要考虑精神分裂症或其他精神病性障碍的可能。分裂情感障碍的特点是在一次疾病发作过程中,精神病性症状和心境障碍(躁狂或抑郁)均很明显且差不多同时出现或消退。妄想性障碍的特点是妄想结构严密系统,妄想内容有一定的事实基础,不荒谬离奇;思维有条理和逻辑;行为和情感反应与妄想内容一致;无智能和人格衰退;一般没有幻觉或不为主要表现。而精神分裂症的妄想内容常有离奇、荒谬、泛化、结构松散而不系统及常人不能理解的特点,且常伴有幻觉以及精神或人格衰退。

3. 心境障碍　严重心境障碍发作的患者也会表现出与心境协调的妄想或幻觉,但这些精神病性症状在心境症状有所改善时通常会较快消失,不是疾病的主要临床相。严重抑郁患者思维迟缓,行为动作减少,有时可达亚木僵或木僵的程度,此时需与紧张性木僵鉴别,但两者本质不同。抑郁患者的情感不是淡漠,耐心询问可得到某些简短、切题的应答;动作虽缓慢,但眼神常流露出忧心忡忡和欲语却难以表达的表情,表明患者与周围仍有情感上的交流;肌张力不高。而紧张性木僵的患者不管你做多大努力,均不能使患者做出相应的应答和情绪反应,患者表情淡漠,不语不动,或伴有违拗、紧张性兴奋及肌张力增高等。部分急性起病的精神分裂症患者可表现为兴奋躁动、行为动作增多,需与躁狂发作相鉴别。躁狂患者情感活跃、生动,外部表现反映其思维活动,保持着与周围人情感上的交流;躁狂患者常主动接触别人,情绪变化与外部刺激反应一致。而精神分裂症患者为不协调的精神运动性兴奋,行为动作虽多,但情绪并不高涨,表情常呆板淡漠,动作单调杂乱,有时怪异,与环境刺激不协调;且还有精神分裂症的其他症状,如思维破裂、幻觉妄想等。有一种伴意识障碍的急性躁狂(谵妄性躁狂)患者,可出现思维不连贯,行为紊乱不协调,鉴别时则有一定困难,需要结合既往病史、病程、症状持续时间、治疗反应及疾病转归等做出判断。

4. 焦虑与强迫症　部分精神分裂症患者,尤其在疾病早期,常出现焦虑、抑郁和强迫等症状。鉴别要点:①焦虑与强迫症患者多数有较好的自知力,了解自己的病情变化和处境,求治心切,情感反应强烈。而精神分裂症患者早期虽可有自知力,但却不迫切求治,情感反应亦不强烈。精神分裂症患者的强迫症状内容常有离奇、荒谬、多变和不可理解的特点,患者摆脱的愿望不强烈,痛苦体验不深刻。②仔细的病史询问和精神检查可发现其他精神分裂症的症状,如幻觉妄想、情感淡漠迟钝、行为孤僻退缩等。③一时难以诊断者(尤其是儿童、青少年患者)可能需要一定时间的随访观察,切忌轻易做出精神分裂症的诊断。

5. 人格障碍　某些人格障碍,如分裂型、边缘型及强迫型人格障碍可以表现出精神分裂症的某些特点。而精神分裂症(尤其是青少年起病,病情进展缓慢者)会表现出性格特征的改变。鉴别时要详细了解患者的生活和学习经历,要追溯到童年时期。人格障碍是一个固定的情绪、行为模式,一般无明显、持续的精神病性症状,症状表现是一个量的变化,无确切的发病点。而精神分裂症的病前病后有明显的转折,情感和行为有质的异常,且具有某些重性精神病性症状。

五、病程与预后

(一) 病程

精神分裂症典型的病程特征是:多在青少年期起病,绝大多数患者在明显精神病性症状出现前会有数天至数年不等的前驱期。一旦发病,大多数会呈现恶化和缓解交替的病程。首次发作后,经适当治疗,多数患者会逐渐缓解并在较长时间内表现出相对正常的社会功能,但多数患者会复发。前五年的疾病特征对后期病程的走势有预测作用。患者每复发一次,都更可能导致进一步的功能恶化。每次发作后不能回到病前功能水平是此病不同于分裂情感障碍及心境障碍的大体特征之一。在精神病性症状发作后,部分患者会出现抑郁发作。总体上讲,随着病程的进展,阳性精神症状会变得缓和,而阴性或缺陷症状会愈发严重。

(二) 预后

有人对 1925 年首次住院但从未使用抗精神病药物的 70 例瑞典精神分裂症患者进行了终身记录(lifetime record)并使用 DSM-Ⅲ诊断,结果发现其最终结局状况为良好、中等与明显恶化者分别占33%、24% 和 43%。对 1895—1992 年间的 320 个有关精神分裂症结局的前瞻性研究的荟萃分析(涉及 51 800 名患者,平均随访 5.6 年)结果显示:40% 的患者有明显改善,其中 1956—1985 年期间的患者的改善率明显高于 1895—1955 年期间的患者,此结果提示抗精神病药物的出现对患者的预后有明显改善。另一项对发表于 1966—2003 年的有关精神分裂症结局的前瞻性随访研究的系统回顾发现,预后良好者占 42%。然而,完全恢复的比例不高,2013 年的一项荟萃分析报告为 13.5%(要求最多只有轻度症状和社会功能良好,且其中至少一项持续 2 年及以上)。

由于不同研究使用的诊断与预后标准不同,故研究之间的可比性较差。综合已有资料大致可以得出以下结论:①精神分裂症患者的病程特征具有很大的异质性;②近半数患者在平均 6 年的随访期间会有明显的改善;③病程的变化在疾病的前 5 年最大,然后进入一个相对稳定的平台期;④精神分裂症患者的总体预后差于分裂情感障碍和心境障碍;⑤病程和结局的差异与所选用的诊断标准有关;⑥精神分裂症的长期结局难以预测。

影响预后的因素:多数研究认为,女性、已婚,初发年龄较大,急性或亚急性起病,病前人际关系和职业功能良好,以阳性症状为主症,症状表现中情感症状成分较多,家庭社会支持多,家庭情感表达适度,治疗及时、系统,维持治疗依从性好等指标常是提示结局良好的因素。反之,为结局不良的指征。

六、治疗

对于首次发作或复发的精神分裂症患者,抗精神病药物应作为首选的治疗措施。而其他循证的心理社会干预措施应该贯穿治疗的全过程。对部分药物治疗效果不佳和/或有木僵违拗、频繁自杀、攻击冲动的患者,急性治疗期可以单用或合用电抽搐治疗。对诊断明确、治疗合作且无潜在风险者,可以选择门诊治疗。住院治疗的指征包括:有潜在危险者(自杀、攻击暴力、共患严重躯体疾病、生活自理困难等)、治疗不合作者、诊断不明确者、需要调整药物治疗方案者。

(一) 药物治疗

本章只介绍抗精神病药物治疗精神分裂症的某些规则。各种抗精神病药物的具体特征及使用方法请参见本书第二十四章。

1. **药物选择原则** 应根据患者对药物的依从性、疗效、耐受性、既往治疗体验、长期治疗计划、年龄、性别及经济状况等综合考虑后选择药物。不同种类的抗精神病药物的不良反应差异较大,个体是否愿意忍受的不良反应也不同,因此,应让患者参与药物的选择。现有的证据提示:作为群体,在阳性症状的总体控制方面,奥氮平、氨磺必利及利培酮可能优于其他第一代、第二代抗精神病药;用两种不同作用机制的抗精神病药物适当治疗后反应不佳者,建议选用氯氮平治疗;对口服药物治疗依从性不佳的患者,长效注射针剂是一个较好的选择。由于不同个体对相同药物的治疗反应(疗效和不良反应)会存在差异,因此,很难推荐适合于全部患者的一线抗精神病药物。临床实践中,对每一个具体患者来说,药物治疗都是一个个体化的临床试验。

2. **药物使用原则** 建议早期、适量(一般指药品说明书推荐的治疗剂量)、足疗程、单一用药、个体化用药的原则。一旦确定患者有药物治疗指征,即应启动抗精神病药物治疗。大多数情况下推荐口服治疗,对某些兴奋、激越患者可选择短期内非口服给药方式治疗。对绝大多数患者应选择单一用药,应从小剂量开始逐渐加至有效推荐剂量,剂量增加速度视药物特性及患者特质而定。当药物加至已知的最低有效治疗剂量时,至少需要经过 1～2 周的评估才能决定是否还需要增加剂量。目前尚无大剂量抗精神病药物疗效优于标准剂量的确切证据,只有在当标准剂量经足疗程治疗后,患者症状部分改善,但耐受性良好或血药浓度未达标时,才可以在获得知情同意的前提下考虑适当的超标用药。巩固治疗期间原则上不应减量,除非患者难以耐受。维持治疗剂量可酌情减少,但需要个体化把握。抗精神病药物治疗一般不要突然停药,除非出现某些紧急情况。

3. **药物治疗程序** 治疗程序包括:急性治疗期(一般 4～6 周),其主要目的是尽快控制症状,防止疾病所致的继发性伤害;巩固治疗期(至少 6 个月),主要目的是防止疾病复燃,协助患者恢复病前社会功能;维持治疗期(时间不定),目的是防止疾病复发,进一步改善社会功能的整合和提高生活质量。维持治疗期治疗时间至今没有统一规定,多数建议:对于首发、缓慢起病的患者或多次复发的患者,维持治疗时间应为至少 5 年或更长,部分患者可能需要终身服药;对急性发作、缓解迅速彻底的患者,维持治疗时间可相应较短,但应告知患者及监护人停药可能的后果、复发的早期症状及应对措施。总体上,不足 1/5 的患者有可能停药。

4. 合并用药原则　如患者持续出现焦虑、抑郁和敌意等症状,可合用相应的药物对症处理。如患者经合适的抗精神病药物治疗(甚至包括了氯氮平治疗),但仍表现持续的阳性精神病性症状,可合用辅助药物(增效药物),或电抽搐治疗(ECT),或经颅磁刺激治疗,或联合使用不同种类的抗精神病药物,亦可单独应用 ECT 治疗。辅助药物包括苯二氮䓬类、情绪稳定剂、抗抑郁药等。抗精神病药物的合用只有在单一用药(包括氯氮平)疗效不佳后才考虑,联合使用时,要仔细评估并记录联合治疗对靶症状的效果和不良反应,如联合治疗 8～12 周后未能获得预期效益,建议逐渐换为单一用药或更换联合药物的种类。联合用药以化学结构不同、药理作用不尽相同的药物联用比较合适。

5. 安全监测与不良反应的处理　尽管抗精神病药物总体上相对安全,但不同的药物对少数患者会有影响。因此,在开始抗精神病药物治疗前均应常规检查血压、心率、体重指数,血常规,心、肝、肾功能,血糖、血脂、血电解质等,并在服药期间要定期复查对比,发现问题及时分析处理。抗精神病药物也会出现诸如锥体外系反应、药源性激越、过度镇静、催乳素分泌增加、代谢综合征等不良反应,其具体表现及处理方式详见本书第二十四章。

(二) 物理治疗

电抽搐治疗(electroconvulsive therapy,ECT)对精神分裂症患者有效,对急性发作的患者其疗效与抗精神病药物疗效相当而优于心理治疗。也有研究发现,抗精神病药物合并 ECT 治疗的疗效优于单用抗精神病药物。目前,国内医院大多已使用改良电抽搐治疗(modified electroconvulsive therapy,MECT)。有关电抽搐治疗的详细内容参见本书第二十四章。其他可能有前景的治疗方法还包括重复经颅磁刺激和深部脑刺激,但尚需更多的临床验证。

(三) 心理与社会干预

仅仅让患者消除精神症状是不够的。理想的状态是:患者精神症状消失,精力、体力及社会功能全面恢复。而心理社会干预措施有助于这一理想目标的获得。常用于精神分裂症患者的心理社会干预措施简述如下。

1. 社会技能训练　基于学习理论,运用各种方式(如看录像、示范或角色扮演等)训练和提升患者的各种实用技能,如做决策、解决问题、处理人际关系、应对应激和不良情绪等。大多数研究认为,本法对有目的地获得某些技能以及改善社会适应能力有益。

2. 家庭干预　家庭干预的要素是心理教育、问题行为的解决、家庭支持及危机处理措施等的有机结合。研究表明,家庭治疗对降低复发率有效。

(1) 心理教育:目的在于提高患者和监护人对疾病的理解,对高情感表达的家庭成员进行指导。具体内容包括向家庭成员讲解:①疾病的性质特征;②药物治疗的基本知识;③对待患者的正确态度;④如何为患者提供某些支持(如督促服药、学习、锻炼等);⑤如何分析与解决家庭矛盾与冲突等。

(2) 家庭危机干预:目的是指导患者及其家庭成员应对应激的方法,减轻患者压力。要求家庭做到:①能接受患者精神症状的存在;②能确认可能诱发精神疾病的应激源;③能预防可能导致疾病发作的应激源;④能提供避免或降低疾病发作的对策,包括复发先兆症状、常见药物不良反应的识别与处理等。

(3) 以家庭为基础的行为治疗:指导家庭成员如何同患者相处,如何解决日常生活中所遇到的问题,如何强化与保持患者所取得的进步等。

3. 认知行为疗法(cognitive-behavioral therapy,CBT)　CBT 采用的治疗技术改编自贝克(Beck)治疗抑郁症的方法,尤其是针对持续的妄想和幻觉。荟萃分析表明,CBT 对精神病性症状的效应量小至中等,对减轻与症状相关的痛苦效应量较大。CBT 被认为是一种有循证实践的治疗方法,多数国家的治疗指南建议将其用于有持续性精神病性症状且保留有自知力的患者。

4. 社区服务　精神分裂症患者最终在社区生活,因此如何在社区中管理患者,为他们提供方便、合理和高效的服务一直为世界各国所重视。20 世纪 70 年代西方国家所倡导的非住院化运动,经过几十年的运作而发展出了一种针对慢性精神障碍患者的有效的社区服务模式——个案管理(case management)。在该模式中,治疗者首先将各种不同的服务措施进行调整后综合成一个最适合于不同患者需要的个体化治疗方案,每个患者都有一个个案管理者(经纪人),然后由个案管理者负责督促与协调多功能治疗小组对个体化治疗方案进行执行,整个治疗过程均在社区中完成。其最终目的是提高患者在社区中的适应和生存能力,促进心身的全面康复。以个案管理为基础的社区服务模式有多种形式,其中以主动性社区治疗(assertive community treatment, ACT)为多数国家所推崇。ACT 模式将每一个患者交给一个多功能团队负责,团队成员包括个案管理者、精神科医师和护士、心理治疗师、内科医师、康复治疗师等,整个团队为一定数量的患者提供每天 24 小时、一周 7 天的全方位的服务。实践表明,ACT 模式对降低住院率很有效,不过成本较高。

5. 其他　其他可以选用的方法包括个体治疗、小组治疗、辩证行为疗法、认知训练、职业治疗、艺术治疗等。可以针对患者的特点,选择有循证医学证据的方法来应用。

第二节 │ 分裂情感障碍

一、概述

根据 ICD-11 的定义,分裂情感障碍(schizoaffective disorder, SAD)是一种在同一次疾病发作期内同时满足精神分裂症和心境障碍诊断要求的发作性疾病,精神分裂症症状和心境障碍症状可以同时出现或相隔几天出现。典型的精神分裂症症状(如妄想、幻觉、思维形式障碍及被动体验等)与典型的抑郁发作(如情绪低落、兴趣丧失、精力减退)、躁狂发作(如情绪高涨、躯体和精神活动增加)或混合发作相伴出现。精神运动性障碍,包括紧张症症状群也可出现。症状必须持续至少一个月。柯比(Kirby)和霍克(Hoch)分别于 1913 年、1921 年描述了一组具有精神分裂症和心境障碍混合特征的患者,由于这类患者不具有精神分裂症的衰退病程,他们将其归类为 Kraepelin 的躁狂抑郁性精神病。1933 年,卡萨宁(Kasanin)引入分裂情感障碍这一术语来描述这类疾病,并发现该类疾病具有以下特征:常于青少年期突然起病;常有较好的病前社会功能水平;病前常有特殊的应激因素;心境障碍家族史常见。由于 Bleuler 关于精神分裂症的宽泛的概念包容了 Kraepelin 关于精神分裂症的狭义的定义,Kasanin 认为这是精神分裂症的一种类型。因此,从 1933 年到 1970 年,与 Kasanin 的描述症状类似的患者分别被命名为分裂情感障碍、不典型精神分裂症、预后好的精神分裂症、易缓解的精神分裂症及环性精神病(cycloid psychosis),这些术语均强调了本病与精神分裂症的关系。大约在 1970 年,人们基于两类事实后开始将分裂情感障碍的属性从精神分裂症转移到心境障碍。其一是,碳酸锂对双相障碍和某些分裂情感障碍有效;其二是,库珀(Cooper)等于 1968 发表的研究表明,美国与英国诊断精神分裂症数量的差异主要与美国过分强调精神病性症状对诊断精神分裂症的重要性有关。换句话说,有精神分裂症症状的患者不一定就是精神分裂症,心境障碍同样可以出现精神分裂症症状。SAD 的终生患病率可能为 0.5%~0.8%。由于不同研究所使用的诊断标准不同以及诊断概念的变化,这个数据也只是估计。此外,在临床实践中,当医师不能确定诊断时,也经常会使用 SAD 的初步诊断。SAD 总体患病率的性别差异与心境障碍类似,SAD 躁狂型男女患病率类似,抑郁型女性患病率是男性的两倍。SAD (抑郁型)在年长者中较年轻者中常见,而躁狂型则相反。与精神分裂症类似,女性发病年龄晚于男性。男性 SAD 患者更常出现反社会行为、情感平淡或不适当的情感反应。

二、病因与发病机制

病因不明。既往的病因学研究涉及了家系调查、生物学标记、短期治疗反应与长期预后等方面,但这些研究设计的前提是均认为 SAD 是一组同质性疾病。而近来的研究提示,SAD 的躁狂型和抑郁型之间、SAD 与精神分裂症之间在病因学上既有重叠也有差异。如有研究提示,精神分裂症和心境障碍具有遗传学上的相关性,位于染色体 1q42 的 *DISC1* 基因与 SAD、精神分裂症及心境障碍都有关。

三、临床表现

作为一类发作性障碍,心境症状与精神分裂症症状在疾病的同一次发作中都很明显,两类症状多同时或至多相差几天出现。

有些患者在疾病发作时分裂性症状和躁狂症状均突出。躁狂症状通常为情绪高涨,伴自我评价增高和夸大;有时以兴奋或易激惹更明显,且伴攻击行为和被害观念。上述两种情况均存在精力旺盛、活动过多、注意力集中受损以及正常的社会约束力丧失。可存在关系妄想、夸大妄想或被害妄想,但需要其他更典型的精神分裂症症状方能确立诊断,例如,患者可能坚持认为他们的思维正被广播或正被干扰、异己的力量正试图控制自己,或凭空听到各种不同的说话声,或表露出不仅仅为夸大或被害内容的古怪的妄想性观念。有躁狂发作的患者通常急性起病,症状鲜明,虽常有广泛的行为紊乱,但一般在数周内可明显缓解。

有些患者在疾病发作时分裂性症状和抑郁症状均突出。抑郁心境表现为某些特征性抑郁症状或行为异常,如情绪低落、思维迟滞、快感缺失、失眠、无精力、食欲或体重下降、正常兴趣减少、注意力集中受损、内疚、无望感及自杀观念或行为。典型的精神分裂症症状包括奇怪的妄想、第三人称幻听及各种被动体验等。有抑郁发作的患者其临床表现不如有躁狂发作的患者鲜明和生动,但一般持续时间较长,而且预后较差。

有些患者在疾病发作时分裂性症状与混合型双相障碍同时存在。

四、诊断与鉴别诊断

DSM-5 将 SAD 分为双相型(有躁狂发作者)和抑郁型(只有抑郁发作者)。ICD-11 则未对 SAD 进行具体分型。

(一) ICD-11 关于 SAD 的诊断要点

1. 在疾病的同一次发作中,精神病性症状和情感性症状同时出现或只差几天出现。

2. 该发作在符合精神分裂症全部诊断要求的同时存在情感症状,且情感症状需满足以下心境发作(中度或重度的抑郁发作、躁狂发作或混合发作)之一的诊断要求。要注意的是,抑郁发作的症状必须包括情绪低落,不能只依据兴趣减退或愉悦感降低。

3. 精神病性症状和情感性症状共同存在至少一个月。

4. 这些症状或行为不是其他躯体疾病(如脑肿瘤)所致,也不是物质或药物(如皮质类固醇)作用于中枢神经系统的效应(包括戒断反应)所致。

(二) 鉴别诊断

鉴别诊断需要考虑所有可能引起明显心境发作和精神分裂症症状的情况。

1. **躯体疾病及物质(药物)使用所致障碍**　通过全面病史材料、躯体检查和必要的辅助检查可以排除。

2. **精神分裂症**　精神分裂症和 SAD 均是针对疾病当前发作或最近一次发作的诊断。也就是说,既往诊断为 SAD 的患者并不妨碍目前精神分裂症的诊断,反之亦然。精神分裂症患者可以伴有情感症状,但其时间和强度均达不到诊断 SAD 的要求。曾经诊断为 SAD 的患者,如仅有情感症状的缓解,导致其不伴有情感症状的精神病性症状的持续时间远超过两者症状同时存在的时间,则宜诊断为精神分裂症。如果患者在疾病的不同发作中分别表现出精神分裂症及情感性症状,则不应诊断为 SAD。

3. **伴有精神病性症状的心境障碍**　虽然心境障碍患者也可同时伴有精神病性症状,但精神病性症状不符合精神分裂症的诊断要求。

4. 急性短暂性精神病性障碍　急性短暂性精神病性障碍较 SAD 具有以下不同：精神症状在强度和类型上明显更为多变，不符合精神分裂症或抑郁发作、躁狂发作或混合发作的诊断要求；一般不会出现阴性症状；病程更短，一般不会超过三个月，绝大多数持续数天到一个月。

五、治疗与预后

此病的药物治疗原则比较复杂，涉及多类别的多种药物。已有的资料提示，SAD 的治疗在很大程度上与精神分裂症和心境障碍的治疗一致，应针对主要症状使用抗精神病药物、心境稳定剂和抗抑郁药。作为双相障碍治疗基石的心境稳定剂在此病的治疗中起重要作用。临床实践中，心境稳定剂常单独使用或与抗精神病药物和/或抗抑郁药物合用，有的难治性患者可能需要心境稳定剂、抗精神病药物及抗抑郁药物的联合治疗。在 SAD 的躁狂发作期，常需中、高剂量的药物来控制症状；进入维持期，可以使用低、中剂量以避免或减少药物不良反应。SAD 抑郁发作期的治疗可以参考双相障碍抑郁发作的抗抑郁药选药方案，同时需合用抗精神病药物。应注意抗抑郁药可能诱发快速循环发作和转相。抗抑郁药的选择要参考以往治疗的效果。对难治患者，可以参考难治性精神分裂症和难治性心境障碍的治疗程序。治疗期间应定期评估症状、监测血药浓度，检查甲状腺功能、肝肾功能及血常规等指标，适时调整治疗方案。

家庭治疗、社会技能训练及认知康复治疗有益。由于患者症状范围的巨大变化常使得家庭成员难以适应疾病的变化及患者的需求，因此，应向患者及家属解释疾病的性质、诊断和预后的不确定性，提高治疗依从性。

作为总体，SAD 的预后好于精神分裂症而差于心境障碍。与精神分裂症比，SAD 较少出现恶化性病程，且对锂盐的治疗反应更好。分析现有资料，我们有理由认为 SAD 是一组异质性疾病：有些是具有明显心境症状的精神分裂症，有些是具有明显精神分裂症症状的心境障碍，还有一部分可能是属于有独特特征的临床综合征。随访研究发现，随着病程的发展，如精神分裂症症状出现增加则提示较差的预后。结局的好坏与患者占优势的症状有关，情感症状占优势者预后好于分裂症状占优势者。一项为期八年的随访研究显示，SAD 的预后与精神分裂症更为类似而比伴有精神病性症状的心境障碍要差。

第三节 | 分裂型障碍

一、概述

根据 ICD-11 定义，分裂型障碍（schizotypal disorder）以持久的（通常至少几年）表现为外表、语言和行为的古怪而反常的模式，伴有感知和认知障碍、不寻常的信念，以及对人际关系感到不适并导致人际关系不良为特征。

ICD-11 将分裂型人格障碍与分裂型障碍合并，放在精神分裂症及其他原发性精神病性障碍类别中。DSM-5 将分裂型人格障碍与分裂型障碍等同。

分裂型（人格）障碍在普通人群中的患病率约为 3%，性别比例不详。女性脆性 X 染色体综合征中常见。DSM-5 提示该疾病可能在男性中更常见。与对照组相比，精神分裂症患者亲属中也更常见。一项研究显示同卵双生子发病率（33%）高于异卵双生子（4%）。

二、病因与发病机制

病因不明。寄养子、家系调查和双生子研究表明精神分裂症患者家族中此病的患病率升高，尤其当分裂型特征没有共病心境障碍症状时升高更为显著，提示此病与精神分裂症可能存在病因与发病机制上的重叠。

三、临床表现

分裂型（人格）障碍患者表现为思维和交流障碍。尽管没有明显的思维形式和思维内容障碍，但他们的语言可能是特殊和独特的，只有他们自己能理解，且常需要向他人做解释。与精神分裂症一样，分裂型障碍患者可能不清楚自己的感受，但对他人的感受，尤其是对愤怒等负性情绪很敏感。患者可能很迷信，声称自己有特殊的思想和洞察力。他们的内心世界可能充满了想象生动的人际关系和孩童般的恐惧和幻想。他们可能会承认自己有错觉或幻觉，并认为其他人看起来都像是木偶一样。

分裂型障碍患者常表现为行为古怪和不合时宜，他们会被孤立，几乎没有朋友，通常人际关系差。在应激状态下，分裂型障碍患者可能会出现短暂的精神病性症状。严重患者可能出现快感缺失和重度抑郁发作。有些患者可能表现出边缘型人格障碍的特征。

阴性分裂型（negative schizotypy）症状可包括情感的受限和不协调、快感缺失（anhedonia）。阳性分裂型（positive schizotypy）症状可包括偏执信念、牵连观念，或其他精神病性症状（如各种形式的幻觉），但强度和持续时间不满足精神分裂症、分裂情感障碍、妄想性障碍的诊断标准。

四、诊断与鉴别诊断

1. 诊断　ICD-11 关于分裂型障碍的诊断要点如下。

（1）是一种言语、感知、信念及行为等方面持续异常的模式，这些异常表现的强度或持续时间不足以满足精神分裂症、分裂情感障碍或妄想性障碍的诊断要求。这种模式包括以下一些症状：①情感表达异常，个体表现冷漠和疏离。②古怪、离奇、不同寻常或独特的行为或外表。③人际关系差，倾向于社会退缩。④异常信念或离奇思维影响其行为并与亚文化规范不符，但尚未达到妄想的程度。⑤异常的、扭曲的知觉体验，如强烈的错觉、人格解体、现实解体、幻听或其他幻觉。⑥猜疑或偏执观念。⑦语言表达异常，反映出模糊的、赘述的、隐喻性的、过分加工修饰或刻板的思维，但无明显的前后矛盾。⑧强迫性的思维反刍，但个体不感到思维是外界强加的或是不想要的；常有躯体变形、性或攻击性内容。

（2）患者症状表现的强度和持续时间从未符合精神分裂症、分裂情感障碍、妄想性障碍的诊断要求。即，可能会出现短暂的妄想、幻觉、思维形式障碍，或被动、被影响或被控制的体验，但这些症状持续的时间不超过 1 个月。

（3）症状应是连续性的或发作性的，且至少持续了 2 年。

（4）这些症状引起个体痛苦，或导致个人、家庭、社交、学业、工作或其他重要领域的功能受损。

（5）上述症状不是其他躯体疾病（如脑肿瘤）的表现，也不是物质或药物（如皮质类固醇）作用于中枢神经系统的结果（包括戒断反应），且不能更好地被另一种精神、行为或神经发育障碍所解释。

2. 鉴别诊断　理论上，可以从患者奇怪的行为、思维、感知觉、交流方式和明确的精神分裂症家族史等方面将分裂型障碍与分裂样和回避型人格障碍相鉴别。分裂型障碍与分裂型人格障碍最主要的区别是前者与精神分裂症在感知觉、思维、行为和人际交往等方面更为相似。分裂型障碍患者的精神病性症状是短暂和片段的，这有别于精神分裂症。偏执型人格障碍患者以怀疑猜忌为主要特征，但行为不像分裂型障碍患者那样奇怪。对同时符合分裂型障碍和边缘型人格障碍者，可以下两个诊断。

五、治疗与预后

在处理该类患者时，医师需谨慎自己的言行。这些患者有特殊的思维模式，有些可能还参与了某些宗教、神秘组织等的活动，治疗师不应嘲笑或对这些信仰或活动进行评判。

抗精神病药对牵连观念、错觉等症状有用，与心理治疗联合使用更为有效。对抑郁情绪明显者，可合并抗抑郁药。

本病为慢性病程，无明确的起病时间，其病程演化类似于人格障碍，部分可发展为精神分裂症。

根据目前的观点,分裂型障碍是精神分裂症患者的病前人格。然而,有些患者尽管性格古怪,却终身保持稳定的分裂型人格,并能结婚和工作。托马斯·麦克格拉森(Thomas McGlashan)的一项长期随访研究表明,10% 的患者最终自杀死亡。

第四节 ｜ 急性短暂性精神病性障碍

一、概述

急性短暂性精神病性障碍(acute and transient psychotic disorder)是一类急性发作、病程短暂的精神病性综合征。其特点是既往精神状况正常的个体在没有任何前驱期症状的情况下急性起病,在 2 周内达到疾病的顶峰状态,并通常伴有社会和职业功能的急剧恶化。症状包括妄想、幻觉、思维形式和结构障碍、困惑或意识模糊及情感与心境障碍,也可出现紧张症性精神运动性障碍。症状的性质与强度通常在每天之间甚至 1 天之内有快速、明显的变化。病程不超过 3 个月,大多持续数天到 1 个月(DSM-5 对病程的要求是 1 天到 1 个月)。缓解完全,个体能恢复到病前功能水平。此类患者以往被分类为反应性、癔症性、应激性及心因性精神病。由于对短暂精神病性障碍的类别、定义、亚型类别及诊断标准国内外意见很不一致,因此,此病确切的流行病学资料难以获得。但一般认为此类疾病不常见,多发生于 20 岁到 30 多岁的年轻人,女性多于男性,这一流行病学特点明显不同于精神分裂症。也有研究者认为处于低社会经济阶层并遭受了灾难和文化变迁(如移民)者易患此病;遭遇重大心理社会应激源是其后罹患此病的危险因素。此病也常与表演型、自恋型、偏执型、分裂型及边缘型人格障碍共病。

二、病因与发病机制

病因不明,应激因素和躯体素质因素在病因学中可能起重要的作用。不良的人格特征(尤其是有边缘型、分裂型或偏执型人格特征者)是发生精神症状的生物和心理易感素质。有些患者有精神分裂症或心境障碍家族史,但这些发现与该病的关系尚无定论。精神动力学机制强调患者的精神症状与不恰当的应对机制及患者的继发性获益有关,是患者对被禁止的幻想、不能满足的欲望或痛苦处境的一种防御方式。

三、临床特征

患者通常在 2 周内或更短时间内出现急性的精神病状态,症状多变,每天之间甚至 1 天之内有明显变化。表现为片段的妄想或幻觉,妄想和幻觉形式多种多样。患者亦可表现为言语和行为紊乱。情绪可表现为淡漠、迷惑恍惚、焦虑激越等。观察发现,急性短暂性精神病性障碍患者在发病早期较那些最后变成慢性精神障碍患者的发病早期会更常出现心境不稳定、意识模糊和注意障碍。特征性的症状包括情绪的反复无常、行为紊乱或怪异行为、缄默不语或尖叫以及近事记忆受损。有些症状提示有谵妄的可能,应进行仔细的躯体检查,尤其要排除是药物的不良反应所致。部分患者在疾病发作前有应激源。最明确的应激源是指在类似环境下对该文化处境中的大多数人构成应激反应的事件,如亲人亡故,非预期性失去工作或婚姻,战争、恐怖主义和酷刑所致的心理创伤等。病程一般为几天到 1 个月,少数患者可达 3 个月。

四、诊断与鉴别诊断

(一)诊断

当急性起病的精神病性症状持续时间不超过 3 个月(DSM-5 要求不超过 1 个月),且精神症状不能用精神分裂症、心境障碍、分裂情感障碍、妄想性障碍及物质使用或躯体疾病等来更好地解释时,诊断急性短暂性精神病性障碍是合适的。DSM-5关于急性短暂性精神病性障碍有三种亚型：①有应激源；②没有应激源；③产后发作。临床医师不能单纯依靠患者提供的病史材料来判断，要从其他知情者处获得有关前驱期症状、既往精神疾病史、最近有无精神活性物质或某些药物的使用以及发病前有无促发因素等信息来综合判断。

（二）鉴别诊断

即使有明确的心理社会诱因，短暂的精神病发作也不一定就是急性短暂性精神病性障碍，因为应激源可能与精神疾病的发作只是巧合。如果精神病性症状持续时间超过3个月，则有必要考虑是否是精神分裂症、分裂情感障碍、伴有精神病性症状的心境障碍及妄想性障碍等。假如精神病性症状是在明显的应激源后发生且持续时间不足3个月（通常为数天到1个月以内），缓解彻底，功能恢复到病前水平，则强烈提示该病的诊断。其他需要考虑的鉴别诊断包括伴有明显的心理症状和体征的做作性障碍、诈病以及躯体疾病和物质使用所致的精神障碍。做作性障碍的症状是故意产生的；诈病是为了某种特殊目的而装精神病（如为了获得住院）；躯体疾病及物质使用所致的精神障碍，通过医学和药学检查可以明确病因，如果患者承认使用了非法类物质，医师需要评估是物质导致的中毒还是戒断症状。此外，还需与分离性身份障碍以及与边缘型和分裂型人格障碍有关的精神病性发作相鉴别。

五、治疗与预后

短期住院有利于评估和保护患者。评估包括监测患者症状的变化以及有无潜在危险。安静和结构化的病房环境有利于患者重新获得真实感。在住院前或等待药物起效的过程中，有时需对患者进行必要的隔离、保护及看护。药物对症治疗常选用抗精神病药和苯二氮䓬类药物（benzodiazepines，BZDs）。兴奋激越者可选用氟哌啶醇、齐拉西酮肌内注射，也可选择奥氮平、喹硫平等镇静作用较强的药物口服。BZDs常用于此类疾病的短期治疗，尽管BZDs对精神病性症状的长期治疗效果有限或无益，但短期使用有效且不良反应较抗精神病药物少而轻。有些患者在精神病性症状缓解后的前2~3周使用抗焦虑药常常有效。总体上，此类患者常不需长期的药物治疗，如果患者需要药物维持治疗，则要考虑诊断的正确性。尽管住院和药物治疗大多能解决患者的短期状况，但治疗的难处在于如何消除疾病对患者及其亲属可能造成的心理创伤。心理治疗有利于对患者及其家属解释应激源与精神疾病发作之间的关系，探索和发展新的应对策略。治疗要素包括帮助患者处理丧失的自尊以及重新获得自信。在强化患者自我结构的同时使用能促进问题解决的个体心理治疗有效，家庭成员如能参与则效果会更好。

据ICD-11的定义，急性短暂性精神病性障碍的病程不应超过3个月，但该病的出现提示患者具有精神疾病的易感素质。国外有随访研究发现，首诊患者约半数其后疾病发展成精神分裂症、心境障碍等，但整体预后较好。少数患者在精神病性症状消失后会出现抑郁症状。无论是在精神病性症状的发作期还是发作后的抑郁期，都要防止患者自杀。提示预后良好的因素包括：病前适应能力良好、病前没有分裂特质、有严重的促发因素、起病急、情感症状明显、发作期有意识模糊和困惑、没有情感迟钝、症状持续时间短、无精神分裂症家族史。

第五节 | 妄想性障碍

一、概述

妄想性障碍（delusional disorder）又称偏执障碍（paranoid disorder），是指一组病因未明，以发展成一种或一整套相互关联的系统妄想（妄想症状持续3个月及以上）为主要表现的精神疾病。妄想发作时没有抑郁、躁狂及混合发作的心境障碍，也没有其他精神分裂症的特征性症状（如持续性的幻听、思维形式障碍及阴性症状）。患者可以出现与妄想主题相一致的各种形式的感知觉障碍（如幻觉、错觉和身份认同障碍)以及情绪、态度和行为反应,但在不涉及妄想内容的情况下,其他方面的精神功能基本正常。国内无确切的发病率和患病率。目前美国普通人群中患病率为 0.2%～0.3%,年新发患者数为(1～3)人/10 万人。由于诊断概念的变化以及此类患者不会主动就医,故确切的发病率与患病率资料难以获得。大多中年起病,平均发病年龄约 40 岁,但发病的年龄范围可以从 18 岁到 90 多岁。女性略多于男性,男性以被害型多见,女性则以情爱型(erotomanic)多见。大多数为已婚和有职业者。

二、病因与发病机制

确切病因不明。可能是生物学因素、不良的性格特征及精神应激因素相互作用促发此病。较大的年龄、妄想性障碍家族史、社会隔离、特殊的人格特征、新近移民、感觉器官功能异常是罹患此类疾病的高危因素。家系调查发现此病具有家族聚集性或患者的某些性格特点(多疑敏感、主观固执、好嫉妒、行事诡秘、高傲自负)具有家族聚集性。有脑部疾病及物质使用的部分患者可以出现妄想,无智力损害的脑部疾病可出现类似于妄想性障碍的复杂妄想,而有智力损害者表现的常是简单、片段的妄想。这提示,系统妄想的形成更可能与边缘系统及基底节受损而大脑皮质功能相对完好有关。以下特征提示该病的病因学可能有别于精神分裂症和心境障碍:患病率明显低于精神分裂症和心境障碍;发病年龄晚于精神分裂症;性别构成比不同于心境障碍(女性明显多见);先证者亲属患精神分裂症和心境障碍的比例不增加,反之亦然;诊断相对稳定,最终发展成精神分裂症和心境障碍的比例分别不足 25% 和 10%,提示该病不是精神分裂症和心境障碍的早期表现或一种亚型。

三、临床特征

此病表现形式多样。以被害妄想为表现者坚信被人用一种或一些恶意的方式陷害,包括躯体、名誉和权利方面的受害。患者搜集证据、罗列事实或反复诉讼(诉讼狂),不屈不挠。以夸大妄想为表现者夸大自身价值、权力、知识、身份和地位,或坚信与神仙或名人有某些特殊关系等。以嫉妒妄想为表现者又称奥赛罗(Othello)综合征,患者多怀疑配偶不贞,故常对配偶采取跟踪、检查、限制外出等方式而防止配偶出现"外遇"。以钟情妄想为表现者又称克兰费尔特(Clerambanlt)综合征,女性多见,表现为坚信某异性对自己钟情。此外,有的患者表现为坚信自己有某一躯体缺陷或疾病状态的妄想,因而反复求医、检查,客观事实无法纠正其信念。概括起来,此类患者的临床表现均有以下共同特点:①妄想形式各异但比较固定,内容不显荒谬离奇,是现实生活中有可能发生的事情。②妄想的发展符合逻辑,可有一定的现实基础,结构比较系统、严密。③患者的情感、态度和行为与妄想系统相一致,在不涉及妄想内容的情况下,其他方面的精神功能基本正常。④典型病例缺乏其他精神病理改变,如没有清晰、持久的幻听和精神分裂症的其他特征性症状,也无脑器质性疾病、物质滥用等的证据。⑤病程演进较慢,妄想往往持久甚至持续终身,但一般不会出现人格衰退和智能缺损,并有一定的工作生活能力。

四、诊断与鉴别诊断

(一)诊断

首先要与患者、患者家人和知情人沟通来澄清妄想是否存在。诊断要点:①存在一个或多个妄想,妄想是最突出的或唯一的临床特征,妄想持续存在至少 3 个月(DSM-5 要求至少 1 个月)。②除了受妄想本身或其结果的影响,患者的功能没有明显损害,没有明显的离奇或古怪行为。③从不符合精神分裂症、心境障碍的诊断标准;妄想不是躯体疾病或某种物质的生理效应所致;也不能用另一种精神障碍来更好地解释。

(二)鉴别诊断

1. 躯体疾病　很多躯体疾病及代谢中毒状态可以出现妄想,复杂性的妄想更多见于皮质下

（如边缘系统和基底节）功能受损的患者。半数以上亨廷顿病和特发性基底节钙化的患者在其病程中会出现妄想，右侧脑梗死的患者妄想症状常见并伴有病感失认（anosognosia）和双重性记忆错误（reduplicative paramnesia），如患者相信自己同一时刻处在不同的地方。卡普格拉（Capgras）综合征可见于多种中枢神经性疾病、维生素 B_{12} 缺乏、肝性脑病、糖尿病及甲状腺功能减退等。寄生虫妄想、变兽妄想、双重自身症（heutoscopy）及钟情妄想（erotomania）也可见于癫痫、中枢神经损伤及代谢中毒性疾病。因此，在诊断确立前，有必要进行相应的躯体、神经系统检查及必要的辅助检查来排除上述可能的原因。

2. 谵妄、痴呆及物质使用障碍　谵妄和痴呆患者也可出现妄想。谵妄患者有波动性的意识水平障碍及认知功能受损可资鉴别。痴呆患者同样可以通过神经心理测验来鉴别。妄想性障碍患者可伴有酒精依赖，但酒精依赖所致的精神障碍常伴有幻觉。兴奋剂、大麻及其他物质或药物也可导致妄想症状，但这类患者的妄想症状在停止物质使用后多数会较快消失。

3. 其他　妄想性障碍还需要与精神分裂症、心境障碍、躯体形式障碍及偏执型人格障碍鉴别。妄想性障碍除妄想不怪异外，还缺乏精神分裂症的其他特征性症状且社会功能也相对完好。躯体形妄想性障碍患者需要与抑郁障碍及躯体形式障碍鉴别。躯体形妄想性障碍的患者缺乏抑郁障碍的其他体征及广泛性的抑郁情绪。躯体形式障碍患者对躯体疾病的坚信程度不如妄想性障碍，对他们的躯体障碍持将信将疑的态度，而妄想性障碍则坚信躯体疾病是存在的。极度偏执的偏执型人格障碍有时难以与妄想性障碍鉴别。一般来讲，当不能完全确定是否属于妄想性障碍时，最好不要轻易做出妄想性障碍的诊断。

五、治疗与预后

此病治疗比较棘手，因大多患者缺乏自知力而不愿求医，即使住院也难以建立良好的医患关系，治疗依从性差。一般来讲，对有敌意和攻击、自杀隐患的患者有必要进行适当的监管和强制性住院治疗。抗精神病药物可改善妄想性障碍的症状并防止恶化或复发，尤其对由于妄想伴发的激越症状有效。伴有焦虑和抑郁的患者可予抗焦虑和抗抑郁药物。对于躯体形妄想性障碍患者，也可试用抗抑郁药。对服药依从性差的患者，可选择长效抗精神病药物制剂。抗精神病药物的剂量和疗程可参照精神分裂症的治疗常规。心理干预有助于良好医患关系的建立，提高治疗的依从性，使患者对疾病性质和治疗方法有所了解。由于这类患者大多敏感多疑，故推荐个别心理治疗。心理干预常配合药物治疗进行。在治疗过程中，治疗者要以共情的态度来对待患者，治疗方式应围绕患者对于妄想信念产生的主观痛苦来进行，这样才有可能取得患者的配合。治疗者不要支持、反对或质疑患者的妄想信念，也不要试图让患者马上改变他的想法。常用的有支持性心理治疗、认知治疗和社交技能训练。此病病程多呈持续性，有的可终身不愈。部分患者老年由于体力与精力日趋衰退，症状可有所缓解。少数患者经治疗可有较好的缓解。由于病因不明，尚无有效的预防方法。培养开朗、乐观的个性可能对预防本组疾病有好处。

【附】紧张症性障碍（catatonic disorder）

由于紧张症（catatonia）不仅可以见于多种精神障碍，而且也可以因躯体疾病和物质使用引起，因此，DSM-5 和 ICD-11 将其作为一个新的诊断类别来单独描述。确切患病率不详。国外调查显示，在住院的紧张症患者中，25%～50% 与心境障碍有关（如伴紧张症性特征的抑郁发作或复发），约 10% 与精神分裂症有关。躯体疾病，包括脑部疾病（如非痉挛性的癫痫持续状态、脑外伤、脑炎等）、代谢紊乱（如肝性脑病、低钠血症、高钙血症等），可导致紧张症。药物（如皮质激素、免疫抑制剂及抗精神病药物等）也可以引起紧张症症状群。紧张症是一种以运动的随意控制紊乱为突出特征的临床综合征，包括运动的极度缓慢或不动，或出现与外界刺激无关的无目的性的兴奋激越，木僵、肌肉僵硬、蜡样屈曲、缄默症，违拗或被动服从，奇特的姿势、做作、扮鬼脸，刻板动作或行为，模仿言语及模仿动作等。

DSM-5 对躯体疾病所致的紧张症的诊断要点包括：患者具有紧张症的行为改变特征，有证据表明这一状况是由于躯体疾病的生理效应所致，则可诊断为躯体疾病所致的紧张症性障碍。如果紧张综合征能够用原发的精神疾病（如精神分裂症、心境障碍或孤独症谱系障碍等）来更好地解释，则不单独诊断为紧张症，可以诊断为与精神疾病有关的紧张症。如果紧张症症状仅发生在谵妄的发作期或是由于药物或物质的使用所致，也不单独诊断为紧张症。ICD-11 则认为，在原发性精神疾病背景下出现的紧张症性障碍，可以诊断为紧张症。诊断为精神障碍有关的紧张症需排除躯体疾病所致的紧张症，两者虽然产生的原因不同但症状类似。此病尚无特异性的实验病理学指征，辅助的实验室检查是为了排除潜在的躯体疾病。鉴别诊断包括少动性谵妄（hypoactive delirium）、痴呆晚期、运动不能性缄默症以及药物所致的紧张症综合征。紧张症症状会严重影响患者的生活能力，因此需要住院治疗。处于兴奋状态的患者需要仔细监护，以防意外发生。要注意维持水电解质的平衡和保证营养，协助做好基本的生活护理。治疗的基本模式是确定和治疗可能导致紧张症症状的躯体疾病，药物所致者应减量或换药。苯二氮䓬类药物可短期改善症状，有利于患者自理生活及交流，以及进一步了解患者的精神、心理状况。ECT 对躯体疾病所致的紧张症，尤其对有潜在生命危险（长期拒食者）及某些致死性紧张症（lethal catatonia）患者适用。

（刘铁桥）

第七章 | 双相及相关障碍

双相及相关障碍(bipolar and related disorders),是发作性的心境障碍,根据躁狂发作、混合发作、轻躁狂发作以及相关症状所定义。在双相及相关障碍的病程中,躁狂、混合、轻躁狂发作通常与抑郁发作(或一段时期的抑郁症状)交替出现。每次发作症状往往持续一段时间,并对患者的日常生活和社会功能等产生不良影响。

本章思维导图

ICD-11仍然把双相障碍与抑郁障碍归入心境障碍大类。近年来的研究显示,抑郁障碍与双相障碍在临床表现、治疗、预后等方面存在明显的差异,遗传、影像等多方面的研究也提示这两类疾病具有明确的生物学异质性。因此,在DSM-5中,这两类疾病归入独立的疾病单元,被分为"抑郁障碍"和"双相障碍"两个独立的章节。

第一节 | 概 述

由于疾病定义、诊断标准、流行病学调查方法和调查工具的不同,全球不同国家和地区所报道的患病率有所不同。西方发达国家20世纪70—80年代的流行病学调查显示,双相障碍的终生患病率为3.0%～3.4%,90年代则上升到5.5%～7.8%。2011年,WHO对包括我国深圳市在内的11个美洲、欧洲、亚洲城市或地区的调查数据显示,全球双相障碍终生患病率为2.4%。目前,我国对双相障碍的流行病学问题的系统调查正在逐步完善。2019年,黄悦勤等人对我国31个省份137个疾病监测点约32 000人的调查显示,我国双相障碍的终生患病率为0.5%～0.6%。从现有研究结果显示,我国不同地区双相障碍流行病学调查得到的患病率相差悬殊。2015年湖南省双相障碍流行病学调查显示,双相障碍终生患病率仅为0.15%,2019年台湾省双相障碍终生患病率为0.42%,1993年香港特别行政区双相障碍终生患病率为1.5%(男性)和1.6%(女性)。这种不同地区之间的差别可能与经济和社会状况有关,但更可能与诊断分类系统及流行病学调查方法的不同有关。双相障碍患病率的男女比例为1∶1.2。这一趋势在各种文化和各种族人群中基本一致。研究显示,这种差异可能与激素水平的差异,妊娠、分娩和哺乳,心理社会应激事件及应对方式等有关。2016年,世界卫生组织有关全球疾病总负担的统计显示双相障碍在所有疾病中排第17位。

第二节 | 病因与发病机制

本病病因和发病机制尚不清楚,大量研究提示遗传因素、神经生化因素和心理社会因素等对本病的发生有明显影响。

一、遗传与环境因素

1. **家系研究** 双相障碍患者的生物学亲属的患病风险明显增加,患病率为一般人群的10～30倍,血缘关系越近,患病风险也越高,并且有早发遗传现象(即发病年龄逐代提早、疾病严重性逐代增加)。

2. **双生子与寄养子研究** 研究发现双相障碍的单卵双生子的同病率明显高于双卵双生子,其中单卵双生子同病率为60%～70%,而双卵双生子为20%。寄养子研究也显示,双相障碍父母所生寄养子的患病率高于正常父母所生寄养子的患病率。这些研究充分说明了遗传因素在心境障碍发病中占有重要地位,其影响远甚于环境因素。

关于本病的遗传方式,有单基因常染色体显性遗传、性连锁显性遗传、多基因遗传和异质性遗传等假说,但均未获得证实。目前多倾向于多基因遗传模式。

3. **分子遗传学研究**　双相障碍的疾病基因或易感基因尚需深入研究。分子遗传学研究涉及多条染色体和基因,虽然有不少阳性发现,但目前尚缺乏肯定的研究证据。候选基因研究也未能证实酪氨酸羟化酶基因、多巴胺受体基因、多巴胺转运体基因、多巴胺β羟化酶基因、5-羟色胺(5-hydroxytryptamine,5-HT)受体基因、单胺氧化酶基因等与本病的明确相关性。

4. **遗传与环境的相互作用**　研究提示,应激、童年创伤(如童年期躯体和情感忽视及虐待、童年期性虐待)、负性生活事件(如丧偶、离婚、婚姻不和谐、失业、严重躯体疾病、家庭成员患重病或突然病故)及社会经济状况不良等因素与本病的发病有明显的关系。应激性生活事件与心境障碍(尤其与抑郁发作)的关系较为密切。

二、神经生化因素

一些研究初步证实了中枢神经递质代谢异常及相应受体功能改变,可能与双相障碍的发生有关,证据主要来源于精神药理学研究资料和神经递质代谢研究。

1. **5-羟色胺(5-HT)假说**　该假说认为5-HT功能活动降低可能与抑郁发作有关,5-HT功能活动增高可能与躁狂发作有关。阻滞5-HT回收的药物(如选择性5-HT再摄取抑制剂)、抑制5-HT降解的药物(如单胺氧化酶抑制剂)、5-HT的前体色氨酸和5-羟色氨酸均具有抗抑郁作用;而选择性或非选择性5-HT耗竭剂(对氯苯丙氨酸与利血平)可导致抑郁。一些抑郁发作患者脑脊液中5-HT的代谢产物5-羟吲哚乙酸含量降低,且浓度越低,抑郁程度越重,其浓度在伴自杀行为者比无自杀企图者更低;抑郁发作患者和自杀患者的尸脑研究中也发现5-HT或5-羟吲哚乙酸的含量降低。

2. **去甲肾上腺素(norepinephrine,NE)假说**　该假说认为NE功能活动降低可能与抑郁发作有关,NE功能活动增高可能与躁狂发作有关。阻滞NE回收的药物(如选择性NE再摄取抑制剂等)具有抗抑郁作用;酪氨酸羟化酶(NE生物合成的限速酶)抑制剂α-甲基酪氨酸可以控制躁狂发作,并可导致轻度抑郁或抑郁障碍症状恶化;利血平可以耗竭突触间隙的NE而导致抑郁。抑郁发作患者中枢NE浓度降低,NE代谢产物3-甲氧基-4-羟基-苯乙二醇浓度增加;尿中3-甲氧基-4-羟基-苯乙二醇明显降低,转为躁狂发作时则升高。

3. **多巴胺(dopamine,DA)假说**　该假说认为DA功能活动降低可能与抑郁发作有关,DA功能活动增高可能与躁狂发作有关。阻滞DA回收的药物(安非他酮)、多巴胺受体激动剂(溴隐亭)、多巴胺前体(L-多巴)具有抗抑郁作用;能阻断DA受体的抗精神病药物可以治疗躁狂发作。抑郁发作患者尿中DA主要降解产物高香草酸水平降低。

4. **其他**　有研究显示上述神经递质的相应受体功能的改变以及受体后信号转导系统〔如第二信使环磷酸腺苷(cyclic adenosine monophosphate,cAMP)、肌酸激酶(creatine protein kinase C,PCKC)、钙信号(calcium signal)通路〕的改变也参与了心境障碍的发病。

三、神经内分泌功能异常

许多研究发现,双相障碍患者有下丘脑-垂体-肾上腺(hypothalamic-pituitary-adrenal,HPA)轴、下丘脑-垂体-甲状腺(hypothalamic-pituitary-thyroid,HPT)轴、下丘脑-垂体-生长素轴的功能异常,尤其是HPA轴功能异常。一致的研究发现,HPA轴的激活与双相抑郁发作、混合发作相关,但有关HPA轴功能活动增加与躁狂发作的结论存在不一致。HPA轴的过度激活会加速细胞的凋亡,导致海马等相关神经元的萎缩。

四、脑电生理变化

脑电图研究发现,抑郁发作时多倾向于低 α 频率,躁狂发作时多为高 α 频率或出现高幅慢波。睡眠脑电图研究发现,抑郁发作患者总睡眠时间减少,觉醒次数增多,快眼动睡眠潜伏期缩短(与抑郁严重程度呈正相关)。

五、神经影像改变

双相障碍的神经影像学检查技术包括了结构性影像学和功能性影像学技术,前者包括计算机体层扫描(computed tomography,CT)和磁共振成像(magnetic resonance imaging,MRI)、单光子发射计算机体层摄影(single photon emission computed tomography,SPECT)、正电子发射体层摄影(positron emission tomography,PET)、功能磁共振成像(functional magnetic resonance imaging,fMRI)、磁共振波谱(magnetic resonance spectroscopy,MRS)等。双相障碍患者的大脑结构异常主要包括前额叶、边缘系统前部和中部脑区局部灰质的容积减少及白质结构变化、非特异性的脑室扩大、白质高信号增加等异常表现,发病年龄早的患者表现往往更为明显。PET/SPECT 研究虽然结果各不一致,但总体上显示双相障碍抑郁发作时全脑血流/代谢弥漫性降低,以额叶和前扣带回更为明显;而躁狂发作时有全脑血流和代谢增加的倾向。大多数 fMRI 研究结果提示,与情绪调节相关的皮质边缘系统通路(包括前额叶皮质部分、前扣带回皮质、杏仁核、丘脑和纹状体等)的功能连接失衡可能最终导致了双相障碍的心境症状发作。多数 MRS 结果提示双相障碍患者前额叶皮质 N-乙酰天冬氨酸(NAA)浓度减低;也有研究发现双相障碍患者前额叶皮质的脂质水平和谷氨酸/谷氨酰胺水平增高。弥散张量成像(diffusion tensor imaging,DTI)研究发现双相障碍患者前额白质纤维束结合性降低,皮质和皮质下神经纤维功能连接异常。

综上所述,双相障碍的影像学改变主要涉及额叶、基底节区、扣带回、纹状体、杏仁核、海马等与认知和情感调节关系较密切的神经环路的损害,也涉及这些脑功能区皮质下白质的微观结构的变化,从而出现皮质和皮质下连接损害和脑功能连接损害,最终导致双相障碍的心境症状发作。

第三节 │ 临床表现

双相障碍典型临床表现可有躁狂或轻躁狂发作和混合发作,伴或不伴抑郁发作。

一、躁狂发作

躁狂发作(manic episode)的典型临床表现是情感高涨、思维奔逸、活动增多的“三高”症状,可伴有夸大观念或妄想、冲动行为等。发作应至少持续一周,并有不同程度的社会功能损害,可给自己或他人造成危险或不良后果。躁狂可一生仅发作一次,也可反复发作。

1. **情感高涨**　情感高涨是躁狂发作的主要原发症状。典型表现为患者自我感觉良好,主观体验特别愉快,生活快乐、幸福;整日兴高采烈,得意扬扬,笑逐颜开。其高涨的情感具有一定的感染力,言语诙谐风趣,常博得周围人的共鸣,引起阵阵欢笑。症状轻时可能不被视为异常,但了解患者的人可以看出这种表现的异常性。有的患者尽管心境高涨,但情绪不稳,时而欢乐愉悦,时而激动易怒。部分患者可表现为易激惹、愤怒、敌意,尤其当有人指责其不切实际的想法时,动辄暴跳如雷、怒不可遏,甚至可出现破坏及攻击行为,但持续时间较短,易转怒为喜或赔礼道歉。

2. **思维奔逸**　患者联想速度明显加快,思维内容丰富多变,自觉脑子聪明、反应敏捷。语量大、语速快,口若悬河,有些自感语言表达跟不上思维速度。联想丰富,概念一个接一个地产生,或引经据典,或高谈阔论,信口开河,由于患者注意力随境转移,思维活动常受周围环境变化的影响致使话题突然改变,讲话的内容常从一个主题很快转到另一个主题,即意念飘忽(flight of ideas),严重时可出现"音联"和"意联"。患者讲话时眉飞色舞或手舞足蹈,常因说话过多而口干舌燥,甚至声音嘶哑。

3. 活动增多、意志行为增强 多为协调性精神运动性兴奋,即内心体验、行为方式与外界环境相协调。患者自觉精力旺盛,能力强,兴趣范围广,想多做事、做大事,想有所作为,因而活动明显增多,整日忙碌不停,但多虎头蛇尾,有始无终。有的表现为喜交往,爱凑热闹,与人一见如故,爱管闲事,爱打抱不平,爱与人开玩笑,爱接近异性;注重打扮装饰,但并不得体,行为轻率或鲁莽(如挥霍、不负责任或不计后果等),自控能力差。患者无疲倦感,声称"全身有使不完的劲"。病情严重时,自我控制能力下降,举止粗鲁,可出现攻击和破坏行为。

4. 夸大观念及夸大妄想 患者的思维内容多与心境高涨一致。在心境高涨的背景上,常出现夸大观念(内容常涉及健康、容貌、能力、地位和财富等),自我评价过高,言语内容夸大,说话漫无边际,认为自己才华出众、出身名门、腰缠万贯、神通广大等,自命不凡,盛气凌人。严重时可达到妄想的程度。有时也可出现关系妄想、被害妄想等,但内容多与现实接近,持续时间也较短。

5. 睡眠需求减少 睡眠明显减少,患者常诉"我的睡眠质量非常高,不愿把有限的时间浪费在睡眠上",终日奔波但无困倦感,是躁狂发作特征之一。

6. 其他症状 可有食欲增加、性欲亢进,有时可在不适当的场合与人发生过分亲热的表现而不顾别人的感受。体格检查可发现瞳孔轻度扩大,心率加快,且有交感神经兴奋症状等。多数患者在疾病的早期即丧失自知力。

躁狂发作可以有不同的严重程度,临床表现较轻的称为轻躁狂(hypomania),患者可存在持续至少4天的心境高涨、精力充沛、活动增多,有显著的自我感觉良好,注意力不集中、不持久,轻度挥霍,社交活动增多。有时表现为易激惹,行为较鲁莽,但不伴有幻觉妄想等精神病性症状。部分患者有时达不到影响社会功能的程度,一般人常不易觉察。若躁狂发作较重,可伴有精神病性症状(多与心境协调,但也可不协调),明显影响社会功能者称为伴精神病性症状的躁狂。

儿童、老年患者常不典型。儿童患者思维活动较简单,情绪和行为症状较单调,多表现为活动和要求增多。老年患者多表现为夸大、狂傲、倚老卖老和易激惹,有夸大观念及妄想,言语多但较啰唆。而情感高涨、意念飘忽及活动增多不明显,病程较为迁延。

在双相障碍的长期自然病程中,始终仅有躁狂或轻躁狂发作者很少见,且这些患者的家族史、病前性格、生物学特征、治疗原则及预后等与兼有抑郁发作的双相障碍相似,故ICD和DSM两大系统均未将单相躁狂单独分类,而是把所有的躁狂和轻躁狂(即使无抑郁发作)都视为双相障碍。

二、抑郁发作

抑郁发作(depressive episode),其典型的特征表现为情绪低落(如悲伤、易激惹、空虚)或兴趣丧失,并伴有其他症状,包括显著的体重降低或增加、失眠或者嗜睡、精神运动性兴奋或迟滞、疲惫或精力缺乏、无价值感或不适当的内疚、注意力下降,以及反复产生死的念头或自杀观念、计划及行为。但这些重度抑郁发作的典型症状不一定出现在所有的双相障碍患者中。目前认为,抑郁发作的表现可分为核心症状、心理症状群和躯体症状群。发作应至少持续2周,并且不同程度地损害了社会功能,或给本人造成痛苦或不良的后果。

患者也可能出现一些精神运动性改变、生物学症状及精神病性症状。

1. 精神运动性改变

(1)焦虑:焦虑与抑郁常常伴发,表现为莫名的紧张、担心、坐立不安甚至恐惧。可伴发一些躯体症状,如心搏加快、尿频、出汗等。

(2)运动性迟滞或激越:迟滞表现为活动减少、动作缓慢、工作效率下降,严重者可表现为木僵或亚木僵状态。激越患者则与之相反,脑中反复思考一些没有目的的事情,思维内容无条理,大脑持续处于紧张状态。无法集中注意力来思考一个问题,思维效率下降,表现为紧张、烦躁不安、难以控制自己,甚至出现攻击行为。

2. 生物学症状

（1）睡眠障碍:睡眠障碍可以表现为多种形式,但以早醒最具特征,一般比平时早醒2～3小时,早醒后不能再入睡,并发愁一天怎么熬过去,想许多不愉快的事;有的表现为入睡困难、辗转反侧,即使睡着了也感到睡眠不深;少数患者表现为睡眠过多。

（2）食欲减退、性欲减退:抑郁障碍对食欲的影响尤为明显。许多抑郁障碍患者进食很少,自己过去爱吃的饭菜也不吃或只吃几口,食之无味,严重者甚至不愿听到"吃饭"这类词语,完全丧失进食欲望,体重明显下降。也有的抑郁障碍患者可出现食欲异常增加等情况,过度饮食而导致体重增加;也有两者兼有的情况。相当部分抑郁障碍患者性欲减退、阳痿、闭经等,有些患者勉强维持性行为,但无法从中体验到乐趣。

（3）精力缺失:抑郁障碍患者常诉说"太累了"或"完不成任务""缺乏动力",人也显得十分疲劳,常感到精力不足,体力耗竭,能力下降。

（4）其他躯体不适:在抑郁发作时很常见。可有非特异性的疼痛、头痛或全身疼痛,这些疼痛可以是固定的,也可以是游走的,有的疼痛较轻,有的难以忍受,相当一部分患者因疼痛而就诊于综合医院。躯体不适的主诉可涉及各脏器,如恶心、呕吐、心慌、胸闷、出汗、尿频、尿急、便秘、性欲减退、阳痿、闭经等。这类非特异性症状常在综合医院被诊断为各种自主神经功能紊乱。一般认为躯体不适主诉可能与文化背景、受教育程度和经济状况等有关,主诉较多的患者,社会阶层、受教育程度及经济状况均较低。有的抑郁障碍患者其抑郁症状为躯体症状所掩盖,而使用抗抑郁药物治疗有效,有人称之为"隐匿性抑郁障碍"。这类患者长期在综合医院各科就诊,虽然大多无阳性发现,但容易造成误诊和医药资源的浪费。

3. 精神病性症状 患者可以在抑郁发作时期出现幻觉和妄想。内容可与抑郁心境相协调,如罪恶妄想,伴嘲弄、谴责或贬低性的幻听;也可与抑郁心境不协调,如关系妄想、贫穷妄想、被害妄想,没有情感色彩的幻听等。

儿童和老年患者的抑郁障碍症状常不典型。儿童患者多表现为兴趣减退、不愿参加游戏、退缩、学习成绩下降等。老年患者除抑郁心境外,焦虑、易激惹、敌意、精神运动性迟缓、躯体不适主诉等较为突出,病程较冗长,易发展成为慢性。

三、混合发作

存在数个与躁狂发作和抑郁发作相一致的明显躁狂和抑郁症状,这些症状同时发生或快速转换(每天或1天之内),症状必须包括与躁狂和/或抑郁发作相符的情绪状态改变(即情绪低落、烦躁不安、欣快或情绪高涨),至少在2周内的每天大部分时间或几乎每天出现,除非因治疗干预而缩短。

在混合发作中,当以躁狂症状为主时,抑郁症状通常表现为心情烦躁、无价值感、无望感和自杀意念;在混合发作中,当以抑郁症状为主时,躁狂症状通常表现为易激惹、思维奔逸或思维云集、言语增多、精神运动性激越;在混合发作中,抑郁症状和躁狂症状快速转换,这种起伏可能表现在心境(例如在欣快悲伤或烦躁之间转换)、情绪反应(例如在情感平淡和对情绪刺激剧烈或夸张反应之间转换)、动力(例如精神运动性活动、言语表达、性欲或食欲的高/低转换)以及认知(例如思维注意、记忆的激活与抑制的转换)等方面。

四、其他症状

患者可伴有精神病性症状,常见的有夸大妄想、被害妄想及关系妄想,幻觉相对少且短暂。这样的精神病性症状内容常与心境高涨等躁狂症状有联系,极少数患者出现木僵症状,患者表现为不语不动,面部表情却显欣快,缓解后,患者诉说其出现思维联想增快等典型躁狂思维。

第四节 │ 临床分型

一、双相障碍

有躁狂或轻躁狂发作,伴或不伴抑郁发作的一类心境障碍,称为双相障碍(bipolar disorder,BD)。双相障碍临床特点是反复出现心境和活动水平的明显改变,有时表现为心境高涨、精力充沛和活动增加,有时表现为心境低落、精力减退和活动减少。发作间期部分患者可完全缓解,近半数患者仍可残留有临床意义的症状。最典型的形式是躁狂和抑郁交替发作。

ICD-11 将双相障碍分为两个亚型。双相Ⅰ型(BP-Ⅰ):只有一次或多次躁狂发作或混合发作,伴或不伴重性抑郁发作,这是临床上最常见的心境障碍。双相Ⅱ型(BP-Ⅱ):指有明显的抑郁发作,同时有一次或多次轻躁狂发作,但无躁狂发作。

二、环性心境

环性心境(cyclothymia)主要特征是持续性(至少 2 年)心境不稳定。心境高涨与低落反复、交替出现,但程度都较轻。在该症状的最初 2 年,从未有 2 周的时间,症状的数量和持续时间足以达到抑郁发作的诊断要求。在儿童和青少年中,抑郁心境可表现为持续的易激惹,轻躁狂期症状可满足或不满足轻躁狂发作的诊断要求。心境波动通常与生活事件无明显关系,与患者的人格特征有密切关系。这种心境不稳定一般开始于成年早期,呈慢性病程,可一次持续数年,有时甚至占据个体一生中的大部分时间,不过有时也可有正常心境,但自发病以来,从未出现超过 2 个月的缓解期。如果没有相当长时间的观察或是对个体既往行为较充分的了解,很难做出诊断。

三、特殊类型双相障碍

特殊类型双相障碍包括其他特定的双相及相关障碍、非特定的双相及相关障碍、快速循环型等。据估计双相障碍中有 10%～30% 为快速循环型,该类型治疗较为困难,预后较差。

此外,值得关注的是,儿童及青少年双相障碍虽然临床表现与成人双相障碍相似,但存在一些与年龄相关的症状特点。例如,很少主动叙述其情绪体验;精神症状更多地表现为行为障碍,如活动过多,上学恐惧、破坏和攻击行为,发脾气、孤独或离家出走,自伤、自残甚至自杀。因此,识别儿童及青少年的疾病发作或消退往往会很困难。许多双相障碍的儿童情绪波动非常频繁,且往往持续数周至数年。双相障碍的儿童常常出现短暂的混合发作或烦躁不安,以及非典型的躁狂症状。

第五节 │ 病程与预后

双相障碍多为急性或亚急性起病,一般呈发作性病程,好发于春末夏初。多数患者会发生躁狂和抑郁反复循环或交替出现,只有 10%～20% 的患者仅出现躁狂发作。躁狂发作和混合发作的自然病程是数周到数月,平均 3 个月左右。有的发作只持续数天,个别可达 10 年以上。部分患者的病程可呈自限性,轻度发作即便不加治疗也可能在一段时间后自发缓解。躁狂和抑郁的发作没有固定的顺序,可连续多次躁狂发作后有一次抑郁发作,也可能反过来,或躁狂和抑郁交替发作。发作间歇期症状可完全缓解,也有 20%～30% 的双相Ⅰ型和 15% 的双相Ⅱ型患者持续存在情绪不稳。间歇期的长短不一,可从数月到数年。随着年龄增长和发作次数的增加,正常间歇期有逐渐缩短的趋势。首次发作通常继之于应激性生活事件,但以后的发作与精神应激的关系不大。首次发病起病年龄较早,平均发病年龄一般不到 30 岁,可见于任何年龄,但大多起病于 50 岁以前。发作频率、复发与缓解的形式均有很大变异。中年之后,抑郁变得更为常见,持续时间也更长。

虽然双相障碍有自限性,但如果不加以治疗或治疗不当,复发率是相当高的。未经治疗的患者中,50% 能够在首次发作后的第一年内自发缓解,其余的在以后的时间里缓解的不足 1/3,终身复发率达 90% 以上,约 15% 的患者自杀死亡,约 10% 转为慢性状态,而长期的反复发作可导致人格改变和社会功能受损。过去一般认为,几乎所有躁狂患者都能恢复,现代治疗最终能使 50% 的患者完全恢复,但仍有少数患者残留轻度情感症状,社会功能也未完全恢复至病前水平。在最初的 3 次发作,每次发作间歇期会越来越短,以后发作的间歇期持续时间不再改变。对于每次发作而言,显著和完全缓解率约为 70%。只有躁狂发作的双相Ⅰ型比有抑郁发作者预后好,但双相Ⅰ型混合发作或快速循环型的预后更差。对双相Ⅰ型患者的 4 年追踪研究发现,病前职业状况不良、酒精依赖、精神病性特征、抑郁特征、发作间歇期的抑郁特征和男性与不良预后有关;躁狂发作期短暂、晚年发病、无自杀观念和共病情况者预后较好。

第六节 ｜ 诊断与鉴别诊断

一、诊断

1. 诊断要点　双相障碍的诊断主要应根据病史、临床症状、病程、体格检查和实验室检查,典型病例诊断一般不困难。密切的临床观察、把握疾病横断面的主要症状及纵向病程的特点、进行科学的分析是临床诊断的可靠基础。为了提高诊断的一致性,国内外都制定了诊断标准供参照,如 ICD-11、DSM-5。

（1）症状特征:躁狂发作以显著而持久的情感高涨为主要表现,伴有思维奔逸、活动增多、夸大观念及夸大妄想、睡眠需求减少、性欲亢进、食欲增加等。抑郁发作以显著而持久的情感低落为主要表现,伴有兴趣缺乏、快感缺失、思维迟缓、意志活动减少、精神运动性迟滞或激越、自责自罪、自杀观念和行为、早醒、食欲减退、体重下降、性欲减退、抑郁心境晨重晚轻的节律改变等。多数患者的思维和行为异常与高涨或低落的心境相协调。

（2）病程特征:多数为发作性病程,发作间歇期精神状态可恢复病前水平。既往有类似的发作,或病程中出现躁狂与抑郁的交替发作,对诊断均有帮助。

（3）躯体和神经系统检查以及实验室检查:一般无阳性发现,脑影像学检查结果可供参考。

2. 常见双相障碍亚型诊断

（1）双相障碍:双相Ⅰ型障碍是必须有一次或多次躁狂或混合发作,伴或不伴重性抑郁发作的发作性心境障碍。躁狂发作是持续至少 1 周的极端情绪状态,表现为心境高涨、易怒或自我膨胀,伴随个体精力、活动增加的表现或主观体验,也可能有其他特征性症状,如语速快、滔滔不绝难以打断、思维奔逸、自尊或自信心的增加、对睡眠的需求减少、注意力分散、冲动或鲁莽行为,以及不同心境状态(即心境不稳定)之间的快速变化。混合发作的特点是在绝大多数日子里(至少 2 周),出现显著的躁狂和抑郁症状之间的混合或非常快速的交替。

双相Ⅱ型障碍是由一次或多次轻躁狂发作和至少一次抑郁发作所定义的发作性情绪障碍。轻躁狂发作是持久的情绪状态(至少 4 天),其特征为欣快、情绪高涨,易激惹,活动多、话多等。伴随其他特征症状,如精力增加和活动增多、对睡眠的需求减少、言语压力大、想法转移、注意力分散、注意力不集中或鲁莽的行为。上述症状一般不伴有精神病性症状且仅体现于个体行为的改变,并未严重到导致功能明显受损。抑郁发作的特征是持续至少 2 周的抑郁的情绪,兴趣减少,伴有其他症状,如食欲或睡眠改变、精神运动性激越或迟缓、疲劳、无价值或无望感、不适当的内疚感、绝望感和自杀倾向。没有狂躁发作或混合发作的既往史。

在 ICD-11 中,临床上以目前发作类型确定双相障碍的亚型:①目前为轻躁狂;②目前为不伴精神病性症状的躁狂发作;③目前为伴有精神病性症状的躁狂发作;④目前为轻度或中度抑郁;⑤目前为不伴精神病性症状的重度抑郁发作;⑥目前为伴精神病性症状的重度抑郁发作;⑦目前为混合性发作；⑧目前为缓解状态。

（2）环性心境：环性心境是指反复出现轻度心境高涨或低落，但不符合躁狂或抑郁发作症状标准。患者心境不稳定至少2年，其间有轻度躁狂或轻度抑郁的周期，可伴有或不伴有心境正常间歇期，社会功能受损较轻。心境变化并非躯体疾病或精神活性物质的直接后果，也非精神分裂症及其他精神病性障碍的附加症状；排除躁狂或抑郁发作，一旦符合相应标准即诊断为其他类型心境障碍。

二、鉴别诊断

1. 单次发作抑郁障碍和复发性抑郁障碍　双相Ⅰ型和双相Ⅱ型障碍抑郁发作与单次抑郁障碍或者复发性抑郁障碍的鉴别主要是依据症状的类型，可以通过详细询问病史，了解病程中有无躁狂、轻躁狂或者混合发作进行鉴别。而50%以上的双相情感障碍患者以抑郁症状为首发，女性尤甚；有为数不少的双相抑郁（特别是双相Ⅱ型抑郁患者）最初都被诊断为单相抑郁。在患双相抑郁的被调查者中，有60%最初都被诊断为单相抑郁，并且从第一次出现心境症状到被确诊为双相障碍的时间平均约为10年。特别是，轻躁狂发作相对短暂和轻微，家属常不认为是异常表现，患者常难以回忆或不认为是异常，在采集病史时易被遗漏。一些简易诊断问卷，如心境障碍问卷（Mood Disorder Questionnaire，MDQ）和双相谱系障碍诊断量表（Bipolar Spectrum Diagnosis Scale，BSDS），可提供给患者、家人或朋友进行评定，从而发现躁狂症状而增加对双相抑郁诊断的敏感性。另外，还有一些量表有助于发现和识别轻躁狂，提高对双相Ⅱ型诊断的敏感性。如轻躁狂症状清单（The 33-item Hypomania Checklist）等。其他双相抑郁可能的预测指标有：早年（25岁以前）发病，女性；抑郁频繁发作；双相障碍家族史；情感旺盛气质或循环气质；不典型发作，伴精神病性症状或季节性发作；共病物质滥用或边缘型人格障碍。当抑郁发作的患者符合上述情况时应慎重诊断。

环性心境在疾病的最初2年，其抑郁期不应符合抑郁发作的诊断要求。在2年之后，如果在环性心境持续存在的情况下，症状的严重程度达到单次发作抑郁障碍或复发性抑郁障碍的诊断，且个体无轻躁狂发作史，则应同时诊断单次发作抑郁障碍或复发性抑郁障碍以及环性心境。

2. 继发性心境障碍　脑器质性疾病、躯体疾病、某些药物和精神活性物质等均可引起继发性心境障碍。其与原发性心境障碍的鉴别要点为：①前者有明确的器质性疾病、某些药物或精神活性物质使用史，体格检查有阳性体征，实验室检查有相应的指标改变；②前者可出现意识障碍、遗忘综合征及智能障碍，后者除谵妄性躁狂发作外，无意识障碍、记忆障碍及智能障碍；③前者的症状随原发疾病病情的消长而波动，原发疾病好转或有关药物停用后，情感症状相应好转或消失；④前者既往无心境障碍的发作史，而后者可有类似的发作史。

3. 精神分裂症　伴有不协调精神运动性兴奋或精神病性症状的急性躁狂发作需与精神分裂症鉴别。其鉴别要点为：①双相障碍以心境高涨或低落为原发症状，精神病性症状是继发的，且在情感障碍较为严重的阶段出现；精神分裂症以思维障碍为原发症状，而情感症状是继发的。②双相障碍患者的思维、情感和意志行为等精神活动多是协调的，而精神分裂症患者精神活动是不协调的。③双相障碍存在间歇性病程，部分患者间歇期基本正常；精神分裂症多数为发作进展或持续进展病程，缓解期常残留有精神症状或人格改变。

4. 其他　注意缺陷障碍、多动障碍、分裂情感障碍、人格障碍及应激相关障碍也应与本病进行鉴别，鉴别要点仍应紧扣本病临床特征。

第七节 ｜ 治疗与预防

一、治疗

双相障碍的治疗应遵循以下原则：①综合治疗原则：应采取精神药物治疗、物理治疗、心理治疗

(包括家庭治疗、危机干预)等措施治疗,其目的在于提高疗效、改善依从性、预防复发和自杀、改善社会功能及更好地提高患者生活质量。②个体化治疗原则:个体对精神药物治疗的反应存在很大差异,制定治疗方案时需要考虑患者性别、年龄、主要症状、躯体情况、是否合并使用药物、首发或复发、既往治疗史等多方面因素,选择合适的药物。同时,治疗过程中需要密切观察治疗反应、不良反应以及可能出现的药物相互作用等,并及时调整,提高患者的耐受性和依从性。③长期治疗原则:双相障碍几乎终身以循环方式反复发作,应坚持长期治疗原则。治疗可分为三个阶段,即急性治疗期、巩固治疗期和维持治疗期。④心境稳定剂为基础的治疗原则:不论双相障碍为何种临床类型,都必须以心境稳定剂为主要治疗药物。双相障碍抑郁发作时,在使用心境稳定剂的基础上可谨慎使用抗抑郁药物,特别是具有同时作用于 5-HT 和 NE 的药物。⑤联合用药治疗原则:根据病情需要可及时联合用药。药物联用方式有两种或多种心境稳定剂联合使用,心境稳定剂与苯二氮䓬类药物、抗精神病药、抗抑郁药联合使用。在联合用药时,应密切观察药物不良反应、药物相互作用,并进行血药浓度监测。⑥定期检测血药浓度原则:锂盐的治疗剂量和中毒剂量接近,应定期对血锂浓度进行动态监测。卡马西平或丙戊酸盐治疗躁狂的剂量也应达到抗癫痫的血药浓度水平。

1. 双相躁狂发作 各类躁狂发作均以药物治疗为主,特殊情况下可选用电抽搐或改良电抽搐治疗。

(1)药物治疗:以心境稳定剂为主。目前比较公认的心境稳定剂主要包括锂盐(碳酸锂)和卡马西平、丙戊酸盐。临床证据显示,其他抗癫痫药(如拉莫三嗪、加巴喷丁)、第二代抗精神病药(如喹硫平、奥氮平、利培酮和氯氮平等)也具有一定的心境稳定作用,可作为候选的心境稳定剂使用。临床上通常采用药物联合治疗以增加疗效和提高临床治愈率,即在急性期应用第二代抗精神病药联合锂盐或丙戊酸盐治疗较单一使用心境稳定剂治疗的疗效更好。

1)锂盐:锂盐是治疗躁狂发作的首选药物,治疗躁狂的总有效率约为 70%。临床上常用碳酸锂,既可用于躁狂的急性发作,也可用于缓解期的维持治疗。碳酸锂一般起效时间为 7～10 天。急性躁狂发作时碳酸锂的治疗剂量一般为 1 000～2 000mg/d,一般从小剂量开始,3～5 天内逐渐增加至治疗剂量,分 2～3 次服用,宜饭后服用,以减少对胃的刺激。维持治疗剂量为 500～750mg/d。老年及体弱者与抗精神病药合用时剂量应适当减小。

锂盐治疗剂量与中毒剂量较接近,治疗中除密切观察病情变化和治疗反应外,应监测血锂浓度,并根据病情、治疗反应和血锂浓度调整剂量。急性治疗期血锂浓度应维持在 0.6～1.2mmol/L,维持治疗期应维持在 0.4～0.8mmol/L,血锂浓度上限不宜超过 1.4mmol/L,以防锂中毒。老年患者血锂浓度不宜超过 1.0mmol/L。

锂盐的不良反应主要有恶心、呕吐、腹泻、多尿、多饮、手抖、乏力、心电图的改变等。锂盐中毒则可有意识障碍、共济失调、高热、昏迷、反射亢进、心律失常、血压下降、少尿或无尿等,必须立即停药,并及时抢救。

2)抗癫痫药:当碳酸锂治疗效果不佳或患者不能耐受碳酸锂治疗时可选用此类药物。目前临床上主要使用丙戊酸盐(钠盐或镁盐)和卡马西平。丙戊酸盐成人用量可缓增至 800～1 200mg/d,最高不超过 1 800mg/d,维持剂量 400～600mg/d,推荐治疗血药浓度为 50～120μg/ml。许多研究显示丙戊酸盐对急性躁狂发作患者的疗效与锂盐相同,在用药第 5 天开始起效。丙戊酸盐对混合发作、快速循环发作的疗效与单纯躁狂发作的疗效接近。该药可与碳酸锂联用,但剂量应适当减小。丙戊酸盐常见不良反应为胃肠道症状、震颤、体重增加等。卡马西平成人用量可缓增至 1 000mg/d,最高 1 600mg/d,维持剂量 200～600mg/d,推荐治疗血药浓度为 4～12μg/ml。卡马西平适用于锂盐治疗无效、快速循环发作或混合发作的患者。该药也可与锂盐联用,但剂量应适当减小,常见不良反应有镇静、恶心、视物模糊、皮疹、再生障碍性贫血、肝功能异常等。

3)抗精神病药:对严重兴奋、激惹、攻击的急性躁狂患者,治疗早期可短期联用抗精神病药物,对伴有精神病性症状的急性躁狂患者需要较长时间联用抗精神病药物。第一代抗精神病药氯丙嗪和氟哌啶醇,能较快地控制精神运动性兴奋和精神病性症状,疗效较好,但有诱发抑郁发作的可能,应尽量选择第二代抗精神病药。第二代抗精神病药喹硫平、奥氮平、利培酮、氯氮平等均能有效控制躁狂发作,疗效较好。在所有抗精神病药应用于急性躁狂发作的研究中,奥氮平治疗躁狂及混合发作的疗效优于安慰剂,与锂盐、氟哌啶醇、丙戊酸钠疗效相当,而奥氮平联合锂盐或丙戊酸盐的疗效更佳。但要注意过度镇静、直立性低血压、体重增加和糖脂代谢异常等问题。其他第二代抗精神病药,如齐拉西酮、阿立哌唑等均能有效控制躁狂发作的兴奋症状,治疗急性躁狂发作的疗效均优于安慰剂。齐拉西酮、阿立哌唑所致的高催乳素血症、体重增加和糖脂代谢异常等不良反应少见,也较少导致或加重抑郁障碍症状。氯氮平虽对急性躁狂发作的疗效显著,但由于易发生严重不良事件(如粒细胞缺乏、抽搐发作等),故不做一线推荐,氯氮平和碳酸锂合并治疗可用于难治性躁狂发作。抗精神病药剂量视病情严重程度及药物不良反应而定。

4)苯二氮䓬类药物:躁狂发作治疗早期常联合使用苯二氮䓬类药物,以控制兴奋、激惹、攻击、失眠等症状。对不能耐受抗精神病药的急性躁狂发作患者可代替抗精神病药与心境稳定剂合用。在心境稳定剂发挥疗效后即可停止使用该类药物,因其不能预防复发,且长期使用有可能出现药物依赖。

躁狂发作的药物治疗可分为急性治疗期、巩固治疗期和维持治疗期。急性治疗期是为了控制症状、缩短病程。该期治疗应充分,并达到完全缓解,以免症状复燃或恶化。如非难治性病例,一般情况下6~8周可达到此目的。巩固治疗期是为了防止症状复燃、促使社会功能的恢复。该期主要治疗药物剂量一般应维持急性期水平不变。巩固治疗时间一般为3个月左右。如无复燃,即可转入维持治疗期。维持治疗期是为了防止复发,维持良好的社会功能,提高患者生活质量。维持治疗应持续多久目前尚无定论。

(2)电抽搐或改良电抽搐治疗:对急性重症躁狂发作、极度兴奋躁动、对锂盐治疗无效或不能耐受的患者可使用电抽搐或改良电抽搐治疗,起效迅速,可单独应用或合并药物治疗,一般隔天1次,4~10次为一疗程。合并药物治疗的患者应适当减少药物剂量。

(3)非侵入性神经调控治疗:目前,针对双相躁狂发作的物理治疗研究相对较少,有限的研究探索了包括重复经颅磁刺激(repetitive transcranial magnetic stimulation,rTMS)和经颅直流电刺激(transcranial direct current stimulation,tDCS)的疗效。少量证据表明针对躁狂发作患者右侧背外侧前额叶皮质的rTMS疗效优于左侧,但仍需进一步研究。较少的个案报告提示tDCS作为药物治疗的辅助治疗措施或许能改善躁狂或轻躁狂症状。

2. 双相抑郁发作

(1)心境稳定剂:随机对照研究证明,碳酸锂治疗双相抑郁有效,平均有效率为76%,而且不会导致转相或诱发快速循环发作。故双相抑郁的急性期治疗时单独使用足量锂盐,或在治疗开始时尽快使血锂浓度达到0.8mmol/L以上,是确保有效治疗的重要一步。对已接受一种心境稳定剂足量足疗程治疗但抑郁障碍症状仍然未获缓解甚至恶化的患者,加用另一种心境稳定剂(锂盐或丙戊酸盐)与加用抗抑郁药治疗同样有效,不过两种心境稳定剂联用时患者耐受性较差。一些临床开放性研究提示丙戊酸盐治疗双相抑郁的总有效率约为30%,与安慰剂相比无明显优势,特点是治疗过程中不会产生转相或诱发快速循环发作。

拉莫三嗪是一种新型抗癫痫药,其治疗耐受性良好,对体重影响小,与安慰剂相比,单药治疗急性双相抑郁的治疗反应率较高。对急性期双相抑郁发作患者单用7~10周的拉莫三嗪显示出比安慰剂组更好的应答率。因其良好的短期和长期耐受性及其预防抑郁发作的疗效,拉莫三嗪已成为治疗双相抑郁发作的一线治疗药物,推荐剂量为100~200mg/d。但是,使用拉莫三嗪可导致一种被称为史-约(Stevens-Johnson)综合征的皮疹,多发生在治疗初期,发生率约1‰。由于剂量过大、加量过快、不恰当的联合用药可能增加发生Stevens-Johnson综合征的风险,因而,临床上应从小剂量开始,单一用药,尽量分次口服,缓慢增量。

(2)第二代抗精神病药:有两项喹硫平与安慰剂的多中心、随机、双盲、固定剂量、平行对照为期

8周的研究发现,喹硫平300mg组及喹硫平600mg组终点的有效率和缓解率均优于安慰剂,但喹硫平不同剂量组之间的疗效无显著差异。临床研究证实,奥氮平能有效治疗急性双相抑郁发作并预防其短期内转躁狂。奥氮平联合氟西汀的疗效更优于单用奥氮平。

（3）抗抑郁药:治疗双相抑郁障碍时是否加用抗抑郁药需要充分权衡利弊后慎重决定,因为这样虽然可以缓解抑郁障碍症状,但也会促使患者的心境状态转向另一个极端。有报道称与抗抑郁药相关的转躁率为10%～70%,因此目前有关心境障碍的治疗指南均建议轻至中度的双相抑郁应避免使用抗抑郁药,而只单用心境稳定剂;对那些重度或持续的双相抑郁患者,在使用抗抑郁药至症状缓解后,则应尽快撤用抗抑郁药。

（4）电抽搐治疗或改良电抽搐治疗:对有严重消极自杀言行或抑郁性木僵的患者,应首选电抽搐治疗和改良电抽搐治疗;对使用药物抗抑郁无效的患者也可采用电抽搐治疗。电抽搐治疗起效迅速,4～12次为一疗程。电抽搐治疗后仍需药物维持治疗。

（5）非侵入性神经调控治疗:随机对照研究证据表明左侧背外侧前额叶皮质（dorsolateral prefrontal cortex,DLPFC）高频rTMS对双相抑郁的治疗效果优于伪刺激组,同时,左侧DLPFC高频rTMS和右侧DLPFC低频rTMS联合刺激疗效优于单侧刺激。随机对照研究提示,tDCS和明亮光治疗（bright light therapy）可分别作为药物治疗的辅助治疗措施来促进双相抑郁发作患者临床疗效的改善。少数研究提示深部脑刺激（deep brain stimulation,DBS）对双相抑郁发作患者有效,但尚无明确且统一的治疗方案。

二、预防复发

有资料显示,人群防治能有效减少双相障碍的发生和复发,提高药物依从性,改善患者或康复者的生活质量,促使其回归社会。人群防治的目标是预防疾病的发生,基本任务是:①公众的教育、专业医务人员的教育、患者和家属的教育。②社区三级预防。一级预防为病因学预防,目的在于预防危险因素、减少和消除致病因素;二级预防的对象为发病前期和发病期的病人,着重于早期发现、早期诊断、早期治疗;三级预防的对象为需要康复和长期照顾的患者,目的是减少复发,防止精神残疾。如可在各级地方政府的领导下,以地区专科医院为中心,与各级基层医疗保健机构相结合,建立各级基层医务人员、患者单位、家庭和患者所在地居民组织共同关心和参与的防治管理网络,负责监护患者,协助社会康复工作,督促有残留症状和恢复不全的患者或康复者定期参加街道开办的工疗站或福利工厂,不定期检查服药情况与评价目前精神状况,及时发现转相或病情复发而调整药物和联系专科医师就诊,协助解决患者的就诊和治疗问题。

研究发现,经药物治疗已康复的患者在停药后一年内复发率较高,且双相障碍的复发率明显高于单相抑郁障碍,两者复发率分别为40%和30%。绝大多数双相障碍患者可有多次复发;若在过去的2年中,双相障碍患者每年均有一次以上的发作,主张应长期服用锂盐预防性治疗。服用锂盐预防性治疗,可有效防止躁狂或双相抑郁的复发,且预防躁狂发作更有效,有效率达80%以上。预防性治疗时锂盐的剂量需因人而异,但一般服药期间血锂浓度保持在0.4～0.8mmol/L即可获得满意的效果。

（李　涛）

第八章 | 抑郁障碍

抑郁障碍（depressive disorder）是以情感低落为主要临床表现的一组疾病的总称。近年来，抑郁障碍的患病率逐渐升高，为当前全球精神障碍所致疾病负担的首要原因，已成为全球重大公共卫生问题。抑郁障碍复发率极高，对长期生存质量造成威胁。此外，抑郁障碍患者的高自杀率问题也加重了疾病的危害。2016年，中共中央、国务院印发了《"健康中国2030"规划纲要》，将抑郁障碍的诊疗工作提升到了国家战略层面。

第一节 | 概 述

抑郁障碍，也称为抑郁症（depression），是指由多种原因引起的以显著和持久的抑郁症状群为主要临床特征的一类心境障碍，包括单次发作抑郁障碍、复发性抑郁障碍、恶劣心境障碍、混合性抑郁和焦虑障碍等类别。抑郁障碍的核心症状是与处境不相称的心境低落和兴趣丧失。在上述症状的基础上，患者常常伴有焦虑或激越，甚至出现幻觉、妄想等精神病性症状。

一、流行病学

由于抑郁障碍的定义、诊断标准、流行病学调查方法和工具的不同，导致不同国家和地区所报道的患病率差异较大。据世界卫生组织统计，当前，全球有超过2.8亿人口正罹患抑郁障碍，占全球人口的3.8%，在成年人中，患有抑郁障碍的比例达5.0%（女性约为6.0%，男性约为4.0%）。国际精神疾病流行病学联盟采用世界卫生组织复合式国际诊断访谈对来自北美洲、欧洲及亚洲共计10个国家的37 000名受试者进行了调查，发现大多数国家抑郁障碍的终生患病率为8%~12%，其中美国为16.9%，而日本仅为3%左右。这些流行病学调查结果也说明社会文化因素为抑郁障碍的表现、诊断以及研究方法带来潜在影响。

随着我国精神医学的发展和国际诊断标准在国内的推广和普及，我国精神科临床医务工作者对于抑郁障碍也有了新的认识，2019年北京大学第六医院黄悦勤等人报道的最新流行病学调查研究结果显示，抑郁障碍的年患病率为3.59%，终生患病率为6.8%，总患病人数超过9 000万，41.1%的患者共病至少一种其他精神障碍，包括焦虑障碍、物质使用障碍、冲动控制障碍等。与1990年相比，2019年中国抑郁障碍患病率增长了22.01%，伤残调整生命年增长了14.70%。

二、疾病负担

2019年全球疾病负担研究（GBD2019）的调查结果表明，相比于1999年，全球抑郁障碍的患病率增长了63.7%。抑郁障碍所致伤残调整生命年（disability-adjusted life years，DALYs）在精神障碍中占比最大，达37.3%，已经成为影响残疾年限（years lived with disability，YLD）的第二大疾病负担。具体来说，抑郁障碍是14岁以上所有年龄段人口造成DALYs和YLD负担最高的精神障碍。然而，目前我国抑郁障碍的临床诊疗现状并不理想，识别率、治疗率和充分治疗率分别为21%、9.5%和0.5%。

自杀是抑郁障碍患者最为严重的后果之一，在所有自杀者中约50%可能符合抑郁障碍的诊断。世界卫生组织的最新数据显示当前全球每年有70万余人死于自杀，占死亡总人口的1.3%。荟萃分析结果表明，抑郁障碍患者的自杀风险远高于一般人群，达19.7倍。尤其是在未及时诊断和治疗的抑郁障碍患者或是共患其他疾病（如焦虑障碍）和遭遇不良生活事件的患者，自杀危险性非常高。一般认为，抑郁障碍患者自杀意念或自杀死亡的风险与年龄、性别、社会环境变化以及疾病严重程度密切相关。来自我国的调查结果汇总得出，超过二分之一的抑郁障碍患者曾有自杀观念，而超过五分之一的患者曾经尝试过自杀。

第二节 | 病因与发病机制

抑郁障碍的病因及发病机制复杂，目前尚未完全阐明，其可能为生物因素、心理因素及社会环境因素等共同作用的结果。既往研究提示，家族遗传史、童年创伤、脑结构及功能网络异常、人格特征、创伤事件、社会环境等因素均可能对抑郁障碍的发生产生影响。需要说明的是，公众通常认为心理问题是导致抑郁障碍发生的主要原因，这其实是对本疾病的误解。

一、遗传

遗传因素是抑郁障碍发生的重要因素之一。抑郁障碍患者的一级亲属罹患抑郁障碍的风险大约是一般人群的 2～10 倍，遗传度约 30%～50%。其中，复发性抑郁障碍的遗传度较单次发作的遗传度更高。早期的基因多态性位点研究主要关注与经典病理假说相关的单个基因位点在抑郁障碍发病中的作用，如 5- 羟色胺（5-hydroxytryptamine，5-HT）转运体、单胺氧化酶 A（monoamine oxidase A，MAOA）、脑源性神经营养因子（brain derived neurotrophic factor，BDNF）、神经炎性标记物等。新近的全基因组关联分析（genome wide association study，GWAS）和下一代测序（next-generation sequencing，NGS）技术则试图从基因组的角度去揭示所有可能与抑郁障碍相关的基因多态性位点，研究结果识别了超过 200 个风险位点，提示抑郁障碍发病的高度多基因性。根据目前 GWAS 的分析结果，也创建了多基因风险评分（polygenic risk score，PRS），可用于预测抑郁发病的低、中、高风险。由于抑郁障碍可能涉及多个基因的异常，且不同基因间常存在相互作用，另外基因表达还受到异位显性和表观遗传机制的影响，研究结论也需要谨慎看待。同时，基因 - 环境相互作用也将加重遗传因素对抑郁障碍发病的影响，早年创伤和不良生活方式都使携带危险基因者患抑郁障碍的风险增加。

二、神经生化

神经生化失调节假说认为，抑郁障碍患者的神经递质功能和内稳态功能失衡，抗抑郁药则可通过恢复上述系统的正常调节而发挥药理学作用。抑郁障碍发病的主要假说之一是单胺假说。人类大脑内的单胺系统包括去甲肾上腺素（norepinephrine，NE）能、多巴胺（dopamine，DA）能和 5-HT 能神经递质系统。单胺氧化酶 A（monoamine oxidase A，MAOA）表达的增加以及脑内 5-HT 和 NE 水平的降低被认为是抑郁的主要致病因素。MAOA 可分解单胺类神经递质 5-HT、NE 和 DA，在神经精神障碍的发病、进展和治疗中发挥重要作用。此外，在抑郁障碍患者的大脑内发现了兴奋性神经递质谷氨酸（glutamate，Glu）和抑制性神经递质 γ- 氨基丁酸（γ-aminobutyric acid，GABA）浓度和活性的变化，而在关于 N- 甲基 -D 天冬氨酸（N-methyl-D-aspartate，NMDA）受体拮抗剂氯胺酮的抗抑郁效果的研究中发现，Glu 神经传递能够减轻抑郁症状，在抑郁障碍的病理生理和治疗反应中有着关键作用。其他神经递质（如肾上腺素、乙酰胆碱、组胺等）也与抑郁障碍的发病密切相关。研究发现，抑郁障碍不仅与体内神经递质的水平异常有关，也与相应受体功能的改变有关，即长期神经递质的异常，引发受体功能产生适应性（adaptation）改变，这种改变不仅有受体本身数量和密度的改变，还会累及受体后信号转导功能，甚至影响基因转录过程。

三、神经内分泌

抑郁障碍患者的下丘脑 - 垂体 - 肾上腺（hypothalamic-pituitary-adrenal，HPA）轴功能异常，表现为血中皮质醇水平增高、应激相关激素分泌昼夜节律改变以及无晚间自发性皮质醇分泌抑制等。临床中可以通过监测血浆皮质醇含量以及 24 小时尿 17- 羟皮质类固醇的水平发现抑郁障碍患者上述皮质醇分泌异常表现。此外，抑郁障碍患者脑脊液中促肾上腺皮质激素释放激素（corticotropin releasing hormone，CRH）水平升高。大概 40% 的抑郁障碍患者地塞米松抑制试验阳性。肾上腺皮质激素水平异常可能为疾病提供了一个神经生物学基础，在此基础上，遗传素质、生活事件和应激发生相互作用。重复的生活应激（特别是从生命早期开始的应激）会导致垂体、肾上腺的高反应性，皮质类固醇水平缓慢升高，并导致一系列分子水平的异常，在功能和结构上对中枢神经系统造成不良的影响。

下丘脑 - 垂体 - 甲状腺（hypothalamic-pituitary-thyroid，HPT）轴可能也参与了抑郁障碍的发病，该假说的依据主要是相关激素分泌节律的改变，临床中可以观察到甲状腺功能减退的患者会出现抑郁情绪、易疲劳、精力减退等抑郁症状。不过，甲状腺功能异常与抑郁障碍之间的因果关系和病理生理学基础尚不清楚。

下丘脑 - 垂体 - 性腺（hypothalamic-pituitary-gonadal，HPG）轴的改变与抑郁症状具有相关性，主要表现为 HPG 轴功能下调。性激素通过调节多种神经递质（包括单胺类神经递质、谷氨酸系统等），并与 HPA 轴相互作用，介导抑郁障碍的发生。此外，HPG 轴还与褪黑素、BDNF 等作用调节抑郁障碍的发生、发展。

此外，生长激素、催乳素和褪黑素在抑郁障碍患者中也均可见不同程度的分泌改变，它们在抑郁障碍发病中的作用也有待进一步明确。

四、神经影像学

随着磁共振成像（magnetic resonance imaging，MRI）技术的发展与普及，关于抑郁障碍脑结构和功能影像学的报道也越来越多。有研究在抑郁障碍的患者中见到了海马的萎缩，海马的萎缩可能先于疾病发生，且在抑郁症状持续、复发或长期恶化的个体中，海马的萎缩程度更大。抑郁障碍患者的内侧前额叶、背外侧前额叶、前扣带回、后扣带回/楔前叶、杏仁核和尾状核等结构都发现了神经影像学的异常。另外，有研究提示抑郁可能会加速与年龄相关的脑萎缩，重性抑郁障碍（major depressive disorder，MDD）患者的预测年龄与实际年龄之间的差异增加了 1 岁以上。抑郁障碍的发病主要涉及两个神经环路，一是以杏仁核和内侧前额叶皮质为中心的内隐情绪调节环路，该环路主要受 5-HT 调节；二是以腹侧纹状体/伏隔核、内侧前额叶皮质为中心的奖赏神经环路，该环路主要受 DA 调节。抑郁障碍患者的这两个环路都存在神经递质浓度、对负性/正性刺激的反应、静息功能连接、白质神经纤维、灰质体积、脑代谢等多个水平的异常，且可能分别涉及抑郁障碍患者不同的临床症状。

此外，正电子发射体层摄影（positron emission tomography，PET）、单光子发射计算机体层摄影（single photon emission computed tomography，SPECT）和磁共振波谱（magnetic resonance spectroscopy，MRS）等神经影像学技术也给出了抑郁障碍患者脑内生化物质代谢异常的证据。

五、神经电生理

神经电生理的研究手段包括脑电图（electroencephalogram，EEG）、脑诱发电位（cerebral evoked potential，CEP）等。抑郁障碍患者的 EEG 研究发现，抑郁严重程度与其左右脑半球平均整合振幅呈负相关，且抑郁障碍患者 EEG 异常有侧化现象，呈现出右半球的激活程度升高，多表现为右半球 α 波波幅相对降低、α 波的右/左比率降低及右半球快波波幅的相对增加，这种激活程度升高主要表现在额区，以右额叶为主，并认为与抑郁情绪产生有关。抑郁障碍的患者还可出现 CEP 的改变。抑郁发作时 CEP 波幅较小，并与抑郁障碍的严重程度相关，同时伴有事件相关电位（event related potential，ERP）P300 和 N400 潜伏期延长。

六、心理社会因素

一般来说，生活中的应激事件（如亲人丧失、婚姻关系不良、失业、严重躯体疾病等）是抑郁障碍发生的危险因素,可能导致抑郁障碍的发生。如果多个严重不良的生活事件同时存在,则可能协同影响抑郁障碍的发生。动物实验和临床流行病学的研究结果都强有力地证实了精神创伤(尤其是早年创伤)可显著增加成年期抑郁障碍的发病风险。心理学上认为,早年创伤可促进负性图式的发展,最终导致情绪信息加工的负面偏向,与负性认知有关。神经生物学证据也表明,早年创伤可能影响大脑发育、神经内分泌和免疫系统。经历早年创伤的个体在成长过程中可能会暴露更多的生活事件,随着时间的推移积累性效应可损害情绪系统。具有童年创伤史的抑郁障碍患者的治疗更为复杂,往往其对药物治疗的反应较差,在治疗时需要综合心理治疗。同时,也有证据证明,社会支持可以缓解创伤经历对抑郁障碍的影响。

综上所述,抑郁障碍病因和发病机制涉及的方面较多且复杂,除上述观点外,有学者还提出了第二信使失衡假说、神经可塑性假说、脑-肠轴以及抑郁障碍能量代谢假说等。然而至今仍缺乏有效的抑郁障碍特异性诊断标志,部分研究结果甚至难以重复验证,因此还需更多的研究进一步探索抑郁障碍的病因和发病机制。

第三节 | 临床表现

抑郁障碍的临床表现可分为核心症状、心理症状群与躯体症状群三个方面。但在具体的症状归类上,有些症状常常是相互重叠的,很难简单划一。

一、核心症状

1. **心境低落**　心境低落是指自我感受或他人观察到的显著而持久的情绪低落和抑郁悲观。患者常常诉说"心情不好,高兴不起来",终日愁眉苦脸、忧心忡忡,可出现典型的抑郁面容,表现为眉头紧锁、长吁短叹。严重者甚至痛不欲生、悲观绝望,有度日如年、生不如死感,常常主诉"活着没意思""心里非常难受"等。患者这种低落的情绪几乎在大部分时间都存在,且一般不随外界环境的变化而变化。

2. **兴趣减退**　患者对各种过去喜爱的活动或事物丧失兴趣或兴趣下降,做任何事都提不起精神,即使勉强去做,也体会不到以前愉快的感觉。症状典型者对任何事物无论好坏等都缺乏兴趣,什么事情都不愿意做。例如患者在生病以前是很喜欢打篮球的人,现在对篮球却一点兴趣都没有。

3. **快感缺失**　患者体验快乐的能力下降,不能从日常从事的活动中体验到乐趣,即使从事自己以前喜欢的事情或工作也体会不到任何快感。部分抑郁障碍患者有时可以勉强自己参加一些活动,表面看来患者的兴趣似乎仍存在,但进一步询问就会发现患者根本不会从这些活动或事情中感觉到快乐,从事的主要目的是希望能从悲观失望中摆脱出来或者消磨时间,有些患者还会觉得参加活动是一种负担。

上述三种症状相互联系、互为因果,在不同的患者身上表现并不完全一致,可能同时出现三种症状,也可能只以其中某一两种症状为突出表现。

二、心理症状群

1. **思维迟缓**　表现为思维联想速度减慢,患者自我感觉脑子反应迟钝,常见临床主诉为"脑子像是生了锈一样"或是"像涂了一层糨糊一样"。决断能力降低,变得优柔寡断、犹豫不决,甚至对一些日常小事也难以做出决定。临床上可见患者主动言语减少,语速明显减慢,语音变低,严重者甚至无法正常与他人交流。

2. **认知功能损害**　认知功能异常是抑郁障碍患者最常见的主诉,例如难以忘记过去的糟糕经历,注意力下降,反应时间延长,注意事物不能持久,导致学习、工作效率下降。另外还有患者表现出抽象概括能力下降、学习能力降低以及言语流畅性变差。大多数抑郁障碍患者都存在认知功能的损害,即使在抑郁情绪缓解后,有些患者的认知受损仍难以恢复。

3. 负性认知模式　抑郁障碍患者认知模式的特点是负性的、歪曲的。无论对自己、对所处的世界还是对未来都存在负性的认知,患者认为自己无价值、有缺陷、不值得人爱,将所处的环境看成是灾难性的,有着许多无法克服的障碍,对未来没有信心,感到没有希望,甚至悲观绝望。常见的负性认知包括:非此即彼(极端化或对立思维,如不是成功就意味着失败)、灾难化(消极地预测未来而不考虑其他可能性)、贴标签(给自己或他人贴上固定的大标签,不顾实际情况地下结论)、选择性关注(不看整体,选择性注意负性面,仅将注意力集中于消极的细节上)等。

4. 自责自罪　在悲观失望的基础上,患者会产生自责自罪。认为自己犯下了不可饶恕的错误,即使是一些轻微过失或错误,也要痛加责备,把自己看作家庭和社会的巨大负担。例如,患者会因过去微不足道的不诚实行为或者曾让别人失望而有负罪感。严重时患者会对自己的过失无限制地"上纲上线",产生深深的内疚甚至罪恶感,认为自己罪孽深重,必须受到社会的惩罚,甚至达到罪恶妄想的程度。

5. 自杀观念和行为　抑郁障碍患者常常伴有消极自杀的观念或行为,感到生活中的一切都没有意义,活着没有意思,脑子里反复出现与死亡相关的念头,甚至开始详细地策划自杀,思考自杀的时间、地点和方式。患者认为"结束自己的生命是一种解脱""自己活在世上是多余的",并最终发展成自杀行为。自杀行为是抑郁障碍最严重的症状和最危险的后果之一,临床工作者应对曾经有过自杀观念或自杀企图的患者保持高度警惕,并认真做好自杀风险的评估和预防。部分患者还会出现"扩大性自杀"行为,患者会认为自己的亲人活着也非常痛苦,帮助亲人死亡是对他们的解脱,于是选择杀死亲人后再自杀,导致极其严重的不良后果。

6. 精神运动性迟滞或激越　精神运动性迟滞是指行为和言语活动显著减少,以思维发动的迟缓和行为上显著持久的抑制为主要特征。患者常常行为迟缓,生活懒散、被动,独坐一旁,不与人沟通或整日卧床。严重者甚至无法顾及个人卫生,蓬头垢面、不修边幅,甚至达到亚木僵或木僵状态。

精神运动性激越与精神运动性迟滞的临床症状相反,表现为动作行为和言语活动的显著增加,患者大脑持续处于紧张状态,脑中反复思考一些没有意义、缺乏条理的事情。大脑过度活跃,使得患者无法集中注意力来思考一个中心议题,因此思维效率下降,无法进行创造性思考。在行为上则表现为烦躁不安、紧张,用手指抓握、搓手顿足、坐立不安或来回踱步等症状。

7. 焦虑　焦虑常常与抑郁症状共存,并成为抑郁障碍的主要症状之一。患者可表现为心烦、担心、紧张、无法放松,担心失控或发生意外等,也可表现为易激惹、冲动等,患者常常因过度担忧而使注意力不能集中。此外,焦虑合并抑郁的患者常出现一些躯体症状,如胸闷、心慌、尿频、出汗、坐立不安等。有时,躯体症状可以掩盖主观的焦虑抑郁体验而成为临床主诉。

8. 精神病性症状　严重的抑郁障碍患者可出现幻觉或妄想等精神病性症状,这些症状涉及的内容多数与抑郁心境相协调,如罪恶妄想(认为自己应该受到惩罚)、无价值妄想(认为自己一无所有,是个没有用的人)、躯体疾病或灾难妄想(坚信自己患有某种难以治愈的疾病或者将有重大的灾难降临在自己身上)、嘲弄性或谴责性的幻听等。部分患者也会出现与心境不协调的精神病性症状,而与心境不协调的精神病性症状则与上述主题无关,如被害妄想、没有情感背景的幻听等。

9. 自知力　多数抑郁障碍患者自知力完整,能够主动求治并描述自己的病情和症状,有些严重的抑郁障碍患者自知力不完整甚至缺乏,这种情况在存在明显自杀倾向者或伴有精神病性症状的患者中尤其常见,患者缺乏对自己当前状态的正确认识,甚至完全失去求治愿望。

三、躯体症状群

1. 睡眠障碍　睡眠障碍是抑郁障碍最常出现的躯体症状之一,表现形式多样,包括早段失眠(入睡困难)、中段失眠(睡眠轻浅、多梦)和末段失眠(早醒)。入睡困难最为多见,一般睡眠潜伏期超过30分钟。而以末段失眠(早醒)最具有特征性,一般比平时早醒2～3小时,醒后无法再次入睡。不过,与上述典型表现不同,非典型抑郁障碍患者也可以出现睡眠过多的情况。

2. 与自主神经功能紊乱相关的症状 焦虑抑郁状态的患者常表现出与自主神经功能紊乱相关的症状,如头晕、头痛、心慌、心悸、出汗、皮肤感觉异常(冷热感和发麻感)等。有的患者也可表现为内脏功能的紊乱,如消化道的分泌和蠕动下降、尿频尿急等。他们常由综合医院转诊至精神专科门诊。

3. 进食紊乱 主要表现为食欲减退伴体重减轻。轻者表现为食不知味、没有胃口,但进食量不一定出现明显减少,此时患者的体重在一段时间内改变可能并不明显。严重者完全丧失进食的欲望,对自己既往喜欢的食物也不感兴趣,甚至不愿提到吃饭。进食后感觉腹胀、胃部不适,体重明显下降,甚至出现营养不良。非典型抑郁障碍患者则会有食欲亢进和体重增加的情况。

4. 精力下降 表现为无精打采、疲乏无力、懒惰。患者感到自己整个人都垮了、散架了,常常诉说"太累了""没有精神""什么都没做也感到疲惫不堪",筋疲力尽、能力下降。

5. 性功能障碍 很多抑郁障碍患者存在性欲的减退乃至完全丧失。有些患者虽然勉强维持性行为,但无法从中体验到乐趣。女性患者还会出现月经紊乱、闭经等症状。

第四节 | 临床分型

ICD-11 对精神与行为障碍与 DSM-5 对抑郁障碍的临床分型略有差异,此处介绍的临床分型以 ICD-11 分类为主。

一、单次发作抑郁障碍

单次抑郁障碍表现为 1 次持续时间至少 2 周的抑郁发作,且既往无抑郁发作史。抑郁发作表现以显著而持久的心境低落为主要临床特征,临床表现可从闷闷不乐到悲痛欲绝。抑郁发作大多数可以缓解,部分可存在残留症状或转为慢性病程。

二、复发性抑郁障碍

复发性抑郁障碍表现为出现 2 次以上的抑郁发作,且 2 次发作间隔的至少数个月内没有显著的心境紊乱。

三、恶劣心境障碍

过去称为抑郁性神经症,在 ICD-10 中也被称为"恶劣心境",是一种以持久的心境低落状态为主的轻度抑郁,从不出现躁狂或轻躁狂发作。这种慢性的心境低落,无论从严重程度还是一次发作的持续时间,均不符合轻度或中度复发性抑郁障碍的标准。病程常持续 2 年以上,其间无长时间的完全缓解,一般不超过 2 个月。患者具有求治意愿,生活不受严重影响,通常起病于成年早期,持续数年,与生活事件及个人性格存在密切关系。

四、混合性抑郁和焦虑障碍

该分型在 ICD-11 抑郁障碍章节首次出现,主要表现是焦虑与抑郁症状持续 2 周或以上时间,分开考虑任何一组症状群的严重程度和/或持续时间时均不足以符合相应的诊断,此时应考虑为混合性抑郁和焦虑障碍。若是严重的焦虑伴以程度较轻的抑郁,则应采用焦虑障碍的诊断,反之,则应诊断为抑郁障碍。若抑郁和焦虑均存在,且各自足以符合相应的诊断,则不应采用这一类别,而应同时给予两个障碍的诊断。该障碍会给患者造成相当程度的主观痛苦和社会功能的受损。

在 ICD-11 中,根据不同的心境发作特点,对抑郁障碍作出了更细致的亚诊断分类。具体根据以下三个维度进行分类。

1. **严重程度**　①轻度发作:轻度抑郁发作的任何症状都不应达到强烈的水平,个体通常在进行日常工作、社交或家务活动中有一些困难,但不严重,发作中没有幻觉或妄想。②中度发作:中度抑郁发作可有少许症状表现突出或整体症状略微突出。个体通常在进行日常工作、社交或家务活动中有相当程度的困难,但在一些领域仍保有功能。中度以上的严重程度,可伴/不伴精神病性症状。③重度发作:重度抑郁发作中,较多或大多数的症状表现突出,一些症状表现尤为强烈的个体在个人、家庭、社交、学业、职业或其他重要领域中无法保有功能或功能严重受限。

2. **是否伴有精神病性症状**　依据发作中是否存在妄想或幻觉,分为不伴有精神病性症状的抑郁发作和伴有精神病性症状的抑郁发作。

3. **当前处于何种发作阶段**　①目前处于抑郁发作期:指目前的症状达到抑郁发作的诊断标准;②目前为部分缓解:目前已不符合抑郁发作的定义性需求,但仍可能残留一些显著的情感症状;③目前为完全缓解:目前已无任何显著的情感症状。

第五节 ｜ 评估、诊断与鉴别诊断

一、评估

为了明确抑郁障碍的诊断,必须对存在抑郁症状的患者进行全面的心理、社会和生物学评估,了解患者是否存在其他精神症状和躯体问题,最终明确诊断并制定合理的治疗方案。评估的具体内容包括现病史、目前症状、是否有自杀意念、既往是否有过躁狂发作或精神病性症状发作、目前的治疗情况及疗效、过去的治疗史、躯体疾病病史、家族史等。

对疑似抑郁障碍的患者,除了进行全面的躯体检查及神经系统检查外,还要结合实际情况开展必要的实验室、电生理及影像学等检查,用以排除由于内分泌及脑部器质病变等因素导致的情绪及精神行为异常。例如,甲状腺功能、头颅核磁、脑电图检查等。

量表通常被用来评估抑郁障碍的治疗效果。大体可分为自评和他评两种类型,常用抑郁评估量表包括:汉密尔顿抑郁量表(HAMD)、蒙哥马利-艾森贝格抑郁评定量表(MADRS)、贝克抑郁量表(BDI)、抑郁自评量表(SDS)、患者健康问卷(PHQ-9)。其中汉密尔顿抑郁量表是临床上评定时应用得最为普遍的量表,有17项、21项、24项三种。汉密尔顿抑郁量表24项(HAMD-24)可分为七因子结构:焦虑和躯体化、体重、认识障碍、日夜变化、阻滞、睡眠障碍、绝望感。①临床治疗有效(response):指抑郁症状减轻,汉密尔顿抑郁量表17项(HAMD-17)减分率至少达50%,或者MARDS减分率达到50%以上。②临床治愈(remission):指抑郁症状完全消失时间>2周,HAMD-17≤7分或者MARDS≤10分,并且社会功能恢复良好。如果患者抑郁症状完全缓解时间超过6个月,则认为达到临床痊愈(recovery)。抑郁障碍是一种复发率很高的疾病,抑郁症状缓解,却在6个月内又再次发作,称为复燃(relapse)。如果抑郁症状已经完全消失了6个月以上又再次发作,则是复发(recurrence)。

二、诊断

临床依据的抑郁障碍的诊断标准长期参考ICD-10以及DSM-5。ICD和DSM这两大诊断系统对抑郁障碍的分类及描述,总体而言非常接近,都将抑郁障碍作为一个综合征,根据严重程度、病程长短、伴有或不伴有精神病性症状、有无相关原发病因等分为不同亚型。ICD-10中抑郁障碍的诊断标准包括三条核心症状和七条附加症状。三条核心症状:①心境低落;②兴趣和愉快感丧失;③导致劳累增加和活动减少的精力降低。七条附加症状:①注意力降低;②自我评价和自信降低;③自罪观念和无价值感;④认为前途暗淡悲观;⑤自伤或自杀的观念或行为;⑥睡眠障碍;⑦食欲减退。

ICD-11即将投入临床使用,心境障碍的组织架构发生了变化,心境发作作为心境障碍的基本组成部分,而不作为诊断类别,心境发作的次数和模式构成了心境障碍的诊断。抑郁障碍是心境障碍类目下的一个亚组,包括单次发作的抑郁障碍、复发性抑郁障碍、恶劣心境障碍以及混合性抑郁和焦虑障碍。

(一) 抑郁障碍

ICD-11 中抑郁障碍的诊断需基于一次或多次的抑郁发作,并且没有躁狂、混合或轻躁狂发作史,可分为单次发作的抑郁障碍和复发性抑郁障碍。按照目前发作的严重程度(轻、中、重)、伴或不伴精神病性症状,抑郁障碍可进行进一步的分类。抑郁障碍的严重程度不仅取决于症状的数目也取决于症状的严重程度以及对功能的损害。如果出现了精神病性症状,那么抑郁障碍的严重程度至少是中度发作。在抑郁障碍目前发作中还可进行附加限制条件描述,包括伴有显著的焦虑症状、伴有忧郁特征、围产期内的目前发作,以及伴有季节性发作。伴有忧郁特征的定义为兴趣缺乏、缺少情绪反应性、早醒、晨重暮轻、精神运动性激越或迟滞、食欲不佳和体重下降。如果抑郁障碍并非目前发作,那么可进一步划分为目前部分缓解或目前完全缓解。部分缓解是指目前已不符合抑郁发作的定义性需求,但仍可能残留一些显著的情感症状;完全缓解是指目前已无任何显著的情感症状。

1. **轻度抑郁发作** 症状表现程度较轻。患者常为症状而困扰,在某个功能维度(如个人、家庭、社会、教育、职业或其他重要的功能维度)有一些困难。发作期间没有幻觉或妄想。

2. **中度抑郁发作** 有少许症状表现程度突出或总体出现大量轻度抑郁症状。患者通常在多个功能维度(如个人、家庭、社会、教育、职业或其他重要的功能维度)有相当的困难。

3. **重度抑郁发作** 较多或大多数症状表现突出,或某些症状表现尤为突出。患者无法在多数功能维度(如个人、家庭、社会、教育、职业或其他重要的功能维度)保有功能。

4. **伴有精神病性症状** 符合中、重度抑郁发作的诊断标准,并存在妄想、幻觉或抑郁性木僵等症状。妄想一般涉及自罪、贫穷或灾难迫在眉睫的观念,患者自认为对灾难降临负有责任;幻觉多为幻听和幻嗅,幻听常为诋毁或指责性的声音,幻嗅多为污物腐肉的气味。

(二) 恶劣心境障碍

恶劣心境障碍的特征是持续性抑郁情绪(即持续 2 年或更长),持续一天中大部分时间,而且持续的天数较多。儿童和青少年抑郁情绪表现为普遍易怒。抑郁情绪伴随着其他症状,如活动兴趣或快乐明显减弱、注意力不集中或犹豫不决、感到自我价值低、过度或不适当的内疚、对未来无望、睡眠不安或睡眠增加、食欲减弱或增加等,精力不足或疲劳。在疾病的前 2 年,从未有过 2 周时间,其症状的数量和持续时间足以满足抑郁症发作的诊断要求。

(三) 混合性抑郁和焦虑障碍

混合性抑郁和焦虑障碍是指在 2 周及以上时间的大部分时间同时出现抑郁和焦虑症状,但抑郁或焦虑症状的严重程度、数量或持续时间,均不足以诊断为其他抑郁障碍或焦虑及恐惧相关障碍。这些症状在个人、家庭、社会、教育、职业或其他重要的功能领域导致了严重痛苦或严重损害。

三、鉴别诊断

1. **精神分裂症** 伴有精神病性症状的抑郁发作或抑郁性木僵需与精神分裂症相鉴别。鉴别要点如下:①原发症状:抑郁障碍以心境低落为原发症状,精神病性症状是继发的;精神分裂症通常以思维障碍和情感淡漠等精神病学症状为原发症状,而抑郁症状是继发的。②协调性:抑郁障碍患者的思维、情感和意志行为等精神活动之间尚存在一定的协调性,精神分裂症患者的精神活动之间的协调性缺乏。③病程:抑郁障碍多为间歇性病程,间歇期患者基本处于正常状态;而精神分裂症的病程多为发作进展或持续进展,缓解期常有残留的精神症状。另外患者的病前性格、家族遗传病史、预后以及对治疗的反应等也可有助于鉴别诊断。

2. **双相情感障碍** 双相情感障碍是心境障碍的一个主要疾病亚型,其临床表现是在抑郁发作的基础上,存在一次及以上的符合躁狂/轻躁狂的发作史。抑郁障碍的疾病特征是个体的情感、认知、意志行为的全面抑制,双相障碍的疾病特征是情感的不稳定性和转换性。部分抑郁发作患者并不能提供明确的躁狂、轻躁狂发作史,但是对具有首次发病年龄早(25 岁或更早起病)、双相障碍家族史、伴有精神病性症状、抑郁发作突然且发作次数在 5 次以上、心境不稳定、易激惹或激越、睡眠和体重增加等临床特征的抑郁障碍患者,诊治过程中要高度关注和定期随访评估躁狂发作的可能性,以及时修正诊断。

3. **焦虑障碍**　抑郁障碍和焦虑障碍常共同出现,但却是不同的精神障碍。抑郁障碍以"情感低落"为核心表现,而焦虑障碍的主要特点是"害怕、恐惧、担心",这两种精神障碍的症状常存在重叠,如抑郁障碍患者和焦虑障碍患者都会有躯体不安、注意力集中困难、睡眠紊乱和疲劳等。焦虑障碍患者的情感表达以焦虑、脆弱为主,存在明显的自主神经功能失调及运动性不安,自知力一般良好,求治心切,病前往往存在引起高级神经系统活动过度紧张的精神因素;抑郁障碍以心境低落为主要临床相,患者自我感觉不佳,觉得痛苦、厌倦、疲劳,躯体化症状较重的患者也可伴有疑病症状;临床工作中需要根据症状的主次及其出现的先后顺序来进行鉴别。

4. **创伤后应激障碍**　创伤后应激障碍常伴有抑郁症状,与抑郁障碍的鉴别要点在于,前者在起病前有严重的、灾难性的、对生命有威胁的创伤性事件,如强奸、地震、被虐待,然后起病,并以创伤事件的闯入性记忆反复出现在意识或者梦境中为特征性症状,以焦虑或情感麻木、回避与创伤有关的人与事等为主要临床表现,虽然可有轻重不一的抑郁症状,但不是主要临床相,也无晨重夜轻的节律改变;睡眠障碍多为入睡困难,创伤有关的噩梦、梦魇多见,与抑郁发作以早醒为特征表现不同。

5. **躯体疾病所致的精神障碍**　抑郁与躯体疾病之间的关系有以下几种情况:①躯体疾病是抑郁障碍的直接原因,即作为抑郁障碍发生的生物学原因,如内分泌系统疾病所致的抑郁发作;②躯体疾病是抑郁障碍发生的诱因,即躯体疾病作为抑郁障碍的心理学因素存在;③躯体疾病与抑郁障碍共病,没有直接的因果关系,但二者之间具有相互促进的作用;④抑郁障碍是躯体疾病的直接原因,如抑郁伴随的躯体症状。鉴别诊断时通过全面的病史询问,详细的躯体、神经系统检查,以及辅助检查获得的重要诊断证据对上述几种情况进行区分。如果躯体疾病的诊断成立,也不能轻率地认定患者的情绪低落完全是由于躯体疾病所致而不给予积极干预。即使躯体疾病是导致抑郁的直接原因,也要进行抗抑郁治疗,抑郁症状改善后也有利于躯体疾病的预后。

第六节 │ 治　疗

一、治疗原则

抑郁障碍的治疗应遵循以下原则。

(一) 全病程治疗

一半以上的抑郁障碍患者在疾病发生后 2 年内会复发。为改善抑郁障碍患者的预后,降低复燃和复发,现提倡全病程治疗。全病程治疗分为急性期治疗、巩固期治疗和维持期治疗。

1. **急性期治疗(8～12 周)**　以控制症状为主,尽量达到临床痊愈,同时促进患者社会功能的恢复,提高患者的生活质量。急性期治疗效果在抑郁障碍预后和结局中起关键作用,及时、有效、合理的治疗有助于提高长期预后和促进社会功能康复。

2. **巩固期治疗(4～9 个月)**　以防止病情复燃为主。此期间患者病情不稳定,易复燃,应保持与急性期治疗一致的治疗方案,维持原药物种类、剂量和服用方法。

3. **维持期治疗**　持续、规范的维持期治疗可以有效地降低抑郁障碍的复燃/复发率。目前对维持治疗的时间尚缺乏有效的研究,一般认为至少 2～3 年,对于多次反复发作或是残留症状明显者建议长期维持治疗。维持治疗后,若患者病情稳定且无其他诱发因素可缓慢减药直至停止,一旦发现有复发的早期征象,应迅速恢复治疗。

(二) 个体化合理用药

选择抗抑郁药物时应遵循个体化原则,需结合患者的年龄、性别、伴随疾病、既往治疗史等因素,从安全性、有效性、经济性、适当性等角度为患者选择合适的抗抑郁药物及剂量。如患者伴有睡眠问题则优先考虑可同时改善睡眠的抗抑郁药,对于老年患者则应避免选择不良反应多的药物。

（三）量化评估

在治疗前、治疗中要定期对患者进行评估。不同时期,评估的侧重点不同。治疗前需综合评估患者的病情、躯体情况、社会功能以及社会家庭支持等,在治疗中应重点观察患者症状的变化情况及对药物的反应等,定期应用实验室检查及相应精神科量表进行疗效及耐受性、安全性方面的量化评估。

（四）联合用药

抗抑郁治疗一般不主张联合用药。联合用药常用于难治性患者,选择两种作用机制不同的抗抑郁药联合使用以增加疗效,但不主张联用两种以上抗抑郁药。此外,还可根据患者的具体情况考虑联合锂盐、非典型抗精神病药或三碘甲状腺原氨酸治疗,如伴有精神病性症状的抑郁障碍,可考虑采用抗抑郁药和抗精神病药物合用的药物治疗方案。

（五）建立治疗联盟

由于目前尚缺乏对抑郁障碍的客观诊断指标,临床诊断在很大程度上依赖完整真实的病史和全面有效的精神检查,而彼此信任、支持性的医患联盟关系有助于患者在治疗过程中配合。同时应与患者家属建立密切的合作关系,最大程度调动患者的社会支持系统,形成广泛的治疗联盟,提高患者的治疗依从性。

二、药物治疗

（一）抗抑郁药的种类

当前临床上常用的抗抑郁药种类及常见不良反应、药物相互作用及禁忌证总结于表 8-1。

1. 新型抗抑郁药　包括选择性 5-羟色胺再摄取抑制剂（selective serotonin reuptake inhibitors,SSRIs）、5-羟色胺和去甲肾上腺素再摄取抑制剂（serotonin-norepinephrine reuptake inhibitors,SNRIs）、去甲肾上腺素和特异性 5-羟色胺能抗抑郁药（noradrenergic and specific serotonergic antidepressants,NaSSAs）、去甲肾上腺素和多巴胺再摄取抑制剂（norepinephrine dopamine reuptake inhibitors,NDRIs）、5-羟色胺受体拮抗剂/再摄取抑制剂（serotonin antagonist/reuptake inhibitors,SARIs）和其他一些新型抗抑郁药（如褪黑素 MT_1/MT_2 受体激动剂和 $5-HT_{2C}$ 受体拮抗剂）凭借在安全性和耐受性方面的优势已经成为一线推荐药物,大量的循证医学研究验证了这些药物治疗抑郁障碍的有效性,并且不同药物总体有效率之间不存在显著性差异。

（1）SSRIs：目前用于临床的有氟西汀、舍曲林、帕罗西汀、氟伏沙明、西酞普兰和艾司西酞普兰。是目前临床最常用的抗抑郁药类型,不良反应明显小于传统的三环类抗抑郁药物。急性期治疗中,众多随机对照研究支持 SSRIs 治疗抑郁障碍的疗效优于安慰剂,不同 SSRIs 药物间的整体疗效无显著性差异。

（2）SNRIs：具有 5-HT 和 NE 双重摄取抑制作用,高剂量时对 DA 摄取有抑制作用,对 M_1、H_1、α_1 受体作用轻微,不良反应相对较少。代表药物为文拉法辛和度洛西汀。此类药物特点是疗效与剂量有关,低剂量时作用谱和不良反应与 SSRIs 类似,剂量增加后作用谱加宽,不良反应也相应增多。度洛西汀和其他双重作用机制的 SNRIs 治疗共病糖尿病或周围神经痛的抑郁患者比 SSRIs 更有优势,另外度洛西汀也能有效治疗纤维肌痛。

（3）NaSSAs：米氮平为此类药物代表,此类药物主要通过阻断中枢突触前 NE 能神经元 α_2 自身受体及异质受体,增强 NE、5-HT 从突触前膜的释放,增强 NE、5-HT 传递及特异阻滞 $5-HT_2$、$5-HT_3$ 受体,此外对 H_1 受体也有一定的亲和力,同时对外周 NE 能神经元突触 α_2 受体也有中等程度的拮抗作用。米氮平对抑郁障碍患者的食欲减退和睡眠紊乱症状改善明显,且较少引起性功能障碍。

（4）NDRIs：代表药物为安非他酮。meta 分析显示安非他酮治疗抑郁障碍的疗效与 SSRIs 相当。对于伴有焦虑症状的抑郁障碍患者,SSRIs 的疗效优于安非他酮,但安非他酮对疲乏、困倦症状的改善

表 8-1　临床常用的抗抑郁药物

种类	抗抑郁药物	主要不良反应	主要相互作用/禁忌
选择性 5-HT 再摄取抑制剂（SSRIs）	氟西汀	胃肠道反应、头痛、失眠焦虑、性功能障碍、皮疹	抑制 CYP2D2、CYP3A4，禁与单胺氧化酶抑制剂（monoamine oxidaseinhibitor，MAOI）、氯米帕明、色氨酸等联用
	帕罗西汀	胃肠道反应、头痛、失眠焦虑、性功能障碍、抗胆碱能反应、镇静作用明显、停药反应常见（缓慢减量）	CYP2D2 的强抑制剂，禁与 MAOIs、氯米帕明、色氨酸等联用
	舍曲林	胃肠道反应、头痛、失眠焦虑、性功能障碍	抑制 CYP2D2，禁与 MAOIs、氯米帕明、色氨酸等联用
	氟伏沙明	胃肠道反应、头痛、失眠焦虑、性功能障碍、镇静作用较强	禁与 MAOIs、氯米帕明、色氨酸等联用
	西酞普兰	胃肠道反应、头痛、激越、失眠焦虑、性功能障碍、低钠血症	禁与 MAOIs、氯米帕明、色氨酸等联用，慎用酒精
	艾司西酞普兰	胃肠道反应、头痛、激越、失眠焦虑、性功能障碍、低钠血症	禁与 MAOIs、氯米帕明、色氨酸等联用
5-HT 和 NE 再摄取抑制剂（SNRIs）	文拉法辛	胃肠道反应、血压轻度升高、性功能障碍、体重增加少	禁与 MAOIs 联用
	度洛西汀	胃肠道反应、血压轻度升高	禁与 MAOIs 联用
NE 和特异性 5-HT 能抗抑郁药（NaSSAs）	米氮平	镇静、口干、头晕、疲乏、体重增加、胆固醇升高、粒细胞减少（罕见）、性功能障碍少	禁与 MAOIs 联用，出现感染症状应查血象
5-HT 受体拮抗剂/再摄取抑制剂（SARIs）	曲唑酮	口干、镇静、头晕、倦睡、阴茎异常勃起	室性心律失常、严重低血压者禁用
NE 和 DA 再摄取抑制剂（NDRIs）	安非他酮	失眠、头痛、坐立不安、恶心和出汗，可能出现幻觉、妄想	禁与氟西汀或三环类抗抑郁药合用，慎与卡马西平合用
褪黑素受体激动剂	阿戈美拉汀	头痛、恶心和乏力	乙肝病毒携带者/患者、丙肝病毒携带者/患者、肝功能损害患者
多模式机制新型抗抑郁药（抑制 5-HT 转运体再摄取和调节 5-HT 受体）	伏硫西汀	胃肠道反应	禁与 MAOIs 联用
三环类抗抑郁药（TCAs）	阿米替林	过度镇静、直立性低血压、心动过速、心律失常、抗胆碱能不良反应	禁与 SSRIs（不含艾司西酞普兰、西酞普兰）、酒精、MAOIs、吩噻嗪类联用，严重心、肝、肾疾病患者禁用
	丙米嗪	过度镇静、直立性低血压、抗胆碱能不良反应	禁与 SSRIs（不含艾司西酞普兰、西酞普兰）、酒精、MAOIs、吩噻嗪类联用，严重心、肝、肾疾病患者禁用
	多塞平	过度镇静、直立性低血压、抗胆碱能不良反应	严重心、肝、肾疾病患者禁用
	氯米帕明	过度镇静、直立性低血压、抗胆碱能不良反应、抽搐	禁与 SSRIs（不含艾司西酞普兰、西酞普兰）、酒精、MAOIs、吩噻嗪类联用，严重心、肝、肾疾病、癫痫患者禁用

注：CY，细胞色素（cytochrome）。

要优于某些 SSRIs。安非他酮对体重增加影响较小，甚至可减轻体重，这一点可能适用于超重或肥胖的患者。另外，安非他酮还应用于戒烟治疗。但是，在伴有精神病性症状时，不宜使用安非他酮。

（5）SARIs：代表药物为曲唑酮，此类药物通过抑制突触前膜对 5-HT 的再摄取，并阻断 5-HT$_1$ 受体、突触后 5-HT$_{2A}$ 受体、中枢 α_1 受体发挥作用，具有较好的镇静作用，适用于伴有激越或者睡眠障碍的患者。

（6）褪黑素 MT$_1$/MT$_2$ 受体激动剂和 5-HT$_{2C}$ 受体拮抗剂：代表药物为阿戈美拉汀。多项临床研究证实阿戈美拉汀具有明显的抗抑郁作用，此外对于季节性情感障碍也有效。由于作用于褪黑素受体，阿戈美拉汀具有与褪黑素类似的调节睡眠作用，这种对睡眠的改善作用往往在用药第 1 周就会显现。用药剂量范围为 25～50mg/d，每天 1 次，睡前服用。使用该药物前须进行基线肝功能检查，血清氨基转移酶超过正常上限 3 倍者不应该使用该药治疗，治疗期间应定期监测肝功能。

（7）多模式机制新型抗抑郁药物：代表药物为伏硫西汀（vortioxetine）。伏硫西汀不仅有助于改善抑郁障碍的情感症状，还具有改善抑郁患者认知症状的作用。初始剂量和推荐剂量均为 10mg/d，每天 1 次。根据患者个体反应进行增减调整。

2. 传统抗抑郁药　包括三环类、单胺氧化酶抑制剂（monoamine oxidase inhibitor，MAOI）和基于三环类药物开发的四环类药物，由于其耐受性和安全性问题，作为二线推荐药物，目前国内使用的三环类和四环类药物有阿米替林、氯米帕明、丙米嗪、多塞平和马普替林。MAOI 由于其安全性和耐受性问题，以及药物对饮食的限制问题，作为三线推荐药物。MAOI 可以有效治疗抑郁障碍，常用于其他抗抑郁药治疗无效的抑郁障碍患者。国内仅有吗氯贝胺作为可逆性单胺氧化酶再摄取抑制剂（RMAOI），与三环类药物疗效相当。

3. 中草药　目前在我国获得国家市场监督管理总局正式批准治疗抑郁障碍的药物还包括中草药，主要用于轻中度抑郁障碍的治疗。包括：①圣约翰草提取物片：是从草药（圣约翰草）中提取的一种天然药物，其主要药理成分为贯叶金丝桃素和贯叶连翘。②舒肝解郁胶囊：是由贯叶金丝桃、刺五加复方制成的中成药胶囊制剂。可用于治疗轻中度单相抑郁障碍属肝郁脾虚证者。治疗轻中度抑郁障碍的疗效与盐酸氟西汀相当，优于安慰剂。③巴戟天寡糖胶囊：治疗中医辨证属于肾阳虚证者的轻中度抑郁障碍。

4. 氯胺酮　是一种 NMDA 谷氨酸受体拮抗剂，近年的研究证据表明氯胺酮具有快速抗抑郁效应。艾司氯胺酮成分为氯胺酮的 S 型异构体，于 2019 年在美国上市批准用于治疗难治性抑郁障碍。补充适应证为可与口服抗抑郁药联用，治疗有急性自杀念头或行为的抑郁障碍成人患者。2023 年 4 月，国家药品监督管理局批准艾司氯胺酮鼻喷剂在我国上市，这是我国首个获批具有全新作用机制的抗抑郁药，可快速缓解有急性自杀意念或行为的患者症状。不过，氯胺酮本身作为一种致幻剂具有成瘾性，艾司氯胺酮上市研究中尚缺乏长程的安全性研究证明其成瘾性和安全性是可控的。因此，如何安全、合理地应用于临床还需进一步研究和探索。

（二）抗抑郁药的不良反应

1. 常见不良反应及处理　SSRIs 最常见的不良反应是胃肠道症状（恶心、呕吐和腹泻）、激越/坐立不安、性功能障碍（勃起或射精困难、性欲减退和性冷淡）以及偏头痛和紧张性头痛等，某些 SSRIs 还会增加跌倒或体重增加等风险。SNRIs 的常见不良反应也包括恶心、呕吐、激越症状和性功能障碍等。此外，SNRIs 还会引起血压升高、心率加快、口干、多汗和便秘等与去甲肾上腺素能系统相关的不良反应。米氮平的常见不良反应包括口干、镇静和体重增加，因此较适合伴有失眠和体重较轻的患者。安非他酮的常见不良反应为头疼、震颤和惊厥、激越、失眠、胃肠不适，注意当高剂量使用时有诱发癫痫的风险，由于安非他酮不影响 5-HT 能系统的功能，因此很少发生性功能障碍。阿戈美拉汀常见的不良反应有头晕、视物模糊、感觉异常，以及潜在肝损害的风险，在使用前和治疗时应注意监测肝功能。三环类药物不良反应涉及抗胆碱能（口干、便秘、视物模糊和排尿困难）、抗组胺能（镇静、体重增加）、心血管系统（直立性低血压、缓慢型心律失常和心动过速）和神经系统（肌阵挛、癫痫和谵妄）。

2. 5-HT 综合征（serotonin syndrome，SS）　5-HT 综合征是服用抗抑郁药物诱发的严重不良反应之一，表现为自主神经功能紊乱、神经肌肉活动异常，严重时出现意识障碍甚至危及生命。临床表现有恶心、呕吐、腹痛、颜面潮红、多汗、心动过速、激越、震颤、腱反射亢进、肌张力增高等，病情进展可出现高热、呼吸困难、抽搐、酸中毒性横纹肌溶解、继发球蛋白尿、肾衰竭、休克和死亡。须早期发现、及时确诊、及时停药并进行内科紧急处理。研究表明中枢神经系统 5-HT 的大量蓄积与 5-HT 代谢能力下降可能导致了 5-HT 综合征的发生发展。5-HT 受体的激动可能与 5-HT 综合征的发生发展相关，突触中 5-HT 激动剂浓度的增加使 5-HT 受体发生饱和，最终导致中枢 5-HT 能亢进。目前单一受体学说并不能完全解释 5-HT 综合征的发生机制。有研究表明，5-HT 综合征的发生也可能有其他神经递质的参与。

3. 戒断综合征（withdrawal syndrome）　约 20% 使用抗抑郁药的患者在服用一段时间的抗抑郁药后停药或减药时会出现戒断综合征。戒断综合征的发生与抗抑郁药的种类关系不大，当使用抗抑郁药时间较长或是服用半衰期较短的药物时易发生。一般表现为流感样症状、精神症状及神经系统症状等，戒断综合征的症状有时可能被误诊为病情复燃或复发。所以，在临床实践过程中需与患者进行沟通，增加患者的依从性，避免在短期内快速撤药，应在医嘱的指导下逐渐减药甚至停药，从而防止戒断综合征的出现。

4. 自杀　抗抑郁药被美国食品药品监督管理局（FDA）整体添加了黑框警告，提示可能升高 24 岁及以下患者的自杀风险。因为抑郁本身即与自杀风险的升高显著相关，目前尚无肯定结论证实抗抑郁药与自杀的关系，但是抗抑郁药物往往在使用初期抗抑郁效果尚未显现时，不良作用就已显露，加之疾病本身就会使患者自杀风险增高，因此在治疗初期应注意评估患者的自杀风险。此外，在整个治疗过程中也需要对自杀风险进行评估。

三、心理治疗

（一）支持性心理治疗

支持性心理治疗（supportive psychotherapy）可通过倾听、安慰、解释、指导和鼓励等方法帮助患者正确认识和对待自身疾病，使患者能够积极主动配合治疗。通常由医师或其他专业人员实施，该疗法几乎适用于所有抑郁障碍患者，可配合其他治疗方式联合使用。具体治疗措施如下。

1. 积极倾听，给予患者足够的时间述说问题，通过耐心的倾听，让患者感受到医师对自己的关心和理解。

2. 引导患者觉察自己的情绪，并鼓励患者表达其情绪，以减轻苦恼和心理压抑。

3. 疾病健康教育，使患者客观地认识和了解自身的心理或精神问题，从而积极、乐观地面对疾病。

4. 增强患者的信心，鼓励其通过多种方式进行自我调节，帮助患者找到配合常规治疗和保持良好社会功能之间的平衡点。

（二）认知行为疗法

认知行为疗法（cognitive behavioral therapy，CBT）可通过帮助患者认识并矫正自身的错误信念，缓解情感症状、改善应对能力，并可减少抑郁障碍的复发。常用的干预技术包括以下几种。

1. 识别自动性想法　治疗师可用提问、想象和角色扮演等技术让患者学会识别自动想法，尤其识别出那些在抑郁情绪之前出现的特殊想法。

2. 识别认知错误和逻辑错误　注意听取和记录患者的自动思维（automatic thought）和"口头禅"（如"我应该""必须"等），然后采用苏格拉底式提问，帮助患者归纳和总结出一般规律，建立合理的认知思维方式。

3. 真实性检验　让患者将自己的自动思维当成一种假设在现实生活中去检验，结果患者可能发现，现实生活中他（她）的这些消极认知或想法在绝大多数情况下是与实际不符的。

（三）精神动力学治疗

精神动力学治疗（psychodynamic psychotherapy）是在经典的弗洛伊德精神分析治疗方式上逐步改良和发展起来的一类心理治疗方法，根据治疗时程可简单分为长程和短程两大类。目前推荐用于治疗抑郁障碍的精神动力学治疗主要为短程疗法。实施要点为：在治疗师较少参与的前提下，让患者自由联想和自由畅谈，通过谈话中的某些具体实例去发现线索和问题，从中选择患者认可的某个需重点解决的焦点冲突，通过治疗让患者自我感悟和修通，对该问题和冲突达到新的认识，同时学会新的思考或情感表达方式。

（四）人际心理治疗

人际心理治疗（interpersonal psychotherapy）用于识别抑郁的促发因素（包括人际关系丧失、角色破坏和转变、社会性分离或社交技巧缺陷等），处理患者当前面临的人际交往问题，使患者学会把情绪与人际交往联系起来，通过适当的人际关系调整和改善来减轻抑郁，提高患者的社会适应能力。该疗法可能起效较慢，可能需经过数月的治疗甚至治疗结束后数月，患者的社会功能才得以改善。

（五）婚姻家庭治疗

抑郁障碍患者常有婚姻和家庭方面的问题，这些问题可能是疾病引起的后果，也可能是增加疾病易感性的因素，还可能延误患者的康复。婚姻治疗以促进良好的配偶关系为目标，重点为发现和解决夫妻之间的问题，治疗原则是积极主动、兼顾平衡、保持中立、重在调适和非包办。家庭治疗是以家庭为对象实施的团体心理治疗，旨在改善家庭的应对功能，帮助患者及其家属面对抑郁发作带来的压力，并防止复发，其特点为不着重于家庭成员个人的内在心理分析，将焦点放在家庭成员的互动关系上，从家庭系统角度解释个人的行为与问题，个人的改变有赖于家庭的整体改变。

四、物理治疗

随着科学技术的发展，物理治疗已成为精神疾病治疗的重要方式。因其非侵入性、副作用小的特点，在临床应用中越来越普遍，成为抑郁障碍综合治疗的手段之一。目前物理治疗主要是通过改善脑部血液循环、促进脑部神经发育等方式发挥作用，从而缓解抑郁障碍引起的不适症状，如电疗、磁疗等。

（一）电抽搐治疗

电抽搐治疗（electroconvulsive therapy，ECT）是给予中枢神经系统适量的电流刺激，引发大脑皮质的电活动同步化，即诱发一次癫痫放电，进而引起患者短暂意识丧失和全身抽搐发作，达到治疗抑郁症状的目的的一种方法。电刺激前通过静脉麻醉并注射适量肌肉松弛剂，可使抽搐发作不明显，称为改良电抽搐治疗（modified electroconvulsive therapy，MECT），是目前临床使用的主要形式。MECT 可改善患者的情绪，但其机制尚不清楚，可能的机制包括增加血脑屏障通透性、改变乙酰胆碱能和 GABA 能神经元的功能状态、增强 5-HT 受体的敏感性以及增加催乳素释放和血浆中内啡肽、前列腺素 E_2 浓度等。MECT 可有效地缓解重性抑郁障碍患者的症状，对伴有自杀观念的患者有较好的疗效，可在较短时间内快速地控制自杀意念，从而降低患者自杀死亡率。治疗抑郁障碍时，MECT 的次数一般为 $8 \sim 12$ 次，其近期疗效较为明确，但疗效维持时间较短，因此建议与抗抑郁药联合治疗，避免治疗停止后症状复发。

（二）重复经颅磁刺激治疗

重复经颅磁刺激（repetitive transcranial magnetic stimulation，rTMS）治疗是抑郁障碍非药物治疗的重要手段之一，因其无创性而得到逐步推广。2008 年美国 FDA 批准了 rTMS 用于治疗难治性抑郁障碍，2010 年 rTMS 被纳入美国精神病协会编制的《抑郁障碍治疗实用指南》。rTMS 的抗抑郁机制可能是通过影响深部脑组织（如基底核、纹状体、海马、丘脑和边缘叶等）局部大脑皮质兴奋性和血流活动，改变脑内神经递质、细胞因子及神经营养因子而发挥作用。rTMS 的最大不良反应是诱发癫痫发作，另外还有头痛、刺激部位皮肤损伤和诱发躁狂等。rTMS 治疗后，10%～30% 的患者会出现头痛，但持续时间短,无须特殊处理,多可自行缓解。

(三)迷走神经刺激

迷走神经刺激(vagus nerve stimulation,VNS)是临床上难治性癫痫发作的常规治疗手段。迷走神经在解剖上同大脑中的情绪调节的区域存在联系,同时,临床上观察到接受 VNS 治疗的癫痫患者可有情绪改变,因此 VNS 被开发应用于抑郁障碍的治疗。VNS 存在一定的不良反应,包括声音改变、咳嗽、吞咽困难、感觉异常和咽炎等,这些情况随着治疗进行可能逐渐改善。鉴于 VNS 治疗的有效性和安全性,美国 FDA 已批准 VNS 作为抑郁障碍的辅助治疗手段。

(四)深部脑刺激

深部脑刺激(deep brain stimulation,DBS)是指将脉冲发生器植入脑内,通过释放弱脉冲刺激脑内相关核团,改善抑郁症状的方法。不同研究刺激的核团有所不同,主要集中在胼胝体、扣带回、伏隔核、腹侧纹状体和缰核等区域。目前 DBS 抗抑郁的确切机制尚不清楚。对于多种药物、心理和 ECT 治疗效果均较差的难治性抑郁障碍患者,可以考虑尝试 DBS 治疗。虽然 DBS 给难治性抑郁障碍患者带来了希望,但目前尚处于试验性治疗阶段。

五、补充和替代治疗

抑郁障碍补充和替代治疗是一种辅助治疗方法,可以帮助抑郁障碍患者缓解症状并促进康复。以下是一些常见的补充和替代治疗方法:①自然疗法:自然疗法是指利用自然界的物质和方法来治疗疾病。一些自然疗法可以帮助缓解抑郁障碍的症状,如瑜伽、冥想按摩、温泉疗法等。这些方法可以帮助患者放松身心、缓解焦虑和压力,从而改善抑郁症状。②营养补充:一些营养素,如维生素 B 群、维生素 D、钙、镁等,对抑郁障碍的治疗有一定的辅助作用。适当的营养补充可以帮助患者缓解症状,但需要在医师的指导下进行。③替代疗法:替代疗法是指使用非传统的方法来治疗疾病。一些替代疗法可以帮助缓解抑郁障碍的症状,如针灸、中医、音乐疗法等。

第七节 | 预后与康复

经过抗抑郁治疗,大部分患者的抑郁症状可缓解或显著减轻,但仍有约 15% 的患者无法达到临床治愈。首次抑郁发作缓解后约半数患者不再复发,但对于 3 次及以上发作或是未接受维持治疗的患者,复发风险可高达 90% 以上。影响复发的因素主要有:①维持治疗的抗抑郁药剂量及使用时间不足;②生活应激事件;③社会适应不良;④慢性躯体疾病;⑤家庭社会支持缺乏;⑥阳性心境障碍家族史等。抑郁症状缓解后,患者的社会功能一般可恢复到病前水平,但有 20%~35% 的患者会有残留症状以及社会功能或职业能力受到不同程度的影响。

抑郁障碍患者的精神康复主要包括:个人生活自理能力的康复、家庭职能的康复、社交技能的康复及职业技能的康复。抑郁障碍患者的康复可以在医院和社区中进行,但目前我国的社区精神残疾康复系统发展还不够完善,甚至有相当一部分抑郁障碍患者因疾病反复发作或病程慢性化无法正常参与社会生活而长期留在医院,不仅损害了患者康复的信心,也加重了家庭和社会负担。因此结合我国国情来看,精神残疾的院内康复十分重要,应该在患者住院后尽快开展,使其住院期间尽量恢复社会功能,提高治愈率,为社区康复打下良好基础。

(陆 林)

第九章 | 焦虑或恐惧性相关障碍

本章数字资源

本章思维导图

焦虑是一种内心紧张不安、预感到似乎将要发生某种不利情况而又难以应付的不愉快情绪体验。但焦虑并不都是有临床意义的病理情绪,在应激面前适度的焦虑具有积极的意义,它可以充分地调动身体各脏器的技能,适度提高大脑的反应速度和警觉性。病理性焦虑是指持续地、无明显诱因地感到紧张不安,或无现实依据地预感到灾难、威胁或大祸临头,伴有明显的自主神经功能紊乱及运动性不安,常常伴随主观痛苦感或社会功能受损。其特点包括:①焦虑情绪的强度并无现实的基础或与现实的威胁明显不相称。②焦虑导致精神痛苦和自我效能的下降,因此是非适应性的。③焦虑是相对持久的,并不随客观问题的解决而消失,常常与人格特征有关。④常伴随自主神经系统功能紊乱的躯体症状,包括心慌、心悸、气短、出汗等。⑤预感到灾难或不幸的痛苦体验。⑥对预感到的威胁感到异常的痛苦和害怕,并缺乏应对的能力。

焦虑障碍(anxiety disorder)是以病理性焦虑为主要临床表现的一组精神障碍。2022 年最新出版的 ICD-11 中,将焦虑障碍命名为焦虑或恐惧性相关障碍,分类包括广泛性焦虑障碍、惊恐障碍、社交焦虑障碍(社交恐惧症)、旷场恐惧症(广场恐惧症、场所恐惧症)、分离焦虑障碍、选择性缄默症、特定恐惧症、其他特指的焦虑和恐惧相关障碍、未特指的焦虑和恐惧相关障碍等。焦虑障碍是最常见的精神障碍之一,最近"中国精神障碍疾病负担及卫生服务利用的研究"(简称中国精神卫生调查,CMHS)结果显示焦虑障碍是我国患病率最高的精神障碍,其终生患病率为 7.6%,时点患病率为 5%。

焦虑或恐惧性相关障碍作为以焦虑和恐惧情绪为主要特征的一组精神障碍,具有许多共同之处,具体如下:①起病常与心理-社会因素有关,并以性格特征为其发病的基础,患者在发病前常有各种各样的生活事件或应激,在人格上具有一定的易感性,如胆小、敏感、易紧张、追求完美、严谨、刻板等;②焦虑障碍以过度的紧张、恐惧、担忧、回避及自主神经系统功能紊乱等为主要临床表现;③症状没有任何可以证实的脑或器质性病变的基础;④患者对疾病保持一定的自知力,自感痛苦,主动求治;⑤社会现实检验能力未受损害,患者能够正确地感知自我与周围环境,保持自我与外在环境的协调统一;⑥社会功能相对完好。

第一节 | 广泛性焦虑障碍

一、概述

广泛性焦虑障碍(generalized anxiety disorder,GAD)表现为对多种境遇感到过分焦虑或担忧,并伴随显著的自主神经功能紊乱症状及运动性不安。广泛性焦虑障碍患者的焦虑或担忧是难以自控的,常涉及生活的方方面面,例如简单的日常活动、时间管理、财务或者健康。广泛性焦虑障碍呈慢性波动性病程,明显影响个体的正常生活和工作。世界卫生组织实施的世界精神卫生调查(World Mental Health Surveys,WMHS)荟萃来自 14 个国家的流行病学调查资料,结果显示发达国家广泛性焦虑障碍平均终生患病率约为 4.9%,发展中国家平均终生患病率相对较低,约 1.4%,我国精神卫生调查结果显示其约为 0.3%。多数研究显示,在性别上,女性患病人数是男性的 2 倍,发病在 35 岁以上的人群中更为常见。

二、病因与发病机制

迄今为止,很难对广泛性焦虑障碍的发病机制下一个确定的结论。比较公认的是,广泛性焦虑障碍是在生物遗传和心理社会因素的相互作用下产生的。

(一)遗传因素

荟萃分析提示广泛性焦虑障碍有明显家族聚集性,遗传度为 15%~20%,5-羟色胺转运体启动区(5-serotonin-transporter-linked polymorphic region,5-HTTLPR)的 SS 基因型、脑源性神经营养因子(brain-derived neurotrophic factor,BDNF)基因、22q11.2 基因等与广泛性焦虑障碍密切相关,研究结果仍未完全一致,具体遗传机制不清楚。

(二)神经生物学因素

1. **神经影像学** 基于动物实验的经典神经解剖学假说认为,焦虑障碍的发生与大脑恐惧环路(丘脑-大脑皮质-杏仁核通路)异常有关。该环路受损引起杏仁核异常激活,导致杏仁核向臂旁核、外侧下丘脑、脑干蓝斑、下丘脑室旁核、下丘脑-垂体-肾上腺轴神经传递异常,引起病理性焦虑症状。神经影像学研究发现 GAD 患者可能存在控制情绪的脑区(如前额叶、杏仁核、下丘脑、海马、边缘系统、扣带回等部位)结构和功能异常。

2. **神经生化** 研究显示广泛性焦虑障碍患者可能涉及的神经生化系统如下。

(1)γ-氨基丁酸(GABA)系统:苯二氮䓬类药物(BZDs)激动 GABA 受体有抗焦虑作用。PET 研究发现 GAD 患者左颞极 GABA 受体结合率降低。GAD 患者外周血细胞 GABA 受体密度下降,mRNA 也减少,当焦虑水平下降时这两项也恢复到正常。由此推测 GABA 能系统的功能不足或者受体敏感性下降可能是 GAD 的神经生化发病机制。

(2)5-羟色胺(5-HT)系统:选择性 5-羟色胺再摄取抑制剂(SSRIs)治疗 GAD 有效提示 5-HT 参与其病理过程。敲除 5-HT$_{1A}$ 受体基因,导致小鼠焦虑样行为增加,探索行为减少;小鼠过度表达 5-HT$_{1A}$ 受体导致焦虑样行为减少,探索行为增加;激动 5-HT$_{2A}$ 受体导致焦虑样行为,缺乏 5-HT$_{2A}$ 受体的小鼠焦虑样行为较少,探索性行为增加。

(3)去甲肾上腺素(NE)系统:蓝斑位于第四脑室底部,是脑中合成 NE 的主要部位,持续刺激动物模型蓝斑可导致焦虑样症状。应激诱导的 NE 释放可促进模型动物的焦虑样行为。NE 水平升高则刺激丘脑的 α 受体,导致警觉性增加、易激惹和睡眠障碍。

3. **神经内分泌** 交感肾上腺素系统的激活和下丘脑-垂体-肾上腺(hypothalamic-pituitary-adrenal axis,HPA)轴的异常是 GAD 的重要内分泌发病机制。对 GAD 患者进行交感神经系统测试发现他们皮肤电导较短,提示 GAD 患者难以放松。这一机制在 GAD 发病中的作用早已经被证实。既往研究多提示 GAD 患者处于高皮质醇水平状态。

(三)社会心理因素

研究提示童年时期不安全的依恋关系、照料者矛盾情感、父母的过度保护、被虐待、与养育者过多分离均可能是 GAD 产生的原因。

经典精神分析认为,潜意识、本我、本能追求满足的强大的心理能量,常常与超我的控制相冲突,又同外界现实相矛盾,产生内在的张力,如果这种压力得不到释放或完全释放,矛盾不能解决,这种压抑与抵抗之间的矛盾就会演变为 GAD。以华生、斯金纳为代表的行为主义流派认为焦虑是对刺激的一种条件反应,是一种习得性行为,因此行为理论认为 GAD 也是一种习得并广泛泛化的条件反应,其焦虑反应的刺激情景更为普遍,患者很容易因周围环境的刺激引起焦虑,甚至意识不到为什么焦虑,呈现出慢性的弥散焦虑状态。认知理论认为焦虑来源于认知偏差,焦虑患者易被威胁相关刺激吸引,并难以从该刺激转移开,在此理论基础上发现 GAD 患者通常具有"难以耐受不确定性"、"元担忧"、灾难化认知等认知特点。

三、临床表现

（一）精神性焦虑

表现为对未来可能发生的、难以预料的某种危险或不幸事件经常担心。有的患者不能明确意识到担心的对象或内容，而只是一种提心吊胆、惶恐不安的强烈内心体验，称为游离性焦虑（free-floating anxiety）。有的患者担心的也许是现实生活中可能将会发生的事情，但其担心、焦虑和烦恼的程度与现实很不相称，称为预期焦虑。

（二）躯体性焦虑

表现为运动性不安与肌肉紧张。运动性不安可表现搓手顿足、不能静坐、不停地来回走动、无目的的小动作增多。肌肉紧张表现为主观上的一组或多组肌肉不舒服的紧张感，严重时有肌肉酸痛，多见于胸部、颈部及肩背部肌肉，紧张性头痛也很常见，有的患者可出现肢体的震颤，甚至语音发颤。

（三）警觉性增高

对声音、光线等外界刺激敏感，易出现惊跳反应；注意力难以集中，易受干扰；难以入睡、睡眠不实、睡中易醒等。

（四）自主神经功能紊乱

表现为心动过速、胸闷气短、头晕头痛、皮肤潮红、出汗或苍白、口干、吞咽梗阻感、胃部不适、恶心、腹痛、腹胀、便秘或腹泻、尿频等症状。有的患者可出现早泄、勃起功能障碍、月经紊乱、性欲缺乏等症状。

（五）其他症状

广泛性焦虑障碍患者常合并抑郁、强迫、恐惧、惊恐发作及人格解体等症状，但这些症状常不是疾病的主要临床相。

GAD 是一种共病率高的疾病，大约 2/3 的患者合并抑郁，GAD 常被认为是抑郁的危险因素。合并抑郁的患者自杀风险明显增高，这种现象在中老年人中相对多见。约 1/4 的患者伴有惊恐障碍，有些还伴有社交焦虑障碍、强迫症。患者也常合并酒精和物质依赖，还有些患者合并躯体疾病，如功能性胃肠病、高血压、糖尿病等。

四、诊断与鉴别诊断

（一）诊断标准

GAD 以过度的焦虑和担忧为主要临床表现，且至少持续数月，并导致具有临床意义的心理痛苦或功能损害。ICD-11 中 GAD 的诊断要点如下：其特征是患者有明显的焦虑症状，焦虑对象无所不在（即"自由浮动的焦虑"），或担心内容为日常琐事，通常涉及家庭、健康、财务、学习或工作，连同其他症状，如肌肉紧张、运动性不安、交感神经过度活动、主观体验紧张、注意力难以保持、易激惹、睡眠障碍等。这些症状出现至少数月，导致个人、家庭、社会、教育、职业或其他重要功能的显著困扰或损害。

【典型病例】

患者为中年女性，因"紧张担心，坐立不安，心慌胸闷 8 个月"就诊。

现病史：2021 年母亲查出肺癌，一直由患者照顾，2022 年年底患者母亲去世，患者逐渐出现入睡困难，容易醒，不明原因的紧张担心，整天提心吊胆，内心不安，担心孩子上学路上会有危险，担心丈夫出差会有交通事故，担心家里人的健康，担心晚上睡不着觉该怎么办。有时坐立难安，来回踱步。工作能力下降，注意力不能集中，担心自己工作时会出错。对自己目前的状态感到痛苦，担心一直好不了怎么办，如果好不了了，老公孩子怎么办。一想到这些事情就感觉心慌、胸闷、出汗、四肢发麻、坐立不安。

既往史：身体健康，无脑外伤及食物、药物过敏史。

个人史:独生女,已婚,本科学历;自幼生长发育正常,月经规律,自由恋爱结婚,顺产一子(现7岁),夫妻感情好。

病前性格:内向,胆小,做事认真仔细,合群。

家族史:母亲容易焦虑、失眠。

精神检查:意识清,定向力完整,接触主动,表情愁苦,倾诉欲望强烈,主诉焦虑紧张,总感觉会发生不好的事情,担心孩子会不会不安全,自己的工作会不会出差错。内心感觉不踏实,说不出来的紧张,无法放松。有时一阵阵的心慌、胸闷、出汗、手脚麻木。有时坐不住待不住,坐卧难安。晚上睡不着,一躺下就浮想联翩,想明天要发生的事情,想今天发生的事情,越想越睡不着,睡不着又开始想睡不好觉明天上班怎么办。多次询问医师自己的病能不能治好,担心自己的精神状态会影响孩子。焦虑明显,情感反应协调。对自身的精神状态有一定认识,主动求治。

(二) 鉴别诊断

1. 躯体疾病　甲状腺功能亢进、低血糖、嗜铬细胞瘤、系统性红斑狼疮等躯体疾病会出现相似的焦虑症状,针对相关疾病进行相应的临床和实验室检查,可以明确诊断。

2. 精神障碍相关焦虑　几乎所有的精神障碍都伴有焦虑症状。

(1)抑郁障碍:GAD 常共病抑郁障碍,且两者有许多症状重叠,目前临床常用的方法是分别评估抑郁和焦虑的严重程度和病程,如果两者诊断都符合诊断标准,可考虑共病诊断且优先考虑抑郁障碍的诊断。

(2)其他与焦虑情绪相关的精神障碍:其他类型的焦虑障碍、强迫症、疾病焦虑障碍、进食障碍等疾病也会表现出明显的焦虑和过度担忧,但根据焦虑对象和表现形式的不同,可做出鉴别,如:惊恐障碍为急性焦虑发作,担心死亡或失控;社交焦虑障碍表现为担心他人的评价;分离焦虑障碍表现为担心依恋对象的离开;强迫症的焦虑是继发于强迫思维,常伴有大量的强迫或仪式化行为;疾病焦虑障碍表现为对身体健康的过度关注和适应不良的疾病行为;进食障碍的焦虑表现为身材焦虑,过度关注体重。

(3)精神分裂症:有时精神分裂症患者也会出现明显的焦虑,但其通常伴有幻觉妄想综合征,社会功能显著受损。

3. 使用精神活性物质、酒精等所致　许多药物在长期应用、过量、戒断时可出现典型的焦虑症状,如哌甲酯、甲状腺素、类固醇、茶碱、酒精、镇静催眠药戒断时,根据服药史可鉴别。

五、治疗

GAD 是慢性高复发性疾病,治疗遵循个体化综合干预、全病程治疗的原则;根据生物 - 心理 - 社会医学模式,药物治疗和心理治疗对 GAD 均有效,需依据患者的年龄、性别、病情、病程、既往用药经历以及药物本身的代谢特点和药理作用、心理治疗的偏好和循证实践依据等综合因素来考虑选择药物的种类、剂量和心理治疗方案。全病程治疗包括急性期、巩固期和维持期,急性期治疗主要是控制焦虑症状,尽量达到临床治愈;巩固期治疗一般至少 2~6 个月,预防复燃;维持期一般需要维持治疗至少 12 个月以防止复发。维持治疗结束后,病情稳定,可缓慢减药直至终止治疗,但应密切监测复发的早期征象,一旦发现有复发的早期征象,迅速恢复原治疗。

1. 药物治疗　治疗 GAD 的主要药物有苯二氮䓬类、5-HT$_{1A}$ 受体部分激动剂、具有抗焦虑作用的抗抑郁药[包括选择性 5- 羟色胺再摄取抑制剂(SSRIs)、5- 羟色胺和去甲肾上腺素再摄取抑制剂(SNRIs)]及其他药物。国家药品监督管理局(NMPA)批准治疗 GAD 的药物有文拉法辛、度洛西汀、丁螺环酮、坦度螺酮、曲唑酮、多塞平(三环类抗抑郁药)。临床上,SSRIs 和 SNRIs 类药物无成瘾性,整体不良反应较轻,常被推荐为治疗 GAD 的一线药物。为快速控制焦虑症状,早期可合并使用苯二氮䓬类抗焦虑药。5-HT$_{1A}$ 受体部分激动剂常为合并用药,对轻症患者也可单独使用。

2. 心理治疗　主要是认知行为疗法(CBT),在多个国际指南中推荐为一线治疗,多数研究提示

CBT 可显著改善 GAD 症状,有效率为 47% 至 75%。其他心理治疗,如放松训练、针对 GAD 特定症状的心理治疗方法、精神动力学治疗等可能有效,但需要更多的研究资料。近年来有研究显示元认知治疗和正念对广泛性焦虑的疗效不错,有助于提高患者生活质量。

第二节 │ 惊恐障碍

一、概述

惊恐障碍(panic disorder,PD)是一种以急性焦虑发作为主要临床表现的焦虑障碍,在普通人群的时点患病率可高达 5%,我国最新的流行病学调查显示 PD 患者终生患病率为 0.5%。本病初期多为发作性病程,随着病情的发展及共病的出现,有慢性化趋势,呈现波动性病程;症状时轻时重,在疾病后期,可合并多种精神疾病,如场所恐惧症、抑郁障碍、酒精滥用和其他焦虑障碍,导致个体社会功能明显损害。惊恐障碍患者往往反复多次就诊于综合医院急诊科、心内科等,过度就医导致高昂的经济负担和医疗资源的浪费。

二、病因与发病机制

与多数精神障碍类似,遗传和生物学的易感性与后天应激事件的相互作用是惊恐障碍的主要病因。

(一)遗传因素

家系研究发现惊恐障碍先证者一级亲属中本病的发病风险明显高于正常对照组一级亲属,双生子的研究发现同卵双生子同病率高于异卵双生子,提示遗传因素对本病的发生有重要作用。

(二)神经生物学因素

神经生化的病因涉及对中枢神经递质、以蓝斑为主的脑区和乳酸盐的研究。近年来对中枢神经递质(如去甲肾上腺素、5-羟色胺、多巴胺及 γ-氨基丁酸等)和大脑恐惧环路的研究是有关焦虑情绪研究的热点。5-HT$_{1A}$ 受体在肺通气调节方面的作用与惊恐障碍可能直接相关;近年来临床上采用 5-羟色胺再摄取抑制剂治疗惊恐障碍的疗效,也提示 5-HT 系统异常在惊恐障碍病因中的作用。

此外还涉及有关乳酸盐和二氧化碳的研究。从最早观察到 PD 患者血中乳酸盐含量高于正常对照,到给予乳酸盐滴注或吸入二氧化碳混合气体均可诱发类似于自然状态下的惊恐发作,均提示该类物质在病因中的作用。二氧化碳浓度的升高和乳酸的增加皆可引起窒息的感觉,无论是乳酸分解为二氧化碳还是直接吸收均可诱发惊恐发作,因此认为惊恐障碍者存在中枢二氧化碳感受器的异常,使其发出错误的窒息警报,这可能与惊恐障碍的濒死体验有关。

(三)心理社会因素

有证据表明在儿童期和成人期经历创伤性事件或负性生活事件的个体患惊恐障碍的风险增加,而有惊恐障碍的患者比正常个体对创伤事件(特别是涉及分离和依恋关系破裂的创伤性事件)更为敏感。

认知行为疗法认为惊恐障碍的核心问题可简单地归纳为对恐惧的恐惧(fear to fear)。恐惧感通常来自两个方面,其一是对内部线索恐惧的条件反射,即建立了内部线索(如躯体的不适)与强烈恐惧之间的联系,称为"内部感觉条件作用",其二是对躯体感觉的灾难化认知,比如"心慌就是我的心脏病即将发作""开始出汗就是我要晕倒的前兆"。

三、临床表现

1. **惊恐发作** 又称急性焦虑发作,是指反复的、有时为不可预料的发作性焦虑、紧张或恐惧,发作时常有明显的心血管和呼吸系统症状,重者可有濒死体验或担心失控、发疯或死亡等。发作突如其来,在数分钟内达到高峰,持续半小时至 2 小时,可自行缓解。发作不限于特定的可预料的情境中,而可在任何情境中。

2. **预期焦虑**　一次惊恐发作后患者会持续担心再次发作而出现明显的预期焦虑。

3. **回避行为**　经历惊恐发作后,患者一般竭力想逃避诱发其紧张、恐惧、害怕的场合(如密闭空间、空旷广场等),以期消除惊恐发作,以防出现生命危险、失控或发疯。所以临床上将惊恐发作分为惊恐障碍伴场所恐惧症和惊恐障碍不伴场所恐惧症两种类型。

四、诊断与鉴别诊断

(一) 诊断

ICD-11 惊恐障碍的诊断要点如下。

1. **基本(必要)特征**　①反复出现的惊恐发作、以数个典型症状快速同时出现为特征的强烈恐惧或忧虑散在发作。症状如下,但并不仅限于下列症状:心悸或心率加快、出汗、颤抖、呼吸急促感、窒息感、胸痛、恶心或腹部不适、眩晕感或头晕感、发冷或潮热、刺痛感或四肢缺乏感觉(即感觉异常)、人格解体或现实解体、害怕失控或"发疯"、濒死恐惧。②至少部分惊恐发作是非预期的,这些发作不限于特定的刺激或环境,而是"突如其来"的。③惊恐发作后,患者持续(如数周)担忧或担心再次发作,或担心其可被感知的负面意义(如生理症状可能是心肌梗死的症状),或采取某些行为避免再次发作(如仅在有可信的人陪伴时才肯出门)。④惊恐发作不限于另一种精神障碍引发焦虑的情况。⑤症状并非其他健康问题(如嗜铬细胞瘤)的表现,也不能归因于物质或药物(如咖啡、可卡因)作用于中枢神经系统的直接效应或其戒断反应(如酒精、苯二氮䓬类药物)。⑥症状导致个人、家庭、社会、教育、职业或其他重要方面的功能严重损害,如果要维持功能,则只能通过巨大的额外努力实现。

需要注意的是,惊恐发作可发生于其他焦虑及恐惧相关障碍,也可以见于其他精神障碍,因此,存在惊恐发作本身并不足以做出惊恐障碍的诊断。

2. **其他临床特征**　单次惊恐发作通常仅持续数分钟,部分可持续更久。惊恐发作的频率和严重程度个体差异大(如 1 天多次或 1 个月几次)。

(二) 鉴别诊断

1. **其他躯体疾病所致的生理反应**　心血管疾病、甲状腺功能亢进、癫痫、短暂性脑缺血发作、低血糖等均可出现类似惊恐发作的表现,应详细询问相关病史并及时进行相应实验室和功能检查予以鉴别。

2. **药品或精神活性物质使用所致**　某些药物(如哌甲酯、甲状腺素、类固醇、茶碱等)可导致惊恐发作;酒精或其他精神活性物质(如苯丙胺、可卡因、BZDs)的使用及戒断也可导致惊恐发作。详细的病史可以帮助确定个体是否在物质使用之前已有惊恐发作。

3. **其他精神障碍**　其他精神障碍也可能出现惊恐发作,如果惊恐发作仅局限于社交情景或某种特定物体/场所,则不考虑诊断惊恐障碍;惊恐可继发于抑郁障碍,如果同时符合抑郁障碍的诊断标准,则考虑共病诊断或根据就重诊断原则优先考虑抑郁障碍。

【典型病例】

患者,男,32 岁,因"阵发性心慌,胸闷气短,紧张恐惧半年"就诊。

现病史:半年前工作压力大,某次因堵车期间出现心慌、胸闷气短、心悸,怀疑自己心脏病发作,紧张恐惧,感觉自己挺不过去了。被 120 送至医院急诊科诊治身体未见异常。此后常在乘车/地铁时出现心慌、胸闷、气急、呼吸困难的感觉,每次发作感觉像马上要死了一样,每周发作 1~2 次,每次发作 3~5 分钟,发作时面色苍白、四肢冰冷、心慌、胸闷气短,曾多次拨打 120,急送医院急诊室做心电图,提示心动过速,其他检查结果正常。近一月来症状加重,不敢外出乘坐交通工具,担心自己会再次出现以上的症状,担心自己会失去控制,担心自己会疯掉,为此焦虑不安。

既往史:身体健康,无脑外伤及食物、药物过敏史。

个人史:胞1行1,本科学历,已婚。

病前性格:谨慎胆小,细心,内向。

相关的生活经历/与当前问题和疾病有关的经历:父亲的教育方式严厉,总是忽略患者,喜欢给其泼冷水;3年前发现母亲患有乳腺癌,一发现就是晚期并有淋巴结转移,不到半年时间去世;近1年岳母心力衰竭,在家养病,一回家看到岳母虚弱的样子或听到其咳嗽就莫名的感觉紧张、压抑;近3个月看到几则有关年轻人猝死的新闻让其很害怕;近半年一直在准备职称晋升,压力大。

家族史:阴性。

五、治疗

惊恐障碍的治疗目标是减少或消除惊恐发作,缓解预期焦虑,减少恐惧性回避,提高生活质量,改善社会功能。治疗包括心理治疗和药物治疗,近年来许多国家的防治指南建议药物合并心理治疗,研究显示联合治疗疗效优于单一药物治疗或心理治疗。

1. 药物治疗 目前推荐首选具有抗焦虑作用的抗抑郁药,如SSRIs(草酸艾司西酞普兰、舍曲林、帕罗西汀等)、SNRIs(文拉法辛)。鉴于抗抑郁药物通常起效较慢,因此常在治疗初期合并苯二氮䓬类药物迅速控制焦虑,如奥沙西泮、阿普唑仑等。一般在2~4周逐渐停用苯二氮䓬类药物,以抗抑郁药维持治疗。

2. 心理治疗 目前研究证实CBT可有效地治疗惊恐障碍。CBT的治疗关键是要帮助来访者打破症状的恶性循环,改变其对躯体症状的灾难性认知,降低对躯体症状的敏感性,增加对躯体不适的耐受能力及对躯体症状的控制感,从而减少惊恐发作和回避行为,恢复其社会功能。

第三节 | 场所恐惧症

一、概述

场所恐惧症(agoraphobia)表现为对特定场所或情境的恐惧,包括人多拥挤的场所,公交汽车、地铁、飞机等交通工具,密闭或空旷开放的空间,单独离家外出,甚至害怕单独留在家里。场所恐惧症的患者可以同时伴有或不伴有惊恐发作,DSM-5认为场所恐惧症是一种单独的疾病,可与惊恐障碍共病,也可不共病。每年约有1.7%的青少年和成年人诊断为场所恐惧症,女性患病率约是男性的两倍。场所恐惧症可能发生在儿童期,但在青少年晚期和成年早期发生率达到顶峰。场所恐惧症的病程通常是持续的和慢性的,常可继发抑郁症和酒精滥用,严重的场所恐惧症可完全被困在家中,无法外出工作或社交。

二、病因与发病机制

行为抑制和神经质倾向的气质类型与场所恐惧症密切相关。此外,有研究报道场所恐惧症的遗传度为61%。儿童时期的负性应激事件与场所恐惧症明显相关,如分离、父母过世或被攻击等。

认知行为理论认为,恐惧情绪和行为表现的产生是习得性的适应不良行为,即最初对恐惧性场景的应对采取了逃避等不适当的方式来获得安全感,从而逐级形成对某些场景的回避行为。

三、临床表现

场所恐惧症的主要临床特征是在难以迅速离开或逃离的地方感到明显焦虑。患者进入或预期要进入这类场所时感到紧张害怕,可出现明显的躯体反应,如头晕、心慌、胸闷、出汗等;严重时可出现非真实感、人格解体或"晕厥"。由于患者对这样的场所感到强烈的恐惧,故常极力回避进入这类场所,或需要有人陪伴,难以回避时常带着强烈的害怕/焦虑去耐受。在有一次或多次类似经历后,常产生预期焦虑。场所恐惧症面对害怕的场所时内心真正恐惧的是担心在场所中出现惊恐样症状或其他失能或窘迫的情况(如害怕晕倒、大小便失禁)发生时难以逃离或得不到帮助。

四、诊断与鉴别诊断

(一) 诊断

ICD-11 中场所恐惧症的核心特征如下。

1. 置身于多种难以逃离或难以获得帮助的情境时,产生或预期产生明显且过度的恐惧或焦虑,这些情境包括乘公共交通工具、置身于人群、独自离家、在商场剧院或排队。

2. 个体对这些情境感到持续的恐惧或焦虑,因为害怕其导致特定的不良后果,如惊恐发作、惊恐症状或其他失能(如跌倒)或令人尴尬的躯体症状(如失禁)。

3. 患者主动回避以上情境,只有特定情况下(如有人陪伴时)才会进入,否则就会承受强烈的恐惧或焦虑。

4. 症状并非短暂出现,而是持续一段时间(如至少数月)。

5. 症状不能更好地用其他精神障碍解释(如妄想性障碍中的偏执观念、抑郁障碍中的社交退缩)。

6. 症状导致患者对体验持续的焦虑症状感到明显痛苦,或导致患者的个人、家庭、社会、教育、职业或其他重要方面的功能严重损害。如果要使功能得以维持,则只能通过付出大量的额外努力。

(二) 鉴别诊断

1. **特定恐怖症(情境型)** 如果害怕、焦虑或回避仅局限于广场恐怖情境中的一种,就应诊断为特定恐怖症(情境型)。额外的鉴别特征包括认知观念。如果害怕某种情境的理由不是惊恐样症状或其他失能、尴尬的症状,而是害怕被情境本身直接伤害(如害怕飞机失事),那么诊断为特定恐怖症可能更为合适。

2. **分离焦虑障碍** 分离焦虑障碍的焦虑在于与重要他人及家庭成员(即父母或其他依恋对象)分开。

3. **社交焦虑障碍** 社交焦虑障碍的焦点是害怕他人的负面评价。

4. **惊恐障碍** 当症状符合惊恐障碍诊断标准时,如果与惊恐发作有关的回避行为没有延伸到对两种或多种广场恐怖情景的回避,就不应诊断为场所恐惧症。

5. **其他躯体疾病** 如果确定对情境的回避是某种躯体疾病的生理性后果,就不能诊断为场所恐惧症。这个判断基于病史、实验室检查和体格检查。

五、治疗

场所恐惧症的治疗主要是心理治疗和药物治疗,或二者相结合。药物治疗的目的是减轻焦虑恐惧情绪、减轻警觉性增高、减轻焦虑的自主神经症状和躯体症状,改善患者的社会功能损害,提高生活质量。在药物治疗的同时,通常还需要使患者反复进入引起恐惧和回避的场景中进行暴露治疗。

第四节 │ 社交焦虑障碍

一、概述

社交焦虑障碍(social anxiety disorder, SAD),又称社交恐惧症(social phobia),指面对可能被他人审视的一种或多种社交情况时产生显著的害怕和焦虑。

社交焦虑障碍发病年龄较早,中位起病年龄为 13 岁,85% 的患者起病于 8~15 岁之间,男女发病率相近。病程缓慢持久,显著影响患者的日常生活、社交活动以及职业功能。严重者回避几乎所有的社交场合。患病率为 3%~13%,占焦虑障碍患者患病率的 10%~20%。社交恐惧症常同时伴有其他精神障碍。最近的研究表明,最常见的共病是情感障碍(41.4%),其次为物质滥用(39.6%)和其他焦虑障碍。共病其他精神疾病的社交焦虑障碍患者的病程更长,学习、工作等功能损害更严重。青少年社交焦虑障碍患者更容易共病抑郁障碍,同时引起学习困难、缺勤、沉迷网络以及酒精和其他物质滥用。另有研究表明 25% 的社交焦虑障碍患者同时符合特定恐惧症的诊断标准,17% 的社交焦虑障碍患者共病惊恐障碍并伴有广场恐惧症。

二、病因与发病机制

社交焦虑障碍存在显著的家庭因素影响,其中部分是遗传因素,遗传度为 30%~65%;部分是后天习得性影响,如父母有精神疾病史、父母婚姻冲突、父母过分保护、儿童期虐待或被忽略、儿童期缺乏与成年人的亲近关系、儿童期经常搬迁、学习成绩落后等。另有部分患者可能经历过创伤性、羞辱性的社交事件。潜在的气质类型使得个体更容易罹患社交焦虑障碍,如行为抑制和对负面评价的害怕。

在临床中 SSRIs 治疗社交焦虑障碍有效,提示社交焦虑障碍与 5-HT 功能异常相关。有神经影像研究显示社交焦虑障碍患者前额叶皮质功能降低,纹状体中多巴胺转运体存在功能异常,杏仁核过度反应。

三、临床表现

表现为在一种或多种社交或公共场合中出现与环境实际威胁不相称的强烈恐惧和/或焦虑及回避行为,害怕被他人关注,焦虑紧张、害羞,局促不安、尴尬,担心自己的言行或焦虑紧张的状态遭到他人负面评判,甚至成为别人嘲笑的对象。典型场合包括公开演讲、会见陌生人、在他人注视下操作,或使用公共卫生间等。恐惧的对象可以是陌生人,也可以是熟人,甚至是自己的亲属、配偶。较常见的恐惧对象是异性,严厉的上司和未婚夫/妻的父亲等权威人士。多数患者只对少数社交情境(如当众发言、表演或写字)感到恐惧,称为表现型社交焦虑障碍;有的患者对很多社交场合(如排队、与人乘坐同一个电梯)都感到紧张,甚至与过去非常熟悉的亲人面对面都会感到焦虑紧张,被称为广泛型社交焦虑障碍。这类患者常害怕出门,不敢与人交往,甚至长期脱离社会生活,无法工作。面对焦虑的社交情景时,患者会有不同程度的紧张、不安和恐惧,常伴有脸红、出汗和口干等自主神经症状,其中尤以害羞脸红为社交恐惧最突出的自主神经表现。社交焦虑的患者对他人的评价较为敏感,自我评价低,在社交情景中常过度关注自己的表情和行为,回避他人的目光接触。严重的社交焦虑障碍者,极度紧张时可诱发惊恐发作。

有的社交焦虑障碍患者可同时伴有回避型人格障碍。严重的社交恐惧可导致患者完全与社会隔离,病程常常漫长迁延,遇到压力过大或应激时,症状会加重。

四、诊断与鉴别诊断

(一) 诊断

在 ICD-11 中诊断要点如下。

1. 个体在一个或多个社交情境时持续出现显著和过度的恐惧或焦虑。例如,社交互动(谈话)、被观看(吃、喝的时候),以及在他人面前表演(演讲时)。

2. 个体担心自己的言行或表现出的焦虑症状会被他人负面评价。

3. 个体会持续回避相关社交场景,或带着强烈的恐惧或焦虑去忍受。

上述症状会持续数月,给个体带来严重痛苦,或导致其个人、家庭、社会、教育、职业等功能的严重受损。

(二) 鉴别诊断

1. **正常的害羞**　害羞是常见的人格特质,本身并不是病理性的,但当害羞在社会职业和其他重要领域功能上存在显著的负面影响时,如果症状符合社交焦虑障碍的全部诊断标准,就应诊断为社交焦虑障碍。

2. **特殊恐怖症**　社交焦虑障碍患者恐惧的是社交相关情境中他人的评判,而不是社交情境本身。

3. **回避型人格障碍**　回避型人格障碍的回避模式比社交焦虑障碍更为宽泛,回避型人格障碍患者几乎没有亲密关系。此外,社交焦虑障碍通常容易与回避型人格障碍共病。

4. **精神分裂症**　社交焦虑、恐惧可能作为精神分裂症的一部分而发生,但精神分裂症患者还存在其他精神病性症状的证据。

五、治疗

社交焦虑障碍可以通过心理治疗以及药物进行干预,主要取决于医师的临床评估以及患者的偏好。英国国家卫生和临床技术优化研究所(NICE)认为 CBT 的优先级别高于药物治疗。加拿大精神医学协会(CPA)则将 CBT 和药物干预都作为一线治疗。SSRIs 为治疗社交焦虑障碍的一线首选药物,SNRIs 也有效。BZDs 药物可快速缓解焦虑恐惧的症状,但不宜长期服用。

第五节 ｜ 特定恐惧症

特定恐惧症主要指特殊恐怖症或单一恐怖症,患者的恐惧或回避对象局限于特定的物体、场景或活动。害怕的对象多是特定的自然环境(如高处、雷鸣、黑暗)、动物(如昆虫)、行为(如注射)、情景(如飞行、电梯、密闭空间)等。这些恐惧是过分的、不合理的和持久的。尽管患者主观上意识到自己的恐惧是过度且不符合现实的,但并不能减少他们的恐惧。患者面对恐惧对象时产生异乎寻常的恐惧,可致脸红、出汗、心慌、血压变化、恶心、无力,甚至昏厥等。患者为减少恐惧而采取回避行为。

特定恐惧症一般在童年或成年早期就出现,如果不治疗,可以持续数十年。社会功能的损害程度取决于患者对恐惧情境的回避程度。需要注意的是血液-损伤-注射恐惧与其他恐惧不同,其可导致心动过缓,易出现晕厥,而不是心率加快。

特定恐惧症诊断不困难,但其他精神疾病也可能会出现对某一种物体或场景的过度恐惧,鉴别如下。

1. **强迫性障碍**　强迫性恐惧或冲动的患者也会表现为对特定物体或场景(如高处、尖锐物品等)的害怕和回避,而强迫性障碍的恐惧源于强迫思维,担心自我失去控制给自己或他人带来伤害,或做出违背自己道德标准的行为。

2. **精神分裂症**　恐惧可见于精神分裂症患者,但与精神分裂症患者不同的是,恐惧症患者对其恐惧的不合理性有深刻的认识,且无其他精神分裂症的核心症状。

3. **其他**　物质使用(例如致幻剂)、中枢神经系统肿瘤和脑血管疾病等非精神科躯体疾病也会导致恐惧障碍。这些情况下的恐惧症状大多伴发其他异常,如躯体、神经和精神状态异常。

认知行为疗法中的暴露治疗对特定恐惧症疗效显著,暴露的目的是帮助患者面对他们害怕的情境,并适当地使其心理反应维持一定时间,通过自然的条件作用过程使其害怕的程度降低(习惯化和消退)。暴露不仅能有效打破恐惧刺激与恐惧反应之间的条件反射,还能让恐惧症患者通过现实检验来挑战自己的歪曲认知。

第六节 ｜ 分离焦虑障碍

分离焦虑障碍是指个体离开熟悉的环境或与依恋对象分离时存在与年龄不相符的、过度的、损害行为能力的害怕或焦虑。患者过分担心亲人的健康或担心自己发生意外,不愿意或拒绝单独外出,极度害怕独处。预计将离开家或与主要依恋对象分离时,或当这些情况真实发生时可出现焦虑紧张、自主神经功能失调、运动性不安等症状,儿童可表现为哭闹、腹痛、恶心、呕吐等躯体症状,或表现为社交退缩、冷淡或难以集中注意力于学习或玩耍。有的患者在面临分离时甚至可诱发急性焦虑发作。从儿童期到青少年期和成年期,分离焦虑障碍的患病率呈现下降趋势,在 12 岁以下儿童中,分离焦虑障碍是最常见的一种焦虑障碍。

ICD-11 中分离焦虑障碍的诊断要点如下。个体与其依恋对象(即与个体存在深厚情感联结的人)分离时出现显著且过度的恐惧或焦虑。对于儿童而言,最常见的分离焦虑对象包括父母照料者及其他家庭成员;对于成人而言,分离焦虑最常见的对象包括配偶、伴侣或子女。分离相关恐惧或焦虑的表现取决于个体的发育水平,表现可能包括以下几点:持续担心伤害或某些其他不良事件(如被绑架)会导致与依恋对象分离;不愿或拒绝去上学或工作;和与依恋对象分离相关的反复、过度的痛苦(如发脾气、社会退缩);依恋对象不在附近时,不愿或拒绝睡觉;在与依恋对象分离的场合(如离开家去上学或工作)出现躯体症状,如恶心、呕吐、腹痛、头痛;症状非一过性,已持续存在较长时间(如至少数月);症状无法用另一种精神与行为障碍更好地解释(如场所恐惧症);症状足够严重,以至于持续存在的焦虑症状已导致显著痛苦或导致个人、家庭、社会、教育、职业或其他重要领域功能的显著受损。

由于害怕与依恋对象分开而出现分离焦虑是正常早期发育的一部分,可能标志着安全依恋关系的发展,但分离焦虑障碍患者的焦虑持续时间和严重程度大大超出同龄人在分离场合的常见水平,并且使其社会功能受到明显影响。

治疗原则是以心理治疗为主,主要心理治疗方法有支持性心理治疗、家庭治疗和认知行为疗法。

第七节 ｜ 选择性缄默症

选择性缄默症是一种比较少见的儿童焦虑障碍,患者的语言理解能力和表达能力正常,却在某些特定的、需要语言表达的情景中选择性地保持沉默不语。平均发病年龄在 2.7～4.1 岁,女孩多于男孩。选择性缄默症不是单一的病因引起的,而是遗传、环境、气质类型和神经发育等多种因素相互作用的结果。

ICD-11 中选择性缄默症的核心特征包括:①持续选择性讲话,在特定社交情境下(通常在家里)表现出充分的语言能力,但是在另外的场合(通常在学校)则持续不能讲话;②困扰持续至少 1 个月,不限于入学的第 1 个月;③困扰并非因为缺乏社交情景所需的口语知识,或对所需口语感到不适;④这些症状不能用其他精神障碍更好地解释(如神经发育障碍中的孤独症谱系障碍或发育性语言障碍);⑤选择性讲话足以妨碍患者的学习成就或社交交流,或与其他生活重要方面的功能严重损害相关。确诊选择性缄默症时还应排除:①刚入学第 1 个月,因对环境感到陌生而不愿说话,这仅算环境适应问题;②不具备在特定社交情境所需的知识或语言,或因身体不舒服而缄默;③儿童在精神分裂症、身心发展障碍等精神问题发作时,在需要说话的特定社交场合不说话。这三种情况不能诊断为选择性缄默症。

早期评估和干预对选择性缄默症非常重要,目前比较成熟的治疗方式主要是选择性缄默症综合行为干预方法、认知行为疗法和游戏治疗。对于心理干预无效的患者,可选择药物治疗,比较常用的药物是 SSRI 类药物。

(王　刚)

第十章 | 强迫症及相关障碍

强迫症及相关障碍（obsessive-compulsive and related disorders，OCRD）在 ICD-11 诊断标准中是新的独立疾病分类，包括强迫症、躯体变形障碍、嗅觉牵连障碍、疑病症、囤积障碍和聚焦于躯体的重复行为障碍（如拔毛症、皮肤搔抓症）等。强迫性思维、闯入性想法、先占观念和重复行为是强迫症、躯体变形障碍、嗅觉牵连障碍和疑病症的核心症状；囤积障碍则以强迫性地积攒物品并因丢弃而苦恼为特征；聚焦于躯体的重复行为障碍主要是针对皮肤、毛发的反复和习惯性行为。这些疾病具有相似的病理生理基础、临床特征和治疗手段。DSM-5 诊断标准将疑病症归于"躯体症状及相关障碍"类别之中，称为疾病焦虑障碍。

第一节 | 强迫症

一、概述

强迫症（obsessive-compulsive disorder，OCD）又称强迫障碍，是一种以反复持久出现的强迫观念和/或强迫行为等为主要临床表现的精神疾病。强迫观念是指反复闯入患者头脑中的意向或表象，患者常试图忽略或抵制，或通过强迫动作来中和它们；强迫行为则是为应对强迫思维而被迫执行的、反复出现的行为或仪式性动作。多数患者明知这些观念和行为没有必要或不正常，违背自己的意愿，但却无法控制和摆脱，为此感到焦虑和痛苦。强迫症病因复杂、症状多样，病程迁延，易慢性化。该病是位列世界卫生组织排名第十位的致残性疾病，对职业、情感、婚姻和社会功能都有严重影响。尽管如此，只有34%的患者主动寻求医治，调查显示该病从症状出现到确诊大约需要经历17年。

强迫症终生患病率为 0.8%～3.0%，成年人群中亚临床强迫症症状的出现率约为 25%。女性患病率略高于男性，男女比例在（1:1）～（1:1.5）之间。平均发病年龄为 19～35 岁，发病高峰期为青少年前期和成年早期。约 1/3 的患者起病于 15 岁前。儿童强迫症的患病率为 2%～4%，男性多于女性，男女比约为 3:2。平均起病年龄为 7.5～12.5 岁。约 20% 的儿童强迫症患者在 10 岁或更早的年龄出现强迫症状。

强迫症与其他精神障碍具有较高的共病率，60%～90% 的强迫症患者至少共患一种其他精神障碍，其中最常见的是抑郁障碍（65%）和焦虑障碍（60%～90%）。约 30% 的强迫症患者共病抽搐障碍，约 20% 共病注意缺陷多动障碍。此外，强迫症与酒精使用障碍、进食障碍和人格障碍等均有较高的共病率。

二、病因与发病机制

强迫症是一种多维度、多因素的疾病，生物学因素、心理因素和社会因素共同参与其发生。强迫症的病因和发病机制复杂，目前尚未完全明确。

（一）遗传因素

强迫症同遗传关系密切，具有明显的家族聚集性。强迫症患者一级亲属的患病率比普通人群高5～6 倍，遗传度在 30%～65% 之间。强迫症的遗传方式是多基因遗传，主基因在多基因背景下具有重要作用。研究发现一些基因与强迫症相关，如 DA 能通路和血清素基因等，其中谷氨酸转运体的基因异常具有全基因组意义。

（二）神经生化

中枢神经递质（如 5-HT、DA、NE 和谷氨酸等）在强迫症患者中存在不同程度的异常，各种神经递质的失衡状态在强迫症的发病机制中起着重要的作用。

一般认为强迫症的发生与脑内 5-HT 功能异常的联系最为密切，其最早和最有说服力的证据来自氯米帕明治疗强迫症的有效性。目前的研究提示，SSRIs 治疗强迫症的机制不仅是改变了突触间隙 5-HT 浓度，同时也提高了突触间 5-HT 神经传递。但 SSRIs 治疗强迫症的有效率仅为 40%～60%，提示 5-HT 功能异常仅能说明强迫症的部分病理基础。DA 阻滞剂能够增强 SSRIs 的抗强迫作用，提示强迫症也与脑内 DA 功能亢进有关。

（三）神经内分泌

强迫症患者存在丘脑下部和垂体激素水平的异常。研究发现强迫症患者脑脊液（CSF）中血管升压素水平明显增加，并与强迫症的严重程度相关；CSF 中促肾上腺皮质激素释放因子（CRF）浓度升高；此外，白细胞介素 -6（IL-6）浓度与强迫行为的严重程度相关。

（四）神经影像学

虽然多个脑区与强迫症发病有关，但越来越多的证据显示皮质 - 纹状体 - 丘脑 - 皮质环路是强迫症发生的神经结构基础，主要包括眶额皮质、背外侧前额叶、前扣带回、纹状体和丘脑。结构影像学研究发现强迫症患者皮质脑区（如双侧眶额叶皮质、前扣带回）灰质体积明显减少，且与患者强迫症状的严重程度相关；皮质下脑区如双侧尾状核灰质体积明显增加。功能影像学研究发现，在静息状态下，强迫症患者皮质 - 纹状体 - 丘脑 - 皮质环路的代谢率/活动明显增加，经有效治疗后，相应脑区的代谢率或血流量明显下降。

强迫症患者存在默认网络、执行控制网络和突显网络的异常，主要表现为网络内部脑区活动异常，以及网络之间连接的异常。此外，边缘系统和奖赏环路与皮质 - 纹状体 - 丘脑 - 皮质环路相关联，可能也参与强迫症的病理生理机制。

（五）神经电生理

事件相关电位（ERP）研究发现，在与刺激相关的任务期间，强迫症患者 N2 和 P3 潜伏期缩短；在与刺激无关的任务期间，表现为 N1 潜伏期延长和 N2 波幅降低，表明强迫症患者加快了与刺激相关的过程，而与刺激无关的过程则受到了损害。在执行/停止刺激的 ERP 研究中发现，强迫症患者在这两种刺激上均表现活跃（健康人群仅在停止刺激上活跃）；强迫症患者的 P3 波幅明显低于健康人群，提示强迫症患者反映抑制能力的不足。此外，强迫症患者错误相关负波表现活跃，这可能与强迫症患者对刺激的过度觉醒和专注有关。

（六）心理社会因素

心理社会因素对强迫症的发生发展和转归有着重要的作用。主要包括人格特质、应对方式、归因风格、负性情绪、生活事件及家庭因素等。约 2/3 的强迫症患者存在强迫性人格，主要特征为：①做事要求完美、按部就班、墨守成规、有条不紊；②对自己要求极为严格，难以通融，固执，灵活性差；③不安全感，为人处事唯恐发生疏忽或差错，经常检查或反思自己的行动是否正确；④拘泥细节，甚至生活琐事也要"程序化"。

强迫症患者存在不良的家庭环境，如家庭成员缺少责任、亲密程度低、家庭约束力不够、矛盾冲突较多、自我控制能力差等。生活中的各种压力、挫折、躯体疾病等均可以作为强迫症的诱发因素。

三、临床表现

强迫症的主要临床表现有强迫思维、强迫行为、焦虑、抑郁和回避行为等。同时具有强迫思维和强迫行为的患者约占 70%，只有强迫思维的约占 25%，仅出现强迫行为的病例少见。强迫症状具有很强的异质性，同一患者会有多种不同的强迫思维和/或强迫行为；不同患者的临床症状可以完全不同。

（一）强迫思维

强迫思维（obsession）是指以刻板形式反复闯入患者头脑中并持续存在的观念、表象、冲动或渴望。患者有强烈的反强迫意识，即能意识到这些想法是没有现实意义的、不必要的，试图忽略、压抑或用其他思想、行为来对抗它，但无法摆脱，因而十分苦恼和焦虑。

1. **强迫表象**　患者头脑中反复出现过去感受到的、令患者不愉快和厌恶的体验。如患者头脑中不断闪现刚刚看过的恐怖画面，患者试图抵抗，极力控制，但不成功。

2. **强迫性穷思竭虑**　又称思维反刍，患者对一些毫无意义的"问题"反复思索、刨根究底，自知毫无意义，但却不能停止。如反复思考"人为什么会说话？""天为什么会下雨？""地球为什么是圆的？"。

3. **强迫怀疑**　患者对自己已完成的事情产生不必要的怀疑，需要反复检查、核对。如出门时怀疑门窗是否关好，虽然检查了一遍又一遍，但还是不放心。患者明知毫无必要，但不能摆脱。

4. **强迫对立思维**　患者头脑中出现一个观念或看到一句话时，便不由自主地联想起另一个观念或词句，且性质对立。如想到"和平"，则立即联想到"战争"；看到"拥护"，头脑中马上出现"打倒"。

5. **强迫联想**　当患者看到、听到或想到某事物时，就不由自主地联想到一些令人不愉快或不祥的情境。如看见打火机，就联想到炸药爆炸的恐怖情景；见到有人抽烟，就想到火灾。明知不必要，但不能控制，常引发恐惧和紧张情绪。

6. **强迫回忆**　患者反复回忆经历过的事情，无法摆脱，感到苦恼。有时强迫回忆和强迫怀疑可同时出现。强迫回忆时，若被打断或认为"想得不对"，则须从头再次想起。

（二）强迫行为

强迫行为（compulsion）是指患者不得不反复进行的行为或仪式化动作，其目的是阻止或降低强迫思维所带来的焦虑和痛苦。但强迫行为与患者所担心、害怕的事情之间的联系常常不合逻辑，如将物品排列整齐是为了防止心爱的人受到伤害；或明显超过了正常界限，如每天花几小时的时间洗澡来防止生病。强迫行为可以是外显性的，即看得见的一些仪式或行为，如反复检查门窗、清洗等；也可以是内隐的思维，即"头脑中的强迫行为"，如默默计数或祷告等。患者不仅要求自己进行重复的行为，也要求周围人进行强迫行为，常导致不良的人际关系。

1. **强迫检查**　为减轻强迫怀疑所致焦虑而采取的措施。常表现为反复检查门窗、煤气是否关好，电插头是否拔掉，作业是否做对等，严重者检查数十遍仍不放心。

2. **强迫洗涤**　为了消除对受到脏物、毒物或细菌污染的担心，患者反复不断地洗手、洗澡或洗衣服、餐具等。强迫洗涤往往要遵循一定的程序进行。

3. **强迫计数**　患者对数字发生了强迫观念，整日沉浸于无意义的计数动作中，即使对偶然碰到的电话号码、汽车牌号等都要反复默记，或反复不断地数楼梯、门窗、电线杆。若患者怀疑自己计数有遗漏，则要重新数起。

4. **强迫性仪式动作**　患者必须重复刻板的仪式性动作，其目的是预防灾难性的结果。仪式性动作常常要按照一定的顺序进行，否则就要重新开始，如患者出门一定要左脚先迈出家门，否则就一定要退回来再迈一次；仪式性动作对患者来说有时具有吉凶祸福的意义，如鞋子头必须朝东摆放，否则就会有"不好"的事情发生。强迫性仪式动作可占去患者大部分时间，常伴有强迫性迟缓和犹豫不决。

（三）强迫意向

患者反复体会到一种强烈的、违背自己意愿的内在冲动，明知这种冲动是非理性的、荒谬的，但却不能控制这种意愿的出现，因此十分苦恼。如想把小孩扔到窗外、站在高处就想往下跳等。虽然内心冲动十分强烈，但往往不会转变为行动。

（四）回避行为

患者积极回避与强迫有关的情景，以尽量减少或避免触发强迫和与强迫相关的痛苦或冲动。

50%以上的强迫症患者都存在回避行为,这既会加重疾病的严重程度,也会加重患者社会功能损害的程度。回避行为常预示患者治疗效果不佳。

（五）其他

强迫症患者常伴有明显的焦虑、紧张和抑郁等情绪。这些情绪通常是继发的,与强迫症状之间相互影响。一般来说,焦虑或抑郁症状的加重或减轻会伴有强迫症状的平行变化,两类症状的交叠使患者痛苦不堪。强迫症患者的焦虑程度取决于强迫内容的性质和强度,以及与以缓解焦虑为目的的强迫行为之间相互作用的结果。强迫症状若严重而频繁,或经过长期治疗效果不明显,可产生抑郁情绪,严重时出现自残和自杀行为。

研究报道强迫症与抽动秽语综合征和抽动障碍之间存在遗传学和现象学上的联系。约8.8%的强迫症患者伴有慢性抽动,强迫症患者同胞中抽动障碍的患病率约为41.2%,合并抽动障碍的强迫症患者一级亲属中抽动障碍的患病率约为90.9%。此外,28%的强迫症患者伴有人格障碍,其中以强迫性人格障碍为主,约占18.9%。一般来说,伴有人格障碍的患者治疗效果较差。在强迫症的慢性病程中,约13.3%的患者会出现一过性的精神病性症状,但这些精神病性症状并非精神分裂症的特征性症状,是可逆的,且无精神衰退现象。

四、诊断与鉴别诊断

（一）诊断

1. 诊断要点

（1）持续的强迫思维和/或强迫行为。

（2）强迫症状需占据一定时间(如每天花费1小时或以上)。

（3）强迫症状引起患者明显的痛苦,导致患者个人、家庭、社会、学业、事业或其他重要领域的功能损害。若维持这些功能,需付出大量的额外的努力。

2. 自知力　强迫症患者的自知力水平可分为以下两种。

（1）自知力一般或良好:在大部分时间内,患者能够接受强迫信念可能不是真实的,并愿意接受对他们经历的其他解释。

（2）自知力较差到缺乏:在大部分或全部时间内,患者确信强迫信念是真实的,患者不能接受对他们经历的其他解释。

（二）鉴别诊断

1. 广泛性焦虑障碍　广泛性焦虑障碍表现为持续的担忧、紧张、预期焦虑不安等,涉及担心的内容广泛、多不固定;自己的控制愿望不强,甚至没有控制的愿望,同时伴有明显躯体性焦虑。强迫症担心、焦虑的对象是强迫症状,自我抵抗、控制愿望强烈。

2. 抑郁障碍　抑郁障碍与强迫症经常共存。抑郁障碍患者可表现某些强迫症状,强迫症患者也可出现某些抑郁症状。二者的鉴别主要根据哪种症状是原发的,并占主要地位。如果在临床上强迫症状与抑郁症状均达到诊断标准,可以做出两种疾病的诊断。

3. 躯体形式障碍　躯体形式障碍主要的临床表现是躯体的不适感和个人的主观关注,强迫症的症状不仅仅局限于躯体症状。

4. 疑病症　疑病症主要是疾病的先占观念,患者认为自己患有某种严重疾病,并深信不疑。大多数疑病症患者并不认为疑病观念是没有必要的,也无自我抵抗和强烈的控制愿望。

5. 精神分裂症　精神分裂症与强迫症有重叠现象,二者鉴别的要点:前者往往会出现幻觉、妄想、言行紊乱等其他精神病性症状;患者是否为之苦恼,还是淡漠处之;是否与环境、现实协调等。

6. 其他强迫相关障碍　嗅觉牵连障碍、囤积障碍、拔毛症、皮肤搔抓症等疾病也具有强迫的特征,但患者的专注点不同。如嗅觉牵连障碍专注于不好闻的气味;囤积障碍则是对无意义或无价值物品的关注并难以舍弃;拔毛症专注于拔毛发,而皮肤搔抓症专注于对皮肤的抠、剥等行为。

五、病程

多数患者起病缓慢,常无明显诱因。强迫症的病程一般是慢性进展性的,约54%~61%的患者为持续进行性病程,24%~30%的患者为波动性病程,11%~14%的患者为间歇性病程。若无恰当的治疗,强迫症易慢性化。常见的预后良好的指标有:病前人格较为健全,有一定的诱发因素,症状呈发作性,病程较短,社会功能保持良好。预后不良的指标有:病前有明显的人格障碍,发病年龄较早,童年期起病,症状弥散且严重。治疗方法的改进与创新很大程度上提高了强迫症患者的预后。

六、治疗和预后

强迫症的治疗主要包括药物治疗、心理治疗和物理治疗。

(一)药物治疗

药物治疗是强迫症的主要治疗方法。具有抗强迫作用的药物有选择性5-羟色胺再摄取抑制剂(SSRIs)和三环类抗抑郁药物等。药物治疗的原则有:①选择合适的药物:应从推荐的一线药物开始,治疗效果欠佳的患者应按照治疗程序逐步换药或联合治疗。②足量足疗程治疗:每种SSRIs都有不同的最大推荐剂量、有效剂量和起始剂量。多数患者治疗4~6周后会有显著效果,有些患者10~12周方有改善,一般建议10~12周的急性期治疗。③充分的临床评估:治疗前要进行充分的评估,确定治疗方案,同时要兼顾患者的主观意见、病情严重程度、药物依赖性、共病情况及不良反应等。④及时处理药物治疗的不良反应:患者若出现任何新的症状或状况恶化,均应及时处理。⑤定期随访:定期随访患者症状的严重程度、共病情况及自杀风险等。

国家市场监督管理总局批准使用的一线药物有氟西汀、氟伏沙明、舍曲林和帕罗西汀。这类药物的抗胆碱能副作用和心血管不良反应较小,个体耐受性较好。高剂量的SSRIs类药物可以有更好的抗强迫疗效,如氟西汀、氟伏沙明、舍曲林等。在使用时也应从小剂量开始,逐渐加量至治疗剂量,通常起效时间为4~6周。SSRIs类药物治疗强迫症的有效率为65%~70%,但症状仅改善30%~60%。

经足量足疗程的单一用药疗效欠佳时,可考虑联合用药。抗精神病药物联合SSRIs可以增加疗效,常用药物包括非典型抗精神病药物,如利培酮、阿立哌唑、喹硫平和奥氮平等。氯米帕明作为SSRIs的联合用药,疗效较好,但安全性较差,一般不作为联合方案的首选。

(二)心理治疗

强迫症的主要心理治疗方法有认知行为疗法、支持性心理治疗、精神分析疗法、森田疗法、家庭疗法和正念疗法等。其中认知行为疗法是治疗强迫症的一线心理治疗方法。

认知行为疗法治疗强迫症的原理主要有认知评价模型、闯入性想法和认知重构等。主要技术包括心理教育和正常化、案例分析、饼图法、序列事件概率分析、成本效益分析、证据检查、行为实验、暴露与仪式行为阻止等方法。暴露与反应阻止和认知重组是认知行为疗法的核心。一般每周1次,每次60~90分钟,共8~20次,对难治性患者可以有更长程的治疗。认知行为疗法治疗强迫症有个体和团体两种形式。

认知行为疗法治疗强迫症的主要内容包括:①心理教育:解释强迫症状、闯入性思维、强迫症的认知模型,解释暴露与反应阻止的原理及实施过程等;②暴露阶段:按引发焦虑程度从小到大排列症状,让患者暴露在相应的情景中,并学会忍受焦虑的体验;③反应预防:逐渐减少至消除强迫行为;④认知重组:重新评估诱发因素,发展可替代性想法等。

对于多数强迫症患者,药物与心理治疗同时或相继进行的疗效均高于单独使用任一种治疗方法。此外,认知行为疗法在维持治疗中发挥重要作用。

(三)物理治疗

目前可供选择的物理治疗方法有:重复经颅磁刺激(rTMS)、深部脑刺激(DBS)、迷走神经刺激(VNS)和改良电抽搐治疗(MECT)等。rTMS是由美国食品药品监督管理局(FDA)批准的用于难治性强迫症的治疗方法,其原理是利用磁场诱发感应电场激活强迫症患者大脑皮质的神经细胞,进而影响强迫症患者脑内代谢和神经电活动,最终实现治疗目的。DBS 通过对强迫症特定脑区进行持续高频电刺激,抑制神经元的异常活动,是一种可逆的治疗方式。VNS 通过植入颈部迷走神经周围电极,对迷走神经进行反复刺激,达到治疗强迫症的目的。当强迫症患者共患有 MECT 适应证的疾病(如精神分裂症、重度抑郁障碍等)时,可以考虑采用 MECT 治疗。

第二节 | 躯体变形障碍

一、概述

躯体变形障碍(body dysmorphic disorder,BDD)是一种强迫相关障碍,是指患者过分关注自己想象出来的或轻微的外表缺陷,觉得自己丑陋不堪或令人厌恶,且已引起他人注意。患者十分痛苦并伴有不同程度的社会功能损害。

在 ICD-10 诊断标准中,躯体变形障碍不是一个独立的诊断单元。由于在普通人群中有较高的患病率和独特的症状,ICD-11 将躯体变形障碍作为一个独立的精神障碍,强调对身体外表"缺陷"的持续性先占观念,并伴有重复和过度的行为,试图改变或遮掩这些"缺陷",或回避引起焦虑的情景。

荟萃分析报告躯体变形障碍的患病率约为 11%;在整形外科和皮肤科的患者中,躯体变形障碍的患病率约为 1.8%～57.0%。躯体变形障碍常出现在青春期或儿童期,起病年龄为 12～13 岁。该病的病程较长,治疗不当时多转为慢性。

二、病因与发病机制

躯体变形障碍的病因和发病机制尚不明确,它是生物、心理、社会文化等多因素相互作用的结果。躯体变形障碍患者一级亲属的患病率明显高于普通人群,且与强迫症状有共同的遗传学基础;5-HT 类药物治疗该症有效,提示患者存在脑内 5-HT 系统功能的异常;神经影像学研究发现躯体变形障碍患者大脑额叶-纹状体环路、边缘系统和视觉处理皮质受损;此外,社会文化和心理因素也参与躯体变形障碍的发生,如童年遭受过多的讥讽、嘲笑或虐待,家庭成员或同龄人过度关注其外表等。

三、临床表现

躯体变形障碍患者的外表正常或近似正常,但患者总认为自己外形有缺陷或丑陋,如认为自己鼻子过大、双耳不对称等。患者对自己的"缺陷或丑陋"十分苦恼,花费大量时间重复检查,或过度伪装修饰。此外,患者感到或坚信自己的"缺陷或丑陋"受到他人注意、谈论或讥笑,从而回避社交场所。症状导致患者的社会心理功能和生活质量明显降低。

躯体任何部位都可能成为患者关注的部位,最常见的是面部。关注的部位常多个并存,比较固定,也会随着时间的推移有所变化。女性患者多关注体重、皮肤、乳房等躯体部位;男性则困扰其体形、头发稀疏和生殖器等。

躯体变形障碍可以与多种疾病共病,最常见的是焦虑障碍、心境障碍和物质滥用等。此类患者伴有高自杀风险,研究显示,约 79.5% 的患者曾有过自杀想法,约 27.6% 曾企图自杀,约 0.3% 自杀成功。

四、诊断与鉴别诊断

(一)诊断
1. 诊断要点
(1)具有持久地认为外表存在一处或多处缺陷或丑陋的先占观念,或者认为整体外貌丑陋,但在他人看来微不足道或不能察觉。

（2）因这些自认的缺陷或丑陋而感到羞愧,通常包括自我牵连观念（如坚信别人会注意、评价、议论这些缺陷或丑陋）。

（3）先占观念符合以下任一特征。

1）重复和过度行为,如反复检查缺陷或丑陋的外观或其严重程度（如照镜子）,或与他人比较相关的特征。

2）过度试图掩饰或改变缺陷（如实施不必要的外科美容手术）。

3）回避能够增加因自认缺陷或丑陋所致痛苦的社交场合或事物（如更衣室、游泳池）。

（4）症状引起患者明显痛苦,或导致个人、家庭、社交、教育、职业等方面的损害。若维持这些功能,需付出大量的额外的努力。

2. 自知力　躯体变形障碍患者的自知力可分为以下两个水平。

（1）自知力一般或良好:在大部分时间内,患者能够接受他们的特定信念可能是不正确的,并愿意接受对他们经历的其他解释。

（2）自知力较差到缺乏:在大部分或全部时间内,患者确信特定信念是真实的,不能接受对他们经历的其他解释。

（二）鉴别诊断

1. 正常外表关注　关注自己的体貌在正常人群中很常见,特别是青少年。正常外表关注与躯体变形障碍的鉴别要点主要是关注的程度、相应重复行为的频率,以及症状给个人所带来的痛苦和困扰程度。

2. 广泛性焦虑障碍　患者的担忧和重复行为涉及日常生活的各个方面,尽管有些患者也会过度担心自己的外表,但极少伴有妄想,也不会出现反复的检查行为。

3. 抑郁障碍　特别是伴有精神病性症状的抑郁发作患者,会过分关注自己的缺陷;躯体变形障碍患者因其临床症状常伴有抑郁症状。可以从原发症状和继发症状对二者进行鉴别。

4. 进食障碍　躯体变形障碍关注全身的肌肉时,常出现一些异常的摄食和/或过度的身体锻炼,须与进食障碍相鉴别。躯体变形障碍的先占观念不仅限于体重和身材,而且涉及外表理想化的各个方面。对体重和身材的过度担心是进食障碍患者的核心症状。

五、病程

躯体变形障碍通常起病缓慢或突然,呈慢性病程,其间可有波动,患病多年后症状有改善的可能。躯体变形障碍大多起病于青春期或儿童期,但在确诊和获得治疗之前可能经过 10 年或更长的时间。

六、治疗和预后

躯体变形障碍的治疗原则包括:①早期干预,可有助于改善预后;②长程治疗。症状缓解后患者应继续服药相对较长的时间,以减少复发的可能性。

目前研究显示,药物和心理治疗对躯体变形障碍有一定的疗效。

（一）药物治疗

SSRIs 类药物是治疗躯体变形障碍的一线药物,疗效显著且耐受性较好,需要高剂量长疗程服药。使用初期,抗抑郁药物可增加青少年的自杀意念,应注意评估其自杀风险。在治疗难治性躯体变形障碍时,SSRIs 类药物联合应用非典型抗精神病药物（如利培酮、喹硫平、奥氮平等）对治疗可能有增效作用,其中利培酮增效作用较为明显。

（二）心理治疗

心理治疗在躯体变形障碍临床治疗中具有不可替代的作用。认知行为疗法可以改变躯体变形障碍患者的特殊信念和假设,以及患者的适应不良行为。认知行为疗法具有针对性,尤其对青少年患者疗效较好。一般来说,认知行为疗法的疗效优于药物治疗。认知行为疗法联合药物治疗躯体变形障碍的效果较为理想。

心理治疗或药物治疗 1 年的完全缓解率为 9%～25%,部分缓解率为 21%～33%;治疗 4 年的完全缓解率为 20%～58.2%,部分缓解率为 25%～56%。复发率从 14% 到 42% 不等,因此,需长期持续治疗以预防复发。躯体变形障碍初期症状严重、病程长、共病人格障碍等常预示预后不良。

第三节 │ 其他强迫相关障碍

一、嗅觉牵连障碍

ICD-11 将嗅觉牵连障碍(olfactory reference disorder)归纳入 OCRD,主要特征是持续地关注自身感觉到的臭味或令他人不快的气味(如口臭或体味)。而这些气味在他人看来微不足道或难以被察觉;即使气味存在,别人也不太关注。患者通常认为这些气味来源于嘴巴、腋下、肛门、生殖器等,并且害怕或坚信注意到这些气味的人会议论、评价、拒绝或侮辱他们。患者有时对自己的想法和行为的不合理性缺乏自知力,甚至达到妄想程度。

嗅觉牵连障碍的诊断强调:①持续地关注必须伴有重复和过度的行为,如反复检查气味的存在或来源,或反复寻求保证;②过度尝试掩盖、改变或阻止气味,如使用香水或除臭剂,重复洗澡、刷牙或更换衣服,回避进食某些食物等;③明显回避能增加痛苦的社交场合或诱发因素;④症状引起患者明显痛苦或社会功能损害。

嗅觉牵连障碍平均发病年龄约为 25 岁。本病常与强迫症共病,SSRIs 类药物治疗有效。

二、疑病症

ICD-11 将疑病症(hypochondriasis)从"躯体形式障碍"移至 OCRD 中,其主要临床特征是患者存在持续的先占观念或担心,认为自己患有一种或多种严重的、进展性的或危及生命的疾病。同时伴有与健康相关的重复和过度的行为,如反复寻找疾病的证据、花费大量时间寻找关于疾病的信息、反复寻求安慰等,或适应不良性回避行为,如回避就医。该疾病的症状以及病程具有慢性波动性特点。

疑病症的病因和发病机制尚不明确,生物学因素、社会心理因素、人格因素、躯体疾病、情绪障碍等可以与本病有关。治疗方法主要包括药物治疗和心理治疗,常用的药物有抗抑郁药和抗焦虑药,以及小剂量抗精神病药物;心理治疗主要包括认知行为疗法、支持性心理治疗、森田疗法、精神动力学治疗等,其中认知行为疗法是一线治疗方法。

三、囤积障碍

囤积障碍(hoarding disorder)是以持续的难以丢弃无用或价值不大物品为主要表现的精神障碍。早期将囤积障碍归为强迫症的一种亚型,DSM-5 首次将其从强迫症中分离,成为一种独立的精神疾病。ICD-11 将囤积障碍归纳入 OCRD。囤积障碍通常起病于青少年早期,持续终身。男女无差异,独居者常见。囤积障碍的患病率约为 1.5%,有些研究显示囤积障碍可能影响 2%～6% 的人口。老年人群的患病率约为中青年的 3 倍,因此,在不加干预的情况下,囤积障碍可能会进行性加重。

目前囤积障碍的病因和发病机制尚未明确,但越来越多的证据显示遗传因素、人格因素、环境因素等多种因素与囤积障碍有关。有研究显示囤积障碍的遗传度约为 51%,同卵双生子同病率显著高于异卵双生子。回顾性研究发现,囤积障碍的发生可能与个体幼年经历的应激性生活事件有关。此外,对物品的信念、依恋问题和回避行为可能是调节遗传和环境因素的中介因素。

囤积障碍主要表现为持续的难以丢弃大量看似无用或没有价值的物品,最常见囤积报纸、旧衣服、包、书和文书等;约 80%～90% 的患者可同时表现出过度获取或收集,最常见的形式是过度购物或获得免费的商品。在丢弃或不能收集新的物品时,患者会感到异常的痛苦。由于物品多且放置杂乱无章,导致居所混乱不堪,无法在厨房做饭、无法在床上睡觉等,影响患者及家属的生活质量,从而引起家庭矛盾;囤积也可造成环境脏、乱、差,甚至产生安全隐患,危及他人。约 75% 的囤积障碍患者合并焦虑和情绪障碍,其中共病抑郁障碍最常见(50%),广泛性焦虑障碍和社交恐惧症也很多见;约 20% 的囤积障碍患者合并强迫症。

囤积障碍的诊断要点:①囤积导致生活空间变得杂乱,以至于空间的使用或安全受到损害;②与积累物品相关的重复冲动或行为,可以是被动的(例如,收到大量的传单或邮件),也可以是主动的(例如,过度获得免费的、购买的或偷来的物品);③难以丢弃物品,以及会因丢弃物品而产生异常的痛苦;④症状使患者十分痛苦,或导致个人、家庭、社会、教育、职业或其他重要功能领域的严重损害。

因囤积障碍患者缺乏治疗动机或自知力不足,且病程较长,因此,囤积障碍被视为一种难治性精神障碍。主要的治疗方法包括心理治疗和药物治疗。目前建议将认知行为疗法作为囤积障碍的一线疗法,但有效率较低,仅为 15% 左右。SSRIs 可能对囤积障碍有效,近来研究发现 SNRIs 类药物对囤积障碍可能会有良好的疗效,但需进一步证实。

四、聚焦于躯体的重复行为障碍

聚焦于躯体的重复行为障碍可特征性地表现为针对皮肤及其附属器的反复和习惯性动作,如拔毛、抠皮等,患者尝试减少或停止相关行为,但通常不成功;这种行为会导致皮肤后遗症,如脱发、皮肤损伤、唇部擦伤。这些障碍可以在分散的时间内短暂发作,也可以持续时间更久但频率更低的方式发作。ICD-11 指出聚焦于躯体的重复行为障碍可能与情绪调节、减少紧张、产生愉悦感有关,而这些体验均可进一步增强重复行为。聚焦于躯体的重复行为障碍主要包括拔毛症和皮肤搔抓症。

(一) 拔毛症

拔毛症(trichotillomania)又称拔毛癖,是以反复拔除自己或他人毛发为主要临床表现的一种致残性精神疾病。患者的这种行为常导致脱发或斑秃,因此感到异常的焦虑和痛苦,严重干扰其正常的社会功能。拔毛症在 ICD-10 中归属于"成人人格与行为障碍"中的"习惯与冲动障碍",ICD-11 则把拔毛症归纳入 OCRD。

普通人群终生患病率为 1%～3%,在成年人中,女性多见,男女比高达 1∶4;在儿童期,男女发病率没有显著性差异。拔毛症患者一级亲属的患病率(5%)高于普通人群,提示该病有家族遗传性;中枢神经递质(如 5-羟色胺、谷氨酸、多巴胺)代谢异常及相应受体功能改变,以及激素水平的改变可能与拔毛行为相关;神经影像学研究发现,患者在进行奖励任务时,伏隔核活动异常,提示该病可能与奖赏回路有关。此外,在应对压力时的自我抚慰、模仿父母、情绪控制失调,以及童年的创伤和负性生活事件等也可能参与拔毛症的发生。

拔毛症大多开始于青春期早期,发病年龄为 11～16 岁。拔毛行为可涉及身体的任何长毛发的区域,以头皮、眉毛和睫毛最多见。同一患者的拔毛部位较固定,但不同患者拔毛部位各异。拔毛行为通常伴随情绪的调节和唤起、减少紧张、增加快感等过程,但在拔毛之后,个体也会出现负面的情绪,如羞耻感或失控感。由于反复拔除,可以导致个体脱发或斑秃,患者常对他们行为感到羞愧,因而回避社交或其他公共场所,或以戴帽子、假发、画眉毛等方式进行掩饰。

诊断要点:①反复拔除毛发;②反复试图减少或停止拔毛行为,但不成功;③拔毛行为导致明显脱发;④症状引起明显的痛苦,或者导致个体、家庭、社交、教育、职业或其他重要功能的损害。鉴别诊断需要排除正常拔毛现象、皮肤病(如皮炎)、物质滥用及精神分裂症所引起的拔毛行为。

拔毛症的治疗主要包括药物治疗和行为治疗。药物以 SSRIs 最常使用,抗精神病药和多巴胺能药也有一定疗效。行为治疗包括习惯逆转训练和认知行为疗法。习惯逆转训练主要包括自我检测、意识训练、刺激控制和竞争反应训练四个部分,研究发现其疗效优于药物治疗。

(二) 皮肤搔抓症

皮肤搔抓症(skin-picking disorder,SPD)又称皮肤抓痕症或抠皮症,是 ICD-11 新提出的诊断单元。

其临床表现为反复、强迫性地搔抓皮肤，造成皮损，患者因此感到痛苦，并尝试停止搔抓。

皮肤搔抓症在任何年龄都可以起病，12～16岁为高峰年龄段。该病在普通人群中的患病率约为1.25%～5.4%。皮肤搔抓症可能具有家族遗传性，患者的一级亲属同病率约为28.3%～43%；神经影像学研究发现，皮肤搔抓症患者存在前额叶-纹状体环路、奖赏回路异常；创伤及压力可能与皮肤搔抓症的发生有关，童年期遭受的强奸或性骚扰与年轻女性发生皮肤搔抓症密切相关。

皮肤搔抓症的核心症状是反复、强迫地搔抓皮肤造成皮损，面部、手、手臂是最常见的搔抓部位。搔抓部位可以是正常皮肤，也可以在粉刺、老茧或痂痕处。皮肤搔抓症通常伴有仪式行为，如玩弄、吞咽抠剥下来的皮肤或皮痂。搔抓行为一般能调节情绪、减少压力和增加快感，但这些又会增强搔抓行为。部分患者在搔抓行为后，焦虑的情绪会得到缓解，但也有一部分患者会出现羞耻感等负面情绪。患者常常试图通过衣服或化妆掩饰受损的部位，反复地搔抓可带来严重的瘢痕、组织损害或躯体问题，如局部皮肤感染、败血症等。皮肤搔抓症常与焦虑、情绪障碍、物质滥用及进食障碍共病。

诊断要点：①反复搔抓皮肤；②尝试停止或减少搔抓行为，但不成功；③因搔抓行为造成明显的皮肤损伤；④症状引起明显的痛苦，或者导致个体、家庭、社交、教育、职业或其他重要功能的损害。皮肤搔抓症应与正常抠皮行为、精神病性障碍、其他强迫及相关障碍、做作性障碍、非自杀性自伤等疾病所导致的搔抓行为相鉴别。

习惯逆转疗法、认知行为疗法、接纳承诺疗法是治疗皮肤搔抓症的主要心理治疗方法；药物治疗主要以SSRIs类药物为主，但其疗效有待于进一步研究。

（李 平）

本章数字资源

本章思维导图

第十一章 | 应激相关障碍

应激相关障碍是一类与应激源（主要是精神创伤或精神应激）有明显因果关系的精神障碍，其发生时序、症状内容、病程与预后等均与应激因素密切相关。应激相关障碍主要包括创伤后应激障碍（post traumatic stress disorder，PTSD）、复合性创伤后应激障碍（complex post traumatic stress disorder）、延长哀伤障碍（prolonged grief disorder，PGD）、适应障碍（adjustment disorder）以及发生于儿童期的应激相关障碍[包括反应性依恋障碍（reactive attachment disorder）和脱抑制性社会参与障碍（disinhibited social engagement disorder）]。

第一节 | 概　述

一、应激源

应激源（stressor）是作用于个体并使其产生应激反应的刺激物。人类的应激源十分广泛，按不同的环境因素，将应激源分为三大类：外部环境、个体内环境和社会心理环境。

1. **外部环境**　外部环境应激源小到日常生活的困扰（如交通拥挤），大到社会生活中的重要事件（如自然灾害与人为灾害，包括洪水、地震、车祸、战争、传染病大规模暴发等），以及其他理化、生物环境因素（如外伤、强酸强碱、高温、毒品以及病原微生物、寄生虫等）。

2. **个体内环境**　机体内部应激源包括各种必要物质的产生和平衡失调，以及内稳态的紊乱，如疾病、营养缺乏、水电解质紊乱、内分泌紊乱、机体内酶和血液成分的改变等。

3. **社会心理环境**　现代社会中，个体所面对的工作学习负担过重、节奏过快或难度过大；工作与学习的内容与志趣不一致；工作环境单调乏味，难以在事业上获得成就；人际关系处理困难；家庭环境中父母离异、家庭成员之间关系紧张等，都可成为应激源。

本章所涉及的应激源多为突发、相对较为重大、持续性的负性事件，如突发灾害、重大家庭成员患病或死亡、家庭重大经济困难、对工作与学习环境的不适应、人际关系困难、迁徙、移民等。只有其强度和主观体验超出个体的耐受能力时，应激源才能成为应激相关障碍的致病因素。

二、流行病学

普通人群应激事件暴露的概率因研究样本的特点、调查方法、研究工具、诊断标准的不同，得出的结论也不相同。但多数调查发现，50% 以上的女性和 60% 以上的男性一生中会经历一次严重的精神应激性事件。但经历应激性事件后，应激相关障碍的发生率却存在很大的差异。国外的研究显示，经历过应激性事件的个体，多数会出现明显的心理反应，而 6%～33% 的个体会出现应激相关障碍。

三、易感因素

遭遇应激源（主要是精神创伤或精神应激）后是否出现应激相关障碍以及障碍的表现形式和严重程度，除了与应激源的性质、强度和持续时间有关外，更与个体的一些易感因素相关。应激相关障碍的易感因素按照精神创伤性事件发生前后的时间来分，即创伤前变量（pre-traumatic variables）、围创伤期变量（peri-traumatic variables）和创伤后变量（post-traumatic variables）。创伤前变量研究比较肯定的因素有:焦虑或抑郁个人史和/或家族史、既往创伤史(如童年期受忽略、受虐待、被遗弃、性创伤、女性、平均水平以下的智商、神经质等)。围创伤期变量主要包括创伤性事件发生后个体的精神和躯体反应情况、个体的认知和社会支持程度等。除了某些创伤前变量及围创伤期变量(如认知方式、人格特质、社会支持等)持续存在而成为创伤后变量外,创伤后变量还包括事后干预的及时性和有效性、创伤性事件后遭受的其他负性生活事件等。

四、病因与发病机制

应激相关障碍的病因和具体机制还不十分清楚,是多种因素复杂作用的结果,这些因素包括了生物学因素和社会心理因素等。

(一)生物学因素

1. **遗传** 研究表明,在面对应激或创伤性事件后,遗传易感性是决定个体是否形成应激相关障碍的重要因素。PTSD 患者的一级亲属同患此病的比例明显高于二、三级亲属;PTSD 患者家族史中精神疾病患病率是经历同样事件未发病或无此经历者的 3 倍;PTSD 患者的子代罹患 PTSD 的风险也显著高于健康个体的子代。不仅如此,遗传的影响还体现在个体暴露于应激性事件的可能性,也就是说,个性和其他一些特征(至少有一部分是遗传性的)会使个体更常处于应激性事件可能发生的危险情景中,增加了创伤体验的可能性。

2. **神经生化** 大脑是应激源的"靶器官",也是应激反应的"组织者"。大脑通过调节神经递质、受体、信号转导等,产生神经可塑性变化,通过电、化学活动对应激源产生应激反应。

下丘脑-垂体-肾上腺(HPA)轴是机体与应激反应密切相关的神经内分泌系统。应激时与紧张有关的神经冲动激活下丘脑室旁核神经元引发 HPA 轴兴奋,经过一系列传递使糖皮质激素分泌增多,这是应激时的重要生理反应。糖皮质激素升高可使机体对应激源处于"警戒"状态,同时机体各器官产生适应性改变以维持内环境的稳态和健康,但由于糖皮质激素在中枢神经系统存在神经毒性,其持续的升高可能对机体造成损害。因此,急性应激时 HPA 轴改变有利于机体产生适应性反应,而长期慢性刺激会造成 HPA 轴功能失调导致应激相关障碍的发生。

近年来的研究发现,炎症系统也参与了应激过程。急性应激时炎症系统的激活会释放大量的细胞因子,是机体维持内环境稳态和健康的重要生理过程,但是持续或反复的应激可引起炎症系统不可逆地激活,细胞因子水平长期处于升高状态,最终对机体造成损伤。已有大量的证据表明,促炎因子信号通路的长期激活可能参与了许多应激相关障碍的病理过程。

3. **脑结构和功能改变** 当机体处在应激状态时,蓝斑-去甲肾上腺素/自主神经系统的激活导致脑部神经网络的去甲肾上腺素神经递质释放,进而导致觉醒度升高、警觉和焦虑增加。杏仁核/海马复合体和中脑皮质以及中脑边缘多巴胺系统(与前额皮质相连)等主要的脑系统能被应激系统激活并影响其活动。

神经系统具有一定的神经可塑性。动物研究发现,急性应激对海马结构无明显影响,但慢性应激时,海马结构发生改变,包括神经细胞的变性和丢失、细胞萎缩、轴突末梢结构改变、细胞再生减少。慢性应激时,前额叶和前眶额叶皮质神经元的大小、数量及胶质细胞等均减少。研究认为海马萎缩会对 HPA 轴失去控制性调节,导致机体对应激源抵御能力下降,再次遭遇应激时,容易出现应激性疾病。与此同时,脑影像学的研究也提示慢性应激可导致个体皮质-纹状体-边缘系统灰质体积减小,在负性表情刺激时杏仁核激活增强,在静息状态时默认网络、突显网络、执行控制网络等均出现异常。

(二)社会心理因素

应激反应还取决于个体对应激源的认知评价、应对方式等。个体遭遇应激源后,先通过初级评价,判断是否与自己有利害关系;再通过次级评价,判断是否可通过个人能力进行应对和改变。总体来说,个体认为负性的、不可控制的、不可预测的、模棱两可的、超负荷的、具威胁性的应激源,更容易引起应激。心理防御机制的应用和应对方式也会影响应激反应。其他与应激相关障碍的发生有关的社会心理因素还包括个体的经历与适应性、社会支持系统、社会环境等。

五、预后

个体经历应激性事件后,发生应激相关障碍,其长期的预后与疾病本身的特点密切相关。多数情况下,随着时间的推移和应激源的消退,应激反应也会逐渐恢复正常。尽管如此,部分发生于儿童时期的应激相关障碍患者,即使后来情况得到改善,其症状也可一直持续整个青春期。PTSD是应激相关障碍中临床症状最严重、预后最差的一种疾病,部分患者症状迁延不愈,或残留严重影响其日常生活的症状,逐渐变得慢性化甚至终身不愈。

第二节 | 创伤后应激障碍

一、概述

创伤后应激障碍(post-traumatic stress disorder,PTSD)是由于受到异乎寻常的威胁性、灾难性心理创伤,导致延迟出现和长期持续的精神障碍。

PTSD最初是用来描述退伍军人、战俘以及集中营的幸存者在经历战争性创伤事件后的一系列后果,随后逐渐被用于描述各种人为和自然灾害受害者出现的一系列应激症状。这类事件包括严重事故、地震、被强暴、被绑架、目睹他人惨死等。几乎所有经历这类事件的人都会感到巨大的痛苦,常引起个体极度恐惧、紧张害怕、无助之感。PTSD的患病率报道不一,有研究显示PTSD的终生患病率为1%~14%,高危人群研究发现PTSD的患病率为3%~58%,女性约为男性的2倍。临床研究显示PTSD是一种与其他精神障碍共病率很高的疾病,常见的共病有抑郁症、酒精滥用或成瘾、恐怖症等。

二、病因与发病机制

(一)病因

1. 直接病因　异乎寻常的创伤性事件是本病发生的直接原因。在日常生活中,许多超出意料的事件都可以称为"创伤性"的事件,如离婚、失业或考试失败等。但是,有研究发现,大约只有0.4%的事件真正具有"创伤性"意义。所谓"创伤性体验"应该具备两个特点:第一,对未来的情绪体验具有创伤性影响,例如,被强奸者在未来的婚姻生活或性生活中可能反复出现类似的体验;第二,对躯体或生命产生极大的伤害或威胁。

2. 危险因素　创伤性事件是PTSD发生的必要条件,但不是PTSD发生的充分条件,虽然大多数人在经历创伤性事件后都会出现程度不等的症状,但研究表明只有部分人最终成为PTSD患者。许多因素都会影响到PTSD的发生,包括存在精神障碍的既往史与家族史、儿童期创伤(如遭受忽略、性虐待、父母离异等)、性格内向、创伤事件前后有其他负性生活事件、家境贫寒、躯体健康状态欠佳、社会支持缺乏等。

(二)发病机制

PTSD的发病机制复杂,涉及较广,最近20余年的研究主要集中在以下四个方面。

1. 遗传特征　早期的双生子研究发现,在经历同样的应激事件后,同卵双生子与异卵双生子相比更容易一起发展成为PTSD。随后,分子遗传学研究发现,和其他精神疾病一样,PTSD的遗传也被视为多基因作用,主要涉及多巴胺系统基因(多巴胺受体基因、多巴胺转运体基因)、5-羟色胺系统基因(5-羟色胺转运体基因)、糖皮质激素受体基因等。

2. 神经内分泌特征　HPA轴功能失调可能参与了PTSD的发生,许多研究显示PTSD患者血皮质醇水平降低,PTSD患者对小剂量的地塞米松抑制试验呈超敏反应。目前认为PTSD患者可能存在糖皮质激素受体(GR)的敏感性增强以及GR介导的负反馈增强。此外,还有证据表明PTSD患者肾上腺素、去甲肾上腺素持续地升高,而血液脑源性神经营养因子(BDNF)水平则显著低于正常人群。

3. 神经影像学特征　PTSD 脑影像学的研究结果主要发现患者的海马与海马旁回、杏仁核、内侧前额叶等存在功能异常。有学者提出 PTSD 的前额叶-杏仁核-海马环路假说,即前额叶功能减弱时,对杏仁核的调节和控制作用减弱,导致杏仁核对恐惧性反应的过度增强,而海马本身的损害以及与前额叶、杏仁核之间联系的失调主要参与了 PTSD 患者的陈述性记忆的损害过程。

4. 神经电生理特征　事件相关电位研究显示,PTSD 患者在靶刺激和工作记忆过程中 P300 波幅明显下降,并且下降程度与 PTSD 的症状显著相关。此外,P200 波和 P50 波的异常也有报道,但研究结论有待进一步确认。

三、临床表现

PTSD 临床上主要有以下四大核心症状群。

1. 侵入性症状群　在重大创伤性事件发生后,患者有各种形式的反复发生的侵入性创伤性体验重现。患者常常以非常清晰的、极端痛苦的方式进行着这种"重复体验",包括反复出现以错觉、幻觉构成的创伤性事件的重新体验,称为闪回(flashback)。此时,患者仿佛又完全身临创伤性事件发生时的情景,重新表现出事件发生时所伴发的各种情感。创伤性体验的反复侵入是 PTSD 最常见也是最具特征性的症状。

患者在创伤性事件后,频频出现内容非常清晰的、与创伤性事件明确关联的梦境(梦魇)。在梦境中,患者也会反复出现与创伤性事件密切相关的场景,并产生与当时相似的情感体验。患者常常从梦境中惊醒,并在醒后继续主动"延续"被"中断"的场景,并产生强烈的情感体验。

患者面临、接触与创伤事件相关联或类似的事件、情景或其他线索时,通常出现强烈的心理痛苦和生理反应。事件发生的周年纪念日、相近的天气及各种场景因素都可能促发患者的心理与生理反应。

2. 持续性回避　在创伤性事件发生后,患者对与创伤有关的事物采取持续主动回避的态度。回避的内容包括创伤性事件或与其高度相关的痛苦记忆、思想或感觉以及能唤起这些痛苦的情景、人、对话、地点、活动、物体等。

3. 认知和心境的负性改变　在遭遇创伤性事件后,许多患者出现与创伤事件有关的认知和心境方面的负性改变,患者可表现出无法记住创伤性事件的某个重要方面,对创伤性事件的原因或结果出现持续的认知歪曲,责备自己或他人,对自己、他人或世界出现持续放大的负性信念和预期,如认为"世界是绝对危险的""没有人可以信任"等。患者会出现持续的负性情绪状态,对重要的活动失去兴趣,疏远他人,持续地不能体验到正性情绪。

4. 警觉性增高　表现为过度警觉、惊跳反应增强、注意力不集中、激惹的行为和愤怒的爆发、自我毁灭行为,部分患者会出现睡眠障碍。多数患者在创伤性事件后的数天至半年内发病,病程至少持续 1 个月。

四、诊断与鉴别诊断

(一) 诊断要点

1. 遭受异乎寻常的创伤性事件或处境(如天灾人祸)。

2. 反复重现创伤性体验(病理性重现)。可表现为不由自主地回想受打击的经历,反复出现有创伤性内容的噩梦,反复发生错觉、幻觉,反复出现触景生情的精神痛苦,面临与创伤事件相关联或类似的事件、情景或其他线索时出现强烈的心理痛苦和生理反应。

3. 对与创伤经历相关的人和事选择性遗忘,对未来失去希望和信心,内疚、自责,疏远他人,兴趣爱好范围变窄,持续地不能体验到正性情绪。

4. 持续的警觉性增高,可出现入睡困难或睡眠不深、易激惹、注意集中困难、过分地担惊受怕。

5. 对与刺激相似或有关的情景的回避。表现为极力不想有关创伤性经历的人与事,避免参加能引起痛苦回忆的活动,或避免到会引起痛苦回忆的地方等。

6. 在遭受创伤后数日至数月后,罕见延迟半年以上才发生。

(二) 鉴别诊断

1. 抑郁症 尽管 PTSD 患者也可以出现认知和心境方面的负性改变,但其存在特征性的与创伤性事件相关的侵入性症状,同时也存在对特定场合或情景的持续性回避,且病程一般较长。抑郁症也可在生活事件后发生,患者可突然出现情绪低落、兴趣减退,不与他人接触,对未来失去信心,但抑郁症随着病情的发展明显超出生活事件本身,并且抑郁症还存在一些特征性症状,如晨重暮轻、明显的消极悲观、食欲减退等。

2. 其他应激相关障碍 主要是与延长哀伤障碍和适应障碍鉴别。延长哀伤障碍的创伤性事件一般限定于关系亲密的人的离世,侵入性症状为死者的形象,一般是积极的,患者一般会努力寻找与死者间的美好回忆;而 PTSD 患者的侵入症状一般是痛苦的,时刻回避创伤记忆及相关线索。适应障碍的应激源主要是生活环境或社会地位的改变,而且这些改变是长期存在的,患者的人格基础在此病的发生过程中起一定的作用,临床表现为抑郁、焦虑、害怕等。而 PTSD 的应激源几乎对每一个人来说都是严重的、异乎寻常的,临床表现也主要是与创伤性事件相关的四大核心症状。

3. 焦虑与恐惧相关障碍 焦虑障碍、恐惧症的患者同样存在着焦虑、回避以及明显的自主神经功能紊乱症状,也可能在一定的生活事件后发生,但在生活事件的强度、症状表现等方面与 PTSD 仍存在着较大区别。

五、治疗

(一) 药物治疗

当 PTSD 诊断确定后,药物治疗是重要的干预手段之一。理想的药物治疗应能够消除 PTSD 的四大核心症状,但目前尚无药物对 PTSD 的各组症状群都能产生满意疗效。目前多数关于 PTSD 的药物治疗,还是使用抗抑郁药和抗焦虑药,也就是对症治疗。药物治疗对 PTSD 患者至少有三种潜在的益处:改善症状、治疗共病、减轻那些干扰心理治疗和/或日常功能的相关症状。

选择性 5-羟色胺再摄取抑制剂(SSRIs)类抗抑郁药的疗效和安全性好,不良反应轻,被推荐为 PTSD 的一线用药。氟西汀、帕罗西汀、舍曲林拥有较多的证据。也有证据表明 5-羟色胺和去甲肾上腺素再摄取抑制剂(SNRIs)类药物对 PTSD 有较好的疗效。抗抑郁药治疗不仅能改善患者存在的睡眠障碍、抑郁焦虑症状,也能减轻侵入性症状和回避症状。抗焦虑药能降低 PTSD 患者的警觉度、改善恐惧症状和抑制记忆再现。对苯二氮䓬类药物的使用尚有争议,目前认为苯二氮䓬类药物可慎用于并发惊恐障碍但没有精神活性物质滥用史的 PTSD 患者。近来的研究发现,新型非苯二氮䓬类抗焦虑药(如丁螺环酮、坦度螺酮等)能改善 PTSD 的核心症状、认知障碍,不损害精神运动功能,也不导致过度镇静、肌肉松弛等。在临床上,根据 PTSD 的症状以及共病情况,还可选择抗肾上腺素能药物改善警觉过高、分离症状,心境稳定剂控制攻击性和激惹的行为,非典型抗精神病药物改善伴随的精神病性症状。

PTSD 对药物治疗起效是相对较慢的,一般用药 4~6 周时出现症状减轻,8 周或更长的疗程才更能体现药物的真正疗效。由于各种药物的作用机制不同,一种治疗无效可选用其他药物治疗,并给予合适的疗程和剂量。在运用抗抑郁药治疗 PTSD 时,剂量与疗程与抑郁症治疗相同,治疗时间和剂量都应充分。缓解后还应给予 1 年维持治疗,直到痊愈。

(二) 心理治疗

目前的研究证据和临床经验提示心理治疗对于 PTSD 患者是有效的。在 PTSD 初期主要采用危机干预的原则与技术,侧重于提供支持,帮助患者接受所面临的不幸与自身的反应,鼓励患者面对事件,表达、宣泄与创伤性事件相伴的负性情绪。治疗者要帮助患者认识其所具有的应对资源,同时学习新的应对方式。在慢性和迟发性 PTSD 的心理治疗中,除了特殊的心理治疗技术外,为患者争取最大的社会和心理支持是非常重要的。家属和同事的理解,可以为患者获得最大的心理空间。

对 PTSD 患者常用的心理治疗方法有认知行为疗法(cognitive behavioral therapy,CBT)、眼动脱敏与再加工(eye movement desensitization and reprocessing,EMDR)以及团体心理治疗。此外,一些稳定化技术对 PTSD 的患者同样具有疗效,例如蝴蝶拍技术、安全岛技术等。

1. 认知行为疗法　CBT 对急性和慢性 PTSD 患者的核心症状有确切的疗效。PTSD 的 CBT 治疗包括正常的应激反应的教育、焦虑处理训练、对病理信念的认知治疗、对创伤事件的想象和情境暴露,以及复发的预防。PTSD 认知行为疗法中的核心是暴露疗法,让患者面对触景生情的类创伤情境,唤起患者的创伤记忆,然后治疗这些记忆的病理成分。想象演练、延时的暴露技术对 PTSD 及相关的焦虑或回避症状治疗有效。

2. 眼动脱敏与再加工　让患者想象一个创伤场景,同时眼睛追踪治疗师快速移动的手指,然后集中调节其认知和警觉反应。反复多次,直至当移动眼球时,患者在治疗师指导下产生的正性想法能与场景联系起来,警觉反应减轻。

3. 团体心理治疗　许多人希望和有类似经历的人讨论他们的创伤。和别人一起分享自己的经历有助于更容易地谈论创伤并应对存在的症状。在团体心理治疗中,患者可以在相互理解的基础上建立人际关系,患者可以在小组中学习处理羞耻、罪恶感、愤怒、害怕等情绪。

六、预后

PTSD 的迁延性和反复发作性使其成为临床症状最严重、预后最差的应激相关障碍。罹患 PTSD 后,至少 1/3 的患者因为疾病的慢性化而终身不愈,丧失劳动能力;一半以上的患者常伴有物质滥用、抑郁、各种焦虑相关障碍以及其他精神障碍。PTSD 患者的自杀率是普通人群的 6 倍。早期、及时的干预和治疗对良好的预后具有重要意义。

第三节 ｜ 复合性创伤后应激障碍

一、概述

复合性创伤后应激障碍(complex post traumatic stress disorder,C-PTSD)的概念最初由美国的研究者朱迪思·刘易斯·赫尔曼(Judith L. Herman)在 1992 年提出。C-PTSD 是一种暴露于单个或一系列极端威胁或恐怖事件后可能发生的障碍。这些创伤性应激事件通常是长期的或反复的,从这些情境的发生中逃脱是极其困难或不可能的(例如,虐待、奴役、种族灭绝活动、长期的家庭暴力、儿童的反复性虐待或躯体虐待)。C-PTSD 是一种严重的精神障碍,是对创伤生活事件的反应。C-PTSD 的特点是三个核心的创伤后症状群,以及情绪调节、身份认同和关系中长期、普遍的干扰。该疾病在人口中的患病率为 1%～8%,在精神卫生机构就诊患者中的患病率高达 50%。

二、病因与发病机制

Judith L. Herman 认为在遭受持续时间较长的、反复发生的、起始于幼年时期的、无法逃离的创伤性事件后,受害者会表现出超过单纯型 PTSD 定义范围的症状群,即除了表现出与事件直接关联的症状外,还伴有显著的自残、暴力、酗酒或其他物质滥用等行为问题,以及对自身认同和情感感受的认知改变。

目前 ICD-11 定义的 C-PTSD 的研究数据较少,通常参照长期和重复的童年创伤(如性虐待或身体虐待)和令人厌恶的童年经历(不良的童年经历,如情感虐待、忽视和家庭精神疾病)相关的 PTSD 的神经生物学基础研究。总的来说,C-PTSD 患者的结构成像荟萃分析报告了海马、海马旁回、杏仁核、脑岛和前扣带皮质的体积减小。在功能水平上,多项研究表明,与健康对照组相比,患有 C-PTSD 的个体在海马体、海马旁回、脑岛、前额叶皮质和前扣带皮质的活动增加。第一个直接对比 ICD-11 诊断体系下 PTSD 患者和 C-PTSD 患者在威胁处理过程中的脑功能活动的神经影像学研究表明,与 PTSD 患者相比,C-PTSD 患者的杏仁核和脑岛活动增加;在前额叶和前扣带区未观察到显著组间差异。目前缺乏 ICD-11 体系下 C-PTSD 的神经内分泌研究。

三、临床表现

C-PTSD 通常具备 PTSD 的全部特征,同时伴有严重的情绪调节问题、自我认知改变(如认为自己非常渺小、一无是处,伴有持续性内疚、羞耻感)、不能持久维持良好的人际关系等,因而导致明显的人际、家庭、社会关系损害,以及教育、职业功能损害。

四、诊断与鉴别诊断

根据 ICD-11 的诊断标准,C-PTSD 必须首先满足 PTSD 的三联征(创伤再现、回避创伤、强烈的被威胁感),同时存在以下特征:①情绪调节上的异常。②存在一些信念,认为自己是渺小的、失败的、无价值的,对创伤性事件有愧疚感、自责自罪感或失败感。③难以与他人保持亲密的人际关系。这些症状可导致个人、家庭、社交、学业、职业或其他重要领域功能的显著损害。

Judith L. Herman 认为传统意义上的 PTSD 通常是经历一过性的异乎寻常的创伤性事件后出现的一系列症状群,为单纯型 PTSD。而为了区别两类不同的创伤性事件,丽诺尔(Lenore C. Terr)提出可将创伤性事件分为Ⅰ型(单纯型)和Ⅱ型(复杂型);突发的一过性的创伤性事件称为Ⅰ型创伤,持续或反复出现的、与虐待或性侵害有关的创伤称为Ⅱ型创伤。Ⅰ型创伤导致的 PTSD 为单纯型 PTSD,而Ⅱ型创伤导致的 PTSD 则称为 C-PTSD。

此外,C-PTSD 也应当与抑郁症、其他应激相关障碍、焦虑症等进行鉴别诊断。也有部分研究提出,应当注意 C-PTSD 与边缘型人格障碍的鉴别,C-PTSD 患者因其病程较长,也可能同时存在人格方面的一些问题。

五、治疗

总的治疗原则为:建议采用以创伤为重点的灵活、多组综合治疗;对于儿童,推荐以创伤为重点的 CBT;与患者合作制定符合其偏好和价值观的治疗计划;在选择治疗成分时应考虑合并症(如抑郁等);关注其心理社会功能;根据需要协调服务,包括药物;身体健康评估和监测,介入社会服务。

所有的治疗指南和荟萃分析都得出结论,应该优先考虑心理治疗。不过,尽管药物治疗不应该作为一种独立的治疗方法,但它可以帮助提高心理治疗的依从性。关于药物对 C-PTSD 症状具体治疗效果的研究很少,所以不建议常规药物治疗,除非有合并症。

建议根据患者的症状及需求选择心理治疗,现有的相关研究提出,以创伤为重点的治疗通常更为有效。对 C-PTSD 患者进行心理治疗时,治疗联盟是重要的课题,这类患者在治疗中的脱落率很高。

目前在各类研究中被提到的心理治疗有心理动力学、依恋、正念框架下的治疗。但是总体而言,还没有指南明确建议。

六、预后

C-PTSD 是一个全新的诊断,相关预后研究尚欠缺。通常 C-PTSD 的起病原因迁延复杂,在心理治疗中又存在较高的脱落率,其预后并不乐观。目前,有关 C-PTSD 的所有研究都还处于起步阶段,没有绝对的定论。

第四节 ｜ 延长哀伤障碍

一、概述

延长哀伤障碍（prolonged grief disorder，PGD），又被称为病理性哀伤（pathological grief）、创伤性哀伤（traumatic grief）或复杂性哀伤（complicated grief）。有别于正常的哀伤反应，PGD 是指丧失亲人之后持续的哀伤反应，往往超过 6 个月，难以随着时间的推移得到缓解。患者难以摆脱失去亲人的痛苦，关于逝者的想法挥之不去，情绪和行为偏离生活常态，最终导致个体的社会功能受到严重的影响。目前，药物治疗的效果并不理想，心理治疗是该疾病的首选策略。

PGD 的高危患病群体包括女性、老年人、文化程度低者及家庭收入低下者。此外，流产史、儿童期分离焦虑、童年虐待、父母离世、与逝者亲密的关系、对逝者过度的情感依赖、不安全的依恋关系、暴力性的致死事件、对亲人的去世缺乏心理准备、缺少有效的社会支持等，也会增加患 PGD 的风险。影像学的研究提示 PGD 患者存在伏隔核的奖赏区域过度激活。个体的认知方式同样会影响丧亲经历，而认知缺陷可能会增加 PGD 症状的严重程度。

目前，国内缺乏 PGD 相关的流行病学数据。国外的研究表明，PGD 的发病率为 4%～13%，与地域、种族、特定研究群体等均相关。

二、临床表现

PGD 相关的临床症状紧密围绕丧亲事件，表现为持续性的、极度的痛苦体验。患者往往沉浸在对逝者的缅怀之中，不愿意接受亲人离世的事实，仍旧幻想着重新相聚。患者对与逝者相关的事物过度敏感（如逝者的老照片或往事），有意识地避免接触与逝者相关的事物，对亲人的离世可能存在过分的自责。通常而言，PGD 患者找不到生活中的自我定位，也不愿意接受生活中新的角色，难以再次相信他人。患者与外界隔离、疏远；接受他人的帮助或是与他人建立亲密关系，对于某些 PGD 患者而言，意味着对逝者的背叛。除了持续的、慢性的悲伤，患者还会有情感麻木、孤独的感受，对未来的生活不抱有希望，个人的社会功能受到显著影响，生活质量严重受损，这些症状持续的时间往往超过半年，并不随着时间的推移而减轻。

PGD 患者自杀的风险明显增加，也更容易出现高血压、心血管疾病、肿瘤、免疫功能异常等疾病。

三、诊断与鉴别诊断

PGD 的诊断主要依靠临床表现，目前尚无特异性的实验室或辅助检查指标。

（一）诊断要点

PGD 的主要诊断要点如下。

1. 亲近关系的人的离世。

2. 每天都想念逝者，甚至达到了病态的程度。

3. 每天都有 5 个及更多的下述症状，或是症状的程度达到了病态。

（1）自我定位混乱，或是自我感知下降。

（2）难以接受亲人离世的事实。

（3）避免接触能够让人想起逝者的事物。

（4）在亲人离世后难以再信任他人。

（5）对亲人的离世感到痛苦或是愤怒。

（6）自己的生活难以步入正轨（比如，难以结交新的朋友、培养兴趣爱好等）。

（7）在亲人离世后变得情感麻木。

（8）在亲人离世后觉得生活不尽如人意、空虚或是没有意义。

（9）对亲人的离世感到惊慌失措、茫然或是震惊。

4. 症状持续的时间在亲人离世后 6 个月以上。

5. 上述症状导致了有临床意义的社交、职业或是其他重要领域的功能受损。

6. 上述症状无法用重性抑郁障碍、广泛性焦虑障碍或是创伤后应激障碍等疾病来解释。

（二）鉴别诊断

PGD 需要与正常的哀伤反应、抑郁症、PTSD 等疾病进行鉴别。

1. 正常的哀伤反应　哀伤反应是亲人离世之后的正常反应，但通常会在半年之内逐渐减轻，而 PGD 顾名思义，要求症状持续存在超过半年，而严重性迟迟未能缓解。尽管正常的哀伤反应也可能长时间伴随着个体，但对其生活的影响有限，很少让人失去对生活的热情。PGD 有别于正常哀伤反应的另一个特点是，前者始终无法接受亲人离世的事实，而后者除了能学会面对这一事实，也能逐渐适应新的环境，开始新的生活。

2. 抑郁症　PGD 患者可能共病抑郁症，但 PGD 的核心症状独立于抑郁及焦虑情绪。儿童期分离焦虑是 PGD 的危险因素之一，但与抑郁症无明显相关性。在排除抑郁症、PTSD 等影响因素后，PGD 本身与生活质量下降、社交和职业能力受损、睡眠紊乱、物质滥用、心血管事件、肿瘤、自杀观念和行为等问题的产生存在关联。值得注意的是，PGD 的症状紧紧围绕丧亲之痛，来源于与逝者的分离，认知活动也被丧亲事件所牢牢占据，而抑郁症患者的情绪低落和消极想法相对泛化。类似的是，愧疚感、无价值感多见于抑郁症患者，而 PGD 患者则表现为对亲人过世的深深自责。抑郁症患者往往存在广泛的兴趣减退，也很难体会到快乐的感受，但 PGD 患者对逝者的事情仍感兴趣，并且相信只要能够相聚就会重获快乐。PGD 的诊断标准并不关注抑郁症状（如体重或胃口改变、睡眠障碍、精神运动性迟滞或兴奋、疲劳，以及注意力不集中等），而是更强调抑郁以外的症状（如自我定位的混淆、难以接受丧亲的事实、难以相信他人等）。

3. PTSD　PGD 共病 PTSD 的情况也并不少见，但两者的情绪特征、闯入性思维和回避等症状存在明显差异。PGD 患者的情绪以哀伤为主，表现为对逝者的念念不忘，伴随着孤独、空虚的体验；PTSD 患者的情绪特点则以愤怒、恐惧、害怕或愧疚为主，伴有高警觉性，对某些刺激反应强烈。PTSD 的闯入内容总是创伤性事件本身或相关线索，常常令患者感到恐惧，继而有意识地回避创伤记忆及相关线索。PGD 患者的闯入性内容可以是与逝者相关的点点滴滴，包括那些美好的回忆，不愿面对的是关于亲人离世的事实。此外，梦魇、闪回、具有攻击性等症状更符合 PTSD 的表现，但 PGD 和 PTSD 患者都可能存在情感麻木的问题。

四、治疗

虽然对于正常的哀伤反应是否需要干预未得到共识，但对 PGD 进行干预有较统一的意见，正确的干预对于 PGD 症状的改善有较为明确和持久的疗效。

（一）药物治疗

目前，药物治疗 PGD 的疗效还不明确。一些案例报道和开放性研究表明，选择性 5- 羟色胺再摄取抑制剂可能有助于改善 PGD 症状，但有一项随机对照研究仅表明三环类抗抑郁药能够减轻丧亲者的抑郁症状，但对哀伤反应本身并无帮助。另一些专家认为药物治疗可以作为心理治疗的辅助策略，但这同样需要进一步的研究来评价疗效。

（二）心理治疗

心理治疗较药物治疗在 PGD 中的研究更多。最近的一项荟萃分析表明，基于哀伤的 CBT，与对照治疗（如支持性的或其他非特异性的心理治疗，或是等待者列表）相比，对减轻 PGD 的症状更为有效，并且疗效随着时间的推移会更加明显。针对 PGD 的 CBT 主要分为个体心理治疗、团体心理治疗和基于网络的心理治疗。PGD 患者个体心理治疗有别于一般的个体心理治疗，要体现出针对性、着力于缓解患者的哀伤反应。从内容上,可以分为两部分,包括接受亲人离世的事实和重新开始新的生活。从形式上,可以分为暴露刺激、认知重建和行为干预等。研究表明针对 PGD 的个体心理治疗均有一定的疗效,但有 20%~30% 的脱落率。值得注意的是,同时服用抗抑郁药,可能有助于降低接受此类心理治疗的脱落率。PGD 患者的团体心理治疗内容类似于个体心理治疗,也有不少报道证明其有效性。但这些研究并未体现出团体心理治疗的"团体性",以及相较于个体心理治疗的优势。

五、预后

PGD 患者的生活质量严重下降,社会功能明显受损,随着疾病的慢性化,患者罹患各类躯体疾病及出现自杀行为等的风险增高。对于某些丧亲的人群,及时进行心理干预或许有助于降低 PGD 的发病率。心理干预或药物干预可能有助于减轻患者的症状,但实际疗效仍不明确。早期识别和早期治疗的效果也有待研究予以明确。

【典型病例】

患者,女,38 岁,未婚,公司职员,硕士研究生学历。

1 年半前,患者的父亲因癌症过世。从那之后,患者控制不住自己,会反复想念自己的父亲,不知道没有父亲的生活该如何继续。患者觉得无法接受父亲过世的事实,仍旧幻想着改变这个事实。有时候,患者会对父亲离世的问题变得麻木。此外,患者情绪波动不定,害怕自己变得孤独,却又不知道如何继续与男友相处。入院后,患者定向力正常,情绪偏低,问答配合、切题,但话少音低,谈到父亲时会流泪,偶尔会询问"我的父亲还活着,是吧?""我父亲会来找的我吧?"。

诊断:延长哀伤障碍。

治疗:患者接受个体心理治疗后,症状有所减轻。虽然仍然会想念父亲,但没有之前那么痛苦。在 3 个月的治疗后,患者开始结交新的朋友,并重新开始了一份简单的工作。

第五节 │ 适应障碍

一、概述

适应障碍(adjustment disorder)是指在明显的生活改变或环境变化时产生的、短期的和轻度的烦恼状态和情绪失调,常有一定程度的行为变化等,但并不出现精神病性症状。典型的生活事件包括居丧、离婚、失业或变换岗位、迁居、转学、患重病、经济危机、退休等,发病往往与生活事件的严重程度、个体心理素质、心理应对方式等有关。

二、临床表现

发病常在应激性生活事件发生后的 1~3 个月内出现,临床表现多种多样,包括抑郁心境、焦虑或烦恼,感到不能应对当前的生活或无从计划未来,失眠、应激相关的躯体功能障碍(头疼、腹部不适、胸闷、心慌),社会功能或工作受到损害。有些患者可出现暴力行为,儿童则表现为尿床、吸吮手指等。

成年人多见情绪症状,以抑郁为主者,表现为情绪不高、对日常生活丧失兴趣、自责、无望无助感,伴有睡眠障碍、食欲变化和体重减轻,有激越行为。以焦虑为主者,则表现为焦虑不安、担心害怕、神经过敏、心慌、呼吸急促、窒息感等;青少年以品行障碍为主,表现为逃学、斗殴、盗窃、说谎、物质滥用、离家出走、性滥交等;儿童适应障碍主要表现为尿床、吸吮手指等退行性行为,以及无故躯体不适等含糊的躯体症状。

三、诊断与鉴别诊断

(一)诊断要点

1. 有明显的生活事件为诱因,尤其是生活环境或社会地位的改变(如移民、出国、入伍、退休等)。

2. 有理由推断易感个性、生活事件和人格基础对导致精神障碍均起着重要作用。生活事件发生前患者精神状态正常,事件发生后,对于多数人都能顺利处理的事情,患者表现为适应不良,无法顺利处理。

3. 以抑郁、焦虑、害怕等情感症状为主,表现为适应不良的行为障碍,如退缩、不注意卫生、生活无规律等;生理功能障碍,如睡眠不好、食欲减退等。

4. 存在见于情感性精神障碍(不包括妄想和幻觉)、神经症、应激障碍、躯体形式障碍、品行障碍的各种症状,但不符合上述障碍的诊断标准。

5. 社会功能受损。

6. 精神障碍开始于心理社会刺激(但不是灾难性的或异乎寻常的)发生后 1 个月内,符合诊断标准至少 1 个月。应激因素消除后,症状持续一般不超过 6 个月。

(二) 鉴别诊断

需要与抑郁障碍和人格障碍鉴别。

四、治疗

适应障碍的病程一般不超过 6 个月,随着时间的推移,适应障碍可自行缓解,或者转化为特定的更为严重的其他精神障碍。因此,适应障碍治疗的根本目的是帮助患者提高处理应激境遇的能力,早日恢复到病前的功能水平,防止病程恶化或慢性化。

治疗以心理治疗为主,心理治疗主要是解决患者的心理应对方式和情绪发泄的途径问题。治疗首先要评定患者症状的性质与严重程度,了解诱因、患者人格特点、应对方式等因素在发病中的相对作用,应注意应激源对患者的意义,主要采取个别指导、家庭治疗和社会支持等方式。支持性心理疗法、短程动力疗法、认知行为疗法等都可酌情选用。无论采用哪种心理治疗方法,治疗中都要抓住三个环节:消除或减少应激源,包括改变对应激事件的态度和认识;提高患者的应对能力;消除或缓解症状。

药物治疗只用于情绪异常较为明显的患者。药物治疗的作用是加快症状的缓解,为心理治疗提供合适的条件。可根据具体的情况采用抗焦虑药物和抗抑郁药物等。以低剂量、短疗程为宜。在药物治疗的同时,心理治疗应该继续进行,特别是对那些恢复较慢的患者,更为有益。

【典型病例】

患者,女,15 岁,和母亲居住,留学生,高中在读。

因"渐起烦躁,情绪低落,不愿与人交往 2 月余"由父母带至门诊。

2 月余前患者独自至国外留学,初期曾抱怨不适应气候、语言、教学环境等,后逐渐出现心情烦躁、控制不住发脾气、情绪低落、对生活感到无望无助,时有哭泣,不愿与人交往,不愿去上学,整天待在宿舍,伴有入睡困难、眠浅易醒及胸闷、心慌等不适感。父母遂将其接回国就诊。入院后,患者定向力正常,问答配合、切题,话少音低,情绪低落,自诉不喜留学生活。

诊断:适应障碍。

治疗:患者父母暂时将其留在国内,接受个体心理治疗后,症状有所减轻。3 个月后,患者情绪低落、胸闷、心慌基本缓解,食欲睡眠好,能正常与人交流及学习,自诉愿意出国完成学业。

第六节 | 反应性依恋障碍

反应性依恋障碍(reactive attachment disorder,RAD)是一种罕见但严重的病症,由于生命早期的被忽视或虐待,婴儿或幼儿的基本情感需要不能被满足,使得患儿不能与父母或者照料者建立起健康的依恋关系。RAD 涉及儿童早期多个领域的功能损害,严重损害了年幼儿童与成年人或同伴之间的人际交往能力。

一、流行病学

RAD 的患病率尚不清楚,但在临床中相对罕见。被寄养或被收养机构养育的曾遭受过严重忽视的幼儿可能患病。不过在这样的儿童中,该障碍的发生比例仍然不高,低于 10%。

二、病因及风险因素

严重的被忽视是诊断 RAD 的必要条件,也是该障碍的唯一已知风险因素。可能的情况包括住在孤儿院或托儿所,经常更换寄养家庭或照料者,父母有严重的精神问题、犯罪行为或物质滥用以致不能履行父母职责,由于住院而长期和父母或其他照料者分离等。这种被忽视通常在生命的最初几个月或该障碍被诊断之前就已存在。

三、临床表现

RAD 可以在婴儿期开始。在 9 个月到 5 岁之间,该障碍的临床表现类似,即这个年龄段的儿童没有或仅有不超过最低限度的依恋行为,同时存在着与之相关的情绪化的异常行为。主要表现有:不明原因的退缩、恐惧、悲伤或者烦躁;不去寻求安慰或者对旁人的安慰没有反应;基本没有笑容;密切关注他人,但不参与社交活动;不会去寻求支持或帮助;在将要被抱起时不会主动伸手;没有兴趣玩捉迷藏或其他互动游戏。

对儿童早期以外的 RAD 的临床症状的研究很少,对于 5 岁以上的儿童是否会发生这种疾病尚不确定。因此,5 岁以上儿童的诊断需要慎重。

四、诊断

婴儿期及儿童早期的 RAD 的主要特征性表现为异常的、与发育程度不相符的依恋行为,即儿童极少去找一个依恋对象来寻求安慰、支持、保护和照料。其本质特征为儿童和成人照料者之间缺乏依恋关系或依恋关系建立不足。这些表现必须在 5 岁前就已经出现。

诊断要点如下。

1. 对照料者表现出情感退缩式的行为模式,即当感觉痛苦时,儿童不会寻求照料者的安慰;同时,他们对照料者的安慰也基本没有反应。

2. 持续性的社交和情绪障碍,包括以下列出的两到三种情况:对他人很少有社交性的或情感性的回应;有限的正性情感;在与照料者的互动中,表现出无法解释的烦躁、悲伤或恐惧。

3. 曾经经历过一种极端的不被满足的照料模式——社会忽视,表现为持续性地缺乏由照料者提供的安慰、鼓励和喜爱等基本情感需求;或者因为反复变换主要照料者导致没有机会建立稳定的依恋关系(如寄养家庭的频繁更换);或者成长在特定环境下(如儿童多、照料者少的特殊机构),以致没有机会建立依恋关系。

4. 儿童的异常表现是由上述照料模式导致的,并且不符合孤独症谱系障碍的诊断标准。

5. 病程至少持续 12 个月。

有 RAD 的儿童并不是缺乏形成选择性依恋的能力,而是由于早年发育时缺少相应机会,他们未能表现出选择性依恋的行为。所以,诊断该障碍时所关注的要点为患者是否有寻求安慰的行为以及对安慰行为的反应如何。对在发育程度上还不能形成选择性依恋的儿童,不应该诊断 RAD,因此诊断该病时儿童的发育年龄需至少为 9 个月。

五、共病与鉴别诊断

RAD 常常与发育迟缓(特别是认知和语言方面的发育迟缓)同时存在,也可能会有刻板动作以及营养不良或照料不佳的迹象。另外,躯体疾病(如严重的营养不良)经常伴随该障碍。抑郁症状也可能与 RAD 共存。

主要需要与孤独症谱系障碍、智力障碍(精神发育迟滞)、抑郁症进行鉴别诊断。

六、治疗

RAD 的治疗方法以心理治疗为主。针对有攻击性和对立违抗行为的儿童,可能需要行为矫正治疗。对于儿童,多以家庭治疗为主。

目前尚没有药物可以增加儿童的依恋行为,但针对 RAD 中的某些症状,药物还是有帮助的。第二代抗精神病药和情感稳定剂可以有效减少 RAD 儿童的情绪失控和攻击/敌对行为。抗抑郁药的使用可用于改善焦虑症状。

由于前额叶的功能失调也会导致症状加重,尤其表现在对冲动行为的控制上,因此临床工作中应该注意对注意缺陷障碍的筛查,如果发现共病,可以使用中枢兴奋剂。

第七节 | 脱抑制性社会参与障碍

脱抑制性社会参与障碍(disinhibited social engagement disorder,DSED)指的是一种社交行为异常,它常起病于 5 岁之前,与生命早期的被忽视有关,其核心表现为超出了社会预期的、亲疏不分的社交行为模式。患儿对陌生成年人过分亲近、完全无戒备,可表现为过分亲密的言语和肢体接触,以及不真切的情感表达。该障碍严重损害了年幼儿童与成年人或同伴之间的人际交往能力。其病程可以持续到青少年时期,但是否在成年人中也有表现,目前尚不清楚。这种社交障碍的疾病转归因人而异,即便在养育环境明显改善之后(如从孤儿院转入收养家庭),部分患儿的社交异常症状仍会持续存在,可能持续至青春期。

一、流行病学

DSED 的患病率尚不清楚。在那些曾遭受过严重忽视而后在寄养家庭或收养机构中长大的儿童中,也只占少数。在这样的群体中,发病率仅有 20%,在其他群体中更为罕见。

二、病因及风险因素

严重的社会忽视是诊断 DSED 的必要条件,也是该障碍的唯一已知风险因素。

这种社会忽视通常在生命的最初几个月或该障碍被诊断之前就已存在。在自己家庭中成长的儿童,其患病风险主要在父母方面,包括贫穷、父母有物质滥用问题或精神疾病(如影响与孩子建立依恋关系的抑郁障碍或人格障碍等)。

三、临床表现

在年幼儿童中可能表现为亲疏不分,对陌生成人过分亲近、完全无戒备的社交行为模式,同时有着不断寻求关注的行为。他们可以主动去接近陌生人,可以轻易被领走;完全没有社交边界,不知区分熟人和陌生人;为了吸引注意,可能会出现一些过激行为。处于童年中期的儿童可能表现为过分亲密的言语和肢体接触,以及不真切的情感表达,尤其是在跟陌生成人打交道时。当这种社交障碍持续到青少年时期时,同伴关系会受影响,可能表现为频繁的关系冲突以及依旧亲疏不分的社交模式,例如将新朋友认定为"最好的朋友",并且朋友关系变化不定;与健康的青少年相比,患者可能有着更多的"泛泛之交",以及更多的同伴冲突。

四、诊断

诊断该病时儿童的发育年龄须至少为 9 个月。诊断要点如下。

1. 儿童主动与陌生成年人亲近和互动,其行为模式至少包括以下两种情况。

（1）在与陌生成年人的亲近和互动的过程中很少或一点都不害羞。

（2）自来熟的言语或肢体接触(超出了文化许可的该年龄段的社交界限)。

（3）儿童冒险离开再回来时很少或完全不跟成年人照料者打招呼,在陌生的场所也同样如此。

（4）可以心甘情愿地跟着陌生成年人走,很少犹豫或一点都不犹豫。

2. 上述行为并不只是一时冲动(像注意缺陷多动障碍表现的那样),而是脱抑制性的社交行为模式。

3. 曾经经历过一种极端的不被满足的照料模式——社会忽视,表现为持续性地缺乏由照料者提供的安慰、鼓励和喜爱等基本情感需求;或者因为反复变换主要照料者导致没有机会建立稳定的依恋关系(如寄养家庭的频繁更换);或者成长在特定环境下(如儿童多、照料者少的特殊机构),以致没有机会建立依恋关系。

4. 儿童的异常表现是由于上述照料模式导致的。

5. 病程至少持续 12 个月。

五、共病与鉴别诊断

主要需要与注意缺陷多动障碍(ADHD)进行鉴别诊断。

有关 DSED 共病方面的研究非常有限。ADHD 可能共病 DSED;此外,认知和语言方面的发育迟缓、刻板动作等也可能与 DSED 共存。

六、治疗

心理治疗是干预 DSED 的最有效方法。治疗目标是促进儿童的多感官体验、增加交流,让儿童学习社交技巧、感受情绪和进行自我探索等。可以选择的治疗方法包括游戏疗法和创作性艺术疗法。针对没有形成依恋的患儿,帮助他们建立与父母或其他主要照料者的依恋关系应当是首要目标。不推荐使用任何强制性的治疗措施来促进依恋关系的建立,如治疗性"约束"等。不过,针对有攻击性和对立违抗行为的儿童,可能需要行为矫正治疗。

目前,没有证据表明药物可以改善 DSED 的核心症状。但当 DSED 与焦虑障碍、ADHD 或情感障碍共病时,可以使用相应药物来改善症状,不过学龄前儿童的用药仍需谨慎。

（胡少华）

第十二章 | 分离性障碍

分离性障碍（dissociative disorder）是一类复杂的心理-生理紊乱过程，患者非自主地、间断地丧失部分或全部心理-生理功能的整合能力，在感知觉、记忆、情感、行为、自我（身份）意识及环境意识等方面的失整合，即所谓的分离状态，如自我身份不连续、不能用病理生理学机制解释的记忆丧失或躯体功能障碍等。分离性障碍的名称历经多次演变，原名为"歇斯底里"，又称癔症（hysteria）。在 ICD-10 中，癔症被分离（转换）障碍［dissociative（conversion）disorder］所取代。ICD-11 中改称为分离性障碍（dissociative disorder）。分离症状可导致患者的家庭、社会、教育、职业或其他重要功能的明显损害。

第一节 | 概　述

一、流行病学

分离性障碍的终生患病率在普通人群中为 10%，在精神障碍患者中为 46%。临床样本中，分离性障碍在门诊患者的患病率为 12%，在精神科住院患者的患病率为 15%，且最高患病率达到 40.9%。

分离性障碍的不同类型患病率也不同。分离性遗忘症较为常见，约为 2%～7%。分离性身份障碍的患病率范围广泛，从精神科住院患者中的小于 1%，到药物依赖患者中的 14%。人格解体的人群患病率约为 1%，在有人际虐待经历的人群中较高（25%～53.8%）。

性别差异通常在分离性障碍上并不明显，仅表现在分离性身份障碍中，女性患有分离性身份障碍的数量为男性的 9 倍，并且其中很多女性会呈现出所谓的性格改变，并伴有急性症状（如闪回和遗忘）。当然，发病率的差异可能是由评估工具、诊断标准、诊断基准利率以及态度的不同引起的。

二、病因与发病机制

（一）遗传

临床遗传流行病学研究较少，且结果不一致。家系研究发现男性一级亲属的患病率为 2.4%，女性一级亲属的患病率为 6.4%。由于双生子研究结果尚存争议，因此目前倾向于分离性障碍的发生可能部分是由遗传决定的。萨维茨（Savitz）的一项研究发现，先前创伤和随后发生的分离性的精神病理学改变与 COMT 基因 Val158 Met 多态性有关。

（二）神经生化

目前发现与分离性障碍有关的神经递质包括：下丘脑-垂体-肾上腺（HPA）轴、N-甲基-D-天冬氨酸（NMDA）受体、$5-HT_{2A}$、$5-HT_{2C}$、γ-氨基丁酸（GABA）和阿片受体。HPA 轴在急性应激响应中起着核心作用，研究发现具有分离症状的个体表现出 HPA 轴高反应性、高皮质醇水平和垂体负反馈抑制减弱等。

（三）脑结构与功能

对于分离性障碍患者的脑结构和功能研究发现，患者的脑功能结构改变分布在不同的大脑区域，如颞叶和额叶皮质改变、海马及杏仁核体积减小、前额叶功能下降等，但这些改变缺乏特异性，具体的脑区改变可能因患者症状群不同而有差别。

（四）心理因素

1. **应激性事件** 经历应激性事件和产生相应反应是引发本病的重要因素,如经历战争、遭遇对个体有重大意义的生活事件(如被强奸)等。

2. **幼年期创伤** 幼年期创伤性经历(如遭受精神、躯体或性的虐待)可能是成年后发生分离性障碍的重要原因之一。

3. **人格特征** 暗示性、情绪化、自我中心、表演性、幻想性特征是分离性障碍发生的重要人格基础。

（五）社会文化因素

分离性障碍多发生于女性,男性少见,大多数患者在 35 岁以前发病。社会经济状况发展相对滞后的地区患病率较高,文化程度较低的个体更易患病,生活在封闭环境(如边远地区)中的个体比生活在开放环境(如大都市)中的个体更容易发病。

（六）相关理论解释

珍妮特(Janet)的神经生理学理论认为在应激状态下,大脑皮质对传入的刺激抑制增强,可能导致对感知整合失调,出现分离症状。精神分析理论从潜意识的心理防御机制解释分离性障碍,认为个体将意识中无法调和的冲突阻抑到潜意识中,然后在潜意识中将冲突分离,通过分离性障碍的不同症状表现出来,这样避免了个体主观的苦恼,这是分离症状所谓"原发获益"的效果。行为主义则认为患者将分离症状与环境因素相关,形成条件联系,然后再形成自动化反应,使症状持续存在,即环境对症状起到诱发和强化的作用,甚至使患者在其疾病角色中、症状的出现或持续中获益,如获得赔偿、减少责任等,形成所谓"继发获益",从而使症状持续存在。

三、临床分类及临床特征

（一）临床分类

在 ICD-11 中,分离性障碍主要包括:①分离性神经症状障碍;②分离性遗忘症;③人格解体/现实解体障碍;④恍惚障碍;⑤附体性恍惚障碍;⑥复杂分离性侵入障碍;⑦分离性身份障碍;⑧其他特定或未特定的分离性障碍。

（二）临床特征

1. 多起病于青少年期,常常急性起病,症状复杂多样;但就同一患者而言,症状相对单一,反复发作的患者主要症状基本相同。

2. 起病与明显的心理社会因素相关,可由直接的压力、刺激、他人暗示或自我暗示诱发,反复发作者可通过回忆、联想、面临相似处境等方式所诱发。

3. 部分患者具有表演型人格特征,或可诊断表演型人格障碍。

4. 患者对疾病常常缺乏自知力,不主动求治,对症状"泰然漠视",更关注他人对其疾病的态度,常有"继发获益"的可能。

5. 共病现象突出,常常与边缘型人格障碍、表演型人格障碍、抑郁症、焦虑障碍、双相情感障碍、酒精依赖等共病。

四、治疗原则

分离性障碍临床表现多样,但急性发作通常与一定的心理社会因素有关,病程的持续可能与持续存在的强化因素相关,病程慢性化则可能与患者的"继发获益"有关;有时,在不同的疾病阶段,患者可伴随不同的精神症状,这些精神症状可能使分离性障碍制定不同的治疗计划。

1. 对患者的症状要积极关注,在整个治疗过程中给予支持性心理治疗。

2. 寻找诱发、维持、强化患者症状的心理社会因素,并在治疗过程中将心理社会因素与患者的症状进行"分离";心理治疗的重点在于引导患者进行正常生活,增加其应对生活事件的能力;分离症状的治疗可使用催眠、暗示、家庭或团体心理治疗等,抑郁、焦虑等精神症状应对症使用相应的精神药物治疗。

3. 医护人员与患者家属要形成医疗联盟,达成共识,共同帮助患者在治疗过程中获得成长。

第二节 | 分离性神经症状障碍

分离性神经症状障碍(dissociative neurological symptom disorder)也称为分离性运动和感觉障碍(dissociative motor and sensory disorder),是"转换"障碍的主要症状群,重要的临床特征为形式各异的运动和感觉障碍,类似神经系统损伤,但客观的神经系统检查和实验室检查不能发现导致这些运动和感觉障碍的器质性基础。此类患者多就诊于综合医院非精神科部门,但常没有得到合适的诊疗。

分离性神经症状障碍十分常见,各年龄阶段均可发病,男女比例为(1:2)~(1:5)。在农村地区、低教育人群中或低社会经济发展水平区域容易发生,心理社会因素导致的应激是发作最重要的诱因。

一、临床表现

分离性神经症状障碍临床表现复杂多样,主要表现为形式各异的运动和感觉障碍,但客观的神经系统检查和实验室检查无明显导致这些症状的器质性基础,症状在被观察或关注时常加重,可伴有焦虑、抑郁情绪,常导致患者的社会功能受损。以下常见类型可以单独出现或合并出现。

(一)运动障碍

1. **分离性抽搐**(dissociative convulsions) 表现类似于癫痫发作,但没有癫痫发作的临床特征和相应的 EEG 改变。常于情绪激动或受到暗示时突然发病,发作时缓慢倒地或卧于床上,呼之不应、全身僵直、肢体抖动,在床上翻滚,角弓反张,可有揪衣服、抓头发、捶胸、咬人等动作,有时表情痛苦、双眼噙泪,无咬破唇舌或大小便失禁,可有跌倒但会避开危险,持续时间比癫痫发作时间长,发作后无神情呆滞,被围观时发作更为严重。

2. **肢体瘫痪**(limb paralysis) 表现为部分或者全部失去躯体随意运动的能力,或不能进行协调运动,如出现肢体瘫痪,可表现单瘫、截瘫或偏瘫,伴有肌张力增高或降低。肌张力增高者常固定于某种姿势,被动活动时出现明显抵抗。慢性患者可有肢体挛缩或呈现失用性肌萎缩。检查不能发现相应的神经系统损害证据。

3. **运动障碍**(movement disorder) 表现复杂多样,包括:①肢体粗大震颤或不规则抽动,类似舞蹈样动作,但缺乏舞蹈病、抽动障碍的特征。②与情感暴发相关的手足乱舞或四肢挺直,可有扯头发、揪衣服、捶胸、打脸、撞头、发怪声,可以伴有恍惚障碍。③起立不能、步态障碍:患者上肢可有粗大震颤,剧烈摇动;下肢在卧、立位时运动正常,但不能站立,起身需要他人支撑,否则会向一边倾倒,但通常不会跌伤;不能起步行走,或行走时双足并拢或呈摇摆步态,呈严重共济失调。尽管有这些看似几乎无法行走或站立的姿势,但患者几乎不会跌倒或跌伤,有的患者在某些时间可正常行走(如逃离危险环境时)。检查不能发现相应神经系统受损的生物学证据。

4. **吞咽症状**(swallowing symptom) 可表现为喉咽部异物感、梗阻感,或喉部肌肉挛缩感,导致患者感到吞咽困难,并怀疑自己是否患有喉咽部占位病变,可伴有焦虑情绪。既往将其称为癔球症(globus hystericus)。但应注意与茎突过长引起的茎突综合征鉴别,后者可通过咽部触摸或 X 线片证实。

5. **发声障碍**(dysphonia) 患者可以表现为构音障碍,部分患者病前说话流利,病后说话"大舌头"。有的患者感到自己无法言语而表现缄默,或只能用耳语或嘶哑的声音交谈,表现出发声困难,甚至无法发声,即失声症(aphonia)。检查神经系统和发音器官无器质性病变,也无其他神经系统损害的证据。

6. **分离性晕倒**(dissociative fainting) 患者在经历压力、情绪波动情况下倒地,但没有晕厥的病理生理特征,可伴有抽搐,身体落地动作有选择性回避危险的表现。

7. 分离性木僵(dissociative stupor) 表现为精神活动全面抑制,在较长的时间内维持固定的姿势,完全或几乎没有言语及自发的有目的运动,对光线、声音和疼痛刺激没有反应,此时患者的肌张力、姿势和呼吸可无明显异常。拨开上眼睑,可见其眼球躲闪或向下转动,或紧闭双眼。一般数十分钟可自行转醒。

(二)感觉障碍

患者可表现为躯体感觉的增强、减弱或丧失,或与既往的触觉、痛觉体验不一致,或本体感觉异常。有的患者会出现视觉或听觉的异常,如失明或失聪,但仪器检查可与器质性失明、失聪鉴别。与内脏感觉异常有关的症状多被归为躯体不适。患者感觉改变的区域接近患者对于躯体疾病的理解,而与神经解剖支配不同,也与客观检查不符。

(三)认知障碍

患者认知功能改变的特点可表现为在记忆、语言及其他认知领域的认知功能下降或改变,其临床表现没有分离性身份障碍的特征。有的患者表现为"童样痴呆",给人的感觉是整个认知活动及人格均退回到童年。而有的患者出现对简单的问题不能回答或近似回答,称为"假性痴呆"。

二、诊断与鉴别诊断

(一)诊断原则

患者出现上述神经系统症状,并同时满足以下条件可以诊断。

1. 患者在起病前常常有明确的心理社会因素。

2. 出现的神经系统症状相对稳定,如持久的肢体瘫痪或失明、失声。

3. 症状的矛盾性,如步态障碍者可以跑步,失明者行走时可绕开障碍等。

4. 神经系统检查体征与患者症状表现不匹配,体征常常按照患者对神经系统的理解呈现,如左侧头部受伤出现左侧肢体瘫痪,失明者直接对光反射正常,失声者声带运动正常等。

5. 与神经系统症状相关的神经电生理、神经影像学检查无异常发现。

(二)鉴别诊断

1. 神经系统疾病 在分离性神经症状障碍的诊断和治疗全过程中,医师要积极排除导致患者神经系统症状的相关器质性病变;在病程中出现症状加重或有新症状出现时,必须进行系统的神经系统检查和相应的实验室重复检查,以排除可能的器质性病变。需要注意的是,分离性神经症状障碍可与神经系统疾病同时存在。

2. 躯体症状障碍 躯体症状障碍患者可以出现神经系统转换症状,躯体症状障碍的核心特点是围绕症状的过分的想法、感受和行为,分离性神经症状障碍患者并不具备,恰恰相反,典型的分离性神经症状障碍患者对症状采取漠然处之的态度。

3. 做作障碍及诈病 诊断分离性神经症状障碍不需要判断该症状是不是故意产生的(即是不是伪装的),因为对意识意图的评估是不可靠的。然而,如果有确凿证据证明存在伪造症状(如在检查场合表现出症状,在医师看不到的地方症状就消失),则提示要么是做作障碍(目标是获得患者角色),要么是诈病(目标是获得实际利益)。

4. 躯体变形障碍 躯体变形障碍患者过度担忧他们感受到的躯体缺陷,但不抱怨受到影响的躯体部分的感觉或运动功能的症状。

5. 抑郁障碍 在抑郁障碍中,患者可能报告他们肢体一般性的沉重感,而分离性神经症状障碍患者的无力更局限、更显著。抑郁障碍还可通过存在核心的抑郁症状来鉴别。

三、治疗

早期积极治疗对防止症状反复发作和疾病慢性化十分重要。在接诊时,对患者的关心、对心理社会因素的关注和对症状的接纳非常重要。在制定诊疗计划及初步开始实施治疗时，要建立和维持良好的医患关系，体现对患者积极的和一视同仁的关心，但这种关心不能过度，以免促成患者"继发获益"。在解释心理社会因素与症状关系时，要谨慎地逐渐将两者关系分离，如在接纳症状存在的同时要展示相关检查仅仅发现患者有功能受损而没有器质性损害，不强化心理社会因素与症状的关联，特别是当这些心理社会因素持续存在时。

1. **心理治疗** 在治疗过程中，心理治疗主要是让患者改变认知，要让患者认识到其所面临的心理社会因素与疾病的关系，同时针对患者对心理社会因素的应对能力进行训练，促进其发展成熟的应对方式。要将分离症状与神经系统功能相联系，同时展示没有神经系统结构损伤的证据，也就是让患者认识到分离症状与功能障碍的联系，也认识到功能康复训练可以促进症状康复。同时鼓励患者改变行为方式，尽可能开始力所能及的正常生活行为，给予其生活和心理的支持。

2. **暗示治疗** 暗示治疗对患者分离性神经症状有较好的疗效，可分为觉醒时暗示（也称直接暗示）和催眠暗示两种。

觉醒时暗示治疗开始时，医师应向患者说明检查的结果，然后用简短、明确的语言向患者解释他的疾病是一种短暂的神经功能障碍，通过治疗可以完全恢复正常，从而激发患者对治疗结局产生期望和信心。然后通过语言暗示，或配合适当理疗、针刺或按摩，即可取得良好效果。对有运动和感觉障碍的患者，可选用 10% 葡萄糖酸钙 10ml 静脉推注，或用感应电刺激患病部位，同时配合语言、按摩和被动运动，鼓励患者运用其存在并不断改善的功能；随即用语言强化，使患者相信在治疗的帮助下，失去的功能正在恢复并且最终会完全康复，同时进一步鼓励患者进行相应的正常活动。

催眠暗示治疗开始前先进行催眠感受性检验，若患者具有一定催眠感受性，可选用语言催眠，在患者进入催眠状态后进行暗示治疗；如果患者催眠感受性不强，或医师对语言催眠缺乏经验，则可使用 2.5% 的硫喷妥钠或 5%～10% 的异戊巴比妥 0.5g，溶于 20ml 注射用水中，进行静脉缓慢注射，在求治者进入半睡眠状态时，可导入催眠状态。使患者进入轻度意识模糊状态，然后按上述觉醒时暗示的方法，用语言进行暗示或配合电刺激、按摩、被动运动等方式进行暗示治疗。

3. **药物治疗** 对患者伴随的其他症状（如失眠、抑郁、焦虑等），可用精神药物给予对症治疗。

分离性神经症状障碍的病程取决于是否有持续的心理社会因素存在、患者的康复意愿、相关人员的态度和治疗的效果等。在急性期获得恰当治疗的患者通常病程短暂，预后良好；少数治疗不及时或持续存在心理社会因素的患者则预后不佳。

第三节 │ 分离性遗忘症

分离性遗忘症（dissociative amnesia）是分离性障碍中常见的一种分离症状，其特征是在回忆日常事件和/或重要的个人（创伤相关）信息时反复出现遗忘，这与普通的遗忘不同。有研究提出将分离性遗忘概念化为对自我信念和/或记忆功能失调的结果。

研究报道，分离性遗忘症患病率为 2%～6%，多发于女性患者，常见于青春期末期以及成年期。

一、生物学基础

尽管分离性遗忘症是分离性障碍的核心症状，但目前对其神经生物学基础知之甚少。有证据表明分离性遗忘症是一种客观的、基于生物学的病理变化。

据报道，分离性遗忘症无论是否伴有身份丧失，都发生在心理创伤（已知或未知）的背景下，在神经系统形态学检查中不会造成任何可见损伤。在代谢成像研究中，一些作者报告了功能改变，特别是双侧海马、右颞区和下外侧前额叶皮质，尽管其形态成像正常。海马在巩固长期记忆和学习中发挥着不可或缺的作用，因此，考虑海马与分离性遗忘症是相关的。研究表明，创伤经历（特别是童年创伤经历）带来的过度压力，会导致下丘脑-垂体-肾上腺轴失调，这可能会损害海马功能和结构。某些海马区域已被认为对记忆和健忘症更为重要,包括 CA1。CA1 是一个已知与记忆巩固过程密切相关的子区域,并且可能与分离性遗忘症有关。因此,CA1 对压力有害影响的脆弱性和易感性可能导致分离性遗忘症。有研究调查了分离性遗忘症患者的海马及其复合较小区域的整体体积与解离症状的关系,并显示总解离分数与海马区域大小之间呈负相关。此外还发现,CA1 对于自传体记忆特别重要,它构成了一个人的身份的基石。研究提出 CA1 体积减小可作为分离性遗忘症的生物标志物,且情感忽视与分离性遗忘症相互关联,对海马亚区体积可产生有害影响。

二、临床表现

分离性遗忘症发作常常与创伤性事件有关,患者的症状往往突发、丰富、多变且富于表演色彩,该类患者大部分被同伴或家人急诊送入医院。尽管就诊紧急,入院后神经系统查体无明确阳性体征,患者经过干预通常快速好转。

部分患者单一表现为对全部信息的遗忘或者对部分信息或个人相关的遗忘,部分患者伴有分离性神游,出现突发离家出走或者漫游,且表现出对这些经历的遗忘和对个人身份信息的记忆模糊。

分离性遗忘症还可以伴发其他情绪障碍、睡眠障碍等相关精神障碍,严重者可出现意识改变、自残、自伤甚至暴力行为。

三、诊断与鉴别诊断

(一)分离性遗忘症主要诊断要点

1. 患者发病前无器质性疾病所致遗忘的病史,也未发生过认知功能损害。
2. 遗忘症状突发,遗忘的发生与特定的环境和/或事件有关。
3. 遗忘的内容与患者自身紧密相关,可能导致患者发生创伤或应激。
4. 遗忘内容之外的其他信息相对完整。
5. 遗忘的症状无法用脑部器质性疾病或者物质滥用解释。

(二)鉴别诊断

1. **痴呆或谵妄相关遗忘**　痴呆患者表现为慢性的全面性的认知受损、记忆减退;谵妄患者表现急性的记忆障碍,伴随意识障碍,往往发生于脑血管病、躯体感染、麻醉手术恢复期等。

2. **癫痫性遗忘**　发生于癫痫发作之后,分离性遗忘症患者也会出现假性的类似于癫痫发作的症状,需要详细询问病史、发作诱因,难以区分者需要进行视频脑电图检查。

3. **外伤性遗忘**　脑外伤导致的遗忘,部分伴随意识障碍,具有明确的脑外病史。

4. **急性应激障碍或创伤后应激障碍**　分离性遗忘症可发生于创伤性事件之后,部分符合应激相关障碍的诊断标准,鉴别点主要在患者的发病是否存在应激源,以及是否经历了异乎寻常的应激事件。

5. **短暂性全面性遗忘**(transient global amnesia,TGA)　患者(通常年龄较大)突然出现严重的顺行性记忆障碍,有时会出现逆行性记忆丧失,通常伴有重复性提问("我在哪里? 我是怎么到这里的?"几分钟后又问"我在哪里? 我是怎么到这里的?")。注意力、视觉空间技能、语言和社交技能未受影响。神经系统检查通常是正常的。TGA 以其时间限制而闻名,通常在 24 小时内即可完全恢复功能。

6. **物质滥用相关遗忘**　各种物质的滥用都可能发生遗忘,如酒精、毒麻类药品等,询问相关物质滥用史及实验室检查可鉴别。

四、治疗

临床上对分离性遗忘症主要建议心理治疗、辅助药物治疗及放松性功能治疗。分离性遗忘症通常伴发情绪障碍、睡眠障碍等精神障碍,这些则需使用相关药物治疗,临床合并使用的药物品类有抗癫痫药物、SSRIs 以及非典型抗精神病药物。

催眠治疗：临床催眠是一种重要的治疗工具，其认知和神经生物学基础以及疗效证据日益被人们所了解。催眠通过催眠师或自己（自我催眠）利用暗示对认知成分（例如意识、意志、知觉和信念）进行受控调节。治疗前签订自愿治疗协议。

经典催眠有明确的阶段：诱导、加深、建议、出现。通过催眠可以调控患者的症状强度，控制性地唤起既往的记忆和资源，更好地支持和强化，最终完成分离记忆的现实整合。

第四节 | 出神障碍

出神障碍（trance disorder）表现为个人意识状态的显著改变或个体原有身份的丧失。个体可出现即刻环境意识变窄，表现为对环境刺激极度的反应迟钝或不敏感，或选择性地关注环境刺激；伴随言语、姿势、动作的缩减，或表现为轻微的刻板行为或重复运动，整个过程个体不知道或具有不受自我控制的体验，出现短暂性的麻痹或意识丧失。出神状态特征不包括有被替换其他身份的体验。

迄今为止，无论是国外还是国内均没有针对出神障碍的当前或终生患病率进行相关的流行病学调查研究。仅有 2 篇综述性研究对分离性出神及附体出神障碍总体进行了回顾性的分析与探讨，相关结果将在附体出神障碍中详细描述。

一、风险因素

1. **心理社会压力源**　一项针对新加坡一所专科精神病院的 58 名分离性出神障碍患者的相关研究报道指出，100% 的出神障碍患者均存在至少一种心理社会压力源，包括军事生活问题（38%）、宗教和文化冲突（38%）以及家庭不和谐和婚姻困境（24%）。除此之外，还包括来自家庭的压力、经济或社会困境或任何未指明的内心冲突。

2. **个性特征**　来自上述新加坡的研究结果显示，分离性出神障碍患者的艾森克人格问卷（EPQ）外向性得分较低，精神、神经质和谎言得分较高；对其中 47 名受试者的 1 年随访发现，具有神经质、兴奋和情绪不稳定等人格特征的受试者更有可能出现更高频率的出神状态。

3. **创伤因素**　包括童年时期或战争时期的躯体虐待或性虐待、暴力或死亡等。对土耳其和尼泊尔的不丹难民相关研究进行回顾性分析发现，经历过严重创伤事件的患者具有更多的症状。并且潜在的创伤事件可能是分离性出神症状的预测因素，特别是当事件严重且反复发生时。

4. **社会及文化背景**　不同的社会及文化背景对个人的个性及行为方式的形成都会有不同的影响，尤其是由移民所导致的宗教或文化冲突。

二、诊断与鉴别诊断

出神状态是反复发作的，或如果根据 1 次发作做出诊断，那么该发作应至少持续数天。症状导致个人、家庭、社交、学业、职业或其他重要领域功能的显著损害。诊断要点如下。

1. 类似症状不能用另一种神经系统疾病（包括颅脑损伤等）、精神行为（睡眠 - 觉醒障碍所致的梦游状态、催眠等）或神经发育性障碍更好地解释。

2. 需要排除精神物质或药物使用所致（包括直接生理效应或戒断效应）。

3. 需要注意只有当出神状态是不自主的、不必要的，且不作为集体文化或宗教活动的一部分时才能用于诊断。因为类似的非病理性的出神状态还会出现在冥想、宗教仪式、洗脑/审讯中。

4. 这些症状不会发生于（排除）另一种分离性障碍。

三、治疗

1. **药物治疗**　研究显示，二代抗精神病药物或抗抑郁药物均可改善症状。既往分析结果显示，在 9 项使用抗精神病药物的研究中,有 5 项研究使用小剂量抗精神病药物(氟哌噻吨、三氟拉嗪等)表现出临床改善,有 2 项研究显示患者服用了抗抑郁药物后(阿米替林)临床症状有所改善。

2. **心理治疗**　除此之外,可以依据患者的风险因素进行心理治疗干预。

第五节 ┃ 附体出神障碍

附体出神障碍(possession trance disorder)表现为出神状态,发生常伴个人意识状态显著改变或个体原有的身份被外界"附体"的身份所取代。个体的行为或动作有被"附体物"控制的体验。"附体物"通常与个人的文化背景或既往经历相对应,具有文化或个体独特性。通常表现为:来自不同文化或宗教背景的"神灵"、"上帝"、"天使"、"魔鬼",圣人或已故亲属和人类祖先的"灵魂",有时也会以人类、动物或黑影的形式出现。心理社会压力、既往的创伤经历、文化背景及人格特征等都是该障碍发生的风险因素。附体的作用被假定为逃避难以忍受的现实的一种手段和方式;或成为一种被禁止的需求和欲望的表达形式;或一种进入不受传统权威约束的身份的方式;或是创伤经历的重演;也可能是为了寻求获益,包括经济、社会或心理上的获益。

一、诊断与鉴别诊断

附体出神障碍常常在出神状态的基础上伴有"附体"体验,即个体原有的身份被外界"附体"的身份所取代,行为或动作有被"附体物"控制的体验。出神状态是反复发作的,或如果根据 1 次发作做出诊断,那么该发作应至少持续数天。出神及附体的状态是不自主的、不必要的,且不作为集体文化或宗教活动的一部分被认可和接受。症状可导致个人、家庭、社交、学业、职业或其他重要领域功能的显著损害。诊断要点如下。

1. 类似症状不能用另一种神经系统疾病(包括颅脑损伤等)、精神行为(睡眠-觉醒障碍所致的梦游状态、催眠等)或神经发育性障碍更好地解释。

2. 需要排除精神物质或药物使用所致(包括直接生理效应或戒断效应)。

3. 需与分离性身份识别障碍相鉴别。

二、治疗

目前对于附体出神障碍没有明确的治疗指南或者专家共识,文献报道过的有效的治疗手段包括专业的心理治疗、抗精神病药或抗抑郁药治疗、MECT 治疗等。抗精神病药可能对侵入性的附体症状有较好的疗效和耐受。

第六节 ┃ 分离性身份障碍

分离性身份障碍(dissociative identity disorder)表现为身份的瓦解,出现两个或更多的相互独立的人格状态(分离性身份),伴明显的自我感及主体感(sense of subject)的中断。每种人格状态均有其独特的体验、知觉、构想的模式,以及与自我、身体、环境相关的模式。分离性身份障碍既往被称为多重人格障碍,在患者日常生活中,至少有两种分离的身份能够发挥作用,并反复对个人的意识和心理进行控制;这两种独立的人格反复地取得个体的意识及与他人、环境的交流功能的执行控制权,包括日常生活具体方面的表现(如育儿、工作)或对特定情境的反应(如被视为威胁的情境)。人格状态的改变常伴有相关的感觉、知觉、情感、认知、记忆、运动控制和行为的改变,通常会出现严重的遗忘症。所有其他的分离性症状都可出现在患者身上,如遗忘、神游、人格解体、现实解体等。症状不是另一种精神、行为或神经发育性障碍所致的,也不是物质或药物的直接生理效应(包括戒断效应)。症状不能归因为神经系统疾病或睡眠-觉醒障碍。症状导致个人、家庭、社交、学业、职业或其他重要领域功能的显著损害。

一、诊断要点

国际创伤和分离研究学会指出,普通人群中分离性身份障碍患病率为1%～3%。临床中女性患病率更高,并且与既往创伤经历密切相关,如严重童年创伤、身体虐待和性侵等。受患者病前人格特征、学历水平、社会文化背景、起病诱因等因素影响,分离性身份障碍患者临床症状表现形式各异,误诊率高,详细的精神检查,严格的诊断及鉴别诊断、排除诊断尤其重要,诊疗重点在于排除器质性疾病所致的精神行为异常。

二、临床表现

分离性身份障碍患者的特点是个体存在两个或多个身份或人格特征。临床表现主要有以下几方面。

1. **分离性身份的改变**　患者常常在不同的时间体验不同的精神活动,有两种或两种以上相对独立的人格特征,不同人格特征之间彼此独立,没有联系,常交替出现。

2. **记忆的分离**　患者表现为一段时间的记忆缺失,类似于"记忆的空隙",这种记忆空隙与通常的遗忘不同;而当患者进入到另一种身份时可能回忆起在其他身份中缺失的记忆片段,从而弥补这种"空隙"。由于这种缺失和不完整,患者进入一种身份时可能会受到另一身份相关片段记忆的干扰,为此感到非常困惑。

3. **抑郁情绪**　大多数分离性身份障碍的患者符合抑郁障碍的诊断标准,患者常常有频繁、快速的情绪波动。

4. **社会功能的损伤**　这些症状可引起有临床意义的痛苦,或导致社交、职业或其他方面重要功能的损害。

三、治疗

1. **心理治疗**　分离性身份障碍的治疗包括心理治疗、药物治疗及物理治疗,其中,心理治疗是最主要的治疗方法。这些治疗方式包括精神分析、认知行为疗法、催眠治疗、家庭治疗等。治疗重点是与患者的主要人格建立信任的治疗关系,改善其认知障碍,解决内心冲突,意在整合或"驱走"其他几个人格。在长程的认知行为疗法中,应帮助患者分析、认识人格出现的心理意义,激发整合意愿。催眠治疗通过退行、记忆提取、创伤性移情、整合等方式进一步对患者进行人格整合,并帮助其处理儿童期创伤记忆。此外,家庭治疗可帮助家属有效地应对患者的分离性身份障碍和创伤后应激障碍的症状。

2. **药物治疗**　目前尚无特效药物,多为对症治疗,但分离的人格状态可能影响服药依从性。抗抑郁药物有减轻抑郁和稳定情绪的作用。SSRIs/SNRIs类药物、三环类药物和单胺氧化酶抑制剂(MAO)等抗抑郁药、β受体拮抗剂、抗惊厥药和苯二氮䓬类药物都可以减少分离性身份障碍患者的侵入性症状、警觉性增高和焦虑。非典型抗精神病药(如利培酮、喹硫平、齐拉西酮、奥氮平等)对于治疗分离性身份障碍患者的过度焦虑和侵入性症状可能比典型的抗精神病药更有效且有更好的耐受性。电抽搐治疗对于共病抑郁障碍患者的自杀意念疗效确切,但是否能促进分离人格的整合仍需进一步研究。

第七节 | 部分分离性身份障碍

部分分离性身份障碍(partial dissociative identity disorder)中一种人格状态占主导地位,行使正常日常生活功能(如育儿、工作),但会被另一种或更多的非主导性人格侵入(分离性侵入)。侵入形式可以是认知、情感、感知、运动或行为。侵入可产生干扰主导人格功能的体验,并通常引起反感。非主导的人格状态不会反复地取得个体的意识和功能的执行控制权,但可以有偶然、有限的短暂发作,在这种发作中,某个独立的人格状态取得个体的执行控制权去完成一些限定的行为,例如在对某个极端情感状态的反应中出现、在自我伤害的行为中出现或在创伤性记忆的再现过程中出现。这些症状不能用另一种精神、行为或神经发育性障碍更好地解释,也不是物质或药物的直接生理效应(包括戒断效应)。症状不能归因为神经系统疾病或睡眠 - 觉醒障碍。症状可导致个人、家庭、社交、学业、职业或其他重要领域功能的显著损害。诊断需要对患者进行详尽的病史追溯和症状辨析。治疗仍然以药物治疗和心理治疗为主,药物治疗在于干预情绪症状,心理治疗在于帮助患者将不同身份整合为一个牢固的自我。

第八节 ｜ 人格解体 - 现实解体障碍

人格解体 - 现实解体障碍(depersonalization-derealization disorder,DDD)是持久或反复体验人格解体和/或现实解体的分离性障碍。人格解体是指患者感受到完整的自我分离的体验,即体验到自我的整体性分离,是一种认为自己陌生、不真实的体验(如躯体的完整性、心理活动与生理活动的分离等),或感到自己就像一个旁观者从体外观察自我的思维、情感、感觉、身体或行为;现实解体是患者感知的他人、物体或环境出现分离的体验,仿佛自己脱离了周围环境,是一个外部的观察者,在观察世界,或对现实的感知有不真实感、朦胧感,恍若隔世。尽管人格解体 - 现实解体障碍患者的现实检验能力保持完整,但对内或对外的解体体验所带来的感知觉功能异常、注意力及认知功能损害、抑郁或焦虑情绪,常常导致患者在个人、家庭、社会、教育、职业等方面的功能受损。

人格解体 - 现实解体障碍好发于青春期后期或成年早期,普通人群中的发病率为 0～1.9%,门诊患者发病率为 5%～20%,住院患者发病率为 17.5%～41.9%,女性的患病率比男性高 2～4 倍。人格解体 - 现实解体障碍常与其他疾病共病,有精神障碍(如精神分裂症或抑郁症)、癫痫、偏头痛、精神活性物质使用［如大麻或致幻剂麦角酸二乙胺(LSD)］、抗胆碱能药物使用等的特定群体可出现人格解体 - 现实解体的症状;在某些类型的冥想、深度催眠状态、感觉剥夺时也有可能出现;轻度到中度脑损伤后,没有意识丧失,但可出现此种状态;在危及生命的经历中也很常见人格解体 - 现实解体的体验;短暂的人格解体 - 现实解体体验在健康人群中亦可见到,如疲劳状态、处在陌生的环境。

人格解体的临床表现包括:①对身体完整性的感知分离,如患者说"我行走时感到身体不能跟上我的腿,好像分开一样"。②置身于自我之外看自己,好像"我"分离成两个人——观察者和被观察者,此时人格具有了双重性。③情感麻木,与自己的情感分离,体验不到自己的情感,或者体验到的情感是不真实的。④感觉自己的语言或动作是虚假的,是机器人的。有时,人格解体的患者往往很难表达他们的感受,试图用通俗的词语或句子表达自己的主观痛苦,如"我觉得死了""我感受不到喜怒哀乐""我站在我自己外面"。

现实解体的临床表现包括:①对外界环境的不真实感:患者常常感到自己生活在另一个世界,感觉世界是扭曲、黯淡无色的,自己可能站在异度空间来观察周围的环境,例如一个患者称"我好像生活在阴间,但一直不清楚为什么阴间有太阳、有房子、有汽车,还有这么多人"。他为此十分痛苦,并感到来医院探望他的亲朋好友"看上去都是假的,但与真的一样"。②对他人的距离感:无法与他人进行良好的沟通,像中间有一层隔膜,觉得"一切都不真实,有虚幻感"。

人格解体 - 现实解体障碍的诊断并不容易,目前尚没有明确的用于诊断的实验室检查,同时患者难以描述解体体验,缺乏特征,一项调查发现平均需要 7～12 年该疾病才能被诊断。患者在清醒状态下出现以下情况,考虑该病的诊断:①持久或反复发作的人格解体、现实解体或二者皆存在的状态;②人格解体状态被患者体验为一种自我整体的分离,如一个"自我"置身于自我身体之外观察自我的精神活动、身体或行为,身体完整性的分离,身体与精神活动的分离等;③现实解体状态被患者体验为自我对外界感知陌生、不真实,就像自我置身于异度空间,观察自我周围的环境。

试图通过自残使自己成为残疾人,并试图使其看起来像意外事故而掩盖自己想成为残疾人的企图和本质。

身体完整性烦恼患者对某些残疾有强烈的渴望或者异样的偏执,或者一想到残疾就会产生强烈的兴奋。同时,常常对残疾的渴望使其感到羞耻,他们选择将这种渴望严格保密,其朋友或家人并不知道他们的欲望。有些人可能会对其伴随的抑郁或其他症状寻求治疗,却不愿对医师或治疗师分享他们残疾的愿望。部分身体完整性烦恼患者病情的恶化出现在 30～50 岁,想成为残疾的愿望让患者十分痛苦,甚至可能会从事自我截肢等危险行为,以致伤害了自己从而不得不寻求医师的帮助;或者是为了减轻自己的痛苦,希望医师帮助实现他们想要的残疾。

【典型病例】

患者,男,70 岁,右腿截肢。患者自述从 4 岁看到一个一只手被截肢的男孩时就渴望成为某种截肢者,且对其他截肢者十分着迷。12 岁时,曾想过在公共汽车下压碎右腿,认为右腿的存在让他感到自己过于完整,他想让右腿消失。在个人独处时也曾假装整个右腿截肢,只用左腿生活。截肢的想法一直伴随着患者的生活,曾试图进行右腿截肢并采取实际行动,最近一次是 45 岁时用电锯砍木头时,自己主动将电锯放在右侧大腿,希望伪造意外导致右腿被电锯截肢的假象,最终因难以忍受疼痛而被迫停止,并被家人送往医院救治。患者自述此前从未向家人和医师透露过自己想截肢的愿望,并表示在网上查询到有其他人跟自己有同样的截肢变成残疾的愿望时,此愿望变得更加强烈。患者在其 65 岁时因车祸导致右腿粉碎性骨折,因无保肢可能而截肢,此后便再无对截肢的强烈冲动,心境变得平和,且可以在日常生活中与他人正常相处。

诊断:身体完整性烦恼。

三、诊断与鉴别诊断

(一) 诊断

身体完整性烦恼的诊断必须具备以下条件。

1. 患者一直存在强烈而持久的成为残疾的愿望,同时伴随着对当前完整的身体结构或功能的持续不适或强烈的负面情绪,直至重要肢体或器官被切除。

2. 成为残疾的愿望会导致有害的后果,主要表现为以下一种或两种:①试图自残或已经实施致残行为使自己的健康或生命置于严重危险之中;②对残疾的渴望会导致个人、家庭、社会、教育、职业或其他重要功能领域的严重损害,如回避亲密关系、干扰工作效率等。

3. 对残疾的持续渴望出现在儿童期或青春期早期。

4. 这种障碍不能用另一种精神障碍(例如精神分裂症或其他精神障碍等)或诈病来更好地解释。

5. 这些症状或行为不能用性别认同障碍、神经系统疾病或其他医学状况来更好地解释。

(二) 鉴别诊断

1. **精神分裂症及其他原发性精神病性障碍**　当患者表现出确信自己身体的某一部分不属于自己的妄想信念时,应考虑精神分裂症及其他原发性精神病性障碍的诊断,此时往往还伴有其他的精神病性症状。而身体完整性烦恼患者不会对外部现实怀有错误的信念,因此不会被认为是妄想;相反,他们会有一种内心的感觉,认为只有当他们残疾了,他们才是完整的和正确的。

2. **强迫症**　强迫症的特征是重复和持续出现的想法、图像或冲动,这些想法、图像或冲动被认为是令人痛苦的。相反,在身体完整性烦恼患者中,与残疾欲望相关的重复性想法、图像和冲动(如残疾的幻想)不会被认为是不必要的或痛苦的。身体完整性烦恼患者的焦虑和痛苦通常与无法实现残疾或害怕他人的负面评价有关。

3. **躯体变形障碍**　患有躯体变形障碍的人表现为持续关注他们身体的某个部位,认为他们的身体有缺陷,或者他们的外表整体上是丑陋的。与此相反,患有身体完整性烦恼的人总是被一种感觉所困扰,即他们的身体结构(比如那些想要截肢的人)或功能(比如那些想要截瘫或失明的人)是错误的、不自然的,而实现自己期望的残疾才是完整和正确的。

4. 做作性障碍和诈病　患有身体完整性烦恼的个体经常模拟他们想要的残疾,作为减少负面情绪的一种方式(比如一个想要截瘫的人可能会花部分时间或全部时间使用轮椅);此外,他们通常不愿就医。与此相反,患有做作性障碍的人假装有医学或心理症状或体征,以寻求关注,特别是从保健提供者那里寻求关注,并扮演患者的角色。诈病的特点是为了明显的外部激励(如残疾补助)而伪造医学体征或心理症状。

四、治疗

总体而言,目前对身体完整性烦恼缺乏公认的有效治疗方式,继续使用目前无效的治疗方案被认为会给患者和医疗保健提供者带来经济负担。针对身体完整性烦恼伴随的焦虑和抑郁症状,以减轻痛苦为目的的替代性方法似乎已成为治疗关注的重点。

五、病程与预后

本病患者渴望成为残疾的强烈程度和随之而来的功能损害存在一定的关联,且可随时间发生变化。可能在某一段时间,渴望的强度和伴随的不安是如此之大,以至于个人无法考虑其他事情,患者可能会制定计划或采取行动,成为残疾人。在其他时候,想要成为残疾人的愿望和相关的负面情绪可能会减弱,但在任何时候都不会完全消失。很多患者只有在截肢后才会停止伤害自己的行为与想法。

(周新雨)

第十四章 进食与排泄障碍

本章数字资源

本章思维导图

进食障碍（eating disorder）与排泄障碍（elimination disorder）是指以心理、社会因素为主要病因，以进食障碍和排泄障碍为主要临床表现的一类疾病总称。进食障碍主要包括神经性厌食（anorexia nervosa）、神经性贪食（bulimia nervosa）、暴食障碍（binge-eating disorder）、回避-限制性摄食障碍（avoidant/restrictive food intake disorder）异食癖（pica）和反刍-反流障碍（rumination-regurgitation disorder）。排泄障碍主要是指儿童期常见的遗尿症（enuresis）以及不常见的遗粪症（encopresis）。

第一节 神经性厌食

神经性厌食（anorexia nervosa）是指有意节制饮食，导致体重明显低于正常标准的一种进食障碍。1868 年首次由英国医师威廉·格尔（William Gull）正式命名。其核心的心理特征是特有的关于体形和体重的超价观念。患者对自己体象歪曲的认识，即使体重过低，仍认为自己过胖，并常采取过度运动、引吐、导泻等方法来减轻体重。

一、概述

进食障碍的患病率数据多来自西方国家的流行病学调查，在不同研究中差异较大。2013—2022年期间的调查发现，在年轻女性中基于 DSM-5 诊断的进食障碍的总体终生患病率为 5.5%～17.9%，在年轻男性中为 0.6%～2.4%。其中，神经性厌食在年轻女性中的患病率为 0.8%～6.3%，男性中为 0.1%～0.3%；神经性贪食在年轻女性中的患病率为 0.8%～2.6%，在男性中为 0.1%～0.16%。国内流行病学调查显示我国 6～16 岁儿童青少年神经性厌食和神经性贪食的患病率分别为 0.1% 和 0.9%。性别差异是其重要特征，几乎所有的进食障碍均常见于年轻女性，男性少见。神经性厌食常见于青少年女性，而神经性贪食的女性发病高峰年龄为 20～29 岁，发病年龄较神经性厌食晚，多数患者的贪食症状是神经性厌食症状的延续。此外，性少数群体（在性倾向、性别认同等与多数人不同的群体）该病罹患风险较高。神经性厌食和神经性贪食都可能带来 5 倍或更高的死亡风险。

二、病因与发病机制

神经性厌食的病因至今仍不明确，可能与以下几方面的因素有关。

（一）生物学因素

1. **遗传因素** 遗传因素在神经性厌食的发病中起着相当重要的作用。单卵双生子的同病率为 56%，而双卵双生子的同病率仅为 7%。双生子研究发现神经性厌食遗传率在 33%～84% 之间。基因连锁分析显示神经性厌食的易感基因可能位于染色体 1p33-36 上。神经性厌食具有家族聚集性，在女性一级亲属的先证者中，其患病率比一般人群高 8 倍。

2. **神经递质** 神经递质研究主要集中在单胺类，如多巴胺、去甲肾上腺素和 5-羟色胺（5-HT），特别是 5-HT 的异常与神经性厌食的发生有密切的关系。研究发现低体重神经性厌食患者脑脊液中 5-HT 的代谢产物 5-羟吲哚乙酸（5-HIAA）显著低于健康对照，5-HT 的摄取和更新也减少，而且突触后 5-HT 受体敏感性降低，同时 5-HT 活性降低。也有学者认为大脑 5-HT 活性增高可能是神经性厌食发病的病理生理学机制，因为脑脊液中 5-HIAA 在低体重时降低，但在体重恢复一段时间后，脑脊液中 5-HIAA 水平升高。

3. **神经内分泌** 神经性厌食存在多种神经内分泌异常,包括下丘脑功能障碍(如下丘脑-垂体-性腺轴、下丘脑-垂体-肾上腺轴和下丘脑-垂体-甲状腺轴异常)和生长激素(GH)、促肾上腺皮质激素释放激素(CRH)、神经肽 Y(NPY)、胆囊收缩素(CCK)、瘦素(leptin)等多种神经肽的异常。瘦素在食欲调节中有重要的作用,即体重增加时瘦素分泌增加,体重降低时瘦素分泌减少。神经性厌食患者基础瘦素水平较正常人群低。

(二)心理因素

神经性厌食患者具有内向、敏感、缺乏自信、自我评价低、低自尊、完美主义、刻板主义、强迫、易焦虑、易冲动等个性特征。其主要的心理特点是害怕发胖、对体象歪曲的认识与期望以及对身体的羞耻感。神经性厌食心理因素的核心要素是对控制的需求,通过控制饮食来表达。神经性厌食的家庭有以下特征:纠纷多、关系紧张;对孩子过分溺爱,孩子缺乏独立性;家长专制、缺乏灵活性;家庭成员缺乏解决冲突的技能,常回避冲突。

(三)社会文化因素

神经性厌食具有浓厚的文化色彩,本病的发生和患者所处社会的文化观念有关。在现代社会文化观念中,女性身材苗条被认为是自信和成功的代表,大量媒体宣传也将追求苗条作为社会时尚,造成部分人过度推崇以"瘦"为美。

三、临床表现与分型

(一)临床表现

1. **故意限制能量摄入** 常为本病的首发症状。患者主动节食,限制人体必需能量的摄入,导致体重明显低于正常的标准。成人患者的体重指数(body mass index,BMI)低于 $18.5kg/m^2$,BMI= 体重(kg)/[身高(m)]^2;儿童青少年的体重低于相应年龄 BMI(BMI-for-age)的第 5 个百分位数。

2. **担心体重增加或变胖** 恐惧自身体重增加,担心发胖或自觉太胖,认为体形不完美。伴有持续性的防止体重回升的行为模式,包括减少以能量摄入为目的行为(限制性摄食)、清除行为(如自我催吐、滥用泻药),以及增加以能量消耗为目的的行为(如过度运动)。

3. **体象障碍** 患者存在对体象的歪曲认识,虽然骨瘦如柴,但仍认为自己过胖。

4. **神经内分泌改变** 女性可出现闭经,男性可有性功能减退,青春期前起病患者表现为第二性征发育延迟。女性闭经是常见的症状,可出现在体重减轻之前、之后或同时出现,对于青春期后起病的女孩,闭经可以作为起病后出现的第一个症状。

5. **营养不良和代谢紊乱** 由于患者限制饮食,体重下降明显,常常会出现营养不良和代谢紊乱,表现为皮肤干燥、苍白、皮下脂肪少、失去弹性与光泽,毛发稀疏脱落,低血压,低体温,心动过缓,贫血,水肿及无症状性低血糖等。呕吐和滥用泻药可能导致各种紊乱(如血脂、水电解质和酸碱平衡紊乱等)症状,最严重的是低血钾。实验室检查可见白细胞减少和肝肾功能改变。随着疾病的发展,会出现越来越严重的营养不良、消瘦、疲劳和肌肉无力,严重者可发展为恶病质,甚至死亡。当体重低于正常体重的 60% 时,死亡率较高。

6. **精神症状** 患者常有抑郁、焦虑情绪和强迫症状,心境不稳定、易激惹以及社交退缩。部分患者有自杀倾向。

(二)分型

ICD-11 中根据低体重状况将神经性厌食分为以下几种临床亚型。

1. **神经性厌食伴显著低体重**(anorexia nervosa with significantly low body weight) 成人 BMI 介于 $18.5\sim14.0kg/m^2$ 之间,儿童青少年 BMI 介于相应年龄 BMI 的第 5 个百分位数和 0.3 个百分位数之间,即 BMI 低于 95% 的同龄人,但达不到 99.7%)。具体又可以根据防止体重回升行为模式分为:限制性模式(restricting pattern),暴食-清除模式(binge-purge pattern),未特定(unspecified)。

2. **神经性厌食伴危险低体重**（anorexia nervosa with dangerously low body weight）　成人 BMI 低于 14.0kg/m²，儿童青少年 BMI 低于相应年龄 BMI 的 0.3 个百分位数。亦可以根据防止体重回升行为模式分为限制性模式、暴食-清除模式、未特定三种类型。

3. **神经性厌食恢复期伴正常体重**（anorexia nervosa in recovery with normal body weight）　成人 BMI 高于 18.5kg/m²，儿童青少年 BMI 高于相应年龄 BMI 的第 5 个百分位数。

4. **其他特定的神经性厌食**（other specified anorexia nervosa）

5. **神经性厌食，未特定**（anorexia nervosa，unspecified）

四、诊断与鉴别诊断

(一) 诊断要点

1. 成人 BMI 低于 18.5kg/m²，儿童青少年的体重低于相应年龄 BMI 的第 5 百分位数，只要符合其他诊断要求，快速减重（如 6 个月内超过总体重的 20%）可以取代低体重的标准。

2. 排除由其他疾病或无法获得食物引起的体重过轻。

3. 害怕体重增加，伴有持续的限制性进食或其他行为模式，包括减少以能量摄入为目的的行为（限制性摄食）、清除行为（如自我催吐、滥用泻药），以及增加以能量消耗为目的的行为（如过度运动）。

4. 对体重或体形的过度关注。低体重在患者的自我评价中占据中心位置，可能表现为以下行为：反复检查体重；反复使用卷尺或照镜子检查自己的体形；不断监测食物的卡路里含量或搜索有关如何减肥的信息；极端的回避行为，如拒绝在家中摆放镜子、避免穿紧身衣服、拒绝了解自己的体重或购买指定尺码的衣服。

除了神经性厌食的必要诊断要点之外，ICD-11 还给出了附加的临床特征，对神经性厌食的症状作以说明。包括存在营养不良和代谢紊乱的症状；对体重增加的恐惧并不是诊断的绝对要求，前提是维持低体重状态的行为似乎是故意的，并且有对体重或体形的过度关注行为，如反复检查、监测或极端回避行为；经常表现出持续缺乏对自己体重过轻的认识，并且忽视有关其实际体重或体形以及病情严重程度的客观证据；对神经性厌食患者的评估不仅仅取决于体重，还应考虑到其他重要的医疗风险因素，包括但不限于体重急剧下降（尤其是儿童）、低血压、心动过缓或体位性心动过速、体温过低、心律失常和生化紊乱等。

(二) 鉴别诊断

1. **躯体疾病**　躯体疾病可以表现厌食和体重下降，如慢性消耗性疾病、肠道感染、肿瘤等。但躯体疾病很少表现怕胖的超价观念、故意限制饮食及体象障碍。

2. **抑郁障碍**　抑郁障碍可表现出食欲减退和进食减少，神经性厌食可表现出抑郁、焦虑、情绪不稳定等情感症状，因此需要进行鉴别。二者的区别在于抑郁障碍患者没有对体重增加的过分恐惧，同时具有情感低落、思维迟缓、意志活动减退、自我评价过低、悲观、自责和睡眠障碍等特点。

3. **精神分裂症**　精神分裂症可表现进食减少，但同时还具有明显的思维、情感和行为异常，社会功能损害明显，自知力常常不完整，可供鉴别。

五、治疗

神经性厌食的治疗原则是首先应纠正营养不良，同时或稍后开展心理治疗和药物治疗，研究证明多种治疗方式联合应用的综合治疗是治疗此疾病的最佳手段。神经性厌食的治疗一般分两个阶段，第一阶段的目标是恢复体重，挽救生命；第二阶段的目标是改善心理功能，预防复发。

(一) 躯体治疗

神经性厌食患者由于体重下降出现严重的营养不良，所以首先要纠正营养不良以及营养不良所带来的水电解质平衡紊乱，给予足够维持生命的能量，以挽救患者生命。需要制定合理的饮食计划，通过增加饮食、加强营养，逐渐恢复正常体重和身体健康。

(二) 心理治疗

包括心理健康教育、支持性心理治疗、认知行为疗法和家庭治疗等方法。

1. **心理健康教育** 患者不认为节食是一种病,因此在开始治疗前要开展心理健康教育,使患者充分认识到拒食可以导致营养不良和躯体功能损害,充分取得患者的信任和合作会提高治疗的依从性。

2. **支持性心理治疗** 通过倾听、解释、指导、鼓励和安慰等帮助患者及家属正确认识和对待疾病,建立信心,主动配合治疗,同时建立良好的医患关系。

3. **认知行为疗法** 认知行为疗法主要是改变患者对体形、体重及进食的态度和行为。认知治疗主要是纠正患者的不良认知,特别是对自身体形和体重的歪曲看法,进行认知重建,对于根除症状、预防复发有效。行为治疗主要采用阳性强化法,物质和精神奖励相结合,当患者达到目标体重时给予奖励和鼓励。

4. **家庭治疗** 神经性厌食患者的家庭模式特征多表现为纠缠、过度保护、僵化、缺乏冲突解决能力等,因此家庭治疗十分重要。家庭治疗的目标不仅是改变患者本身,而且要改变其家庭功能系统。

(三) 药物治疗

药物治疗对部分神经性厌食患者有一定的作用,临床上大多采用抗抑郁药、抗焦虑药和少量抗精神病药来改善患者的抑郁症状、焦虑情绪、强迫和体象障碍。抗抑郁药包括三环类药物和选择性5-羟色胺再摄取抑制剂,目前多采用后者。临床研究表明氟西汀和舍曲林对多数患者起到了良好的效果,通过改善患者的情绪间接促进行为改善。小剂量的抗精神病药(如舒必利和奥氮平)也有一定疗效。

六、病程与预后

病程常为慢性迁延性,有周期性缓解和复发,常常有持久存在的营养不良和消瘦。约50%的患者治疗效果较好,表现为体重增加、躯体情况改善、社会适应能力提高;20%的患者时好时坏反复发作;25%的患者始终达不到正常体重,迁延不愈;5%~10%的患者死于极度营养不良、其他并发症或情绪障碍所致的自杀等。

【典型病例】

患者,女,15岁,进食极少,逐渐消瘦近2年。

患者身高1.62m,学习刻苦、成绩优秀,父母均是小学老师,父亲管教严厉。初二时无意间听到一个同学说她长得胖,从此开始关注自己的体形并开始主动节食,体重下降,家人虽发现但未引起重视。目前面临初三,为迎接中考学习紧张,压力很大。常常不吃早餐就去上学,午餐、晚餐进食很少。晚上经常作业写到一两点才睡,进食越来越挑剔,基本不吃肉食。早上有时喝一小杯奶,有时吃点面包皮,中午米饭不到一两,而且经常吃完就会呕吐。一年中体重从50kg降到35kg但仍觉得自己太胖,仍在继续节食。自觉精力还好,皮肤干燥、脱发,月经已停止12个月。家人曾带其到综合医院检查,生理指标均正常,未发现器质性疾病,建议来专科就诊。

诊断:神经性厌食。

治疗:入院后给予氟西汀20mg/d起始,逐渐加至60mg/d,同时合并运用认知行为疗法,纠正其怕胖的观念,引导健康的饮食和认知。2周后治疗渐配合,进食量增加,6周后体重增加2kg,因初三要求回去上学出院,门诊继续随访治疗。3月后体重增加至40kg,月经仍未恢复,面色开始红润。半年后体重恢复至45kg,月经恢复正常,中考成绩优秀。

第二节 | 神经性贪食

神经性贪食(bulimia nervosa)是指具有反复发作的不可抗拒的进食欲望,及多食或暴食行为,进食后又因担心发胖而采用各种方法减轻体重的一种进食障碍。此病可与神经性厌食交替出现,两者可能具有相似的病理心理机制。

一、病因与发病机制

病因并不明确,可能起因于心理、社会和生物学诸方面因素。患者往往存在着追求完美、调整心理冲突能力较差的心理特点。常用不恰当的暴食行为解除内心的压力和矛盾,又在社会"以瘦为美"的畸形审美趋势和目标的影响下,担心肥胖,以至于形成暴食-恐肥-关注-诱吐-暴食的恶性循环链。此外,研究表明单卵孪生子中的同病率比双卵孪生子中的同病率高;中枢神经系统中存在单胺类神经递质代谢异常及多巴胺能系统和内啡肽等代谢异常的现象。

二、临床表现

患者反复出现发作性大量进食,有难以控制的进食欲望,吃到难以忍受的腹胀为止。患者往往过分关注自己的体重和体形,存在担心发胖的恐惧心理。在发作期间,为避免体重增加,常反复采用不适当的代偿方式,包括自我诱发呕吐、滥用泻药、间歇进食、使用厌食剂等。这种暴食行为又常常是偷偷进行的,有时可伴有其他偷窃和欺骗行为。

暴食与代偿行为一起出现,如果长时间持续,其结果可能会很危险。可能造成水电解质紊乱,常见的有低血钾、低血钠、代谢性碱中毒、代谢性酸中毒、心律失常、胃肠道损害等。患者常伴有情绪低落状态。

三、诊断与鉴别诊断

对神经性贪食的诊断标准要满足如下条件。

1. 频繁、反复出现暴食发作(每周 1 次或更多,持续至少 1 个月)。暴食的定义为在一个特定时间段内(例如 2 小时),个体体验到对进食行为失去控制,进食明显多于或不同于平时。对饮食失去控制可以被描述为个体感觉无法停止或限制食物的类型或数量。

2. 伴有反复的(每周 1 次或更多,持续至少 1 个月)、不适当的代偿行为(例如自我催吐,滥用泻药或灌肠剂,剧烈运动),以防止体重增加。最常见的补偿行为是自我催吐,通常发生在暴饮暴食后 1 小时内。

3. 对体重或体形的过度关注,例如反复检查、监测或极端回避行为。

4. 患者对暴饮暴食的模式和不适当的补偿行为感到痛苦,或在个人、家庭、社交、教育、职业或其他重要功能领域出现明显损害。

5. 不符合神经性厌食的诊断要求。

鉴别诊断:主要与神经系统器质性病变所致的暴食相鉴别,如间脑病变除贪食症状外,还可有嗜睡、体温调节障碍、水盐代谢紊乱或精神症状;颞叶癫痫常有抽搐史及脑电图或 CT 的特殊改变。精神分裂症继发的暴食以精神病症状为首发症状,与神经性厌食的区别在于本病患者的体重常在正常范围内,如符合神经性厌食低体重及其他诊断标准,则应诊断为"神经性厌食,暴食-清除模式"。此外,相当一部分神经性厌食患者在体重恢复到比较正常的水平后,仍会继续表现出暴饮暴食行为,在这种情况下,可以在一年后将诊断改为神经性贪食,因为在这一年中,体重没有低到足以满足神经性厌食的诊断要求。与暴食障碍的区别在于,如果暴食不伴有规律的代偿行为,则应诊断为暴食障碍,而不是神经性贪食。

四、治疗

治疗的基本过程是纠正营养状况,控制暴食行为,打破恶性循环,建立正常进食行为。

心理治疗可采用认知疗法、行为疗法及生物反馈疗法等,以改变患者对自己体形的错误认知和过分关注,并建立合理的、有计划的饮食行为。治疗应持之以恒,并对患者家人进行指导。必要时,可做家庭治疗。

药物治疗可采用各类抗抑郁药,包括选择性 5-羟色胺再摄取抑制剂、三环类药物等。氟西汀对暴食伴有情绪障碍的患者效果较好。躯体支持治疗可针对不同并发症进行对症处理。

五、病程与预后

本病的自然病程和预期后果目前没有流行病学统计资料。一些回顾性资料的研究显示经治疗后患者的症状可以缓解,治愈率并不乐观,常有反复发作,也有久治不愈者。

【典型病例】

患者,女,16 岁,学生,一年来进食量剧增且无法控制而来就诊。

患者因为在班级里被同学嘲笑身材较胖,就开始节制饮食。节食后肚内空空,感到心里发慌而出现抗拒不了的"暴食冲动",每周发作 3～4 次,有时一餐可食一斤多米饭,还有肉食、蔬菜等。饭后,又吃整盒饼干、冰淇淋和其他糖果,要吃得肚胀难忍或呕吐出来为止。患者诉说自己有时突然很想吃,哪怕肚子胀得痛,心里还想吃,明知这样贪食不好,怕变胖,想少吃一些,但无法控制自己。由于对进食感到害臊而不敢在其他人面前进食,但又控制不住,所以经常在下课时躲在宿舍里暴食。有时自己的食物没有了就偷同学书桌里的东西吃。因为怕胖又经常吃泻药以防止营养过剩。最近就诊过内科,未发现有任何躯体疾病。

诊断:神经性贪食。

第三节 ｜暴食障碍

暴食障碍(binge-eating disorder)是一种以周期性出现的暴食行为为特征的进食障碍。患者在短时间(一般在 2 小时以内)进食超出常人量的大量食物,发作时感到无法控制进食,进食后心里感到痛苦,通常不会出现代偿行为如引吐、导泻、过度运动等。该病于 1992 年首次报道,到 2013 年 DSM-5才将其作为独立的疾病单元设立,因此还不为大家所熟知。

一、流行病学

暴食障碍的患病率高于神经性贪食,世界卫生组织对 14 个国家的研究数据显示其终生患病率在1.9%。美国的患病率为 1.9%～3.5%。多见于肥胖人群,女性多于男性,男女比例约为 1∶1.75。多起病于 20 岁左右,可持续到中年以后。

二、病因与发病机制

暴食障碍确切的病因和发病机制目前仍不清楚。研究报道暴食行为的发病机制可能和物质成瘾的机制类似,个体和环境因素均在本病的发病过程中起着重要作用。压力大是导致暴食行为的重要心理因素,研究发现进食行为可使大脑犒赏系统获得满足从而缓解压力。不同种族对胖瘦及饮食文化的理解也会影响暴食障碍的发病率。基因多态性研究显示与暴食行为相关的有人类肥胖基因(FTO)、多巴胺受体基因和 μ 阿片受体基因。

三、临床表现

1. **反复发作性暴食**　暴食行为与神经性贪食的暴食行为基本一致,有不可抗拒的进食欲望,进食比正常情况快,一次进食大量食物,进食量远远超过正常,因进食过多觉得尴尬常常独自进食。与神经性贪食不同的是,患者没有为了抵消暴食引起的体重增加,而采取引吐、导泻、过度运动等不适当的方法来代偿。

2. **失控感**　暴食发作时感觉到对进食不能控制,停不下来,对吃什么、吃多少都难以控制。是青少年期的主要表现。

3. 躯体症状　暴食障碍患者中肥胖的比例较高,美国的研究数据显示其为 38.9%。可表现为高血压、高甘油三酯血症、空腹血糖升高及代谢综合征。

4. 精神症状　30%～80% 的暴食障碍患者会出现焦虑、抑郁症状,其中 27.5% 的患者会出现自杀观念,此外还会合并赌博障碍、注意缺陷多动障碍、物质滥用等表现。

四、诊断与鉴别诊断

对暴食障碍的诊断标准要满足如下条件。

1. 频繁、反复出现暴食发作(每周 1 次或更多,持续至少 1 个月)。暴食的定义为在一个特定时间段内(例如 2 小时),个体体验到对进食行为失去控制,进食明显多于或不同于平时。对饮食失去控制可以被描述为个体感觉无法停止或限制食物的类型或数量。

2. 暴食发作时不会出现防止体重增加的代偿行为。

3. 这些症状和行为不是由于躯体疾病和其他精神障碍所致,也不是由某种物质或药物对中枢神经系统的影响(包括戒断效应)所致。

4. 患者对暴食的模式感到痛苦,或在个人、家庭、社交、教育、职业或其他重要功能领域出现明显损害。

鉴别诊断:与神经性贪食的鉴别是不会出现自我引吐、滥用泻药、间断禁食和过度运动。其余鉴别与神经性贪食的鉴别基本相似。

五、治疗

暴食障碍治疗的基本原则是改善认知,减少暴食行为和减轻体重。心理治疗尚无足够的循证医学证据,开展最多的主要是认知行为疗法,通过纠正负性认知从而减少负性情绪和不当的进食行为,能有效控制暴食行为。躯体治疗主要针对心血管问题、2 型糖尿病和代谢综合征。氟西汀和舍曲林、中枢兴奋剂二甲磺酸赖右旋安非他明、抗癫痫药托吡酯能有效减少暴食行为发作和进食冲动。

六、病程与预后

一年的随访研究显示,经治疗后暴食行为明显改善;但中长期随访研究显示,在 3 年后每周大于 2 次暴食行为发作的比例是 16%,6 年后上升到 34%。影响预后的因素有:暴食发作的频率、严重程度、冲动和其他精神疾病共病问题。

第四节 ｜回避-限制性摄食障碍

回避-限制性摄食障碍(avoidant-restrictive food intake disorder,ARFID)是一种持续性的喂食和进食障碍,可导致严重营养不良、体重显著减轻或无法增长、生长发育障碍和/或明显影响社会心理功能。ARFID 常见的特殊进食行为和症状包括回避食物、食欲减退、腹痛和恐惧性呕吐。

一、流行病学

ARFID 患病率占进食障碍的 5%～22.5%。日本 4～7 岁儿童的患病率为 1.3%。瑞典一项调查显示 8～13 岁儿童的患病率约为 3.2%。与神经性厌食和神经性贪食相比,ARFID 患者男性比例较高,年龄较小,病程较长,且更易合并其他躯体或精神疾病。

二、临床表现

ARFID 表现为异常的进食或喂养行为,导致摄入食物的量或种类不足,无法充分满足个体的能量和/或营养需要。限制性的进食模式导致明显的体重减轻、在童年期或孕期不能达到预期体重、临床上特定营养素的显著缺乏,需依赖口服营养补充剂或导管(胃肠管)喂养,也可对个体的健康有其他的负面影响,或导致显著的功能损害。这种异常的进食行为模式并不反映出对体重、身材的担忧。限制性摄食以及随之发生的体重效应或功能损害,并非由无法得到食物、药物或物质的效应或某种健康情况所致。

婴儿可表现为过度困倦、痛苦或对喂食烦躁不安。婴儿和幼儿在喂食期间可能无法与主要照料者交流,或在从事其他活动时无进食需求。在年龄较大的儿童和青少年中,回避或限制食物可能与更广泛的情绪障碍有关,但这些情绪障碍不符合焦虑、抑郁或双相障碍的诊断标准,有时被称作"食物回避性情绪障碍"。

三、诊断与鉴别诊断

1. 避免或限制食物摄入,导致以下一种或两种情况:①摄入的食物数量或种类不足,无法满足能量或营养需求,导致体重明显减轻、临床严重营养缺乏、依赖口服营养补充剂或管饲,或对个人的身体健康产生其他不利影响;②在个人、家庭、社交、教育、职业或其他重要领域的功能严重受损(例如,参与涉及进食的社交活动导致的回避或痛苦)。

2. 这种进食行为模式的动机不是对体重或体形的过分关注。

3. 限制食物摄入和因此导致的体重减轻(或体重不增加),或对身体健康的其他影响或相关的功能损害,并非由于无法获得食物;不是其他疾病(如食物过敏、甲状腺功能亢进)或精神障碍的表现;也不是由于某种物质或药物的影响,包括戒断反应。

本病主要与神经性厌食、孤独症谱系障碍、特定恐惧症、社交焦虑障碍和其他焦虑障碍以及其他躯体疾病导致的回避/限制性食物摄入鉴别。

四、治疗

以心理治疗为主,目前开展最多的是认知行为疗法和家庭治疗。与治疗其他进食障碍相比,ARFID的治疗必须更加注重行为和营养方法。针对不同患者有不同的治疗和管理需求,这取决于病情、患者的年龄以及伴随症状。ARFID的药物治疗,包括抗抑郁药、抗焦虑药和非典型抗精神病药。例如ARFID的"创伤后"亚型,即患者在发生窒息事件后,拒绝进食和饮水。研究发现,在给予艾司西酞普兰或氟西汀治疗后,患者的情绪和行为得到明显改善。另外,米氮平、奥氮平或利培酮在改善患者食欲、行为和增加体重等方面也具有良好的效果。

五、病程与预后

目前还没有足够的流行病学资料来确定ARFID患者的病程和预期后果。有限的证据表明,与其他进食障碍相比,ARFID患者可能更加依赖鼻饲管喂食并需要更长的住院时间。ARFID在儿童中比在成人中更常见,发病和临床症状之间可能有较长的延迟,导致症状出现的因素各不相同,包括躯体、社交和情感上的困难。其合并有焦虑症、孤独症谱系障碍、强迫症、注意缺陷多动障碍和智力发育障碍等。

第五节 │ 异食癖

异食癖(pica)是一种进食障碍,患者经常食用非营养物质,这种行为持续或严重到需要临床关注的程度,而这些患者已经达到可以区分食用和非食用物质的发育年龄(大约2岁)。该病患者可出现健康损害、功能受损,或因摄入的物质或物品的频率、数量或性质而造成重大风险。

一、流行病学

异食癖发作可以贯穿一生,但常见于儿童时期。随着年龄增长,发病率逐渐降低,年龄大的儿童和少年少见。关于异食癖的流行病学研究较少,有调查显示 2～3 岁的婴幼儿中有 15% 出现异食行为。

二、病因与发病机制

虽然有一些理论解释异食癖的发病原因,但确切病因和发病机制目前还不清楚。现有的研究表明营养缺乏,体内铁、锌和钙缺乏,贫穷、混乱的家庭环境,缺乏父母有效监管,忽视、虐待、情感剥夺,对无营养物质的心理渴求,家庭功能有问题等与异食症的发生有关。

三、临床表现

患儿进食一些非营养物质,如灰泥、纸张、油漆、衣服、头发、动物粪便、泥土、沙子、石头或污物等。一般年龄小的儿童多进食灰泥、油漆、绳子、衣服或头发,而年长的儿童多进食纸张、动物粪便、沙子、石头或污物等。

常见的并发症包括贫血、腹泻、便秘、寄生虫感染、弓形虫病、铅中毒、营养缺乏、肠梗阻等。进食的异物不同导致的并发症也不同,如进食油漆可导致铅中毒,进食粪便和泥土可导致寄生虫感染,进食黏土可导致贫血和缺锌,进食淀粉可导致缺铁,进食头发和石头可导致肠梗阻。

四、诊断与鉴别诊断

1. 患者经常食用非营养物质,如非食物的物体和材料(如黏土、土壤、粉笔、石膏、塑料、金属和纸张)或食物原料(如大量的盐或玉米粉)。

2. 摄入非营养物质持续或严重到需要临床关注的程度。也就是说,患者可出现健康损害、功能受损,或因摄入的物质或物品的频率、数量或性质而造成重大风险。

3. 根据患者的年龄和智力水平,他们应该能够区分可食用和不可食用的物质。在正常的发育过程中,大约 2 岁具备这种能力。

4. 排除精神障碍或者其他疾病(如营养缺乏)所致的异食。

本病主要与精神发育迟滞、孤独症谱系障碍、器质性精神障碍、精神分裂症出现的异食行为相鉴别。

五、治疗

治疗以心理治疗为主,同时要积极治疗贫血、寄生虫感染、铅中毒、肠梗阻等并发症。心理治疗主要包括心理健康教育和行为治疗。行为治疗能有效改善患者的异食症状,常用的方法包括厌恶疗法、阳性强化法、行为塑造法和矫枉过正法。能快速起效的方法为厌恶疗法,可采用轻微电刺激、不愉快的声音或催吐药物。

六、病程与预后

随着年龄的增长异食癖会逐渐缓解,多数持续数月,少数患者可持续到少年,甚至持续到成年。有的患者会出现心理发育延迟,约有半数少年会出现抑郁、人格障碍和物质滥用。对于有严重并发症的患者要及时治疗,否则可导致死亡。

第六节 | 反刍 - 反流障碍

反刍 - 反流障碍(rumination-regurgitation disorder)是一种相对罕见的进食行为障碍,其特征是在无器质性疾病(如食管狭窄、影响食管功能的神经肌肉疾病或幽门狭窄)的情况下,有意和反复地将先前吞下的食物反刍到口腔(即反流),这些食物可能会被再次咀嚼和吞下(即反刍),也可能被故意吐出(但不同于呕吐);同时,反刍行为是频繁的(每周至少几次),并持续了至少数周时间。

一、流行病学

反刍-反流障碍可发生于从婴儿到成人的各个年龄段,男女性别之间并未见明显差异。由于目前关于反刍-反流障碍的流行病学研究较少,其具体的发病率尚不清楚;临床上使用不同的诊断标准来进行诊断,因此可能严重诊断不足;在既往社区样本的调查中,其患病率为0.8%~10.6%。

二、病因与发病机制

反刍-反流障碍的具体病因及发病机制目前尚不明确,现有的研究表明遗传因素、食管括约肌和胃内压力失衡、发育性障碍疾病、焦虑、抑郁、母婴关系不良、孤独、家庭关系不和以及阳性/阴性强化等均与其发病有关。

三、临床表现

患者常在进食时或进食结束后不久把刚摄入的食物又从胃反刍至口腔,反刍物中有可辨认的食物,味道与进食时相同,反流食物经咀嚼或不经咀嚼再次下咽或吐出。反刍症状发生时无须用力,往往不伴有腹部不适、恶心、干呕或厌恶情绪,与呕吐行为有明显区别。一般来讲,反刍常发生于进餐开始后15分钟内,可持续数小时,当反刍的食物变酸时,反刍就会停止。

此外,患者的反刍是一种自觉自愿的过程,并可伴有愉快感。但在反刍时如被人看到,患者会感到尴尬,并试图隐瞒其症状。这种情况可以扩展到回避进食以及进食的社交场所,例如,回避工作场所或学校、因可能伴有反流而回避早餐。

常见并发症包括营养不良、脱水、食管炎等。若发生呕吐物吸入,可能导致反复的支气管炎或肺炎、反流性喉痉挛、支气管痉挛或哮喘及食管上皮的癌前病变等。

四、诊断与鉴别诊断

1. 有意和反复地将先前吞下的食物反刍到口腔,这些食物可能会被再次咀嚼、吞下或吐出。
2. 反刍行为频繁(每周至少数次)并持续至少数周。
3. 反刍-反流障碍只能在发育年龄至少达到2岁的个体中诊断。
4. 反刍行为不能归因于相关的消化道疾病或其他躯体疾病(例如,食管狭窄、胃食管反流、幽门狭窄等)。

本病主要与消化道疾病(如胃轻瘫、幽门狭窄、食管裂孔疝)、神经性厌食和神经性贪食等进行鉴别。

五、治疗

反刍-反流障碍的治疗主要包括解释和教育、认知行为疗法、行为矫正等方法,必要时可尝试使用药物、手术等方式进行治疗,以减少反流的发生。其中横膈膜呼吸,即深腹式呼吸,是反刍障碍的一线治疗方法,可有效缓解反刍行为。

六、病程与预后

反刍-反流障碍一般预后较好,多数患者经过积极的教育、行为纠正、药物及非药物治疗后,可以恢复正常进食。部分患儿随着年龄的增长,反刍行为可能会自然缓解而无须特殊治疗。但对于智力障碍、心理障碍等疾病所致的反刍症状,其治疗效果通常与原发疾病情况有关。

第七节 | 排泄障碍

排泄障碍是指并非由器质性病变引起的儿童期常见的遗尿症(enuresis)以及不常见的遗粪症

（encopresis）。遗尿症是指年龄大于 5 岁的儿童反复出现不能自主控制的排尿,白天夜晚均可出现,以夜间居多。遗粪症是指 4 岁以上儿童反复随意或不随意地在社会文化背景不认可的地方大便,一般多发生在白天。

一、流行病学

无论遗尿症还是遗粪症,随着年龄的增长,患病率逐渐下降。遗尿症在 5 岁儿童患病率最高,达到 16%,7 岁为 10%,9 岁为 5%,0.5%～2% 的患者症状可持续到成年。遗粪症在 10 岁儿童患病率最高,约 5.4%,10 岁～16 岁为 2%,症状很少持续到成年。

二、病因与发病机制

目前确切的病因和发病机制还不清楚,可能与遗传因素、排便训练不良、心理创伤和生物学因素有关。

三、临床表现

遗尿症分为原发性遗尿和继发性遗尿,前者多见。一般从出生一直持续到 5 岁,从未间断。继发性遗尿是指在完全自主排尿半年后再次出现遗尿现象。遗尿多发生在夜间,常发生在睡眠的前 1/3 阶段。ICD-11 根据遗尿在睡眠和/或清醒时间发生,将遗尿症分为夜间遗尿（nocturnal enuresis）、日间遗尿（diurnal enuresis）、日间与夜间遗尿（nocturnal and diurnal enuresis）和未特定的遗尿（enuresis, unspecified）。

遗粪症也分为原发性遗粪和继发性遗粪,前者指儿童 5 岁以后每月至少有 1 次遗粪,后者指在完全自主控制大便 1 年以上后再次出现遗粪。遗粪多发生在白天,常在不适当的场所排出正常形状的大便,一般多排在内裤里。ICD-11 根据是否伴有便秘或充溢性尿失禁,将遗粪症分为遗粪伴便秘或充溢性尿失禁（encopresis with constipation or overflow incontinence）、遗粪不伴便秘或充溢性尿失禁（encopresis without constipation or overflow incontinence）和未特定的遗粪症（encopresis, unspecified）。

四、诊断与鉴别诊断

(一) 遗尿症诊断要点

1. 年龄≥5 周岁仍不能自主排尿。
2. 遗尿每周至少 2 次,连续至少 3 个月。
3. 排除器质性疾病引起的遗尿,如脊柱裂、尿道狭窄、泌尿系感染或结构异常等。

(二) 遗粪症诊断要点

1. 年龄≥4 周岁仍不能自主控制排便。
2. 遗粪每月至少 1 次,连续至少 3 个月。
3. 排除其他原因引起的遗粪,如泻药、先天性巨结肠、甲状腺功能减退、结肠肿块和肠道感染性疾病等。

遗尿症需排除精神发育迟滞、尿路梗阻、泌尿系统感染或畸形引起的遗尿现象。遗粪症需要排除肠道感染性疾病、先天性巨结肠以及因精神症状或智力低下出现的遗粪。

五、治疗

治疗应首先寻找遗尿、遗粪的原因,多表扬、鼓励儿童积极参与治疗,循序渐进掌握排尿、排便技巧,养成良好的生活和排便习惯。夜间睡前少饮水,白天避免过度兴奋和疲劳。养成定期排便习惯,不食不易消化的食物。指导家长创造温馨环境,切忌打骂责罚儿童。

针对遗尿症可给予去氨升压素、抗胆碱能药和三环类抗抑郁药物。去氨升压素和遗尿报警器可作为一线治疗。抗胆碱能药和三环类抗抑郁药物可出现口干、便秘等副作用,需要在专科医师指导下使用。遗粪症合并功能性便秘者可给予大便软化、导泻灌肠治疗。对于合并焦虑、抑郁的儿童可给予小剂量抗焦虑药、抗抑郁药。

六、病程与预后

本病预后良好,随着年龄的增长,遗尿、遗粪现象逐渐消失,仅少数遗尿症儿童可持续到成年。

(刘寰忠)

第十五章 物质使用及成瘾行为所致障碍

本章数字资源

成瘾作为慢性复发性脑疾病,在其发病机制研究、治疗干预等方面面临着一系列的挑战。随着社会发展,成瘾物质的种类、成瘾的方式、成瘾人群也呈现多变的特点。2018 年世界卫生组织将游戏障碍纳入成瘾性疾病,更加引起公众的关注。了解成瘾的核心症状,开发诊疗新技术、新手段成为成瘾领域重要的工作内容。

本章思维导图

第一节 | 概 述

成瘾是全球面临的严重的公共卫生问题和社会问题。据联合国毒品与犯罪问题办公室(UNODC)报道,2021 年全球有超过 2.96 亿人使用毒品,较 10 年前高出 23%;全球滥用毒品人数达到 3 950 万,10 年来增加了 45%。芬太尼等合成毒品因其制作流程简便、成本低廉,正在全球毒品市场占据主导地位。《2023 年中国毒情形势报告》显示,截至 2023 年年底,我国现有吸毒人员为 89.6 万,占全国人口总数的 0.64‰,同比下降 20.3%。虽然从数字来看,现有吸毒人员较之前都有下降,但并不意味着毒品问题日趋好转。游离于国家管制之外的新精神活性物质异军突起,成为继海洛因和冰毒之后的"第三代毒品"。此外,烟草和酒精,以及镇静催眠药等处方药滥用依然是成瘾领域面临的问题。由于上述物质可获得性强、公众的防范意识弱,因此也亟需引起关注。随着互联网的飞速发展,依托互联网的游戏障碍、网络赌博人数也日益增加,给个人、家庭、社会带来严重不良后果。

一、基本概念

(一)精神活性物质

精神活性物质指能够影响人类情绪和行为、改变意识状态,并有致依赖作用的一类化学物质,人们使用这些物质的目的在于取得或保持某些特殊的心理、生理状态。精神活性物质又被称为成瘾物质、药物。

毒品是社会学概念,指具有很强成瘾性并在社会上禁止使用的化学物质。我国的毒品主要指阿片类、大麻、可卡因以及国家规定管制的其他能够使人形成瘾癖的麻醉药品和精神药品。

(二)新精神活性物质

又被称为"策划药"和"实验室药品",是不法分子为了逃避打击对管制毒品进行化学结构修饰得到的毒品类似物,具有类似管制毒品的麻醉、兴奋或致幻作用。

(三)依赖

依赖是一组认知、行为和生理症状群,使用者尽管明白滥用成瘾物质会带来问题,但仍然继续使用。自我用药导致了耐受性增加、戒断症状和强制性觅药行为。所谓强制性觅药行为是指使用者冲动性使用药物,不顾一切后果,是自我失去控制的表现。

传统上将依赖分为躯体依赖和心理依赖。躯体依赖也称生理依赖,它是反复用药所造成的一种病理性适应状态,主要表现为耐受性增加和戒断症状。心理依赖又称精神依赖,它可使吸食者产生一种愉快满足的或欣快的感觉,驱使使用者为寻求这种感觉而反复用药,表现出所谓的渴求状态。

（四）滥用

滥用在 ICD-11 分类系统中称为有害使用，是一种适应不良方式。患者由于反复使用药物导致了明显的不良后果，如不能完成重要的工作、学业，损害了躯体和心理健康，导致法律上的问题等。滥用强调的是不良后果。滥用者没有明显的耐受性增加或戒断症状，反之就是依赖状态。

（五）耐受性

耐受性是一种状态。指药物使用者必须增加使用剂量方能获得所需的效果，使用原来的剂量则达不到使用者所追求的效果。

（六）戒断状态

戒断状态指停止使用药物、减少使用剂量或使用拮抗剂占据受体后所出现的特殊的心理生理症状群。其机制是长期用药后，突然停药引起的适应性的反跳。不同药物所致的戒断症状因其药理特性不同而不同。一般表现为与所使用药物的药理作用相反的症状。例如酒精（中枢神经系统抑制剂）戒断后出现的是兴奋、不眠，甚至癫痫样发作等症状群。

（七）强化

强化是人或动物为了达到某种目的，采取一定的行为作用于环境。当这种行为的后果对其有利时，这种行为就会在以后重复出现；对其不利时，这种行为就减弱或消失。人们可以用这种正强化或负强化的办法来影响行为的后果，从而修正其行为。

二、精神活性物质的分类

精神活性物质的分类方法不一。可以根据滥用的先后时间分为传统毒品和新型毒品，也可以根据其生物活性分为兴奋剂和抑制剂。本书主要根据精神活性物质的药理特性，分为以下种类。

1. **中枢神经系统抑制剂**　能抑制中枢神经系统，包括酒精、阿片类药物、镇静催眠药或抗焦虑药等。

2. **中枢神经系统兴奋剂**　能兴奋中枢神经系统，如咖啡因、苯丙胺、甲基苯丙胺、甲卡西酮、可卡因等。

3. **大麻**　大麻是世界上最古老的致幻剂，使用后可使人产生欣快感，增加剂量可产生幻觉。导致幻觉的主要成分为四氢大麻酚。

4. **致幻剂**　能改变意识状态或感知觉的物质。如麦角酸二乙胺（LSD）、仙人掌毒素等。

5. **挥发性溶剂**　如丙酮、汽油、稀料、甲苯、嗅胶等。

6. 此外还有尼古丁、氯胺酮（分离性麻醉剂）、苯环己哌啶等。以及以苯乙胺类、哌嗪类和植物类的恰特草、鼠尾草等为主的新精神活性物质。

各种精神活性物质在药理特性方面也会有一定的交叉，并非决然分开。此外，随着策划药（实验室毒品）的出现，许多制毒分子会制造出大量新精神活性物质，因此毒品种类也会随之增加。

三、精神活性物质滥用的相关因素

导致药物滥用的因素来自多方面，主要可以分为生物、心理、社会因素。它们之间相互交叉、相互影响、互为因果。

（一）社会因素

包括：①成瘾物质的可获得性；②家庭因素，如家庭矛盾、单亲家庭、长期被寄养、家庭成员间缺乏沟通、家庭成员犯罪吸毒、家庭成员有精神疾病史等，均为青少年吸毒的重要危险因素；③同伴影响以及同伴间压力等；④文化背景和社会环境等因素的影响。

（二）心理因素

物质滥用或成瘾者具有明显的个性问题，如反社会性、情绪控制较差、易冲动、缺乏有效的防御机制、追求即刻满足等。但尚无前瞻性研究说明是这些个性问题导致了成瘾行为的发生，还是使用成瘾物质导致了个性改变。

行为理论认为,精神活性物质具有明显的正性强化作用,多数精神活性物质有增加正性情绪的作用,如"酒逢知己千杯少"、吸毒后的快感等。更重要的是,在形成依赖后,由于戒断症状的出现,使得依赖者不能自拔,必须反复使用精神活性物质才能缓解戒断症状,这是成瘾患者的负性强化,患者需要使用成瘾物质来控制戒断症状,缓解负性强化作用。

(三)生物学因素

研究发现,动物在缺乏上述社会、心理因素的情况下同样也有主动获得精神活性物质的倾向。个体形成依赖后在中枢神经系统中存在着一系列神经递质、受体、第二信使信号转导系统,甚至转录、结构等方面的变化,故有学者将依赖行为定义为慢性脑部疾病。

1. **脑内的"奖赏系统"与药物依赖**　奖赏系统是由一些特定的大脑结构[主要包括腹侧被盖区(VTA)、伏隔核(NAc)、前额叶、海马和杏仁核]和神经通路组成的网络,在处理奖赏相关的认知过程中发挥着重要的作用。其中,以腹侧被盖区和伏隔核构成的奖赏通路最为关键。奖赏系统在个体的认知和行为中起着至关重要的作用,帮助个体进行学习、记忆以及形成与奖赏相关的联想,影响个体的决策过程并促使个体向奖赏性刺激靠近。大脑奖赏系统通过产生正向的体验和愉悦感,帮助个体建立与奖赏相关的记忆和联想,使得个体更倾向于寻求那些能够带来奖赏的事物。

当奖赏性刺激传入大脑时会被感知,腹侧被盖区中的多巴胺神经元被激活,释放多巴胺信号到伏隔核。伏隔核中的神经元通过 D_1 和 D_2 受体的作用而被激活,引发与奖赏相关的行为和学习反应。除此之外,多巴胺信号还通过神经投射到前额皮质,帮助建立环境刺激与奖赏之间的联系,并调节行为对奖赏的敏感性。多巴胺能神经递质通路并非孤立存在,而是存在于一系列(如 γ-氨基丁酸能、谷氨酸能、脑啡肽能、大麻素系统等)紧密联系的神经递质通路系统之中,其中的每一种系统都在成瘾的发生、发展过程中起到了重要作用。

2. **药物成瘾记忆相关神经元**　成瘾记忆的持续存在及其引起的复吸行为,与中脑边缘多巴胺系统神经可塑性变化相关。有研究提出"非条件性刺激唤起-消退"心理学范式可有效消除病理性成瘾记忆,创新了心理渴求治疗的模式。例如,在吸烟者的临床试验中发现,非条件性刺激尼古丁暴露后给予 β-肾上腺素受体拮抗剂普萘洛尔能抑制尼古丁记忆的再巩固,在环境线索的诱导下受试者对尼古丁的心理渴求明显减弱。

3. **代谢速度**　代谢速度不同对精神活性物质的耐受性就不同,依赖行为发生的易感性也不同。如天生缺乏乙醛脱氢酶的个体,饮酒后乙醇代谢成乙醛,但乙醛不能继续转化为乙酸,导致乙醛堆积出现严重的不良反应,从而阻止个体继续饮酒,这类个体也就不太可能成为酒依赖者。

4. **遗传学因素**　大量有关物质依赖的遗传学或家系研究已证明,动物对某些药物依赖的形成具有显著的遗传性。如不同品系的小鼠对吗啡依赖的形成具有显著差异,有些鼠极易造成阿片类依赖的动物模型,有些则很难形成成瘾行为。家系研究、双生子研究及寄养子研究均发现药物滥用的易感性与遗传密切相关。

总之,药物滥用和依赖是上述因素相互作用的结果。药物的存在和药理特性是滥用、依赖的必要条件,但是否成为"瘾君子",还与个体人格特征、生物易感性有关,而社会文化因素在药物滥用、依赖中起到了诱发作用。

四、物质使用和成瘾行为所致障碍诊断标准

ICD-11 较 ICD-10 做了一定程度的修订,主要包括对急性中毒的严重程度进行了分层,引入了"单次有害性使用"这一诊断分类,并且将原来的"有害性使用"改为了"有害使用模式",进一步强调了物质使用的持续性。同时,ICD-11 也简化了物质依赖的诊断标准,要求在过去 12 个月中反复出现或者在既往 1 个月中持续出现下述 3 条核心症状中的至少 2 条即可以诊断:①对物质使用行为难以控制,通常伴有主观强烈的渴求感;对使用某种物质的控制能力受损(指开始或停止使用该物质,以及使

用该物质的量及使用环境等各方面的控制力都受到损害),通常(但非必须)还伴有对该物质的渴求。②物质使用在日常生活中处于优先地位,超过其他兴趣爱好、日常活动、自身责任、健康以及自我照顾等。即使已经有不良后果出现,依旧坚持使用成瘾物质。③生理特征的出现(神经适应性的产生):主要表现为耐受性;停止或减少使用后出现戒断症状;再次使用原来物质(或者药理作用相似的物质)可以避免或减轻戒断症状。

ICD-11还引入成瘾行为所致障碍,将赌博障碍由原来的冲动控制障碍章节移至本章节,并且首次将游戏障碍纳入诊断标准,将游戏障碍和赌博障碍都进一步分为在线和离线两种模式。

第二节 | 阿片类物质

一、概述

阿片类物质(opioid)是指任何天然的或合成的、对机体产生类似吗啡效应的一类药物。按其来源可以分为三类:天然的阿片生物碱,如吗啡、可待因等;半合成的衍生物,如海洛因(二乙酰吗啡)、双氢可待因等;合成的阿片类镇痛药,如哌替啶、美沙酮等。

通常所说的阿片(鸦片)是从罂粟果中提取的粗制脂状渗出物,粗制的阿片含有包括吗啡和可待因在内的多种成分。阿片类物质最初是用于医疗,在唐高宗时期鸦片作为药材传入中国;但随着19世纪初鸦片在世界多地区的大规模流行,在中国也逐渐被滥用,使我国饱受阿片毒害多年。

目前全球毒品问题仍处于加剧扩散期,制造、贩卖、滥用毒品问题严重,已成为全球性的社会顽疾。根据估计,2021年有6000万人使用阿片类药物,约占全球人口的1.2%。作为最致命的一类毒品,阿片类物质所致死亡人数占与毒品直接相关死亡人数的三分之二(大多数是过量使用)。据《2023年中国毒情形势报告》,截至2023年底,现有吸毒人员89.6万名,占全国人口总数的0.64‰,其中滥用海洛因人员30.5万名。虽然近年随着合成毒品滥用的快速增长,阿片类滥用有逐年下降的趋势,但还远未达到控制的程度;且近年来,阿片类药物的非医疗使用逐渐走入人们视线,如芬太尼在北美的流行、曲马多在中东和西南亚的流行以及我国查处曲马多滥用的增加;因此阿片类物质仍是目前危害我国民众身心健康的主要成瘾物质之一。

二、阿片类物质的药理作用

自1973年以来,学者们相继在脑内和脊髓内发现阿片受体的存在。这些受体分布在痛觉传导区以及与情绪和行为相关的区域,集中分布在脑室周围灰质、中脑边缘系统和脊髓罗氏胶质区等区域。阿片受体已知有μ、κ、δ、σ等多型,其中以μ受体与阿片类物质的镇痛和欣快作用关系最密切,在中枢神经系统分布也最广。后又发现体内有几种内源性阿片肽,如β-内啡肽(β-endorphin)、脑啡肽(enkephalin)、强啡肽(dynorphin),这些肽类均能与其特异的受体结合,发挥不同的生物效应。阿片受体的急性效应包括抑制腺苷酸环化酶、激活K^+传导、抑制Ca^{2+}传导和递质释放。阿片类物质具有镇痛、镇静作用,能抑制呼吸中枢、咳嗽中枢及胃肠蠕动,同时能兴奋呕吐中枢和缩瞳;其能作用于中脑边缘系统,产生强烈的快感。

阿片类物质可通过不同的途径给药,如口服、注射或吸入等。阿片类物质口服后以非脂溶性形式存在于胃内,由于胃内吸收延缓,因此大部分从肠道吸收。因为口服给药吸收不完全,所以口服阿片制剂的血药浓度一般只有同剂量注射给药的一半或更少。阿片类制剂以非脂溶性形式存在于血液中,这种形式的药物难以透过血脑屏障。但当吗啡被乙酰化成为海洛因后,则较易透过血脑屏障,这也许能解释静脉注射海洛因所体验到的瞬间快感比注射吗啡更为强烈这一现象。

阿片类物质可分布到机体的所有组织,也会通过胎盘影响胎儿。阿片类物质大部分由肝脏代谢,代谢较为迅速,平均代谢时间是4~5小时,故依赖者需要定期给药,否则会出现戒断症状。

三、戒断反应

由于所使用阿片类物质的剂量和种类、对中枢神经系统作用的程度、使用时间的长短、使用途径、停药的速度等不同,戒断症状强烈程度也不一致。短效药物(如吗啡、海洛因)一般在停药后 8～12 小时出现戒断症状,持续 7～10 天。长效药物(如美沙酮)戒断症状出现在停药后 1～3 天,性质与短效药物相似,极期在 3～8 天,症状持续数周。

戒断症状最初表现有打哈欠、流涕、流泪、寒战、出汗等,随后各种症状陆续出现。典型的戒断症状可分为两大类:①精神症状:意识障碍;注意力不集中;内感性不适;幻觉或错觉;妄想;记忆减退;判断力减退;情绪改变,如烦躁不安、焦虑、静坐不能、虚弱感、抑郁、易激惹、情感脆弱;精神运动性兴奋或抑制;不能忍受挫折或打击;睡眠障碍,如失眠;人格改变。②躯体症状或体征:寒战、体温升高;出汗、心率过速或过缓;手颤加重;流泪、流涕、打哈欠;瞳孔扩大或缩小;全身疼痛;恶心、呕吐、厌食,或食欲增加;腹痛、腹泻;粗大震颤或抽搐。

四、过量与中毒

当机体大量摄入阿片类物质超过耐受能力后,极易产生急性中毒。急性中毒大多源于意外,以静脉注射较为多见,一旦注射量超过个体耐受量或注入速度过快,可很快在体内达到中毒、致死浓度,立即出现中毒症状;常表现为三联症,即针尖样瞳孔、呼吸抑制及昏迷。中毒者表现为意识不清,可致深度昏迷;呼吸极慢;皮肤冰凉,体温下降,血压下降;瞳孔呈针尖样,同时对光反射消失、双眼球固定,当缺氧严重或合用其他药物中毒时,可出现瞳孔散大。

五、治疗

入院前要详细询问病史,特别是药物使用史和相关问题(如肝炎、结核、精神障碍、人格障碍等),以及心理社会史等。在躯体检查中要注意一般情况、注射痕迹、瘢痕、皮肤的各种感染、立毛肌竖起、瞳孔扩大、流泪、流涕等。在实验室检查方面,除完成常规检查,还应注意性病检查、HIV 检测、肝炎病毒检测等。

(一)急性中毒治疗

当患者被评估为阿片类物质使用过量或中毒时,应主要采取两方面的措施:一般治疗措施,包括清理和保持呼吸道通畅、有效供氧,建立静脉通道、及时给药和注意生命体征变化、对症支持治疗;阿片受体拮抗剂的使用,尽早、及时、足量和足疗程地使用拮抗剂——纳洛酮是抢救阿片类物质急性中毒的关键所在。纳洛酮是阿片类物质使用过量和中毒的首选药物,在抢救时并无固定剂量范围,主要依据用药后的拮抗效果和个体中毒症状的缓解程度,并结合生命体征改善情况而确定。纳洛酮可皮下注射、肌内注射或静脉注射,目前已有 FDA 批准的非处方纳洛酮鼻喷剂面世,望能扭转阿片类药物使用过量的情况。

(二)戒断症状治疗

急性戒断症状的治疗多以同类药物替代治疗为主,旨在有效控制戒断症状,为进一步的后续治疗奠定基础。稽延性戒断症状的治疗多为对症治疗,其主要作用在于防止复发。戒断症状轻者可不使用药物,仅对症处理。

1. **替代治疗**　替代治疗的理论基础是利用与滥用物质有相似作用的药物来替代,以减轻戒断症状的严重程度,使患者能较好地耐受;然后在一定的时间内将替代药物逐渐减少,最后停用。目前常用的阿片类物质的替代药物有美沙酮(methadone)和丁丙诺啡(buprenorphine),使用剂量视患者的情况而定。

(1)美沙酮替代递减治疗:其治疗原则为"控制症状、逐日递减、先快后慢、只减不加、停药坚决",首次剂量为 20～40mg/d(口服),4 小时后若症状控制不理想可酌情增加 5～10mg/d;稳定控制戒断症状后维持原剂量 1～2 天;逐日递减前日剂量的 20%,减至 5～10mg/d 时,改为每 1～3 天减 1mg,直至停药。

(2)丁丙诺啡替代递减治疗:丁丙诺啡是阿片 μ 受体的部分激动剂,镇痛作用是吗啡的 25～50

倍,非肠道及舌下给药有效,常用其舌下含片。依照患者使用阿片类药物的种类不同,可在末次使用阿片类物质后12~24小时开始使用,在患者出现早期或轻微戒断症状时开始给药效果更佳,用药最初的1~3天剂量应尽量充分。第一次给药剂量为1~6mg,首次用药2小时后,根据戒断症状控制的情况决定是否需要追加剂量,追加剂量为首剂的30%~60%。2~3天后可酌情逐渐减量,每天可减少20%~30%,直至停药。治疗周期为10~14天。

（3）复方丁丙诺啡/纳洛酮制剂替代递减治疗:此为复方制剂,加入纳洛酮的目的是防止静脉滥用。为避免促发戒断症状出现,只有当患者出现客观且明显的戒断体征时,才可使用本药,首次给药时间应该距末次使用阿片类物质至少6小时,包括诱导期与药物减量期两个阶段。首次剂量为4mg,根据患者情况可在2~4小时后再增加4mg,随后2~3天应逐步增加剂量到12~16mg/d,至少稳定治疗2天后进入减量期。减量停药时间为10~14天,如从8~16mg/d的稳定剂量,按照每2~3天减少2mg的速度逐渐递减直至停药。

2. 非替代治疗 包括中枢α2-肾上腺素受体激动剂(可乐定、洛非西定)和某些中药及中成药等非阿片类药物。临床上仅适用于轻至中度阿片类物质使用障碍者。

(三) 维持治疗

阿片类药物维持治疗,即长期应用作用机制相同的合法药物替代非法阿片类物质的滥用,防止患者复发或通过非法手段获取并使用非法物质。目前广泛使用的药物维持治疗方法主要包括美沙酮维持治疗、丁丙诺啡维持治疗及丁丙诺啡/纳洛酮复方制剂维持治疗。

(四) 社会心理干预

多数研究表明,心理社会干预能针对某些问题(如复发等)起到良好的治疗效果。

1. 动机强化治疗 动机强化治疗是采用一定的心理治疗策略帮助成瘾患者建立并增强治疗动机,做出改变自己物质滥用行为的治疗方式。适用于不愿意改变当前成瘾行为或对于行为改变处在犹豫不决阶段的物质依赖者。通过反馈、责任、建议、提供改变菜单、共情、增强自我效能感等步骤来帮助物质依赖者认识自己的问题,从而做出改变自己成瘾行为的决定。

2. 复吸预防 ①基于认知行为疗法,帮助患者提高自控能力以避免复吸。主要目的在于:改变导致适应不良行为的认知方式;改变导致吸毒的行为方式;帮助患者应对急性或慢性渴求;促进患者社会技能恢复、强化患者不吸毒行为。基本方法为:讨论对吸毒、戒毒的矛盾心理;找出诱发渴求、复吸的情绪及环境因素;找出应对内外不良刺激的方法、打破重新吸毒的恶性循环。②正念防复吸治疗(mindfulness-based relapse prevention,MBRP)将正念冥想和认知行为疗法相结合,通过提高患者对成瘾行为的触发因素、习惯性思维模式及自动化反应的自我意识,帮助患者摆脱习惯性思维模式及自动化行为反应。主要包括:正式的正念冥想练习,包括全身扫描、坐禅、想象式冥想和山式冥想、正念瑜伽等;非正式的正念冥想,包括日常生活中的正念冥想、应对策略(如呼吸技术、健康的生活方式等);家庭练习,包括每日追踪表、正念冥想练习、身体扫描等。

3. 团体治疗 团体治疗使患者有机会发现他们之间共同的问题、制定出切实可行的治疗方案;能促进他们相互理解,让他们学会如何正确表达自己的情感、意愿,使他们有机会共同交流戒毒成功的经验和失败的教训;也可以在治疗期间相互监督、相互支持,促进他们与医师保持接触,有助于预防复吸、促进康复。

4. 家庭治疗 家庭治疗强调修复人际间、家庭成员间的不良关系,因其是导致物质滥用、治疗后复吸的主要原因。有效的家庭治疗技术能打破患者的否认及其对治疗的阻抗,促进家庭成员间的感情交流。

第三节 ┃ 大　麻

大麻(hemp)是原产于印度的一年生桑科草本植物,在绝大部分热带和温带地区可以生长。大麻滥用在全球范围内非常普遍,随着医用大麻合法化的逐渐增加,未来使用大麻的人数也将呈现出逐年递增的趋势。四氢大麻酚(tetrahydrocannabinol,THC)是大麻中的主要精神活性成分,不同类型的大麻中四氢大麻酚含量也不相同,大麻烟中含量约为0.5%~5%,而大麻油中四氢大麻酚含量可以高达15%~50%。大麻中提取的化合物多达400多种,其中大约60种属于大麻酚类。四氢大麻酚的活性代谢产物为11-羟-四氢大麻酚,其在体内迅速被转化为共轭的11-去甲-9-羧基-四氢大麻酚。由于四氢大麻酚为脂溶性物质,因此对于长期慢性使用大麻的患者,可能会有大量代谢物质残留于脂肪组织中,导致停止使用大麻数周甚至数月后尿液检查仍然呈阳性。

一、使用大麻的效应

(一)精神效应

使用者吸食大麻后,其意识状态会发生改变,出现轻度的欣快、幸福感、放松感,对音乐的敏感性增强、时间和空间感觉变形、正常的感觉体验变得异常强烈,有些使用者会出现性欲增强。同时也会表现出认知功能障碍、短时记忆力受损、运动技巧和时间反应能力下降等症状。初次使用大麻者还会出现精神和情感上的不适反应,部分患者可能出现焦虑、紧张、恐惧等症状。少数大剂量使用者会出现谵妄和幻觉等症状。若使用者既往有长期使用史,在偶尔使用四氢大麻酚含量较高的大麻制剂后也会出现上述精神症状。

(二)心血管效应

使用大麻后对心血管系统的影响包括心率增加和血管扩张。对于健康的年轻个体,大麻的心血管效应通常不会导致严重的后果,但是对于具有不同程度的冠状动脉或脑血管疾病的个体,由于大麻可以增加儿茶酚胺水平和心脏负荷,因此更容易出现严重不良反应。

(三)精神运动效应和操作能力改变

使用大麻后个体的注意力、反应时间、短期记忆、协调能力、空间距离的判断能力都会受损,并导致操作能力受损。研究人员曾对自1994年来发表的相关文献进行总结,结果发现长期使用大麻、使用剂量逐渐递增并伴有饮酒行为的年轻男性更容易出现危险驾驶行为。

(四)致死毒性

大麻的水溶性比较低,因此除静脉注射外,一般在周围循环中很难达到致死量。迄今未发现有使用大麻致死的病例报告,这是大麻有别于其他滥用物质的方面。正因如此,人们常误认为大麻是一种安全、无不良反应的物质。而大麻所致危害在于破坏正常的生产和生活,并非中毒死亡。

(五)其他效应

大麻的其他效应还包括口干、结膜充血、眼压降低、手脚忽冷忽热、增进食欲和增加进食后的愉悦感等。

二、大麻成瘾的治疗

对于大麻滥用或者依赖患者,目前还没有公认的或经证实有效的短期或长期治疗药物。应针对患者具体情况,采用个体化的治疗措施。

(一)急性中毒处理

大麻过量使用所致急性中毒通常给予对症处理,包括止吐、止泻、静脉输液和大量饮水促进排泄等。同时监测生命体征,维持水电解质平衡。如出现呼吸抑制表现,应引起高度重视,严重时可以给予气管插管,或者呼吸机辅助呼吸。大麻的躯体戒断症状比较轻微,通常不需要特殊处理。

(二)抑郁、焦虑情绪处理

大麻戒断早期患者通常会表现比较明显的焦虑或者抑郁情绪,部分患者可能伴有睡眠障碍。对于伴有情绪障碍的患者可以使用5-羟色胺再摄取抑制剂(如舍曲林或西酞普兰)对症处理,药物剂量根据患者症状严重程度予以调整。睡眠障碍患者可以使用米氮平或者盐酸曲唑酮片帮助睡眠,由于个体对大麻成瘾后亦容易对苯二氮䓬类物质成瘾,因此不建议首选此类药物。

(三) 精神病性症状的处理

对于伴有兴奋躁动症状的患者可以使用氟哌啶醇 5～10mg,合并东莨菪碱 0.3mg 肌内注射,或者使用第二代抗精神病药针剂齐拉西酮注射,直至上述症状得到控制。若患者出现幻觉、妄想等精神病性症状可以使用抗精神病药奥氮平或喹硫平对症处理,使用剂量根据患者症状表现进行调整,直至稳定剂量。在幻觉、妄想消失后抗精神病药应逐渐停止使用。

(四) 大麻成瘾的心理行为治疗

到目前为止,尚无公认的针对大麻成瘾的药物治疗,因此心理治疗显得尤其重要。包括行为列联管理(contingency management)、动机强化治疗以及防复吸训练等心理行为治疗。根据患者所处阶段以及现有资源选取合适的干预方式。

第四节 ｜ 镇静催眠、抗焦虑药

镇静催眠药一般按上市时间及药理作用分类,可分为:①第一代镇静催眠药,即巴比妥类药物及其他经典镇静催眠药(包括水合氯醛和副醛)。目前已极少用于镇静催眠。②第二代镇静催眠药,即苯二氮䓬受体激动剂(benzodiazepine receptor agonist,BZRA),包括非选择性苯二氮䓬受体激动剂(non-selective benzodiazepine receptor agonist,nBZRA),如地西泮、阿普唑仑、奥沙西泮等;以及选择性苯二氮䓬受体激动剂(selective benzodiazepine receptor agonist,sBZRA),包括唑吡坦、扎来普隆、佐匹克隆和右佐匹克隆。③具有镇静催眠效应的其他类药物,如抗组胺药。本节重点介绍第二代镇静催眠药。

一、巴比妥类药物

巴比妥类(barbiturates)药物是较早的镇静催眠药,根据半衰期的长短分为超短效、短效、中效及长效巴比妥类药物。短效及中效巴比妥类药物主要包括司可巴比妥(secobarbital)和戊巴比妥(pentobarbital),临床上主要用于失眠。小剂量巴比妥类药物可抑制大脑皮质,产生镇静催眠作用;较大剂量可使感觉迟钝、活动减少引起困倦和嗜睡;中毒剂量可致昏迷乃至死亡。巴比妥类药物诱导的睡眠与正常睡眠的区别在于,巴比妥类药物能缩短快速眼动睡眠,故服药后做梦减少。长期用药者一旦减药或突然停药,会引起快速眼动睡眠反跳,出现多梦、噩梦频繁,严重干扰睡眠,患者只好再次服药而产生依赖。但随着苯二氮䓬类药物的问世,巴比妥类药物的处方锐减,已逐渐退出历史舞台。

二、非选择性苯二氮䓬受体激动剂

非选择性苯二氮䓬受体激动剂在临床上主要用于镇静催眠、抗焦虑、抗惊厥和肌肉松弛。临床常用的苯二氮䓬类药物(benzodiazepines,BZDs)包括地西泮、奥沙西泮、艾司唑仑、劳拉西泮、咪达唑仑、阿普唑仑和氯硝西泮等。从世界上第一个 BZDs 氯氮䓬(利眠宁)于 1960 年在全球范围引入临床,至1977 年,BZDs 已成为全球处方量最多的药物。由于这类药物安全性好,目前应用范围已远远超过巴比妥类药物。

(一) 药理作用

BZDs 是 BZD-γ-氨基丁酸 A 型受体(γ-aminobutyric acid A,GABAA)受体复合物的非选择性完全激动剂,其不直接激活 GABAA 受体,而是通过增强 GABA 与 GABAA 受体的效应起作用。BZDs 与 GABAA 受体相结合后,引起 GABAA 受体的构型发生改变,可显著增加 GABA 氯离子通道的开放强度,使得大量氯离子流入神经元,细胞膜超极化,进而使兴奋时的去极化更加困难,最终引起受 GABA 支配的中枢性神经元放电率降低,神经活动被抑制。故而 BZDs 能产生镇静、催眠、抗焦虑、抗惊厥(抗癫痫)以及肌肉松弛等作用。需要注意的是,一些短效 BZDs 在高剂量时可引起顺行性遗忘和分离(dissociation)状态。临床上常用的 BZDs 结构相似,但不同衍生物之间在适应证上各有侧重。

口服后,绝大多数 BZDs(除氯氮䓬外)能够在肠道被快速和完全吸收,生物利用度在 80%～100%,达峰时间从数十分钟至数小时不等。氯氮䓬在胃内被代谢为活性代谢产物后吸收。BZDs 的肠道吸收状况与药物的脂溶性和剂型有关。脂溶性较高的 BZDs 在肠道吸收更快,更易通过血脑屏障,临床起效更迅速。BZDs 肌内注射给药的吸收则比口服吸收慢,只有劳拉西泮和咪达唑仑在肌内注射后能很好地被吸收,但是静脉注射高效价 BZDs,可以立即起效,如咪达唑仑。

(二) 危害

BZDs 短期使用耐受性好、安全有效,常见的不良反应主要是困倦、镇静、肌力降低和共济失调。而长期使用则存在心理和生理的不良反应、耐受性增加、有效性降低,以及依赖和撤药(戒断)症状等。

BZDs 过量(中毒)的常见原因包括一次大剂量使用 BZDs(用于自杀);长期较大剂量服用 BZDs 在体内蓄积过量;严重肝、肾功能不全等导致药物在体内蓄积过量;与酒精或阿片类药物等混合使用。BZDs 过量会出现过度镇静、精神运动性抑制(口齿不清、定向力障碍、姿势失衡、步态不稳等)。单纯 BZDs 过量引起的呼吸抑制极少出现。在罕见的情况下,BZDs 可能产生一种特殊的、潜在的、致命的房室传导阻滞。而多药合用,尤其与其他具有呼吸系统或中枢神经系统抑制作用的药物(如酒精、阿片类药物、肌肉松弛药)合用可增加药物过量和猝死的风险。

(三) 治疗

BZDs 使用应严格掌握适应证,根据患者的疾病特点、躯体状况等来选择合适的药物,掌握短期、低剂量、间断给药的治疗原则。短期(2～4 周)使用时,BZDs 相对比较安全;然而一旦超出这一时间范围,其安全性仍有待确认。应严格遵循适应证,根据患者疾病特点及躯体状况等来选择合适的药物,从最低有效剂量开始治疗,规范治疗疗程,定期评估,按时撤药。间断给药是指每周服药 3～5 天,而不是连续每晚用药。需长期药物治疗的患者宜按需服药。BZDs 有成瘾性,因此在治疗过程中要定期评估,及早识别可能的成瘾患者。

即使是治疗剂量,在较长时间的使用后突然停药也会出现撤药症状(戒断症状)。因此在考虑停止 BZDs 治疗前,应向患者解释治疗计划,告知停药过程中可能出现的问题及注意事项,采用剂量递减法,根据患者的反应来调整减药速度。对于存在依赖的患者,建议使用固定剂量每周进行减量,如果是多种镇静催眠药合并使用则建议转换为 1 种镇静催眠药进行替代递减,通常推荐地西泮。推荐的撤药方法:起始剂量以在第一个 24 小时内患者能够耐受戒断症状的最低日总剂量为准,大约每周减少 50% 的起始剂量,继以每 2 周减少 10%～25%,直到停用。持续时间通常为 4～8 周。在减量过程中如出现戒断症状,可临时增加小剂量药物,待症状稳定后再减慢减量速度。

BZDs 过量(中毒)处理包括:①常规处理:保持呼吸道通畅、纠正缺氧,维持血压,对症支持治疗;②拮抗剂的使用:必要时使用拮抗剂氟马西尼、纳洛酮。

三、选择性苯二氮䓬受体激动剂

选择性苯二氮䓬受体激动剂(selective benzodiazepine receptor agonist,sBZRA)是一种相对较新的催眠药,包括唑吡坦(zolpidem)、佐匹克隆(zopiclone)和扎来普隆(zaleplon),因其英文的首字母均为"Z",故也称为"Z"类药物。它们选择性地与 GABAA 的 α_1 亚基结合产生镇静作用,与苯二氮䓬类药物相比,其起效速度快、副作用小。虽然如此,其长期或过量使用仍存在一定的成瘾风险。在存在非医疗性使用、滥用或依赖的情况下,使用较长时间后突然停药会出现戒断症状,应予以戒断治疗。目前尚无治疗"Z"类药物滥用和依赖的权威指南推荐,临床上可参照 BZDs 依赖的治疗措施。此外,临床上也有先将长效 BZDs(如地西泮、氯硝西泮)替代"Z"类药物,然后逐步减量 BZDs,试图增加患者依从性的撤药方法。

第五节 │ 中枢神经系统兴奋剂、致幻剂、吸入剂

一、中枢神经系统兴奋剂

中枢神经系统兴奋剂,或称精神兴奋剂(psychostimulants),是指主要通过增加单胺类神经递质活性而发挥主要效用的药物,主要包括可卡因和苯丙胺类兴奋剂。虽然我国可卡因滥用的情况远远低于西方国家,但目前非法毒品市场正在迅速转变,在一些区域甚至彻底转变,合成毒品日益成为主导。在我国,苯丙胺类物质已成为主要新增滥用物质,故本节主要讨论苯丙胺类物质的问题。

苯丙胺类兴奋剂(amphetamine-type stimulants,ATS)指苯丙胺及其同类化合物,包括苯丙胺(安非他明,amphetamine)、甲基苯丙胺(冰毒,methamphetamine)、亚甲二氧甲基苯丙胺(摇头丸,MDMA,ecstasy)、麻黄碱(ephedrine)、芬氟拉明(fenfluramine)、西布曲明(sibutramine)、哌甲酯(methylphenidate)、匹莫林(pemoline)、伪麻黄碱(pseudoephedrine)等。其中甲基苯丙胺是世界上最主要的非法制造的合成毒品,犯罪分子正试图采用新的合成技术、建立新的基地和使用不受管制的前体物来逃避执法和监管。尽管一些物质已经被批准医疗使用(如哌甲酯和匹莫林等用于治疗儿童多动症等),但本章主要关注它们非医疗、非法娱乐性使用的后果。

(一) 苯丙胺类兴奋剂的药理作用

ATS 具有强烈的中枢神经兴奋作用和致欣快作用。研究表明,它们大多主要作用于儿茶酚胺神经细胞的突触前膜,通过促进突触前膜内单胺类递质(如去甲肾上腺素、多巴胺和 5-羟色胺等)的释放、阻止递质再摄取、抑制单胺氧化酶的活性而发挥药理作用,而毒性作用在很大程度上可认为是药理学作用的加剧。

对于中枢神经系统来说,苯丙胺类药物是一种有效的兴奋剂。低剂量时,会使人警觉性增加,保持清醒,减轻疲劳感,抑制食欲,提升情绪,增加语言和言语活动,以及增加掌控感。中等剂量时,苯丙胺的其他效用包括刺激呼吸系统,出现轻微的震颤、躁动不安、运动增加、失眠及易激惹。随着苯丙胺使用剂量的增加,其效应伴随着焦虑症状的恶化或者再次产生,可能从躁动不安和非特异性焦虑症状发展为强迫行为、惊恐发作、偏执甚至偏执性精神障碍。长期使用可出现刻板性行为或类偏执型精神分裂症表现,包括妄想(被害妄想、关系妄想多见)、幻视或幻听(幻听多见)、敌对性和冲动性行为、躁狂-抑郁状态、人格和现实解体、认知功能损害、焦虑状态等,部分患者由于缺乏自知力还可出现明显的暴力、伤害和杀人犯罪倾向。

使用 ATS 后,使用者会很快出现头脑活跃、精力充沛、能力感增强,可体验到难以言表的快感,即所谓腾云驾雾感或全身电流传导般的快感;数小时后,使用者出现全身乏力、精神压抑、倦怠、沮丧,进入所谓的苯丙胺沮丧期。以上的正性和负性体验使得吸毒者陷入反复使用的恶性循环中,这也是形成精神依赖的重要原因之一。一般认为,ATS 较难产生躯体依赖而更容易产生精神依赖。

ATS 的毒性剂量差异很大,即使是低剂量也可能发生严重的中毒反应。而对苯丙胺耐受的群体可以耐受 400~500mg 的剂量,长期使用者可以耐受更大的剂量。ATS 的急性中毒表现为中枢神经系统和交感神经系统的兴奋症状。轻度中毒表现为瞳孔扩大、血压升高、脉搏加快、出汗、口渴、呼吸困难、震颤、反射亢进、头痛、兴奋躁动等症状;中度中毒出现精神错乱、谵妄、幻听、幻视、被害妄想等精神症状;重度中毒时出现心律失常、痉挛、循环衰竭、出血或凝血、高热、胸痛、昏迷甚至死亡。

(二) 治疗

入院前要详细询问病史,对患者进行全面的评估,包括意识状态、生命体征、精神症状和用药史等。ATS 滥用者在突然停吸后一般不会出现类似阿片类药物依赖者、酒精依赖者的严重躯体戒断症状,因此在药物上主要是针对急性中毒和精神障碍的对症治疗。

1. **急性中毒的治疗**　急性中毒患者常出现高热、代谢性酸中毒和肌痉挛症状,处理的原则是足

量补液,维持水电解质平衡,利尿从而促进排泄。恶性高热是骨骼肌代谢亢进所致,多数中毒者是由于恶性高热和高乳酸血症以及最终出现的循环衰竭或休克而死亡。降温措施可用物理降温(冰敷、醇浴),另外,肌肉松弛也是控制高体温的有效方法,可静脉缓注硫喷妥钠或用肌肉松弛剂琥珀胆碱,注意观察呼吸和肌肉松弛情况,必要时可重复。同时应畅通呼吸道、给氧、气管插管止痉,有条件者可行透析治疗。

2. 精神病性症状的治疗　ATS 滥用可在用药期间或用药后立即出现精神病性症状,长期使用也可出现类似偏执型精神分裂症的表现,表现为幻觉、妄想、意识障碍、伤人行为等症状,绝大部分患者停止吸食后症状会逐渐缓解、消失,一般不超过 1 个月,并在 6 个月内痊愈。

对于症状严重而持续者,可选用非经典抗精神病药,如奥氮平、喹硫平、利培酮等;另有大量的临床报告证实应用氟哌啶醇效果良好,因为氟哌啶醇为 D_2 受体阻断剂,能特异性阻断 ATS 的中枢神经系统作用,常用量为 2～5mg 肌内注射,视病情轻重调整剂量。地西泮等苯二氮䓬类药物也能起到良好的镇静作用。对于精神病性症状存续时间较短的患者,一般症状消失后不主张继续使用抗精神病药。

3. 戒断症状的治疗　目前尚无可推荐的替代药物。一般来说,如能保证充足的睡眠和营养,大部分症状可在几天后逐渐消失,不需要特殊处理。抑郁、焦虑、乏力等症状严重者可对症使用药物,其中抑郁症状明显者可使用选择性 5-羟色胺再摄取抑制剂等新型抗抑郁药或三环类抗抑郁药;焦虑症状明显者建议使用苯二氮䓬类药物,如口服劳拉西泮等;如焦虑症状持续存在,可给予丁螺环酮、坦度螺酮等非苯二氮䓬类药物。

4. 社会心理干预　包括动机强化治疗、防复吸干预等,详见前章。

二、致幻剂

致幻剂是一类作用于中枢神经系统的药物,这类药物会使人产生幻觉体验,并可能伴随认知和情绪的明显变化。根据结构、神经化学作用和心理作用的相似性,致幻剂可分为以下主要类别:抗胆碱类(东莨菪碱)、单胺类(儿茶酚胺类和吲哚类)、谷氨酰胺能 NMDA 受体拮抗剂(右美沙芬等)和 κ-阿片类受体激动剂(salvinorin A)。其中代表药物为单胺类的麦角酸二乙胺(LSD)和亚甲二氧甲基苯丙胺(MDMA)。与其他作用于中枢神经系统的药物不同的是,致幻剂中有许多是专门用来改变主观意识状态的,而不是为了直接的增强作用,因此其所产生的效应难以预测,常常取决于使用者自身的心理预期以及所处的环境。目前我国致幻剂滥用所占比例较小。

三、吸入剂

吸入剂是一种可吸入的、具有精神活性作用的挥发性物质,它们毒性强且具有致命性。虽然其他物质也可以以吸入的方式使用(如尼古丁、四氢大麻酚、可卡因、甲基苯丙胺),但是“吸入剂”主要用来特指一系列只能用吸入方式使用的物质,如三氯甲烷、丁烷、甲苯、氟碳化合物、氧化亚氮、乙醚和氟烷等。

近来氧化亚氮(“笑气”)的滥用逐渐递增,特别是在青少年群体中,在我国亦是如此。“笑气”滥用至少可以追溯到一百年前,当时它是作为全麻药物被用于医学领域,但当其被作为麻醉剂使用时,人们发现其有使人沉醉的作用。氧化亚氮被存储在用作装奶油发泡剂的小金属罐中,其主要致死原因是使人急性缺氧,这是由于吸入者肺部的氧气被氧化亚氮等气体置换,如果不及时供氧则会导致严重的缺氧和死亡。长期使用会致神经系统并发症(如周围神经病、脊髓病变等),可出现肢体麻木无力、共济失调等临床症状,这与氧化亚氮引起的维生素 B_{12} 的缺乏或失活有关。在治疗上需补充高剂量的维生素 B_{12},同时增补神经生长因子等,其他症状对症处理。

第六节 ｜ 酒　精

酒精使用障碍已经成为全球范围严重的公共卫生问题和社会问题。世界卫生组织(WHO)发表的《2018 全球酒精与健康报告》指出,全球每年有约 300 万人死于饮酒,占全部死亡人数的 5.3%;平均每 20 个死者中就有 1 人死于饮酒,而在饮酒相关的死亡人数中,男性占 3/4。报告显示,全球范围内目前饮酒人数呈现下降趋势,但中国却呈现相反趋势,中国人均酒精消耗量增加,戒酒率下降。中国人群的终身戒酒率由 2005 年的 50.9% 下降到 2016 年的 42.1%,6% 的男性和 1% 的女性居民死于酒精相关疾病。酒在传统的中国文化中有其独特的地位。随着人们生活水平的提高,购买力的增强,我国酒精类饮品的消耗量日益增加,同时与饮酒有关的负性后果也越来越突出,已成为亟待解决的重要问题。

一、酒精的吸收和代谢

酒精被吸收后,均匀地分布在所有体液和组织中,可以自由通过血脑屏障,所以当摄入的酒精到达大脑时,几乎立即就能穿过血脑屏障。孕妇饮酒时,酒精可以自由地通过胎盘屏障,很容易进入发育中的胎儿的大脑,胎儿血液中的酒精含量与其母亲体内的酒精含量基本相同。人体摄入的酒精大约有 95% 通过乙醇脱氢酶代谢,以二氧化碳和水的形式排出体外,其余 5% 则不发生变化,主要通过肺部排出,极少量的酒精通过尿液排出。胃排空速度增加(如空腹饮酒或存在减肥手术史)可减少酒精在胃内代谢时间,导致血液中酒精含量增加。饱腹饮酒可以延长酒精在胃中的时间,增加其与胃内乙醇脱氢酶的接触时间,降低血液中酒精浓度峰值水平。酒精代谢过程中需要一些酶及辅酶的参加,产生一些中间产物,如氢离子、嘌呤类物质等。因此,临床上我们常常可以见到在大量饮酒后出现的高乳酸血症、高尿酸症(痛风发作)。此外,长期大量饮酒使体内的脂肪氧化受阻,可造成大量的脂肪酸以及中性脂肪积蓄、堆积在肝脏内形成脂肪肝、高脂血症、动脉硬化等。大量酒精摄入能损害肝细胞,导致酒精性肝炎、肝硬化等。

二、酒精的药理作用和机制

酒精的基本药理作用是中枢神经系统的抑制,对中枢不同部位有不同的作用。一般来说,首先抑制皮质,然后抑制皮质下的结构,最后抑制脑干。急性醉酒后,首先损害的是前额叶功能,导致患者出现判断受损,常常做出冲动性决策和攻击行为,语言不清、不连贯等。大量饮酒则会作用于脑干,使患者觉醒度下降,甚至昏迷、死亡。

酒精对躯体的作用可分为急性及慢性作用。急性作用主要表现为急性消化道出血等。慢性作用指长年累月大量饮酒,引起各脏器的损害,表现为中枢及周围神经系统、肌肉、心脏、肝脏、消化道等受损。

三、酒精使用所致相关障碍

(一)急性酒精中毒(acute alcoholism)

患者一次大量饮酒后表现出自制力差、兴奋话多、言行轻佻、不加考虑等类似轻躁狂的兴奋期症状;随后出现言语零乱、步态不稳、困倦嗜睡等麻痹期症状。可伴有轻度意识障碍,但记忆力和定向力多保持完整,多数经数小时或睡眠后恢复正常。中毒症状的严重程度与血中酒精浓度有关,血中酒精浓度上升越快、浓度越高,症状就越严重,但存在一定的个体差异。

(二)酒精依赖(alcohol dependence)

长期饮酒后出现的特定饮酒模式。主要表现为特定饮酒方式、特征性的觅酒行为、耐受性增加、戒断症状、晨饮、对酒精的渴求、多次戒断屡戒屡败等。

(三)酒精戒断综合征(alcohol withdrawal symptom)

酒精依赖的患者在突然停止饮酒后出现的一系列心理和生理不适症状。可以表现为以下症状。

1. 单纯性酒精戒断反应 一般发生在断酒后 6～12 小时,开始有手抖、出汗、恶心,继之出现焦虑不安、无力等精神症状,患者有强烈的饮酒渴望。此时如果还没有饮酒,症状会逐渐增加,在断酒后24～36 小时,可见发热、心悸、唾液分泌增加、恶心呕吐等,体征上可有眼球震颤、瞳孔散大、血压升高等,戒断反应在 48～72 小时达到高峰,继之症状逐渐减轻,4～5 天后躯体反应基本消失。

2. 酒精性癫痫　有大约 30% 的患者在戒酒期间出现癫痫样痉挛发作,表现为意识丧失、四肢抽搐、两眼上翻、角弓反张、口吐白沫等,持续时间不定,一般在 5～15 分钟后意识恢复,称为酒精性癫痫,这种情况危急,存在生命危险,需要住院观察。

3. 酒精戒断性谵妄　严重的慢性酒精中毒患者,如果突然断酒,大概在断酒后 3～4 天,可出现震颤谵妄。表现为意识清晰度下降,定向力差,并伴有大量的知觉异常,如经常看见形象歪曲而恐怖的毒蛇猛兽、"妖魔鬼怪",患者极不安宁、情绪激越、大叫大喊。最重要的特征是全身肌肉伴有粗大的震颤,上述症状昼轻夜重。存在发热、大汗淋漓、心搏加快、血压升高等自主神经系统症状。并可以出现白细胞升高、脑电图异常、肝功能异常等。如果处理不当,患者常因高热、脱水、衰竭、感染、外伤而死亡,死亡率大概在 5%。

(四) 酒精所致精神病性障碍

1. 酒精性幻觉症　为慢性酒精依赖患者所出现的持久的精神病性障碍,也可能是酒精依赖者突然停饮后(一般在 48 小时后)出现的器质性幻觉,表现为在意识清晰状态下出现生动的、持续性的视听幻觉。

2. 酒精所致妄想　慢性酒精中毒或酒精依赖患者出现的关系妄想或其他不同类型的妄想,其中以嫉妒妄想多见,坚信配偶对自己不贞,与其他异性发生不正常关系。

3. 酒精所致人格障碍　与饮酒前比较,患者习惯的行为模式发生显著改变,尤其是情感、需要和冲动行为的变化,除具备长期饮酒史,还需要排除其他脑病或功能障碍的病史。

(五) 酒精所致神经系统障碍

1. 韦尼克(Wernicke)脑病　由维生素 B_1 缺乏所致,表现为眼球震颤、眼球外展不能和明显的意识障碍,伴定向力障碍、记忆障碍、震颤谵妄等。大量补充维生素 B_1 可使眼震症状很快消失,但记忆障碍的恢复较为困难。

2. 科尔萨科夫(Korsakoff)综合征　主要有记忆障碍、虚构、定向力障碍三大特征,患者甚至几乎完全丧失了近期的记忆,或对过去实际经历过的事情在其发生的时间、地点、情节上存在回忆的错误,张冠李戴。由于记忆损害,患者在被要求回忆往事时,为了摆脱困境,会以随意想出的内容来填补记忆的空白,称为虚构。

四、治疗

对酒精依赖和滥用进行药物治疗的理想目标包括:逆转酒精的急性药理作用;治疗和预防戒断症状和并发症;保持戒酒、防止复发或减少主动饮酒天数;治疗共病的精神障碍。

(一) 急性酒精中毒治疗

急性酒精中毒的救治原则基本上同其他中枢神经抑制剂中毒的救治,包括催吐、洗胃,生命体征的维持,加强代谢等一般性措施。轻度急性酒精中毒无须特殊治疗,一般采用卧床、休息、保暖、饮水、注意防止吸入性肺炎的处理原则。严重者可以采用中枢阿片受体拮抗剂纳洛酮治疗。重症酒精中毒昏迷、呼吸抑制、低血压休克可使用纳洛酮 0.4～0.8mg 静脉推注,必要时可 20 分钟重复一次。也可用纳洛酮 1.2～2.0mg 加入液体中持续静滴,可重复使用,直至患者清醒。

(二) 戒断症状的治疗

急性酒精戒断或戒酒的主要治疗目标是通过降低谷氨酸活性或增加 GABA 活性来阻止失控的兴奋。传统上这是通过使用苯二氮䓬类药物来实现的。当停止饮酒时,戒断症状会在几个小时内出现。使用长效的苯二氮䓬类药物可以预防或抑制戒断症状,使得戒断症状维持在一个足够低的水平,以使患者可以正常活动或者逐渐完全戒断。临床选用地西泮剂量一般为 10mg/次,3～4 次/天,首次剂量可加大,口服或者静脉给药。由于酒精依赖者的成瘾素质,应特别注意用药时间不宜超过 5～7 天,以免发生对苯二氮䓬类药物的依赖。如果在戒断后期有焦虑、睡眠障碍,可试用抗抑郁药或助眠药物对症处理。

在具体用药方法上,目前存在两种具体给药方案。一种为固定给药法(fixed-dose method),即在开始时根据患者的病史及症状表现,决定患者的治疗剂量及大致时间,然后制定相对固定的给药方案。另一种方法则不事先制定给药方案,而是依据定期对患者症状的评定,一旦症状严重,则临时对症给药,此种方法称为对症给药法(symptom-triggered method)。

酒精性幻觉、妄想症持续时间不长,用抗精神病药治疗有效,一般推荐使用新型抗精神病药(如喹硫平、奥氮平、利培酮等),应尽量与苯二氮䓬类药物联合使用,以达最佳效果。在幻觉、妄想被控制后可考虑逐渐减药,无须像治疗精神分裂症那样长期维持用药。

对于酒精戒断性癫痫的治疗,首选苯二氮䓬类药物。对于可能发生酒精戒断性癫痫的患者,要尽早给予苯二氮䓬类药物治疗。在用药前要将治疗的总体方案向患者解释清楚。根据国外的经验,患者戒断症状较重,或有出现酒精戒断性癫痫的风险,首次可给予2mg劳拉西泮或10mg地西泮口服。

(三)预防复发治疗

1. 戒酒硫 又称双硫醒、酒畏等,是20世纪90年代以前戒酒的主要药物,此类药物以戒酒硫(disulfiram)为代表,另还有柠檬酸氰氨化钙(calcium carbimide)及硝法唑(nitrefazol)等,呋喃唑酮也有类似作用。预先3~4天服用足够剂量的戒酒硫,可使人在饮酒后15~20分钟出现显著的体征或症状,如面部发热,不久出现潮红,血管扩张,头、颈部感到强烈的搏动,出现搏动性头痛;呼吸困难、恶心、呕吐、出汗、口渴、低血压、直立性晕厥、极度的不适、软弱无力,严重者可出现精神错乱和休克。敏感者仅仅7ml酒精即会引起症状,一旦出现反应,轻微者可持续30分钟,严重者可持续数个小时,症状消失后精疲力竭,深睡几小时可恢复。由于上述症状的不愉快感觉和身体反应使得嗜酒者见到酒后"望而却步",从而达到戒酒的目的。

2. 纳曲酮 动物实验表明,内源性阿片类物质在酒精依赖的强化作用中起一定作用,阿片受体拮抗剂纳曲酮能减少实验动物饮酒量。沃尔皮切利(Volpicelli)等进行了纳曲酮巩固治疗戒酒的双盲研究。其方法是在完成急性期脱毒治疗后,开始门诊的康复随访,第1个月要求每天日间来医院1次,第2~3个月则改为每周1次随访,纳曲酮的剂量是50mg/d。结果显示,研究组自评的渴求程度较对照组轻,总饮酒天数较少,研究组复发率是23%,而对照组的复发率是54%,在统计学上有显著意义。1994年,美国FDA已经批准此药用于治疗酒精依赖。研究发现阿片受体拮抗剂纳曲酮能减少实验动物饮酒量,在临床上,能减少酒依赖患者饮酒量和复发率,特别是当其与心理治疗联合起来使用时。纳曲酮应用剂量为25~50mg/d。

(四)心理社会干预

酒精成瘾原因复杂,不能靠任何单一手段解决所有的问题,因此心理社会干预也是帮助患者保持戒断状态的必要手段。目前常用的心理干预技术包括动机强化治疗、正念防复发治疗、认知行为疗法,以及其他常用的心理治疗技术,这些治疗技术都有利于帮助患者保持稳定情绪,降低复饮风险。

第七节 | 尼古丁

尼古丁是全球使用最广泛的三种精神活性物质之一,另外两种是咖啡因和酒精。尼古丁广泛的使用和公认的毒性使其受到极大的重视。我国是烟草大国,香烟产量是第二产烟大国美国的三倍。根据世界卫生组织统计,烟草每年使世界上400万人丧生,其中70%来自发展中国家。在今后25年里,此数字将上升至1 000万,成为全球最大的健康负担之一。而据《中国吸烟危害健康报告2020》统计,我国吸烟人数超过3亿,2018年中国15岁以上人群吸烟率为26.6%,其中男性吸烟率为50.5%。

一、尼古丁的药理作用

尼古丁(烟碱,nicotine)是烟草中主要的依赖性成分。研究证明,尼古丁依赖者通过改变吸烟量、频度、吸进呼吸道的深度等来维持体内尼古丁的水平。当依赖形成后突然戒断时,会出现唾液分泌增加、头痛、失眠、易激惹等戒断症状,使吸烟者难以摆脱尼古丁的控制。

尼古丁通过作用于脑内的尼古丁乙酰胆碱受体(nicotinic acetylcholine receptors,nAChRs)发挥生理及行为作用。nAChRs 位于细胞膜上,可作为阳离子(如 Na^+、K^+、Ca^{2+})的通道,尼古丁作用于nAChRs,使阳离子内流,导致神经细胞的兴奋性增加。在外周,尼古丁受体分布在肌肉和自主神经末梢上。

尼古丁同样可作用于中脑边缘系统,产生强化效应。小剂量尼古丁能兴奋肾上腺髓质,使其释放肾上腺素,并通过兴奋颈动脉体及主动脉化学感受器,反射性地引起呼吸兴奋、血压升高,增加心血管负担;大剂量尼古丁摄入则表现为神经节细胞先兴奋,而后迅速转为抑制。尼古丁对中枢神经系统的作用也同样是先兴奋后抑制。

二、相关危害

香烟的燃烟中所含的化学物质多达 4 000 种,其中在气相中含有近 20 种有害物质,存在致癌作用的有二甲基亚硝胺、二乙基亚硝胺、联氨、乙烯氯化物等,其他有害物质有氮氧化物(95% 为一氧化氮)、吡啶和一氧化碳(CO)等。粒相的有害物质达 30 余种,其中促癌物有芘、1- 甲基吲哚类、9- 甲基咔唑类等。

CO 对血红蛋白(Hb)的亲和性很强。吸烟会出现大量 COHb 而使心血管系统受累,尤其使运送氧的能力减弱,容易导致缺血性心脏病、心绞痛和呼吸困难。此外,吸烟还可能导致多种躯体疾病,主要包括呼吸道、消化道、心血管疾病、中枢神经系统疾病及各种癌症等。

三、尼古丁成瘾治疗

从群体的角度看,提高公众对吸烟危害的认识、制定法律限制烟草产品的各类广告(特别是针对青少年的广告)和各类推销活动、规范烟草工业的行为、提高烟税等都非常必要。

从个体的角度看,可以通过药物治疗、心理治疗、中医中药治疗等来减少烟草使用。

1. 药物治疗

(1)尼古丁替代疗法(NRT):NRT 药物通过向人体提供尼古丁以达到代替或部分代替从烟草中获得的尼古丁,从而减轻尼古丁戒断症状,如注意力不集中、焦虑、易怒、情绪低落等。市场上有 5 种不同类型的 NRT 产品(贴剂、口胶剂、喷鼻剂、吸入剂、舌下含片)以不同方式提供尼古丁,目前尚无证据表明彼此疗效上的差别。疗程应持续 8～12 周,而少数吸烟者可能需要治疗更长时间(5% 可能需要继续疗程长达一年)。心肌梗死后近期(2 周内)、严重心律失常、不稳定心绞痛患者慎用。

(2)安非他酮(缓释剂):安非他酮(缓释剂)是一种抗抑郁药,作用机制可能包括抑制多巴胺及去甲肾上腺素的重摄取以及阻断尼古丁乙酰胆碱受体。安非他酮是口服药,剂量为 150mg/d,至少在戒烟前 1 周开始服用,疗程为 7～12 周。不良反应有口干、易激惹、失眠、头痛和眩晕等。癫痫患者、厌食症或不正常食欲旺盛者、现服用含有安非他酮成分药物者或在近 14 天内服用过单胺氧化酶抑制剂者禁用。对于尼古丁严重依赖的吸烟者,联合应用 NRT 可使戒烟效果增加。安非他酮为处方药,长期(>5 个月)戒烟率为安慰剂组的两倍。

(3)伐尼克兰:伐尼克兰是一种新型非尼古丁戒烟药物,伐尼克兰对神经元中 $\alpha_4\beta_2$ 尼古丁乙酰胆碱受体具有高度亲和力及选择性,是尼古丁乙酰胆碱受体的部分激动剂,同时具有激动及拮抗的双重调节作用。伐尼克兰与受体高亲和力结合发挥激动剂的作用,刺激受体释放多巴胺,有助于缓解停止吸烟后对烟草的渴求和各种戒断症状;同时,它的拮抗特性可以阻止尼古丁与受体的结合,减少吸烟的快感,降低对吸烟的期待,从而减少复吸的可能性。伐尼克兰有 0.5mg 和 1mg 两种剂型,在戒烟日之前 1～2 周开始治疗,疗程 12 周,也可以在治疗 12 周后再考虑减量。FDA 推荐的伐尼克兰使用剂量为 1mg,每天 2 次。伐尼克兰常见的不良反应为消化道症状和神经系统症状,恶心最常见,但大多数为轻至中度反应,只有 3% 的患者因恶心而停止治疗,大多数的患者均可耐受使用。最近有报告伐尼克兰可能导致抑郁等精神问题,但尚没有建立两者之间的因果关系。由于伐尼克兰几乎以原形药物经尿液排泄出人体,因此在严重肾功能不全的患者(肌酐清除率<30mg/min)应慎重使用。伐尼克兰为处方药,由于它有部分的尼古丁拮抗作用,因此不推荐与 NRT 药物联合使用。

（4）可乐定:可乐定为 α_2 受体激动剂,可以有效对抗去甲肾上腺素的兴奋,从而抑制或缓解戒断症状的出现,多用于阿片类药物脱毒治疗。多项研究表明,同安慰剂相比,可乐定可以明显减轻戒烟后出现的焦虑不安、紧张、烦躁、吸烟渴求等症状。

可乐定的主要不良反应为眩晕、口渴、思睡等,约有 7% 的服药者因忍受不了戒断症状而停药。有研究显示,可乐定还有降血压的作用,此作用限制了它的使用,一般只用于症状较重的尼古丁依赖者。

（5）疫苗疗法:尼古丁疫苗是一种新颖的方法。尼古丁本身是一种非免疫原性分子,必须偶联(附着)在蛋白质载体上才能产生抗体。其原理是,尼古丁一旦与抗体结合,就无法穿过血脑屏障。这减少了它的奖赏作用,应该有助于戒断。但是疫苗并不能减少对药物的渴求,它只会阻止药物进入大脑。

2. 心理治疗　旨在戒烟治疗的心理干预主要包括心理教育干预、行为技巧训练和认知行为干预。

心理教育干预的内容包括对吸烟与健康关系的认识,了解戒烟策略和保持戒烟过程中可能遇到的问题,以及有关上述议题的集体讨论。行为技巧训练包括学会在吸烟场所的自我监控、学习时常回想拒绝吸烟的方法和技巧并随时提醒自己放松等方法。认知行为干预包括改变对于吸烟及戒烟的认识,改变对于与吸烟有关的生理状态和情绪体验的认识。在实际操作中上述三种干预内容往往同时进行。

3. 中医中药治疗　祖国医学中,中草药、针灸、气功等在戒烟治疗中应用很广。

中药在戒烟方面的应用有很多人进行过尝试,但目前尚缺乏可缓解或消除戒断症状类型的制剂。诸如戒烟片、戒烟茶、戒烟酒等制剂中多含有鱼腥草、薄荷等。鱼腥草具有鱼腥味,服用后会使人产生恶心的感觉,从而形成一种恶性刺激,也可视为厌恶疗法的另一手段。

针灸治疗多采用耳针,可选用"神门""肾""肺""交感"等穴位。针刺这些穴位,可减少戒烟过程中出现的渴求、坐立不安、焦虑和体重增加等症状。目前已有电针仪、电刺激仪、激光穴位治疗仪等,可替代传统的针灸,操作更为方便。

此外,运用气功、太极拳和穴位按摩等也可达到缓解紧张、焦虑情绪和克服戒断症状的目的,如在治疗和康复过程中配合其他治疗可起到较好的疗效。

第八节 ｜ 咖啡因

咖啡因是世界上使用最广泛的精神活性物质之一。在美国,80% 以上的成年人每天都使用咖啡因,而中国近年来咖啡使用的人数也越来越多,2021 年中国咖啡行业市场规模较 2020 年增长 27.2%;从人群来看,女性消费金额占比 65%,以 25~40 岁年龄段的职业女性为主。

一、咖啡因的药理作用

咖啡因属于黄嘌呤类物质,可刺激中枢神经系统产生欣快、兴奋,也作用于肾脏产生利尿作用,还可以兴奋心肌、松弛平滑肌等。咖啡因通过口服可以迅速、完全吸收。口服 15~20 分钟后,咖啡因在血液中含量达峰,45 分钟后 99% 的咖啡因会被吸收。咖啡因可溶于水和油,因此它可均匀地分布在全身(包括大脑)。

二、相关危害

咖啡因最令人担忧的副作用可能是它对睡眠的影响,虽然咖啡因可以减少疲劳,提高注意力,但它会干扰睡眠。即使在白天和睡前服用咖啡因,也可能会影响睡眠时长和质量,并导致觉醒次数增多。与年轻人相比,中年人通常对高剂量咖啡因所致睡眠时间和质量的影响更敏感。

大量饮用咖啡(每天 1.5g 以上咖啡因)可能导致咖啡因中毒。中枢神经系统症状包括焦虑增加、躁动、失眠以及情绪变化。其他症状包括心动过速、高血压、心律失常和胃肠道功能紊乱。

长期使用咖啡因,即使每天常规剂量低至 100mg,也会养成习惯,产生耐受性,停用可能会产生轻度戒断症状。个体可能对咖啡因的几种作用产生耐受性,包括利尿、血压升高、睡眠障碍和其他生理反应,以及主观感受。750~1 200mg 的高剂量咖啡因更有可能导致个体产生耐受性。

大量饮用咖啡的人在戒断时会出现头痛(最常见症状)、困倦、疲劳、情绪欠佳、注意力难以集中,以及对咖啡因渴求等。戒断症状通常缓慢产生,1~2 天后达到高峰,然后在几天内消失。再次服用咖啡因能迅速缓解戒断症状。

第九节 ｜成瘾行为所致障碍

一、赌博障碍

赌博是指参与以赢钱为目的,由机会决定其结局的游戏或类似游戏的活动。赌博障碍(gambling disorder)是一种持续或反复的赌博行为模式,它不仅是一种简单的不良行为,还是一种持续性和复发性的脑病。

(一)赌博障碍危害

赌博障碍作为一种严重的公共卫生问题日益被广泛关注,普通人群的终生患病率约为 0.2%~2.0%,可带来严重的个人和社会不良后果。赌博者本人的生活往往受控于赌博行为,包括试图弥补以前损失,以及渴求下一次赌博。赌博障碍不仅给患者家庭带来巨额的经济负担,同时也使其无法维持正常的工作与生活,甚至走上自杀或者违法犯罪的道路。这一疾病将带来严重的个人和社会不良后果。

(二)赌博障碍诊断

根据 ICD-11 诊断标准,赌博障碍表现为持续而反复的赌博行为模式,包括在线的(即互联网上进行的)或线下的,同时有以下表现:①控制赌博行为的能力受损(例如,对开始赌博、赌博频率、赌博强度、赌博持续时间、结束赌博、赌博行为的背景失去控制);②赌博在生活中的优先程度不断增加,超出其他的兴趣或日常活动;③虽然已出现负面后果,但赌博行为仍持续或不断升级。这种行为模式必须足够严重,导致个人、家庭、社交、学业、职业或其他重要领域功能的显著损害。赌博行为模式可以是持续性的、发作性的或反复性的。诊断赌博障碍,要求存在明显的赌博行为及其他相关特征,并且持续了一段时间(至少 12 个月)。如果在满足所有其他诊断需求的基础上症状十分严重,则持续时间的需求可适当放宽。

赌博障碍应与打赌、躁狂患者的过度赌博、人格障碍以及精神活性物质滥用伴发赌博行为等疾病相鉴别。

(三)赌博障碍治疗

迄今为止,尚未有针对赌博障碍的治疗指南。考虑到赌博障碍和其他成瘾性疾病的相似性,多项临床研究试验关注 FDA 批准的用于物质滥用的治疗方法,包括阿片受体拮抗剂、心境稳定剂、抗抑郁药、谷氨酸能药物,以及各种心理治疗(包括认知行为疗法、厌恶治疗、动机强化治疗等)。

二、游戏障碍

游戏障碍（gaming disorder，GD）是一种行为成瘾，好发于亚洲、青少年、男性群体，全球的发病率为 3%～8%，我国为 4.7%～6.0%，是全球性的公共卫生问题。近年来 GD 发病率明显增长，问题也日益凸显，导致了躯体和精神行为异常、认知功能下降以及一系列社会问题，给个人、家庭以及整个社会都造成了严重的负担，特别是青少年，对其学习、生活与社会功能均造成了严重影响。

（一）游戏障碍危害

沉溺于游戏一般会伴随着长时间的连续上网，而正常社交、学习和工作时间减少，不仅对个人的身体造成危害，还会引起许多精神心理问题。这往往会造成个体对现实刺激缺乏相应的情感反应、对亲友冷淡、对周围日常事物失去兴趣、家庭关系紧张、不能正常地学习和工作等，这些影响对正处在生长发育期的青少年尤为严重。此外，游戏成瘾还可能诱发青少年犯罪，游戏应用往往不是免费的，很多时候进行游戏都需要大量的金钱付出。如果通过正常渠道无法满足青少年上网的金钱需要，就可能诱发他们采取非法的手段获取上网需要的费用。

（二）游戏障碍心理特征

1. **渴求增加** 奖赏系统在成瘾的形成和维持中发挥着重要作用。大量研究发现，游戏成瘾与传统成瘾个体在奖赏系统上表现出极高的一致性，主要表现出渴求增加、耐受性增强、戒断反应等临床特征。研究发现，组成奖赏系统的大多数脑区（如纹状体、杏仁核、腹侧被盖区等）都在游戏成瘾个体上表现出高激活特征。游戏所带来的快感会增强个体玩网络游戏的欲望，进而驱动个体发展到成瘾状态。

2. **冲动控制能力下降** 成瘾的核心要素是对自身冲动控制能力的降低。有效的冲动控制能力会促使个体抑制自身的游戏冲动，制止过度的游戏行为，进而达到远离游戏的结果。但大量研究发现，游戏成瘾个体表现出行为控制能力受损的特征，这与对传统物质成瘾的研究结果一样。游戏成瘾个体无法对游戏行为产生足够的控制力，他们容易被游戏所吸引，沉溺其中无法自拔。而游戏产生的快感会进一步削弱游戏成瘾者对自身行为的控制能力，然后去进一步追求网络所带来的快感，最终形成一种恶性循环。

3. **决策能力受损** 决策过程是一个权衡利弊的过程。人们通常认为，如果让游戏成瘾者注意到自身游戏行为所带来的巨大危害会帮助其走出困境，但是往往并非如此，他们不会去考虑过度沉溺游戏带来的负面影响，部分原因在于游戏成瘾者决策能力受损。在做决策时，他们不能很好地考虑现有的条件和结果，进而权衡利弊做出选择。他们在行为上表现出宁愿选择当前即刻能够满足的短暂快感，也不愿为长远的大的收益而等待。对游戏成瘾者来说，游戏行为可以迅速给他们带来快感和满足；相反，他们通常不选择为学业成绩、人际关系、事业发展等长远目标而努力。

（三）游戏障碍治疗

由于游戏障碍的个体已经无法有效控制自己的过度游戏行为，因此，专业的干预与治疗是非常必要的。但目前尚未有较为公认的针对游戏障碍的干预措施。因此，不同的研究者从各自专业角度出发，提出了不同的干预措施和干预流程。综合当前的大量研究，对游戏成瘾的干预手段和策略主要包括药物疗法、心理疗法以及综合治疗策略。

（赵　敏）

第十六章 | 冲动控制障碍、破坏性行为或去社会障碍

本章数字资源

本章思维导图

本章包括情绪和行为自我控制问题所导致的个体与社会规范和权威人物产生剧烈冲突和/或侵犯他人权益的精神心理疾病，具体内容涵盖了 ICD-11 第六章中的两节内容，即冲动控制障碍与破坏性行为或去社会障碍。在 DSM-5 中表述为破坏性、冲动控制及品行障碍一节。本章中描述的精神心理障碍常造成个人、家庭、学业（职业）和法律的困境，与法律问题密切相关，常涉及精神疾病司法鉴定，特别是刑事责任能力的认定问题。

第一节 | 冲动控制障碍

冲动控制障碍（impulse control disorder）的特征是反复地、无法控制地实施某种行为的冲动，行为的实施至少在短期内对个人有益，但长期来看对个人及他人均有损害或明显困扰等不良后果，或对个人、家庭、社交、教育、职业或其他重要功能领域有明显损害，主要涉及纵火、偷窃、性行为和暴怒等一系列特定行为，相应的临床类型包括纵火狂、偷窃狂、强迫性性行为障碍、间歇性暴怒障碍等。冲动控制障碍在 ICD-10 第 F 章中的相应表述为"习惯与冲动障碍"，包括病理性赌博、病理性纵火（纵火狂）、病理性偷窃（偷窃狂）、拔发狂等，其中病理性赌博归类于 ICD-11 中"成瘾行为所致障碍"中的"赌博障碍"，拔发狂归类于 ICD-11 中"以身体为中心的重复行为障碍"中的拔毛癖（拔毛障碍）。本节主要介绍 ICD-11 "冲动控制障碍"中的纵火狂、偷窃狂、强迫性性行为障碍和间歇性暴怒障碍。

一、纵火狂

纵火狂（pyromania）的特征是在没有明确动机的情况下，反复出现无法控制的强烈纵火冲动，导致多次纵火或企图纵火烧毁财物或其他物品。纵火者对燃火及相关场景存在持续的迷恋或专注。纵火前有逐渐增强的紧张感，纵火后有轻松愉悦、兴奋、释放或满足感。

纵火狂的人群患病率尚不清楚。纵火狂作为主要诊断在临床上比较少见。在反复纵火、达到犯罪程度的人群样本中，只有 3.3% 符合纵火狂的诊断标准。纵火狂通常见于男性，特别是那些社交技能差、学习困难的男性。

纵火狂的病因和发病机制不明。有学者强调成人纵火狂多数在儿童期有纵火史或偷窃、逃学、攻击行为等。有学者认为纵火狂多发生在家庭破裂、学习成绩差或边缘智力者。精神分析学派把纵火理解为一种无意识性活动的象征，是取得性满足的一种代替，火焰和温度可唤起类似于性兴奋的感觉。

纵火狂临床表现为多次故意地、有目的地纵火。纵火狂者反复出现不能克制的强烈的纵火欲望，对纵火和焚烧场面有强烈兴趣、迷恋和好奇。纵火前有逐渐增强的紧张感，纵火后有轻松愉悦、兴奋、释放或满足感。纵火仅仅是为了获得心理上的满足。纵火前常进行周密的准备。纵火事件阵发，频率有起伏变化。纵火并非由精神症状驱使或由其他明确动机所引发。个别人纵火时可产生特殊的性快感或伴手淫射精，称为色情纵火狂。

纵火狂的诊断要点包括：①反复纵火，没有任何明显的动机（如得到金钱、报复、宣泄愤怒或复仇、表达社会政治观点、隐瞒犯罪活动等）；②对观看燃火有强烈的兴趣；③纵火前有不断增强的紧张感，纵火后有强烈的兴奋；④纵火行为不能用智力障碍、另一种精神和行为障碍或物质中毒来更好地解释。

纵火狂应与下列情况相鉴别：①无精神障碍表现的故意纵火，该种情况下有明显的纵火动机。

②有品行障碍的青少年纵火,该种情况下同时伴有其他品行障碍的证据,如偷窃、攻击或逃学等。③有人格障碍的成年人纵火,该种情况下伴有其他持久的社会行为紊乱的证据,如攻击、对他人利益和感情缺乏关心等。④精神分裂症患者纵火应是对妄想或命令性幻听的反应。⑤器质性精神障碍患者纵火应是由于意识模糊、记忆力减退、对行为后果缺乏认识或多种因素综合影响而意外发生。⑥痴呆、意识障碍、急性醉酒、慢性酒精依赖或其他药物中毒也可导致非故意的纵火,应具体情况具体分析。上述情况不应诊断为纵火狂。

纵火狂的治疗尚没有特效措施,通常在全面分析纵火原因、诱因、不良后果等基础上采取综合性个体化治疗措施,包括认知治疗、行为治疗和药物治疗等。认知治疗可着重于改善患者的不良人际社会关系;行为治疗可选择厌恶疗法与系统脱敏疗法;精神药物(如 SSRIs、心境稳定剂等)治疗可尝试用于纵火狂的治疗以及合并精神心理障碍的治疗。

成人纵火狂患者常缺乏治疗动机,难以及时接受治疗,疗效常不满意。有学者认为监禁也许是防止患者反复纵火的唯一有效方法。目前强调在实施监控措施或封闭管理的基础上,依据具体情况选择上述治疗措施。鉴于成人纵火狂的治疗十分困难,应重视纵火狂的预防。患者的纵火行为常开始于儿童时期,若对儿童纵火行为及时积极干预,多可完全缓解,很少迁延至成年或发展为纵火狂患者。

二、偷窃狂

偷窃狂(kleptomania)的特征是在没有明确动机的情况下,反复出现无法控制的强烈偷窃冲动,导致多次偷窃行为。偷窃前有逐渐增强的紧张感,偷窃后有轻松愉悦、兴奋、释放或满足感。

偷窃狂临床上比较少见,普通人群患病率约为 0.3%～0.6%,在被捕的商店行窃者中约有 4%～24% 有偷窃狂。偷窃狂中女性多于男性,比例为 3∶1。偷窃狂的起病年龄通常从青春期起始,也可从儿童期或成年早期起始。

偷窃狂患者偷窃冲动的产生常有一定诱因,如压力大、焦虑、无聊、悲伤等。患者一级亲属中偷窃狂发生率较高,提示遗传因素在发病中的作用。偷窃狂患者前额叶皮质功能及皮质抑制功能较差,存在高冲动和感觉寻求的人格特质。病例报告显示偷窃狂的发生与脑炎、蛛网膜下腔出血、额叶肿瘤和头部外伤等器质性原因相关。神经生化研究显示与行为成瘾有关的神经递质传导通路(5-羟色胺、多巴胺、阿片肽系统等)在偷窃狂中也起到了作用。

偷窃狂临床表现为无法抵抗的、反复的偷窃冲动与偷窃行为。偷窃狂患者反复出现不能克制的强烈的偷窃冲动,偷窃前有逐渐增强的紧张感,偷窃后有轻松愉悦、兴奋、释放或满足感,体现出明显的“紧张与释放”特征。偷窃狂患者常单独偷窃,没有同伙,能意识到偷窃行为是错误的和没有意义的,也害怕被捕,经常感到抑郁或偷窃所带来的内疚,但抵抗偷窃冲动的努力总是失败。尽管在可能立即被捕情景下(如在警察视线内)不会偷窃,但通常不会事前策划偷窃或充分考虑被捕概率。所偷物品常为日常生活用品,并不值钱,自身也不需要,个体完全有能力支付。通常所偷并非钱财。偷窃地点大部分是从商店偷,也有从亲戚、朋友、工作处偷。偷窃物品可保留、囤积、送人、归还或丢弃。

偷窃狂的诊断要点包括:①反复偷窃,没有任何明显的动机(如所获物品不是为了个人使用或金钱利益)。②偷窃前有不断增强的紧张感,偷窃后有满足感。③偷窃单独进行,没有同伙。④偷窃间歇期可出现焦虑、沮丧及内疚,但并不会阻止其重复偷窃。⑤偷窃行为不能用智力障碍、另一种精神和行为障碍或物质中毒来更好地解释。

偷窃狂应与下列情况相鉴别:①无精神障碍表现的反复商店偷窃,偷窃时计划周密,有明显个人获利动机。②器质性精神障碍患者由于记忆减退和智能减退等可能反复不为商品付款。③抑郁障碍患者偷窃可能是为了被抓现行而获取处罚等。④在去社会品行障碍或躁狂发作情况下的偷窃行为则不应单独诊断偷窃狂。

偷窃狂的治疗尚没有特效措施,通常在全面分析偷窃原因、诱因、不良后果等基础上采取综合性个体化治疗措施,包括认知治疗、行为治疗和药物治疗等。认知治疗可着重于改善患者的不良人际社会关系;行为治疗可选择厌恶疗法与系统脱敏疗法;精神药物(如 SSRIs、锂盐、丙戊酸盐、纳曲酮等)主要用于偷窃狂合并的精神心理障碍的治疗。

三、强迫性性行为障碍

强迫性性行为障碍(compulsive sexual behaviour disorder)的特征是持久、强烈、无法控制、重复的性幻想、性冲动或性行为,其成为生活的中心和焦点,患者忽视个体健康或其他兴趣、活动和责任,减少重复性行为的努力总归失败,引起显著痛苦或导致个人、家庭、社会、教育、职业或其他重要功能领域的明显损害。

强迫性性行为障碍的流行病学资料匮乏。多发于男性,男女之比为 4:1,其中 80% 的患者同时具有酗酒、赌博等其他行为问题。其发生与生物学、心理学、社会学因素密切相关,如可能的性腺与性激素异常、儿童期受虐、缺乏亲密家庭关系、婚外恋、心理压力过大、色情书刊和影视的诱惑等。

强迫性性行为障碍患者表现出异于常人的性欲望亢进,出现强烈、强迫性、连续或周期性的性幻想、性冲动或性行为。不但性行为要求强烈,性反应也超常性地迅速、容易和强烈,拥抱、接吻、轻触即能产生强烈的性高潮。患者终日沉溺于性爱中,频率和强度明显超出常态,难以自拔。若得不到性满足就会焦虑不安、痛苦不堪,甚至出现头昏、四肢无力、发呆、浑身难受、失眠等表现。患者整日追逐异性,想入非非,花费大量时间寻求性活动,也常尝试停止寻求性活动,但最终无法控制,呈现出欲罢不能的性行为模式。该种性行为模式一般持续较长时间,通常为 6 个月或更长时间。尽管患者在寻求性活动之后又自责和悔恨,但不足以阻止下次再次寻求性活动。在应激期间或愤怒、焦虑、烦躁不安、抑郁时,患者更易寻求性活动。最终可影响患者的社交、职业或婚姻生活。

强迫性性行为障碍的诊断参照 ICD-11 中的核心(必要)特征。诊断时应充分考虑与正常状态(较大的个体差异)的鉴别。

强迫性性行为障碍的治疗,首先应寻找可能的生物学病因,如果是内分泌疾病引起,则应及时予以治疗。若与心理压力过大有关,则宜采用健康方式(如体育运动和文娱活动等)减压,来替代痴迷于性活动的减压方式。若与家庭亲密关系或人际关系有关,则应重建与伴侣的亲密关系与和谐的人际关系。若痴迷于网络性爱者,需要同时戒除网瘾。若由精神心理障碍所致,则应及时求助于精神专科医师,积极治疗焦虑、强迫等心理问题,继而减少强迫性性行为。具体实现性行为适度自控的行为策略有:制定具体的改变时间表、逐步减少性伴侣、延长间歇时间等,直到恢复适度的性行为。总之,强迫性性行为障碍患者的康复并不是禁欲,而是让其重拾健康的性行为。

四、间歇性暴怒障碍

间歇性暴怒障碍(intermittent explosive disorder)的特征是反复出现短暂的、无法控制的言语或躯体攻击或破坏财产的冲动和行为,冲动性攻击暴发的强度或程度明显与被挑衅或诱发的心理社会应激源不成比例,足以导致个人、家庭、社会、教育、职业或其他重要功能领域的严重损害。

间歇性暴怒障碍在美国人群中的终生患病率高达 7%,年患病率约为 2.7%(狭义)。多发于年轻男性,男性的患病率高于女性(比值比为 1.4~2.3),年轻个体(40 岁及以下)中更常见。多数受教育程度相对较低(高中学历以下)。

儿童青少年时期有躯体和情感创伤史的个体罹患间歇性暴怒障碍的风险更高。罹患间歇性暴怒障碍个体的一级亲属中该病罹患风险增加,双生子研究也证明冲动型攻击有显著的遗传影响。神经生物学研究显示间歇性暴怒障碍个体整个大脑或大脑边缘系统(前扣带回)和眶额叶皮质存在 5-羟色胺的异常。在功能磁共振成像扫描中间歇性暴怒障碍个体的杏仁核对愤怒刺激的反应更强烈。

间歇性暴怒障碍临床表现为反复、短暂、冲动性的攻击行为暴发,包括言语攻击、躯体攻击或财产破坏。患者常在很轻微的激惹或几乎没有被激惹的情况下突然做出攻击行为,如面对朋友的即兴评论、与路人的偶然碰撞等,迅速发生言语攻击或肢体冲突,冲突场面会迅速升级,最终完全失控。攻击行为暴发持续时间通常少于 30 分钟,多以个体表达悔意或缴纳保释金来收场。攻击行为暴发无计划性、无目标性,是对激惹物的过度反应。有时冲动性攻击行为发生前可有震颤、胸闷、紧张或兴奋等先兆,暴发后常有疲劳、后悔、自责、内疚、羞愧或抑郁体验。

间歇性暴怒障碍的诊断要点包括:反复、短暂、冲动性的攻击行为暴发;暴发强度或攻击性程度明显与被挑衅或心理社会应激源不成比例;暴发频率和程度超出与其年龄及发育水平相符的正常范围;暴发是非预谋的或没有其他获益;超过 3 个月的持续的攻击行为模式;暴发足以导致个人、家庭、社会、教育、职业或其他重要功能领域的严重损害;暴发不能用其他精神障碍、躯体疾病、物质使用等更好地解释,也不是慢性愤怒和易激惹模式的一部分(如对立违抗性障碍)。

间歇性暴怒障碍应与下列情况相鉴别:①对立违抗性障碍:对立违抗性障碍通常表现为发脾气并与权威人士口头争辩,一般不存在明显的言语攻击或躯体性攻击。②破坏性心境失调障碍:破坏性心境失调障碍在冲动性攻击暴发之前特征性地表现为持续性的负性心境(易激惹或愤怒),诊断的年龄为 6~18 岁;两者的诊断不能共存。③去社会品行障碍:去社会品行障碍具有更为普遍的去社会特征(如违反规则、撒谎、盗窃),其攻击行为往往是有预谋的和获益性的。④反社会型人格障碍或边缘型人格障碍:该两型人格障碍个体的冲动性攻击水平低于有间歇性暴怒障碍的个体。⑤注意缺陷多动障碍:注意缺陷多动障碍表现为持续性的、普遍存在的行为冲动,另外还具有注意缺陷、多动、学习障碍等特征。⑥适应障碍:当冲动性攻击暴发出现在适应障碍的背景下,特别是出现在 6~18 岁的儿童青少年中时,不应诊断为间歇性暴怒障碍。

间歇性暴怒障碍的治疗应早发现、早干预、防止恶化。目前尚缺乏特效干预方法。通常采用心理干预与药物治疗为主的综合性个体化干预方法。心理干预的同时根据症状选择必要的药物,如抗惊厥药和抗抑郁药,有循证医学证据显示奥卡西平和氟西汀有效。

第二节 | 破坏性行为或去社会障碍

破坏性行为或去社会障碍(disruptive behaviour or dissocial disorder)的特征是持续存在的行为问题,具有破坏性的临床特征,从显著而持续的对立、违抗、挑衅或恶意行为,到持续地侵犯他人基本权益或违反与年龄相对应的主要社会规范、规则或法律的行为。这类行为障碍问题必须明显地偏离同样社会文化背景下相同年龄和性别的正常范围。多起病于(但并非仅起病于)儿童期,一旦起病,通常可持续至成年期。本节主要介绍对立违抗性障碍、(去社会)品行障碍等。

一、对立违抗障碍

对立违抗障碍(oppositional defiant disorder,ODD)是指一般在儿童发育过程中出现的,以持久的对立、不服从、消极抵抗、易激惹、挑衅和敌对等为行为特征的一类心理障碍。ODD 在 ICD-10 中归于"通常起病于童年与少年期的行为与情绪障碍"中"品行障碍"中的一种(F91.3),在 ICD-11 中作为"破坏性行为或去社会障碍"的诊断单元(6C90),在 DSM-5 中作为"破坏性、冲动控制及品行障碍"的诊断单元(313.81)。

ODD 最早在学龄前期起病,通常(但不总是)发生在童年时期,多见于 10 岁以下儿童。在学龄期起病者,男孩多于女孩,在青春期起病者男女比例接近。ODD 的流行病学资料存在较大差异。DSM-5 资料显示,其患病率为 1%~11%,平均患病率约 3.3%,青春期之前,男女比为 1.4∶1。我国五个省(市)6~16 岁在校学生调查显示其患病率为 3.6%。

(一)病因与发病机制
ODD 由生物学因素、家庭因素和心理社会因素等相互作用所致。

1. 生物学因素
(1)遗传:ODD 有明显家族聚集性。研究发现 ODD 具有高度遗传性,为多基因遗传方式,但没有可靠的遗传多态性。也有研究探索其表观遗传学和基因与环境的交互作用。

（2）神经生化:单胺类神经递质与情感的表达、调节及冲动控制有关。研究发现男童脑脊液中5-HT 水平与攻击行为呈负相关,6～17 岁患者脑脊液中 5-HIAA 水平与冲动行为负相关。相关皮质醇水平的变化也有一致的研究发现。

（3）神经生理与神经影像:ODD 患者的皮肤电导反应较低,静息平均心率慢。雄性激素水平高的男性儿童出现攻击和破坏行为的倾向增加。神经影像学研究集中于前额叶皮质、杏仁核和脑岛的各个部位,发现有关情感调节和加工的脑区(如前额叶皮质、杏仁核)结构和功能异常。智商、围产期并发症等因素也与 ODD 发生有关。

2. 家庭因素 不良的家庭因素也是重要发病因素,包括父母罹患精神疾病、物质依赖、精神发育迟滞;频繁更换照顾者,亲子间缺乏亲密感情联系;孩子被冷漠或忽视、挑剔、粗暴对待、虐待,或者对孩子过分放纵、不予管教;父母之间不和睦、经常争吵或打斗、分居或离异;父母有违法犯罪行为。

3. 心理社会因素

（1）心理因素:患儿心理发育差,自信心不足,缺乏自制力,对客观事物、他人及自己均存在不良认知,易产生敌意及情绪紊乱。患儿存在亲社会行为及技能发育障碍,与同伴建立亲近及合作关系的能力低。患儿的优势反应抑制能力较差,对已启动的反应不能适时进行抑制,由此推测优势反应抑制能力差是其冲动性特征行为的内在加工机制。

（2）社会环境因素:经常接触暴力或黄色媒体宣传,接受周围人不正确的道德观和价值观,结交有抽烟、酗酒、打架斗殴、敲诈、欺骗、偷窃等行为的同伴等。

（二）临床表现

1. 争辩的、对抗的行为 患儿很难服从管教,不服从、不理睬或拒绝成人的要求或规定。受批评时总是强调客观,经常与家长、老师等成人争辩。由于不断受到批评与阻止,会激发敌对情绪,对同伴充满敌意、对成人不尊重,经常故意打扰、言语攻击来惹恼他人,甚至违反校规或集体纪律。当自己有错误或不当行为造成不良后果时,常常归咎于他人,甚至指责他人。对抗挑衅行为有循序渐进的发展过程。开始患儿试探着通过不理睬指令或发脾气、争论,迫使父母改变对自己的限制,继而父母的退让使其对抗挑衅行为得到强化而愈演愈烈。

2. 消极、愤怒、易激惹的心境 患儿情绪不稳,对挫折耐受力差,常因小事发脾气。内心常感无助,但无明显负性心境。经常敏感多思,曲解别人意思,有时善意之言也易招来恼怒。可由愤怒或挫折激发冲动性攻击,过后会有内疚和悔恨。患者通常不认为自己是愤怒的、对立的或违抗的,而认为自己的行为是对无理要求或境遇的正当反应。

3. 报复 时常怨恨他人,怀恨在心或心存报复,常与父母、老师、同伴产生冲突,甚至出现攻击行为。

上述 ODD 的症状通常只局限于一种情景,最常发生在家庭与亲属成员的互动中。严重案例中症状可出现在学校、工作或与同伴交往等多种情景中。症状出现在多种情景中(即症状的广泛性)是ODD 严重程度的指征,由此应在不同的情景和关系中评估个体的行为。上述行为在兄弟姐妹中很普遍,由此应观察个体与兄弟姐妹以外的他人互动的表现。症状通常在与熟悉的成年人或同伴的互动中更明显,在临床检查中可能表现得不明显。

（三）诊断与鉴别诊断

1. 诊断 ODD 的诊断需要从患者父母及其他家庭成员、老师、同伴等多方详细了解患者生长发育史、日常行为表现等。如果患者的行为特征符合 ODD 的临床表现,持续 6 个月以上,明显影响社交、学业、职业或其他重要功能,并且行为问题不是心理发育障碍、其他精神障碍或神经系统疾病所致,即可诊断。

ODD 的诊断要点包括:一种持续 6 个月或更长时间的行为模式,呈现显著的反抗、不听话、挑衅或恶意行为等特征,发生频率高于相应年龄和发育水平的个体,并且不限于与兄弟姐妹的互动。ODD

可能表现为普遍持续的愤怒或易激惹,通常伴有严重的脾气爆发或任性、爱争辩和挑衅行为。行为模式的严重程度足以导致个人、家庭、社会、教育、职业或其他重要功能领域的严重损害。

ODD 可以依据是否伴有慢性易激惹/愤怒而划分为两个临床亚型。伴慢性易激惹/愤怒者以普遍持续的易激惹或愤怒情绪为特征,易激惹或愤怒几乎每天存在,存在于家庭、学校、社会关系等多个情景中,不仅限于与其父母或监护人的互动,强度或持续时间与挑衅程度不成比例。不伴慢性易激惹/愤怒者以任性、好争辩和挑衅行为为特征,而非普遍持续的易激惹/愤怒。

前述两个临床亚型又可依据亲社会情感而标注为伴亲社会情感受限或伴亲社会情感正常。亲社会情感受限者常表现出"冷酷无情"特质,包括对他人的感受缺乏共情或敏感性,对他人的痛苦缺乏关心,对自己的行为缺乏悔过、羞耻或自责,对可能的惩罚漠不关心,对学校里的或工作中的表现不佳缺乏关心,以及情感表达受限。而亲社会情感正常者没有"冷酷无情"特质。

2. 鉴别诊断

（1）儿童少年正常的对立违抗行为:鉴别点在于对立违抗行为的频度与严重程度。正常的对立违抗行为每月发生几次或每周发生 1～2 次,心理社会功能影响不大;而 ODD 患者的对立违抗行为可达到每周 5～7 次或每天发生,严重损害心理社会功能。只有严重的调皮捣蛋或淘气不足以作出 ODD 的诊断。

（2）品行障碍:品行障碍的对立违抗行为更加显著与严重,并且存在攻击人或动物、破坏他人财产、说谎、盗窃和严重违反规则的行为,而没有明显情绪失调的问题。ODD 存在明显的情绪失调,如易激惹、愤怒,但缺乏冒犯法律和他人权利的行为,如偷窃、施虐、霸道、攻击和破坏性,肯定存在上述任何一项即可排除 ODD 的诊断。ODD 常可见于其他类型的品行障碍,此时应优先诊断为其他类型的品行障碍。

（3）破坏性心境失调障碍:破坏性心境失调障碍患者情绪暴发的严重性、频率和慢性化更加严重于 ODD。当心境紊乱严重到符合破坏性心境失调障碍的诊断标准时,即使同时符合 ODD 的全部诊断标准,也只能诊断为破坏性心境失调障碍,两者的诊断不能共存。

（4）注意缺陷多动障碍:注意缺陷多动障碍患者在完成任务、组织性、计划性、善始善终、等待等方面均有困难,而单纯 ODD 患者一般没有上述问题,患者做不好作业多是对立违抗行为的一部分。一般情况下,只出现亲子冲突问题但没有学习问题多是 ODD。然而在临床上两者经常同时存在。

（四）治疗和预后

1. 治疗 治疗前需要充分评估。多采用家庭、学校和社区共同参与的心理家庭社会干预为主的综合性个体化治疗方案。尽量在行为问题出现早期及时干预,持续足够时间,才能取得较好效果。精神药物治疗仅用于共病其他精神心理障碍的患者。

（1）心理治疗

1）家庭治疗:治疗师运用家庭成员间的互动影响,改善家庭结构与功能。开展以下内容:协调家庭成员之间(特别是亲子之间)的关系;纠正父母对子女不良行为采用的熟视无睹或严厉惩罚的处理方式;训练父母学习用适当的方法与子女交流,用讨论和协商的方法、正面行为强化辅以轻度惩罚的方法对子女进行教育;减少家庭应激性生活事件及父母不良行为。

2）行为治疗:根据患者的年龄和行为表现,选择性使用阳性强化法、消退法和游戏疗法等,逐渐消除不良行为,重塑健康行为模式,促进社会适应行为。

3）认知治疗:帮助患者自我发现问题、分析原因、面对后果,找到问题解决办法。认知治疗与行为治疗相结合,可更好地促使儿童少年患者认知、情感及行为发生改变。

（2）药物治疗:目前尚无特效药物,仅为短暂对症治疗以及共患精神障碍的治疗。合并注意缺陷多动障碍者可选用哌甲酯、托莫西汀;伴有抑郁、焦虑者可服用抗抑郁药物或抗焦虑药物。小剂量抗精神病药物可用于治疗急性或慢性攻击行为者。锂盐对冲动攻击行为有效,丙戊酸盐对暴怒和情绪不稳定的青少年有效。

2. 预后 ODD 通常始于学龄前期,一些患者可逐渐发展为品行障碍或更为严重的反社会性人格,而另一些患者并未发展为品行障碍。发病越早,预后越差,早发者较晚发者最终发展为品行障碍的风险高 3 倍。随着年龄增长,ODD 共病注意缺陷多动障碍、焦虑障碍、抑郁障碍、物质使用障碍的情况也逐渐增多。

二、品行障碍与去社会品行障碍

品行障碍为 ICD-10 中的诊断类别(F91),归类于通常起病于童年与少年期的行为与情绪障碍,包括局限于家庭的品行障碍、未社会化(unsocialized)品行障碍、社会化品行障碍、ODD 和其他品行障碍等。去社会品行障碍为 ICD-11 中的诊断类别(6C91),类似于 ICD-10 中的未社会化品行障碍,核心特征描述基本与 DSM-5 中的品行障碍相同。DSM-5 中有品行障碍的诊断类别,而没有去社会品行障碍的诊断类别。此处在介绍品行障碍的基础上,再简要介绍去社会品行障碍。

(一)品行障碍

品行障碍(conduct disorder,CD)是指一般在儿童青少年时期出现的、反复持续的对抗性、攻击性、去社会性等行为,侵犯他人的基本权利,违反与年龄相适应的社会行为规范和道德准则,影响了其自身的社交、学业和职业功能。其本质是主观故意的恶意违规、违纪、违法,缺乏内省自责,不同于冲动控制障碍与 ODD。品行障碍全球患病率为 2%～2.5%,男性患病率为 3%～4%,女性患病率为 1%～2%,学龄儿童患病率不到 3%。

1. 病因和发病机制 具体病因与发病机制较复杂,由遗传因素、家庭因素和心理社会因素相互作用所致。遗传因素包括反社会行为或物质滥用家族史等;家庭因素包括父母犯罪和物质滥用、养育方式粗暴、做事言行不一、经常吵架和发生暴力冲突、虐待儿童等;心理社会因素包括社会经济水平低、过早失去父母、在学校不顺利或被霸凌、被社会孤立、经历社会暴力等。

脑区结构改变(额颞叶及边缘系统异常)、5-HT 改变(脑脊液中 5-HT 降低可引起情绪调节能力和控制能力降低)、自主神经系统功能失调(基础心率、皮肤电传导及皮电活动降低、行为去抑制与冲动行为增多)、下丘脑 - 垂体 - 肾上腺轴失调(多数研究支持 CD 患者皮质醇水平低)等均与品行障碍的发病有关。

2. 临床表现

(1)攻击行为:经常攻击人或动物。2～3 岁时表现为暴怒发作和吵闹,以后逐渐变为违抗或拒绝服从成人指令,推拉或动手打其他小孩。到学龄期后攻击行为更加明朗化,常言语伤人、扰乱课堂纪律;对抗老师、恃强凌弱、威胁或恐吓他人;索要或抢劫、敲诈财物,经常挑起矛盾、打架,残忍伤害、虐待他人和动物,使用可能造成严重躯体伤害的武器等;强行与他人发生性行为。

(2)破坏性行为:破坏他人或公共财物。年幼时多半出于好奇而摆弄、砸坏自家物品。学龄期后则表现为蓄意破坏自家或别人的东西,甚至故意纵火企图造成严重损失。

(3)欺诈或盗窃:经常说谎以获得物品、好处或规避责任。偷窃行为往往开始于学龄期,最初是偷拿自家钱财或物品,逐渐发展为强占别人物品;少年期后主要表现为盗窃,甚至破门闯入他人房间、建筑或汽车盗窃,走向犯罪。

(4)严重违反规则:13 岁前就开始旷课逃学、外出游荡、夜不归宿。逃学和离家出走游玩会带来愉快和满足感,进而形成违反规则的行为习惯。

(5)共病其他精神障碍:品行障碍常常合并注意缺陷多动障碍、抑郁、焦虑、情绪不稳或易激惹,也可伴有语言、阅读、运动、智力发育障碍等。

3. 诊断与鉴别诊断

(1)诊断:品行障碍的诊断需要从患者父母及其他家庭成员、老师、同伴等多方详细了解患者的生长发育史、日常行为表现等。如果患者的行为特征符合品行障碍的临床特征,持续 6 个月以上,明显影响社交、学业、职业或其他重要功能,并且品行问题不是心理发育障碍、其他精神障碍或神经系统疾病所致,即可作出诊断。具体可参照 ICD-10 诊断要点或 DSM-5 诊断标准。

（2）鉴别诊断:与 ODD、破坏性心境失调、间歇性暴怒障碍等的鉴别参见本章前述内容。还应考虑与以下疾病鉴别:①注意缺陷多动障碍:尽管注意缺陷多动障碍患者由于多动和冲动行为造成破坏,但患者本身没有违反社会规范或侵害他人利益的意图;两种障碍共病率高,若同时符合诊断标准,可作出共病诊断。②心境障碍:心境障碍为间歇性病程,而品行障碍为持久的行为模式;心境障碍的攻击或对抗行为,伴有明确的情感高涨或低落,行为异常只是临床表现的一部分;心境障碍经过相应药物治疗后,攻击或对抗行为会随情绪症状的改善而消失。

4. 治疗和预后

（1）治疗:治疗前需要对患儿及其家庭进行综合评估。有效的治疗需要心理专业人员、家长、学校及社区等共同参与实施。治疗目标包括减少攻击破坏行为、减少共病精神和发育障碍的症状、提高情绪调控及社交技能、促进道德发展、提升学业成绩、减少慢性精神障碍及人格障碍的发生。主要采用针对儿童个体、父母或照顾者、家庭环境或同伴群体的行为干预,有时需要联合精神药物治疗。

治疗方案制定须依据儿童发育发展的年龄阶段。在儿童早中期最经济有效的方法是改善养育质量,可选择基于社会学习理论的养育行为父母管理培训作为一线治疗方法,其核心内容包括:提升父母对孩子良性行为的情感反馈和正性强化技能;培训父母对孩子发出有效指令并保持一致;训练父母以非攻击性方式对孩子的不良行为进行设限;治疗师通过行为示范、角色扮演、家庭作业等对父母进行技能培训。对 7 岁以上儿童可直接进行认知行为技能训练,包括学习解决社交问题、改善社会认知及情绪调节等。针对青少年品行障碍患者的干预内容包括:提高家庭功能和父母养育技能,增加青少年与亲社会同龄人的连接,提高青少年社交、情绪调节和解决问题的技能,改善青少年学校表现,提供社区支持等。

（2）预后:品行障碍的预后差异较大。部分患者随年龄增长或经过教育与治疗可逐渐恢复,但有些患者的行为异常可持续到少年期甚至成年期,导致成年期就业、婚姻、人际关系等诸多困难,其中约半数在成年期有违法犯罪行为或反社会型人格障碍。预后的影响因素包括:①病情严重程度:轻症者大部分完全恢复正常,重症者多发展为慢性过程。②发病年龄:一般发病年龄越早,预后越差。③行为类型:攻击型比非攻击型预后差,违法型比非违法型差,有多种反社会行为或在多个场合存在紊乱性行为者预后差,有纵火行为、智力低下、神经系统受损体征、药物依赖和其他精神症状者预后差;智商高和学业成就高者预后好。④家庭环境:家庭矛盾冲突多、缺乏家庭温暖及存在家庭暴力者预后差。

（二）去社会品行障碍

去社会品行障碍(conduct-dissocial disorder)是一种反复而持续的侵犯他人基本权益或是违反主要的适龄社会规范、规则或法律的行为模式。行为模式的严重程度足以导致个人、家庭、社交、学业、职业或其他重要功能领域的严重损害。行为模式至少持续 1 年,部分会迁延为成年后的反社会人格障碍。

去社会品行障碍通常存在以下 1 项或多项核心特征:①攻击人或动物,如欺凌或恐吓他人、挑起肢体冲突、残忍伤害他人或动物、暴力盗窃行为或强迫发生性行为;②破坏财产,如蓄意纵火意图造成严重损害、蓄意破坏他人财物;③欺诈或盗窃,如盗窃贵重物品,撒谎以获得物品或好处或逃避责任,强行闯入他人房屋、建筑或车辆中;④严重违反规则,如不顾父母禁止而反复在外过夜、反复离家出走、经常逃课或旷工。

去社会品行障碍可依据发病年龄而标注为儿童期起病或青少年期起病,也可进一步依据亲社会情感是否受限而标注为亲社会情感受限或亲社会情感正常。

童年期起病者必须在青春期之前的童年时期(10 岁之前)起病。青少年期起病者在青春期之前的童年时期(10 岁之前)不存在去社会品行障碍的特征。童年起病者品行问题出现早,品行问题程度相对较重,发展为成人期的反社会行为、暴力和犯罪的可能性更高。患儿通常来自具有长久反社会行为历史的家庭或父母教养方式不一致的家庭,很难获得正确的社会技巧和内化规范的社会行为规则,容易在学习上以及和同伴交往上存在困难。而青少年期起病者品行问题更多局限于青少年期,品行问题程度相对较轻,去社会程度相对较轻,气质缺陷相对较轻,受环境因素的影响较大,仅存在少量的攻击和暴力行为,在成年期出现犯罪行为的可能更小。

亲社会情感受限者常表现出"冷酷无情"特质(具体参见 ODD 中内容),而亲社会情感正常者没有"冷酷无情"特质。

去社会品行障碍的诊断,需要从患者父母及其他家庭成员、老师、同伴等多方详细了解患者生长发育史、行为表现等。如果患者的行为特征符合去社会品行障碍的临床特征,持续 1 年以上,明显影响社交、学业、职业或其他重要功能,并且品行问题不是心理发育障碍、其他精神障碍或神经系统疾病所致,即可作出诊断。具体可参照 ICD-11 中的核心(必要)特征。

去社会品行障碍的治疗常采取针对个体、父母或基于家庭的以心理社会干预为主的综合性个体化治疗方案。有时需要联合精神药物治疗。综合性个体化治疗可能对年龄大的去社会儿童和青少年更有效。不同的去社会行为青少年群体的干预需要采用不同的策略。对处于青春期者,干预方案集中在提高其认同感,加强其与良好品行同伴的联系;对情绪和行为管理失调者,进行愤怒控制或减少苛刻、无效的教养方式更有效;对冷酷无情特质者,进行积极的亲子情感联结、积极强化其亲社会行为可能更有效。

(张瑞岭)

本章数字资源

本章思维导图

第十七章 | 人格障碍及相关人格特质

人格（personality）或称个性（character），是一个人固定的行为模式及在日常活动中处事待人的习惯方式。人格是在个体因素与环境因素相互作用过程中逐渐形成的，心理发展的过程是一个连续谱，正常人格与异常人格没有明确的界限，两者只有程度的不同，并无性质的变化。人格困难（personality difficulty）是指可能影响治疗或健康服务的明显人格特征，但未严重到诊断为人格障碍的程度。与人格障碍相比，这些困难仅表现为间歇性或较低强度，不足以对社会功能造成明显损害。人格障碍（personality disorder）是指明显偏离正常且根深蒂固的行为方式，具有适应不良的性质，其人格在内容上、本质上或整个人格方面异常，表现为自我功能（如身份、自我价值、自我认识的准确性、自我引导）的问题和/或人际功能受损（如建立与维持相互满意的人际关系的能力、理解他人感受的能力、人际关系中冲突控制的能力受损）。患者为此遭受痛苦和/或使他人遭受痛苦，或给个人或社会带来不良影响。人格障碍常妨碍情感表达和意志活动，破坏其行为的目的性和统一性，给人以与众不同的特异感觉，在待人接物方面表现尤为突出。人格障碍通常开始于童年、青少年或成年早期，并一直持续到成年乃至终生。部分人格障碍患者在成年后有所缓和。

人格障碍可能是精神障碍的易感素质之一。临床上可见某种类型的人格障碍与某种精神障碍关系较为密切，如精神分裂症患者很多在病前就有分裂型人格的表现，偏执型人格容易发展成为妄想性障碍。

本章阐述的人格障碍主要指"一般人格障碍"，没有明显的神经系统形态学病理变化，在儿童期或青春期发育过程中出现，延续到成年。人格改变也是一种持续性的人格障碍，但是与一般人格障碍不同，它是获得性的，通常出现在成年期，在严重的或持久的应激、极度的环境剥夺、严重的精神障碍、严重的脑部疾病或损伤之后发生。DSM-5 将其归于"其他人格障碍"，ICD-11 则将其归入"继发性人格障碍"。

一、流行病学

迄今为止，有关人格障碍患病率的资料较少。1982 年和 1993 年我国部分地区精神障碍的流行病学调查结果显示人格障碍的患病率均为 0.1‰。目前国外调查结果显示，人格障碍的患病率大部分在 2%～10%，其中反社会人格障碍的患病率为 1%～4%，边缘型人格障碍患病率为 1%～6%，强迫型人格障碍患病率约为 6.5%。从有限的资料来看，中国人格障碍的发病率与西方国家相比似乎偏低，这可能是中西方对人格障碍的理解和诊断工具的不一致及文化差异造成的。

成年后，部分人格障碍者的人格异常有所缓和。社会学习过程、社会化过程以及其他成熟过程可促使人格障碍者的人格障碍特征性行为逐渐减少。有研究发现，反社会型人格障碍在 18～30 岁的患病率为 2.3%，而到了 65 岁其患病率低于 0.05%，总体减少了 98%。

二、病因与发病机制

（一）生物学因素

1. 遗传因素　遗传因素与人格的发展和形成密切相关。双生子研究发现，单卵双生子人格障碍的同病率高达 67%，双卵双生子的同病率则为 31%。寄养子研究发现，有遗传背景的寄养子成年后与正常对照组相比，仍有较高的人格障碍发生率。有研究提示，边缘型人格障碍的遗传度为 0.69，表演型人格障碍的遗传度为 0.67。

部分人格障碍的行为特征,具有攻击和冲动的特点,如反社会型人格障碍、冲动型人格障碍、边缘型人格障碍。双生子和寄养子研究发现,攻击的遗传可能性在成人中为 44%～72%;罪犯中染色体畸形呈 XYY 核型者的比例超过普通人群;调节神经递质(如儿茶酚胺、单胺氧化酶 A 和神经肽活性有关基因)的多态性及等位基因变异与冲动攻击行为相关。人格障碍可能是遗传及环境相互作用的结果。

2. 神经生化因素 边缘系统的 γ-氨基丁酸能、谷氨酸能、胆碱能环路的过度反应可能介导情绪的不稳定,这种过度反应可导致对环境、情绪刺激的反应和敏感性增强,情绪不稳定型人格障碍可能与之相关。杏仁核过度反应、前额叶抑制降低可能与边缘型人格障碍及反社会型人格障碍的冲动攻击性阈值较低相关。前额叶皮质的多巴胺能和去甲肾上腺能活性降低,可能与分裂型人格障碍患者的认知缺陷有关。

3. 病理生理因素 脑电图研究证明人格障碍患者的父母中,脑电图异常率较高。50% 的人格障碍患者的脑电图发现有慢波出现,与儿童脑电图近似,故有学者认为人格障碍是大脑发育成熟延迟的表现。感染、中毒、孕期及婴幼儿的营养不良(特别是缺乏充分蛋白质、脂类和维生素的供应),出生时或婴幼儿时期的脑损伤和传染病,病毒感染等可能是大脑发育不成熟的原因。人格障碍患者到中年以后情况有所改善,可能是大脑皮质成熟程度增加的结果。

(二)心理社会环境因素

童年生活经历对个体人格的形成具有重要作用。幼儿心理发育过程中的重大精神刺激或生活挫折对幼儿人格的发育存在不良影响。如父母离异、父爱或母爱剥夺的儿童不能发展良好、温暖、热情、亲密无间的人际关系,不能发展对他人的共情,可能会形成反社会型人格。

教养方式不当也是人格障碍的重要因素。父母教育态度的不一致,反复无常,好恶、奖罚没有定规和原则,使患者生活在矛盾的牵制之中,无所适从,不能发展明确的自我同一性感觉,导致成年后自我概念紊乱,可能形成边缘型人格。家庭成员表现出来的对事物一贯的苛求、固执或"认真",让在发展和成长过程中的儿童始终处于标准化和极端化的信念系统包围之中,不能发展"变通"的人格特征,这也许与偏执型人格、强迫型人格等人格障碍的形成有关。父母对孩子粗暴、放纵溺爱、过分苛求等,对人格发育均有不利影响。

三、临床表现

(一)不同分类与诊断系统的比较

ICD-10 依据主要行为表现,对人格障碍进行临床分型,包括偏执型人格障碍、分裂型人格障碍、社交紊乱型人格障碍、情绪不稳型人格障碍、表演型人格障碍、强迫型人格障碍、焦虑(回避)型人格障碍、依赖型人格障碍、其他特异人格障碍和未特定的人格障碍。但这种分类仅仅是一种概括性的描述,不同类型之间并不相互排斥,而且在某些特征上有所重叠。

DSM-5 根据表现上的相似性,将人格障碍分成三组。A 组包括偏执型、分裂型人格障碍,患有这些障碍的个体通常表现得奇特或古怪。B 组包括反社会型、边缘型、表演型和自恋型人格障碍,患有这些障碍的个体通常显得戏剧化、情绪化或不稳定。C 组包括回避型、依赖型和强迫型人格障碍。

ICD-11 不再对人格障碍进行临床分型,代之以维度系统。首先识别人格障碍的严重程度(1～4 级:人格困难、轻度、中度、重度;如果都不符合,意味着是正常人格),然后衡量突出的人格特质或模式(5 个特质领域:负性情感、分离、去社会、脱抑制、强迫,以及边缘型模式)。

(二)常见的人格障碍类型

1. 偏执型人格障碍 偏执型人格障碍(paranoid personality disorder)以猜疑和偏执为特征,男性多于女性。表现为:①对挫折与拒绝过分敏感,为他人对自己的"忽视"深感羞辱,满怀怨恨。②容易长久地记仇,不肯原谅侮辱、伤害或轻视。对自认为受到的轻视、不公平待遇等耿耿于怀,有强烈的敌意和报复心。③猜疑,把他人无意的或友好的行为误解为敌意或轻蔑。总认为他人不怀好意,无端怀疑别人要伤害、欺骗或利用自己,或认为有针对自己的阴谋。④好斗,容易与他人发生争辩、对抗,固执地追求不合理的利益或权利,意见多,常有抗议。⑤常出现病态的嫉妒,毫无根据地怀疑配偶或性伴侣的忠诚,限制对方和异性的交往或表现出极大的不快。⑥自负、自我评价过高,对他人的过错不能宽容,给人以"得理不饶人"的感觉。

2. 分裂型人格障碍 分裂型人格障碍(schizotypal personality disorder)以情感冷漠及人际关系明显缺陷为特点,男性略多于女性。表现为:①几乎没有可体验到愉快的活动;②情绪冷淡,对人冷漠,缺乏热情和幽默感;③对他人表达温情、体贴或愤怒情绪的能力有限;④对于批评或表扬都无动于衷,对别人关于自己的看法等漠不关心;⑤对与他人发生性接触缺乏兴趣;⑥几乎总是偏爱单独行动,回避社交、离群独处,我行我素而自得其乐;⑦过分沉湎于幻想和内省;⑧没有亲密朋友,与人不建立相互信任的关系(或者只有一位),也不想建立这种关系;⑨明显地无视公认的社会常规及习俗,常不修边幅、服饰奇特、行为怪异,其行为不合时宜,不符合当时当地风俗习惯或目的不明确。

3. 反社会型人格障碍 反社会型人格障碍(antisocial personality disorder)也称为社交紊乱型人格障碍(dissocial personality disorder),以不遵守社会规范和漠视或侵犯他人权利为特点,男性多于女性。表现为:①对他人感受漠不关心,往往缺乏正常的友情和亲情,对家庭亲属缺乏爱和责任心,待人冷酷无情;②缺乏责任感,无视社会规范与义务,经常违法乱纪;③尽管建立人际关系并无困难,却不能长久地保持;④对挫折的耐受性极低,微小刺激便可引起攻击,甚至暴力行为;⑤无内疚感,不能从经历中(特别是从惩罚中)吸取教训;⑥易迁怒他人,或者当他们与社会相冲突时对自己的行为作似是而非的合理化解释。反社会型人格障碍患者往往在童年或少年期(18岁前)就出现品行问题,如经常说谎、逃学、吸烟、酗酒、外宿不归、欺侮弱小;经常偷窃、斗殴、赌博;故意破坏他人财物或公共财物;无视家教、校规、社会道德礼仪,甚至出现性犯罪行为;曾被学校除名或被公安机关管教等。反社会型人格和违法犯罪具有较密切的关系,30岁以后常有所缓和,但难以和家庭成员建立持久、尽责、热情的关系。

【典型病例】

患者,男,25岁,初中文化,未婚,无业。其父是某大学知名教授,其母是某公司经理,二人忙于事业,从小将其寄养于乡下爷爷奶奶家中并在农村读完小学。爷爷奶奶从小对其管教不严,加之和农村学生相比经济条件优越,患者从小就挥霍无度、脾气暴烈、欺负同学、不听管教。小学四五年级时和当地不良少年混在一起抽烟喝酒并一起小偷小摸,学习成绩低下,经常和老师顶撞。13岁回省城上初中,和父母没有感情,常和父母顶撞,数次和父母争吵后乘车回爷爷奶奶家。初一时尚能坚持上课,初二时结交了班上品行差的一些同学,多次集体到附近的小学敲诈勒索小学生,被小学生家长举报而受到学校警告处分。初中毕业后到某中专成教班学习,经常旷课,不参加考试,在学生宿舍里经常欺负家境贫寒的同学,曾邀约同伙到学校"教训"不服他管教的学生。读中专一年后自动退学。两年前交往一个女朋友,因女方家长反对,女方提出分手,但患者经常守候于女方住房附近纠缠,并打电话威胁其父母。最近沉溺于网络赌博和打赏主播,欠下近百万网络贷款,父母不愿意为其偿还贷款,就辱骂并用刀威胁父母。

诊断:反社会型人格障碍。

4. 边缘型人格障碍 边缘型人格障碍(borderline personality disorder)以极不稳定的情绪、行为、人际关系和自我形象为特点,女性多于男性。表现为:①情绪不稳定,能在上一刻好争论,而下一刻变得抑郁,强烈的愤怒爆发常导致暴力或"行为爆炸";当冲动行为被人评判或阻止时,极易诱发上述表现。②人际关系不稳定,强烈而时好时坏,要么与人关系极好,要么极坏,几乎没有持久的朋友;害怕被抛弃,不能忍受孤独,疯狂地寻找伴侣,无论自己是否满意。这种强烈及不稳定的人际关系,可能会导致连续的情感危机,并可能伴有一连串的自杀威胁或自伤行为(这些情况也可能在没有任何明显促发因素的情况下发生)。③自我形象、目的及内心的偏好(包括性偏好)常常是模糊不清的或扭曲的,缺乏持久的自我同一性。因而自尊心不足,常有持续的空虚感,挫折耐受性低。④行为不计后果,事先进行计划的能力很差,易冲动。

除以上特征外,边缘型人格障碍者有时还会有短暂的应激性精神病性症状。这种精神病性症状的发作和精神分裂症不同,一般比较轻微,历时短暂,容易被忽略,多频繁发生在对真正或想象的被抛弃的恐惧中,持续几分钟到几小时,表现为真实感、个体认同出现偏离所致的人格解体和非真实感,但同时现实检验能力又相对保存,也有一些患者出现偏执症状和分离症状。这种短暂的精神病性症状往往难以归类,推想其原因可能是对应激情景的一种急性反应,或酒精、药物的滥用。对这些短暂的精神病性症状的识别不足,往往易将边缘型人格障碍误诊为精神分裂症、心境障碍或神经症,因此该类型人格障碍近年来受到更多关注。

5. 表演型人格障碍　表演型人格障碍(histrionic personality disorder),既往称为癔症性人格障碍,以过分的感情用事、夸张言行吸引他人的注意为特点。患者情绪不稳定,暗示性、依赖性强,女性多于男性。表现为:①戏剧化、做作性、夸张的自我情绪表达,表情丰富但矫揉造作;②暗示性强,容易受他人或环境的影响;③情感体验肤浅,情感反应强烈易变,感情用事,喜怒哀乐皆形于色,爱发脾气;④不停地追求刺激、为他人赞赏及以自己为注意中心的活动,如过分地参加各种社交活动,爱表现自己,渴望别人注意;⑤外表及行为显出不恰当的挑逗性,夸张、做作,甚至于卖弄风情,给人以轻浮的感觉;⑥对自己外观容貌过分计较;⑦自我中心,自我放任,感情易受伤害,为满足自己的需要常不择手段。

6. 强迫型人格障碍　强迫型人格障碍(obsessive-compulsive personality disorder)以过分的谨小慎微、严格要求、完美主义及内心的不安全感为特征。在男性中的诊断率约为女性的2倍,约70%的强迫症患者病前有强迫型人格障碍。表现为:①过分疑虑及谨慎,常有不安全感,往往穷思竭虑,对实施的计划反复检查、核对,唯恐疏忽或差错;②对细节、规则、条目、秩序、组织或表格过分关注,常拘泥细节,犹豫不决,往往避免作出决定,否则感到焦虑不安;③完美主义,对任何事物都要求过高,以致影响工作的完成;④道德感过强,谨小慎微,过分看重工作成效而不顾乐趣和人际关系;⑤过分迂腐,拘泥于社会习俗,缺乏创新和冒险精神;⑥刻板和固执,不合情理地坚持要求他人严格按自己的方式行事,或即使允许他人行事也极不情愿,对别人做事很不放心,担任领导职务,往往事必躬亲,事无巨细。

7. 回避型人格障碍　回避型人格障碍(avoidant personality disorder)也称焦虑型人格障碍,以对拒绝的极其敏感和社会回避为特征,常常感到紧张、提心吊胆、不安全及自卑。表现为:①持续和泛化的紧张感与忧虑;②自卑,相信自己在社交上笨拙、没有吸引力或不如别人;③在社交场合总过分担心被人指责或拒绝;④除非肯定受人欢迎,否则不肯与他人打交道;⑤出于躯体安全感的需要,在生活风格上有许多限制,惯性地夸大日常处境中的潜在危险,而有回避某些活动的倾向;⑥对拒绝和批评过分敏感,由于担心批评、指责或拒绝,回避那些与人密切交往的社交或职业活动。

8. 依赖型人格障碍　依赖型人格障碍(dependent personality disorder)以过分依赖、害怕被抛弃和决定能力低下为特征,女性多于男性。表现为:①请求或顺从他人为自己生活中大多数重要事情做决定;②将自己的需求附属于所依赖的人,过分顺从他人的意志,宁愿放弃自己的个人趣味、价值观;③不敢对所依赖的人提出即使是合理的要求,处处委曲求全;④由于过分害怕不能照顾自己,在独处时总感到不安或无助;⑤沉陷于被关系亲密的人所抛弃的恐惧之中,生怕孤立无援;⑥没有别人保证时,不能做出日常决定,缺乏自信,总认为自己无依无靠,没有能力。

四、诊断和鉴别诊断

(一)诊断要点

人格障碍主要依据病史进行诊断,应尽可能从多方面采集病史资料,并采用临床访谈、标准的评估、自评问卷等手段辅助诊断。ICD-11诊断要点如下。

1. 一种持久的障碍,其特征是自我各方面的功能问题(例如,身份、自我价值、自我观点的准确性、自我指导)和/或人际功能障碍(例如,发展和维持亲密关系或相互满意的关系的能力、理解他人观点和处理关系冲突的能力)。

2. 这种障碍持续了很长一段时间(例如,持续 2 年或更长时间)。

3. 这种障碍表现为认知模式、情绪体验、情绪表达和适应不良的行为(例如,不灵活或调节不良)。

4. 这种障碍在一系列个人和社会情境中表现出来(即不限于特定的关系或社会角色),尽管它可能一直由特定类型的情境(而不是其他情境)引起。

5. 这些行为表现不是由于药物或物质的直接影响(如戒断效应),也不能用另一种精神障碍、神经系统疾病或其他医疗状况更好地解释。

6. 这种障碍与个人、家庭、社会、教育、职业或其他重要功能领域的痛苦或严重损害有关。

7. 如果人格障碍的行为模式在发育阶段是合理的(例如,与青春期建立独立自我认同相关的问题),或者可以由社会或文化因素(包括社会政治冲突)来解释,则不应诊断人格障碍。

(二) 判断严重程度

ICD-11 基于人际社会功能紊乱和自我认知的扭曲这两个方面来评估人格障碍的严重程度。从轻到重分为 4 个等级:人格困难、轻度人格障碍、中度人格障碍、重度人格障碍。如果都不符合,即是正常人格。详细的等级区分,需要参考人格功能的四个方面。

1. 自我各方面功能障碍的程度和普遍性。自我认同感具有稳定性和连贯性。能够保持整体积极和稳定的自我价值感。对自己的特征、优势和局限性具有准确的认识。具备自我指导的能力(计划、选择和实施适当目标的能力)。

2. 人际关系障碍在各种情境和关系(例如,恋爱关系、学校/工作、亲子关系、家庭、友谊、同伴情境)中的程度和普遍性。有兴趣与他人建立关系,能够理解和欣赏他人的观点,能够发展并维持亲密和相互满意的关系,具备处理人际关系冲突的能力。

3. 人格障碍的情绪、认知和行为表现的普遍性、严重程度和持续时间。

4. 上述领域的功能障碍与个人、家庭、社会、教育、职业或其他重要功能领域的痛苦或损害相关的程度。

人格困难不被归类为精神障碍,而是归入影响健康状况或医疗保健服务的人际交往问题。人格困难是指可能影响治疗或健康服务的明显人格特征,但未严重到诊断为人格障碍的程度。

轻度人格障碍仅影响人格功能的一部分领域(如仅自我导向存在问题,而人格的稳定性、身份的一致性及自我价值没有问题),且人格障碍在一些情境中可不表现。多种人际关系和/或职业、社会角色的预期表现存在问题,但也有一些人际关系和/或社会角色能够维持和执行。人格障碍的特征性表现通常是轻度的。轻度人格障碍通常与对自我和他人的严重伤害无关,但可与巨大的痛苦或个人、家庭、社交、学业、职业及其他重要领域功能损害相关。功能的损害可表现为仅限于一部分领域的较严重损害(如浪漫关系或职业功能),也可以表现为较多领域受影响,但程度相对较轻。

中度人格障碍影响到人格功能的多个领域(如同时影响到自我身份、自我感觉、亲密关系构建、冲动控制及行为调整能力),但一些领域受影响相对较轻。绝大多数人际关系存在明显的问题,绝大多数预期的社会、职业角色受到相当程度的影响。人际关系上可表现为冲突、回避、拒绝或极度依赖等特征(如几乎不能维持友情,在工作中持续地存在人际冲突并带来对职业的影响,浪漫关系中总有严重的毁灭性冲突或不适当的百依百顺)。人格障碍的特征性表现为中等严重的水平。中度人格障碍者有时会对自我或他人造成伤害,且通常与个人、家庭、社交、学业、职业及其他重要领域功能的明显损害相关,可维持部分领域的功能。

重度人格障碍的患者自我功能严重紊乱,如自我的极度不稳定,以至于个体报告"感觉不到自我";或自我极度的僵硬刻板,以至于个体拒绝参与到除极少数情况以外的任何情境中;个体对自我的看法可以是自卑、夸大或高度异常。人际功能受到严重影响,以至于所有人际关系都存在问题,几乎没有履行预期的社会角色和职业角色的能力和意愿。人格障碍的特征性表现是严重的,且影响到几乎全部的人格功能领域。重度人格障碍常与对自我和他人的伤害相关,且与生活中几乎所有领域的严重损害相关,包括个人、家庭、社交、学业、职业以及其他重要领域的功能。

(三)突出的人格特质或模式

ICD-11还要求对突出的人格特质或模式(prominent personality traits or pattern)进行标注,此类别是人格特质范畴(personality trait domain)的限定词,适用于各种人格障碍或人格困难,描述个体最突出的且可能作为障碍归因的人格特质。人格特质(personality trait)是指非人格障碍或人格困难中正常人格特征的延续,人格特质不是诊断的障碍或疾病,确切地说,它代表了一系列与人格的基本结构相对应的维度(dimension)。在描述人格时,应尽可能多地使用描述人格特质的限定词。人格损害越严重,适用的此类限定词就越多。这些类别特征只适用于标注已被诊断为人格障碍(轻度、中度、重度)或人格困难的个体。人格特质的表现并非一成不变,在不同个体、不同时间可有一些差异。

1. 负性情感特质 负性情感(negative affectivity)的核心表现是,个体有经历广泛的负性情感倾向。负性情绪是常见的表现,但并非所有的负性情绪都会出现,不同时间、不同个体出现的症状有差异,如有些个体经历广泛的负性情绪,频率和强度与所处的情境不匹配;有些个体表现为情绪不稳和情绪调节欠佳;有些表现为消极态度,或低自尊、低自信;而另一些则表现为对他人的怀疑和不信任。

2. 分离特质 分离(detachment)也称去依恋,其核心表现是,个体有保持人际关系距离(社交分离)以及情感距离(情感分离)的倾向,社交分离包括回避社交互动、缺少朋友、回避亲密关系;情感分离包括情感保留、冷漠,情感表达和体验受限。

3. 去社会特质 去社会(dissociality)的核心表现是,个体不在乎他人的权益和感受,自我中心且缺乏同理心。自我中心包括权力感,期望他人的尊敬,积极或消极地寻求关注的行为,考虑问题时总是顾及自己的需要、欲望和便利而不考虑他人;缺乏同理心包括漠视自己的行为是否给他人带来不便(包括欺骗、操纵和剥削他人),刻薄和具有躯体攻击性,对他人的痛苦反应冷漠,以及为实现目标冷酷无情。

4. 脱抑制特质 脱抑制(disinhibition)的核心表现是,个体在受到外在或内在刺激(感觉、情感、思想)时鲁莽行动,不考虑潜在负性后果的影响,包括冲动、分心、不负责任、鲁莽、缺乏计划性。

5. 强迫特质 强迫(anankastia)的核心表现是,个体狭隘地关注自己严格的完美、对错标准,以及控制自己和他人的行为,并控制情境,以确保符合这些标准。强迫特征包括完美主义(关注社会规则、义务、对错的规范,对细节一丝不苟,做事僵化而系统化,关注日常工作的流程,做事讲究日程与计划,强调组织性、纪律性和整洁性);约束情感和行为(严格控制情感表达,倔强顽固、不懂变通,做事规避风险,持续而坚忍,小心谨慎)。

6. 为增强人格障碍分类的临床实用性,ICD-11还增加了"边缘型模式"作为补充,可能有助于识别对某些心理治疗有反应的个体。但在使用这一特征性标注时,最好与上述人格特质限定词结合使用(例如,具有负性情感、去社会和脱抑制特质的中度人格障碍、边缘型模式)。

边缘型模式(borderline pattern)适用于存在广泛不稳定人格紊乱模式(如人际关系、自我印象、情感的不稳定)并伴有明显的冲动性行为的个体。可表现为以下多个特点:为了避免被抛弃(真正的或想象的)而做出疯狂的努力;不稳定而强烈的人际关系模式;身份紊乱,表现为明显而持续的自我印象或自我感觉的不稳定;在高度负性情感中行为鲁莽的倾向,导致潜在对自己有害的行为;反复发作的自我伤害;心境反应明显,导致情感的不稳定;慢性的空虚感;不适当的强烈愤怒,或难以控制愤怒;在情绪的高度唤起时出现短暂的分离性症状,或精神病样特征。

(四)鉴别诊断

1. 人格困难 与人格障碍相比,人格困难仅表现为间歇性(如压力时)或强度较低。这些困难与一些功能问题有关,但这些问题还不够严重,不足以对社会、职业和人际关系造成显著破坏,并且可能仅限于特定的关系或情况。

2. **其他持续性精神障碍**　许多持续性精神障碍(如孤独症谱系障碍、分裂型障碍、恶劣心境、环性心境障碍、分离性焦虑障碍)的特征是认知、情感和行为的持续障碍,这些障碍是适应不良的,在各种个人和社会情境中表现出自我各方面的功能障碍(如自尊、自我指导)和/或人际功能障碍(如发展与维持亲密和相互满意的关系的能力、理解他人观点和管理关系冲突的能力)。因此,患有这些疾病的个体可能同时满足人格障碍的诊断要求。一般来说,除非存在导致自我功能或人际功能方面出现重大问题的其他人格特质,此类患者不诊断为人格障碍。

3. **伴有亲社会情绪受限的品行障碍**　伴有亲社会情绪受限的品行障碍特征是对他人感受的同理心或敏感性有限或缺乏,悔恨、羞耻或内疚有限或不存在。伴亲社会情绪受限的品行障碍与具有去社会特质的人格障碍相似,均表现为无视他人的权利和感受,自我中心,缺乏同理心。但品行障碍可能在青春期前儿童中被诊断出来,其症状持续时间比人格障碍短。只有当品行障碍患者除了亲社会情绪受限以外,还存在导致自我功能或人际交往功能受损的人格特质时,才对人格障碍进行额外诊断。

4. **继发性人格改变**　继发性人格改变是一种持续性人格障碍,代表个人先前特征性人格模式的变化,根据病史、体格检查或实验室检查结果的证据,被判断为某种精神、行为和神经发育障碍之外的医疗状况的直接病理生理后果。如果症状是由其他疾病引起的,则不应诊断人格障碍。

5. **物质使用所致障碍**　物质使用所致障碍通常对自我功能和人际功能产生普遍影响。患者可能表现出自我控制能力和自尊下降、人际关系中的困难和冲突、与获取或使用毒品有关的去社会化行为,以及人格障碍患者常见的各种其他特征。如果人格障碍完全因物质使用而起,则不应诊断人格障碍。但是,如果人格障碍在物质使用之前就存在,或者人格障碍的某些特质不能由物质使用来解释(如完美主义),可以给予人格障碍的额外诊断。

6. **各种类型人格障碍之间的鉴别**　人格障碍多在儿童后期或青春期出现,持续到成年并渐渐显著,因此在儿童和青少年期不应做人格障碍的诊断。分裂型人格障碍和偏执型人格障碍人际关系的亲密程度均存在缺陷,但分裂型人格障碍是退缩的、冷漠的,没有偏执性的猜疑思维,偏执型则社会参与性更高,常有攻击性言行,更多的是将他们自己的感受投射到他人身上。猜疑、人际疏离及偏执观念在偏执型人格障碍与分裂型人格障碍患者中均可出现,但是分裂型人格障碍患者还存在奇异想法、罕见的认知体验及怪异想法和言语。分裂型人格障碍和回避型人格障碍都存在社会隔离,但是回避型人格障碍的患者是期望参与活动的,这与分裂型人格障碍不同。边缘型人格障碍可能存在短暂的精神症状,但没有典型的、持续的精神病性症状,可与精神分裂症相鉴别。表演型人格障碍和边缘型人格障碍的鉴别存在一定困难,但是边缘型人格障碍存在更多的自杀未遂、身份认同障碍和短暂的精神病症状。

五、治疗和预后

人格障碍的治疗较为困难,但有关的治疗手段对行为的矫正仍可发挥一定的作用。

1. **心理治疗**　医师需要与人格障碍患者深入接触,建立良好关系,帮助其认识个性缺陷之所在,鼓励他们改变自己的行为模式并对其出现的积极变化予以鼓励和强化。可采用分析性治疗、认知治疗、行为治疗、家庭治疗等不同的心理治疗方法,治疗形式上也可以实施个别治疗或小组治疗。人格障碍治疗的目的之一就是帮助患者建立良好的行为模式,矫正不良习惯。

2. **药物治疗**　药物治疗很难改变人格结构,但在出现异常应激、情绪反应和短暂精神病症状时少量用药仍有帮助。苯二氮䓬类药物可用于治疗激越和焦虑,可用于减少回避型人格障碍的人际交往焦虑;小剂量抗精神病药物(如氟哌啶醇、利培酮等)可用于控制愤怒、敌对和短暂的精神病症状发作,也用于治疗表演型人格障碍的现实感丧失和幻想;5-HT 能抗抑郁药物能改善抑郁、焦虑情绪,也可能减少患者对拒绝的敏感性;抗癫痫药物可以用来控制冲动行为,特别是对于反社会型人格障碍脑电图有异常波幅的患者,也可以改善边缘型人格障碍的整体功能;β 受体阻滞剂(如阿替洛尔)能缓解自主神经系统亢进,可用于改善回避型人格障碍患者在恐惧状态下的情绪。但一般不主张长期应用和常规使用药物,因其远期效果难以确定。

总之,人格障碍治疗效果有限,预后欠佳,因此在幼年时期培养健全的人格尤为重要。

（夏　炎）

第十八章 | 性心理障碍和做作性障碍

本章所描述的性心理障碍和做作性障碍,涉及 ICD-11 第十六章及第十七章两部分内容。在性心理障碍中,与 DSM-5 相比,ICD-11 取消了恋物障碍与异装障碍诊断分类。与 ICD-10 相比,ICD-11 未再按照性身份障碍、性偏好障碍与性发育和性取向有关的心理及行为障碍进行诊断分类。在做作性障碍中,DSM-5 将其并入躯体症状及相关障碍章节,ICD-10 将其归入人格障碍(F68.10)章节,而 ICD-11 将其列为独立的诊断实体。

第一节 | 性心理障碍

一、概述

性心理障碍(psychosexual disorder)既往称性变态(paraphilia),泛指两性性行为的心理和行为明显偏离正常,并以此作为性兴奋、性满足的主要或唯一方式的一组精神障碍。患者正常的性活动受到全部或者某种程度的破坏、干扰或影响。患者的一般精神活动并无其他明显异常。在临床上,常见的性心理障碍包括露阴障碍、窥视障碍、恋童障碍、强迫性性施虐障碍、摩擦障碍等。

各类型性心理障碍患者往往具有下述性格特征:内向、怕羞、安静少动、不喜交往或孤僻、温和、具有女性气质。性心理障碍和人格障碍既有区别又有联系,性心理障碍者在满足性欲的方式方面与常人不同,但多数患者对社会生活适应良好,除了性心理障碍所表现的异常性行为之外,并无其他与社会不相适应的行为,更没有反社会行为。有不少患者还是社会知名人士和成功人士,不具备人格障碍所具有的特征。

性心理障碍患者触犯社会规范,不应一概认为他们道德败坏、流氓成性或性欲亢进。其实,大多数此类患者性欲低下,甚至不能进行正常的性生活,家庭关系往往不和谐甚至破裂。他们具备正常人的道德伦理观念,对寻求性欲满足的异常行为方式,有充分的辨认能力。事后多有愧疚之心,但往往难以控制自己。

性心理障碍不能等同于性犯罪。性犯罪是司法概念,其中包含性心理障碍者的违法行为,性心理障碍者如果将其歪曲的冲动予以实施,对他人造成伤害或干扰社会秩序时,应予追究责任。

由于性心理障碍患者一般不会主动就医,其行为也往往具有明显隐蔽性,目前难以获得该类障碍的准确患病率。同时,由于文化背景、被调查人群和诊断标准的不同,有关研究结果的差异也比较大。有资料表明,男性和女性窥视障碍的终生患病率分别约为 12% 和 4%;男性露阴障碍的患病率为 2%~4%,而女性露阴障碍的患病率则极低。澳大利亚的一项研究结果显示,男性和女性性受虐障碍的患病率分别为 2.2% 和 1.3%。性犯罪者中某些类型性心理障碍的患病率明显高于一般人群,如美国的一项研究结果显示,在性驱使的杀人案件中,性施虐障碍患者的比率为 37%~75%。

二、病因与发病机制

性心理障碍表现形式多种多样,其病因及发病机制复杂,目前尚未完全阐明,可能是生物学因素、心理因素、社会因素综合作用的结果。

（一）生物学因素

相比于社会和心理因素,性心理障碍的生物学因素要复杂得多。多种生物学因素(包括遗传、免疫、神经递质、神经发育、激素水平、脑结构和功能等方面)的异常在此类疾病的发生发展中有着重要作用。

性心理障碍患者与正常人群相比,因受到遗传、母体免疫及激素水平等因素的干扰,其神经发育的轨迹可能存在着特定的模式,成为日后出现性心理障碍的先决条件。有研究显示性施虐障碍及性受虐障碍患者的性激素和皮质醇水平异常,并且与这些患者和性伙伴的关系亲密程度存在联系,提示这些激素可能参与调节了这些患者的性行为。也有研究显示单胺类神经递质系统(特别是 5-羟色胺和多巴胺系统)功能紊乱在性心理障碍的发病中也起着重要作用。此外,也有学者提出假设,认为性施虐障碍患者可能存在异常的疼痛神经通路,而施虐行为本身或许是对这种异常脑通路的自我疗法。

近年来,更多的研究采用了影像学的手段,对性心理障碍患者(特别是恋童障碍)进行了大量的脑结构和功能方面的研究。这些研究表明,出现儿童性犯罪的性心理障碍患者,其额叶和颞叶的损伤或许和冲动抑制功能受损相关。男性恋童症患者的脑组织局部体积较正常人小,特别是杏仁核体积减小的证据较为确凿。恋童障碍患者其动机、社会情感功能相关脑区的功能连接显著低于正常人群。磁共振弥散张量成像研究也表明,恋童症患者的脑白质微结构存在异常。也有研究支持恋童障碍患者存在脑结构的改变,并与其情感加工和神经认知功能受损相关。另有研究显示,性施虐障碍患者与正常人群相比,在观看疼痛相关的图片时,杏仁核的激活水平更高,对图片的疼痛评分也更高;而且前脑岛的激活水平与疼痛评分相关。这些结果表明性施虐障碍患者对别人的疼痛有着更高的敏感性,也从侧面证实了此类患者存在着异常的疼痛神经通路。

临床研究发现,有些性心理障碍行为发生在颅脑外伤后。梅多尼克(Medonick)在哥本哈根大学医学院对难产婴儿做了大量的长期追踪研究,认为暴力和性犯罪行为与围产期脑损害有关,其发展过程中神经系统体征一般不明显,而在幼儿及儿童期脑损害可有神经系统体征及行为障碍表现,脑电图研究也显示这种病态一般与颞叶、杏仁核、梨状皮质及边缘系统某些局部病变有关。布兰查德(Blanchard)等人发现,在自我报告儿童时期头部受伤的人群中,恋童障碍的比例高于其他人群。亦有报道在癫痫、酒精中毒、阿尔茨海默病早期可出现性心理障碍行为,如露阴障碍、恋童障碍等。

综上所述,多种生物学因素在性心理障碍形成的过程中发挥了作用,这些因素可能相互叠加,仍有待今后进一步研究。

（二）心理因素

心理因素可能在性心理障碍的病因学中占主导地位。精神动力学理论认为,性心理障碍患者在其性心理发展过程中遇到挫折,退行到儿童早期幼稚的性心理发育阶段。性心理障碍的性行为表现为一种幼稚的、不成熟的儿童性取乐行为,如玩弄生殖器、暴露阴茎、偷看异性洗澡等。行为学理论认为,一些无关刺激通过某种偶然的机会与性兴奋结合,由于性快感的强烈体验,使其在主动回忆当时情景时仍会出现性快感,如此通过对性快感情景的回忆和性幻想强化无关刺激,因而形成了条件联系。

（三）社会因素

性心理障碍的产生与文化背景有一定的关系。如受社会道德文化影响,少年儿童最初的性欲被过分压抑而改变性欲发泄方向,可能与异常性行为方式出现有关。

有人认为不正确的性生物学知识教育,不同价值体系社会的性伦理、性道德和性社会学知识的不当教育,也会促成各种性心理障碍的发生。

三、临床表现

1. 露阴障碍（exhibitionistic disorder）　特点是反复多次在陌生异性毫无准备的情况下暴露自己的生殖器以达到性兴奋的目的,有的继以手淫,但无进一步性侵犯行为施加于对方。该症几乎只见于男性,如在中老年首次出现,应先排除器质性原因。患者个性多内倾,暴露行为之前有逐渐增强的焦虑紧张体验。该类患者通常会选择仅有异性存在的场合实施其露阴行为,如偏僻的小路、学校教室等,受害人可以是单独异性,也可以是多个异性。实施露阴行为时,患者通常与受害人保持一定安全距离,以便逃脱。他们十分清楚自己的行为会给受害人带来的危害,能够预料到异性可能出现的诧异、震惊等情绪,但当看到异性表现出的羞涩、愤慨、脸红害羞等情绪反应时,患者的兴奋程度常会增加,更容易达到性兴奋或性高潮;情景越惊险刺激、受害人反应越强烈,则患者越感到刺激,性的满足越强烈。暴露行为的受害者一般为 16 岁以上的妇女。有些妇女对露阴障碍者的行为表现出冷淡和无动于衷,反倒令露阴障碍者大为扫兴。

露阴障碍通常由女性受害者报案而发现。女性害怕露阴行为之后遭强奸,其实强奸并不多见。大部分露阴障碍者性功能低下或缺乏正常性功能,有的明确表示对性交不感兴趣。

【典型病例】

患者,男,20 岁,性格内向,不善于和女生交往。在天黑前或早晨锻炼时,患者多次在较偏僻的校园林荫小道上对正在读书或路过的女生露出生殖器,见女生受到惊吓而自感快乐。某日 10 时课间操,他一人爬上教学楼顶,见仅有一名女生便掏出生殖器,该女生惊呼。患者被校方抓获,经司法精神病学鉴定诊断为性心理障碍(露阴障碍)。

2. 窥视障碍(voyeuristic disorder) 是一种反复多次地窥视他人性活动、亲昵行为或异性裸体来满足自己性兴奋的偏爱方式,有的在窥视当时手淫,有的事后回忆时手淫,达到性的满足。患者对窥视有强烈追求,以男性多见,且其异性恋活动并不充分。他们往往非常小心,以防被窥视的异性发现。大部分窥视者不是被受害人报告而是被过路人发现。

窥视者通过厕所、浴室、卧室的窗户孔隙进行这些活动。有的长时间潜伏于厕所等肮脏地方,有的借助于反光镜或望远镜等工具偷窥。但他们并不企图与被窥视者性交,除了窥视行为本身之外,一般不会有进一步的攻击和伤害行为。他们多不愿与异性交往,有的甚至害怕异性、害怕性交。与性伴侣的性活动难以获得成功,有些伴有阳痿。

很多人都有童年偷看异性上厕所的经历,但随着年龄的增长会自然消失。有的由于偶然的机会偷看异性洗澡、上厕所,不属于此症。有的在看色情影片、录像、画册的同时伴有性兴奋,或将其作为增强正常性活动的一种手段,也不能诊断为窥视障碍。

【典型病例】

患者,男,28 岁,由 15 岁开始对女性性器官感到特别好奇,渴求窥视,曾在 16 岁时 1 年期间扒到女厕所看女人排便十余次。后经父母亲包办结婚,婚后对妻子没有感情,但是对妻子排尿特别地感兴趣,在妻子每次排尿时,都聚精会神地观看,同时有手淫行为。

3. 恋童障碍(pedophilic disorder) 是指患者的性欲通常部分或全部地指向青春期前或未发育的儿童。通过与青春期前的单个或多个儿童(通常年龄为 13 岁或更小)的性活动而激起个体反复的、强烈的性唤起,表现为性幻想、性冲动或性行为。患者会实施这些性冲动,或者这些性幻想会引起其显著的痛苦或人际交往困难。患者年龄至少 16 岁,比受害儿童至少年长 5 岁。

一般来说,恋童障碍患者基本都是男性,也有女性案例的报道。患者仅对儿童有强烈的性兴趣,而对成年期的异性缺乏必要的性兴趣或正常的性活动,或者缺乏足够的自信心与异性交往。他们多数独身,且大多数患有勃起障碍。他们通过猥亵儿童来达到自己的性兴奋或性高潮,如眼观、手摸、手指插入等,但不一定与儿童发生真正的性行为。恋童障碍患者的偏好对象可能仅为女孩或者男孩,也有的患者对两种性别的儿童均有兴趣。受害儿童既可能是患者自己的孩子或亲属,也可以是其他非血缘关系的儿童。患者在猥亵儿童后,通常会对儿童施以威胁,以阻止自己的暴行外泄,从而导致后续一系列犯罪行为的出现。

恋童障碍是持续而强烈的性偏好障碍,为发泄性欲强奸和猥亵幼女的行为不属于本症范畴。

4. 强迫性性施虐障碍(coercive sexual sadism disorder) 在性生活中,通过使另外一个人遭受心理或躯体的痛苦从而激起个体反复、强烈的性唤起，表现为性幻想、性冲动或性行为，以此作为达到性满足的惯用和偏爱方式者为性施虐障碍患者。性受虐障碍则相反，在性生活中，患者要求对方对自己施加肉体上或精神上的痛苦，通过被羞辱、被殴打、被捆绑或其他受苦的方式激起个体反复的、强烈的性冲动，表现为性幻想、性冲动或性行为，以此作为达到性满足的惯用与偏爱方式；患者因为这种性幻想、性冲动或性行为，产生具有临床意义的痛苦。

性施虐障碍大多数见于男性，有鞭打、绳勒、撕割对方躯体等行为，在对方的痛苦之中感受到性的快乐，甚至于施虐成为满足其性欲所必需的方式。

动物行为学家研究发现性行为和攻击行为可有重叠，在正常性活动中可能表现出一些攻击倾向。夫妻之间在性活动中挤压、撕咬或给对方施以一定的痛苦，偶尔为之，大多没有"攻击"本意，主要作为一种调情的方式，不能诊断为性施虐障碍和性受虐障碍。

5. 摩擦障碍（frotteuristic disorder）　该症在男性中更为常见，受害人多为年轻女性。指患者在拥挤场合或趁对方不备之际，伺机以自己身体的某个部位（常为阴茎）摩擦异性身体某个部位以获得性快感的性心理障碍。

患者通常在拥挤的公交车、商场等场合紧密贴近陌生女性，在受害人不知情的情况下，用生殖器反复摩擦受害人的臀部，以获得性兴奋或性高潮，可伴有射精。一般来讲，患者没有暴露自己生殖器的愿望和行为，也没有与受害人发生性活动的要求。

摩擦障碍患者的摩擦行为是一种反复出现或持续存在的主动行为，并伴有强烈的性兴奋和性满足感。在人群拥挤的场合中，青年男性偶然接触到陌生女性的身体而出现的性兴奋，不能归于本症。

四、诊断与鉴别诊断

（一）诊断

性心理障碍患者通常不会自己主动就诊，他们往往因为婚姻问题、性生活不和谐、情绪问题等由家属陪同就诊，或者由于其异常的性行为对他人造成了危害而被有关机构送来就诊。因此，详细完整的病史、认真细致的精神状况检查，以及患者的生活经历和临床表现对诊断尤为重要。在治疗过程中，要特别注意患者的生活经历和异常性活动表现。

1. **露阴障碍**　是一种持续的、目的明确而强烈的性唤起模式，表现为以下持续存在的、关于性的想法、幻想、冲动或行为：在公共场所，向不知情的他人暴露自己的生殖器。通常患者没有意愿、也不会邀请被害者进行更近的接触。此外，诊断露阴障碍还要求个体必须有基于这种关于性的想法、幻想或冲动的实际行为，或感到明显的痛苦。露阴障碍特定地排除涉及在各方已同意基础上的暴露行为。此外在一些文化中，在公共场所的裸露是被社会认可的，不构成露阴障碍。

2. **窥视障碍**　是一种持续的、目的明确而强烈的性唤起模式，表现为以下持续存在的、关于性的想法、幻想、冲动或行为：在他人不知情的情况下，窥视其裸体（例如窥视他人更衣或进行性行为）以获得性的刺激。此外，诊断窥视障碍还要求个体必须有基于这种关于性的想法、幻想或冲动的实际行为，或感到明显的痛苦。根据定义，窥视障碍特定地排除已获得行为中各方同意的窥视行为。

3. **恋童障碍**　是一种持续的、目的明确而强烈的性唤起模式，表现为持续存在的、关于性的想法、幻想、冲动或行为，其涉及对象是青春期前的儿童。此外，诊断恋童障碍还要求个体必须有基于这种关于性的想法、幻想或冲动的实际行为，或感到明显的痛苦。对于青春期前后年龄近似的儿童之间的各种性行为，不能做出恋童障碍的诊断。

4. **强迫性性施虐障碍**　是一种持续的、目的明确而强烈的性唤起模式，表现为以下持续存在的、关于性的想法、幻想、冲动或行为：对非同意的他人实施躯体或心理上的虐待。此外，诊断强迫性性施虐障碍还要求个体必须有基于这种关于性的想法、幻想或冲动的实际行为，或感到明显的痛苦。强迫性性施虐障碍特定地排除在行为中各方已同意基础上的性施虐障碍和性受虐障碍。

5. **摩擦障碍**　是一种持续的、目的明确而强烈的性唤起模式，表现为以下持续存在的、关于性的想法、幻想、冲动或行为：在公共场合，涉及对非同意的他人的触碰或摩擦。此外，诊断摩擦障碍还要求个体必须有基于这种关于性的想法、幻想或冲动的实际行为，或感到明显的痛苦。摩擦障碍特定地排除行为中在各方已同意基础上的触碰或摩擦。

性心理障碍的共同特征如下：①与正常人不同，即性冲动行为表现为性对象选择或性行为方式的明显异常，这种行为较固定和不易纠正；②行为的后果对个人及社会可能带来损害，但不能自我控制；③患者本人具有对性行为的辨认能力，自知行为不符合一般社会规范，迫于法律及舆论的压力，可出现回避行为；④除了单一的性心理障碍所表现的异常性行为外，一般社会适应良好，无突出的人格障碍；⑤无智能障碍和意识障碍。

（二）鉴别诊断

诊断性心理障碍时，需要注意与其他精神障碍伴发的性欲倒错行为相鉴别，如精神分裂症患者可在命令性幻听的支配下出现暴露行为。鉴别要点为患者满足其他某种精神疾病的诊断标准，而异常性行为是受其他精神疾病的影响出现的。另外，在诊断性心理障碍时，还要注意检查性器官的发育情况、性激素水平及染色体有无畸变等，以排除相关的躯体和遗传性疾病。

五、治疗

性心理障碍治疗较为困难，患者自身及其家人往往感到非常痛苦，对症支持治疗仍有帮助。性心理障碍的主要治疗方法有生物学治疗、心理治疗、正面教育等。

1. **生物学治疗**　生物学治疗以药物治疗为主，主要包括以下三类：①SSRIs 类抗抑郁药；②抗雄激素药物；③促性腺激素释放激素类似物（gonadotropin-releasing hormone analogue，GnRHa）或激动剂。此外，定位于下丘脑后部或腹内侧的深部脑刺激也有一定疗效。

生物学治疗方案的制定，要综合考虑患者的用药史、依从性、病情以及发生性暴力的风险。性心理障碍患者若存在危险行为的高风险，其药物治疗应首先选择一线用药。药物治疗的疗程尚无一致定论，有的学者认为需要至少 3～5 年的抗雄激素治疗，也有学者认为有终身治疗的必要。

虽然 SSRIs 抗抑郁药和抗精神病药目前在我国尚未批准用于治疗性心理障碍，但在欧洲和北美有较广泛的使用。SSRIs 中以氟西汀和舍曲林使用最多，氟西汀能够减少恋童障碍、露阴障碍、窥视障碍等患者的性幻想和性行为。SSRIs 类抗抑郁药主要适用于轻度的性心理障碍患者、青少年性心理障碍患者，或共病抑郁障碍、强迫症的情况。在签署知情同意书和依从性较好的情况下，此类药物也可作为处方药，用于治疗认知行为疗法控制欠佳的高水平性唤起的性心理障碍患者。

2. **心理治疗**　心理治疗是目前治疗性心理障碍的主要方法，最常使用的是行为疗法、精神分析疗法以及认识领悟疗法等。

（1）行为主义的观点认为，大多数性心理障碍者的行为是根据条件反射原理形成的，即通过学习而获得的，所以在治疗上采用行为学习的方法使之消退。通过满灌疗法、厌恶疗法、交互抑制法、系统脱敏法等，解除患者对成年异性的厌恶情绪，减少偏好的性幻想及性冲动；当患者处在一定环境下引起性冲动时，即给予厌恶性刺激（如电流刺激）引起恶性条件反射，经过若干次结合治疗后会导致异常性冲动的减退。

（2）想象性内隐致敏法（overt sensitization）：在治疗时，请患者应用想象性内隐致敏法，即想象某种具体性变态渴求的高度兴奋状态场景，当患者出现性兴奋时，进行惩罚（如低电流刺激、弹皮圈、催吐剂等），形成新的条件反射。治疗效果的好坏，与患者是否具有强烈治疗愿望有明显关系。如缺乏求治愿望，病程持续时间过长，则疗效较差。

（3）精神分析疗法：弗洛伊德提出"人的性欲不是从青春期才开始，而是和食欲一样都是与生俱来的"这一论断。弗洛伊德说："变态的性生活就是幼儿的性生活，不过范围大小和繁简不同罢了。"他还认为，"正常的性生活和变态的性生活都起源于幼儿的性生活""性变态是人类最基本、最普遍的倾向；这些倾向在儿童期就已经存在了"，成年后所出现的性心理障碍，属于"儿童性欲"，是"心理发展的停滞或幼儿化(退行)的结果"。在人的性心理发育过程中,幼儿性活动的各个阶段都可停滞不前,这便是固着。其固着处多是性欲得到满足、感到快乐的阶段,即使一次纯粹偶然的经验也可形成固着,使性心理不能继续发展成熟。另一个可能的机制是退行,性心理尽管已经发展到成熟阶段,有了成熟的性生活,一旦遇到客观现实的阻碍或其他精神上的创伤,增高了的性兴奋无法得到正常的宣泄和满足,便只好另寻出路,退回到童年某阶段的固着处,寻找已经放弃了的性对象,以求得到宣泄。客体关系理论则更为重视两岁以内母爱的缺失对人格及性行为的影响。在精神分析治疗过程中,治疗师与来访者在建立良好关系的基础上,与来访者探讨性心理障碍的内心感受,探讨其异常性行为的潜意识意义,与来访者一起回忆其幼年经历,特别是性心理发展过程,回忆并修复其早年心理创伤。一旦来访者领悟了性心理障碍背后的心理意义,其症状就会明显减轻,甚至消失。

（4）认识领悟疗法:是由钟友彬先生在精神分析理论的基础上结合中国文化的特点创立的一种短程精神分析治疗方法。钟友彬曾于 1992 年用此方法治疗了 33 例性变态者,其中有 27 例发生明显的好转,表明这种方法治疗性心理障碍是有效的。该疗法通过对患者童年时期生活历程的分析,找出患者童年时期所遇到的性心理创伤或诱惑,告诉患者各种病态行为是由于这些创伤或诱惑导致的幼稚、荒谬、不合逻辑的处事方法和后果,使患者得到领悟,认识到自己是用儿童式的性乐方式去解决成年人的问题,从而使症状消失,达到治疗疾病的目的。

心理治疗的疗效取决于患者的治疗愿望是否强烈、患者是否为自己的性心理偏离感到不安或痛苦。对治疗愿望强烈并为自己的性心理偏离感到不安或痛苦的患者疗效较好。对性心理障碍发生早、持续时间长、年龄已超过 40 岁者则疗效欠佳。

3. 正面教育　明确指出某些行为的危害性,有些行为违反现行法律、单位制度,不符合所在地区的文化、风俗习惯,而且使就业、升学等各方面面临严重问题,教育患者使其通过意志克服性偏离倾向。

六、康复与预后

对性心理障碍,生物学治疗效果不确定,心理治疗难度很高。主要困难在于:首先,来访者不愿意主动求医。患者因异常性行为侵害他人而受到法律的惩罚,这些惩罚虽然没有直接治疗效果,却是必要的,因为惩罚能够增加患者主动寻求医治的动机。其次,来访者不愿意主动放弃自身原有的性行为方式。最后,来访者短期内难以形成新的、健康的性行为方式。

第二节 | 做作性障碍

一、概述

做作性障碍(factitious disorder),是一种特殊的欺骗伪装行为,患者制造或伪装患病或受伤,以获得患者身份和得到照顾(心理获益),而不是为了骗取现实获益。这种障碍包括对自身的做作性障碍和对他人的做作性障碍。

一些西方教材认为,做作性障碍与强迫行为存在相似之处。而心理动力学的研究则提示,这种行为的重复可能与早期经历的被忽视或被抛弃的不安全依附关系相关。早在 DSM-Ⅲ中,曾提出过伪装心理疾病的亚型。由于做作性障碍主要出现在综合医院,患者通常以躯体症状和疾病的形式进入医生的视野,因此,DSM-5 将其纳入躯体症状及相关障碍的范畴。目前普遍认为这是一种伴有病理性谎言的自虐行为,在 ICD-11 中作为一个单独的诊断被列出。

至于在家人身上制造疾病使其获得医疗照顾,而自己也扮演照顾者的角色,属于一种虐待,甚至可能构成虐待犯罪。这种情况往往是对孩子或无法表达的老人施虐。这时加害者可以诊断加诸他人的做作性障碍,而受害者(孩子或老人)不是诊断的对象。

二、临床表现

做作性障碍患者有意识地伪装某些躯体或心理症状,甚至自残自伤,以谋求患者角色。装病的目的既不是获得赔偿、照顾或摆脱困境,也不是诈病,而是获得患者的角色,享受被诊断、被治疗的过程。这类患者主要表现为到处求医,千方百计地要求住院,为了达到这个目的,可通过说谎,甚至不惜损伤自己躯体等种种手段,编造出很多症状。借用一个典型的临床案例来说明做作性障碍的临床表现。

【典型病例】

患者,女,32岁,免疫科住院患者。病房医师要求心理医学科会诊的原因是,入院后发现患者修改了自己的化验单,入院后复查相应的指标都是正常的,但是患者仍然坚持认为自己存在免疫方面的问题,并要求病房医师给自己激素冲击治疗。当医师以患者是"健康的"为由拒绝使用激素治疗后,患者出现了强烈的情绪反应,在病房里哭闹,对医师不满,大喊大叫。当心理医学科的医师见到患者后,患者表现出了明显的不满,认为自己没有任何精神问题。在和患者交谈的过程中,患者思维条理清晰,没有发现抑郁、焦虑等情绪异常,没有发现幻觉、妄想等精神病症状。患者承认自己修改了化验单,对自己修改化验单的解释是该化验单没有反映出自己实际的病情,对要求用激素治疗的解释是"我的病我知道,我需要使用激素"。结束会诊后,患者又在医院住了一周,仍反复要求激素治疗,坚决反对心理医学科医师的再次会诊。在医师们反复拒绝使用激素后,患者出院,并再也没有出现在该院门诊。

三、诊断与鉴别诊断

(一)诊断

1. **对自身的做作性障碍**(factitious disorder imposed on self) 对自身的做作性障碍表现为在自己身上假装、伪造或故意诱发生理、心理或行为上的症状、体征或损伤,与可识别的欺骗行为相关;或在已有的障碍或疾病基础上,故意加重现有症状,或伪造、诱发其他症状。个体通常会寻求治疗,或者通过假装、伪造、故意诱导的体征、症状或损伤使得自己表现为病态的、受伤的或功能受损的。这种欺骗行为并不仅仅由显而易见的外在奖赏或激励所驱动(例如,获得残疾赔偿或逃避刑事起诉),而诈病行为是由显而易见的外在奖赏或激励所驱动的。

2. **对他人的做作性障碍**(factitious disorder imposed on another) 对他人的做作性障碍表现为在另一人身上(通常是对个体依赖的儿童)假装、伪造或故意诱发生理、心理或行为上的症状、体征或损伤,与可识别的欺骗行为相关;如果此人已有某种障碍或疾病,则个体故意加重现有症状或伪造、诱发其他症状。个体通常会带此人寻求治疗,或者通过假装、伪造、故意诱导的体征、症状或损伤使此人表现为病态的、受伤的或功能受损的。这种欺骗行为并不仅仅由显而易见的外在奖赏或激励所驱动(例如,获得残疾赔偿或逃避虐待儿童、老人的刑事起诉),而诈病行为是由显而易见的外在奖赏或激励所驱动的。

应注意的是,对他人的做作性障碍的诊断应给予假装、伪造或诱发另一人症状的个体,而不是表现出症状的个体。某些情况中,个体会在宠物身上诱导或假装症状。

(二)鉴别诊断

1. **诈病** 诈病与做作性障碍的区别是,诈病有外部获益(金钱、休假、免责),而做作性障碍患者没有外部获益。

2. **转换障碍** 做作性障碍患者在模仿、伪装疾病时,表现可类似转换障碍患者。神经科检查也呈现类似的结果(不同检查方法暴露出不一致)。但转换障碍患者的"要求"没有做作性障碍那么强,更没有作伪的证据。

3. **边缘型人格障碍** 边缘型人格障碍患者有故意自伤表现,但患者在就诊被问到时,直接承认是自己所为、是出于情绪失控等,这与做作性障碍患者的欺骗行径明显不同。虽然两种障碍患者在病史及成长史上有某些共同的精神痛苦(如感到被忽视、被抛弃),但他们采用的索偿策略不同。

4. 共病其他躯体疾病　做作性障碍患者也会共病躯体疾病,如果是反复发作者,其一贯的风格(如容易有夸大和虚构故事的成分)同样会使医师对他们产生固化的归因,抵触、回避为这样的患者"服务"。这与癔症患者出现新的症状容易被忽视是同一种风险。

四、治疗

在发现做作性障碍的证据后,需要与患者对质。有的患者在可能造成对质前,已经自行溜走,也有的患者能承认自己的虚假行为。该病患者往往回避精神科医师或临床心理治疗者的帮助,对于这样的患者,其实质可能伴有人格障碍,处理起来是相对棘手的。

治疗的目标是控制风险,这更多需要系统的力量,即将这样的患者在医疗系统和保险系统中予以警示。这目前是困难的,因为我们的医疗系统尚缺乏统一的管理,而且非精神科医师普遍不了解具体情况,不知如何应对和转诊。

对于加诸于他人的做作性障碍,需要引入法律干预,严重的可构成虐待罪,涉及监护权的转移等法律问题。

(焦志安)

第十九章 神经认知障碍

神经认知障碍（neurocognitive disorders，NCDs）是一组以谵妄、遗忘障碍、痴呆等认知功能障碍为主要临床表现的获得性疾病。认知功能障碍由脑部病变或损伤引起，特点是大脑存在肯定的病理生理和形态结构变化，与神经认知障碍有明确的因果关系。神经认知障碍的发病原因有神经退行性病变、脑血管病、脑部感染、肿瘤、外伤等。

第一节 谵 妄

一、概述

谵妄（delirium）是以注意障碍（指向、集中、维持以及转移注意能力减弱）和意识障碍（对环境定向能力减弱）为特征，在短时间内产生且症状在一天内呈现波动变化的一组综合征，通常伴随着其他认知损伤，如记忆障碍、语言障碍、视觉空间障碍、感知觉障碍以及睡眠-觉醒周期改变等。谵妄起病较急、具有可逆性，常伴随着广泛认知功能障碍和精神行为症状，因此也被称为急性脑病综合征（acute brain syndrome）。

在社区人群中，谵妄患病率为1%～2%，随着年龄增加，患病率显著增加，85岁以上老年人患病率高达14%。谵妄在有躯体疾病的患者中患病率较高，在一般住院患者中，谵妄的发生率可高达30%，在癌症患者为25%，在术后患者为10%～50%，在ICU患者则为15%～20%，即使一般疾病的患者，在入院的急性期，也有5%～15%的患者出现谵妄症状。痴呆和谵妄共病常见，痴呆患者中谵妄的发生率是非痴呆患者的2.5～3倍。

二、病因与发病机制

导致谵妄的原因很多，可以分为素质性因素和诱因。素质性因素包括高龄、痴呆、功能性残疾、共病等，此外视听力受损、抑郁症状、轻度认知损害（mild cognitive impairment，MCI）、实验室指标异常、物质滥用（如酒精）也会增加谵妄的风险。诱因包括药物（尤其是镇静催眠药物、抗胆碱能药物）使用、外科手术、麻醉、严重的疼痛、感染、急性疾病或者慢性疾病突然加重等。患者存在的素质性因素越多，谵妄发生所需要的诱因越少（表19-1）。

谵妄的发病机制迄今尚不十分清楚，目前较公认的有胆碱能低下-多巴胺能过度活动假说。该假说认为谵妄发生与乙酰胆碱合成减少、多巴胺功能亢进相关，应用抗胆碱能药物能够诱发谵妄，多巴胺通过影响乙酰胆碱的释放与谵妄发生有关。除了颅内病变外，其他原因引起的谵妄一般只造成脑组织的非特异性改变（如充血、水肿），因而病变是可逆的，预后较好。

三、临床表现

谵妄的核心症状是注意障碍和意识障碍，表现为广泛的认知功能受损，可伴有复杂多变的精神行为异常。

1. **注意障碍和意识障碍** 注意障碍主要表现为定向、聚焦、维持以及转移注意力的能力下降，导致患者在对话过程中常停留在先前的问题中，而不能随着问题的改变恰当转移注意力；因此提问患者

表 19-1 谵妄的常见病因

因素分类	具体疾病情况
药物(物质)使用/中毒	药物(抗胆碱能药物、镇静催眠药物等)中毒、毒物中毒、重金属(铅或汞)中毒等;使用新的药物、调整药物剂量、药物相互作用、非处方药物和酒精的使用
电解质紊乱	低血糖症、甲状腺功能亢进或减退、甲状旁腺功能减退、肾上腺功能障碍等引起的电解质紊乱
药物停用	戒酒、长期服用镇静剂后突然停用
感染	中枢神经系统感染(脑膜炎、脑膜脑炎)、外周(如尿路、呼吸道及软组织)感染
颅脑疾病	颅内感染、脑出血、脑梗死、脑肿瘤、脑外伤或癫痫
躯体疾病	心肌梗死、心律失常、心衰、低血压、严重的贫血、肝性脑病、慢性阻塞性肺疾病恶化、低氧血症及高碳酸血症等
其他	营养缺乏[如维生素 B_1(硫胺素)、维生素 B_{12}、叶酸缺乏]、尿潴留、便秘、视听水平下降等

问题时,往往需要重复,患者也容易被无关刺激影响而出现注意力转移。意识障碍则表现为意识水平下降,对周围环境甚至自身的定向能力减弱。

2. **记忆障碍** 多为即刻回忆和近记忆受损,远记忆相对完好。

3. **定向力障碍** 特别是时间、地点定向力障碍,严重者可出现人物定向力障碍。

4. **知觉障碍** 如错觉或者幻觉,内容多为恐怖性或迫害性,以幻视多见。

5. **思维障碍** 患者常常答非所问、表达混乱、言语不连贯。

6. **妄想** 患者可有短暂、片段的妄想,内容多为被害。

7. **情绪障碍** 如焦虑、抑郁、恐惧、易激惹、欣快和情感淡漠,上述情绪状态间会有快速的、不可预测的转换。

8. **精神运动性紊乱** 可以表现为兴奋、喊叫、冲动、无目的的行为增多,在幻觉妄想影响下可出现逃避或攻击行为。也可表现为行为抑制、情感淡漠、反应迟钝、主动活动减少,甚至出现亚木僵状态。活动过多和活动减少之间会出现不可预测的转变。

9. **睡眠-觉醒障碍** 包括日间困倦、夜间激越、入睡困难以及整夜不睡,部分患者会昼夜颠倒。

谵妄可以分为三种临床类型:高活动型、低活动型和混合型。高活动型的特点包括活动水平增高、动作速度加快、丧失对活动的控制、盲目活动、攻击行为、语量多、语速快、大喊大叫、幻觉妄想多见。低活动型的特点包括活动水平下降、反应迟缓、淡漠、言语少、嗜睡较多,容易被忽视。混合型是以上两种类型交替出现或混合表现,在临床上,混合型最为多见。

四、诊断与鉴别诊断

(一) 诊断

谵妄可根据典型的临床症状做出诊断,即急性起病、意识障碍、定向力障碍、伴波动性认知功能损害等,认知评估可提示认知功能的全面紊乱。诊断明确后还需要根据病史、体格检查及辅助检查来确定谵妄的病因。

(二) 谵妄的诊断要点

1. 注意障碍(指向、集中、维持和转移注意力的能力降低)和意识障碍(对环境的定向能力下降)。

2. 在短时间内发生(通常为数小时到数天),严重程度在一天内常有波动。

3. 其他认知功能障碍(如记忆障碍,定向力障碍,语言、视空间能力下降,知觉异常)。

4. 1 和 3 中的障碍不能由其他之前就存在的或者进展的神经认知障碍更好地解释,也不是发生在觉醒水平严重降低的状态,例如昏迷。

5. 病史、体格检查或者实验室检查发现的证据表明,该障碍是其他躯体疾病、药物(物质)使用/中毒或者戒断(例如由于药物滥用或药物治疗)、接触毒素或者多种病因所致。

另外,可采用简易智力状态检查量表(Mini-Mental State Examination,MMSE)、意识模糊评定法(Confusion Assessment Method,CAM)以及谵妄分级量表(Delirium Rating Scale,DRS)来辅助评估及诊断。

(三) 鉴别诊断

1. 谵妄伴有明显幻觉妄想、言行及情感紊乱时需要与伴有精神病性症状的情感障碍和精神分裂症相鉴别,谵妄有意识及定向力障碍,可资鉴别。

2. 谵妄需与痴呆鉴别,两者均有认知功能损害。谵妄起病急,有意识障碍,认知损害具有波动性,有助于鉴别。另外还需了解谵妄发生前的认知状况,追踪谵妄缓解后的认知功能,以便确定两者是否共病。

3. 谵妄起病急,并有恐惧、紧张等情绪反应以及意识状态改变,需要与急性应激障碍相鉴别,急性应激障碍是由严重的应激生活事件所致。

五、治疗与预后

谵妄的治疗包括针对病因的处理、支持治疗及对症治疗等多个方面,治疗措施包括非药物干预和药物干预。

首先需要纠正谵妄病因,即针对原发脑器质性疾病或躯体疾病进行积极治疗,如纠正电解质紊乱、控制感染、减停药源性谵妄的药物等。同时还要积极加强支持治疗,预防并发症。

若患者存在严重的感知觉紊乱、妄想及冲动激越行为,且语言安抚无效或其行为可能对自身或他人造成危险,则需要药物治疗。一般情况下,推荐抗精神病药治疗,但应充分权衡利弊,包括激越、幻觉及妄想能否快速消除,以及抗精神病药所致镇静及其他并发症的风险。在药物治疗上可选用小剂量氟哌啶醇肌内注射控制兴奋躁动。症状较轻时可考虑给予小剂量非典型抗精神病药,如喹硫平、奥氮平、利培酮口服。剂量范围有相当大的个体差异,但均应以小剂量起始,缓慢滴定,症状好转时尽早停用。在用药过程中需特别注意患者的意识、呼吸和锥体外系副作用,以便于及时处理和调整。苯二氮䓬类药物会加重意识障碍,需谨慎使用,但与酒精或镇静催眠类药物戒断相关的谵妄推荐使用苯二氮䓬类药物。低活动型谵妄的治疗以病因治疗和支持治疗为主,避免使用抗精神病药物治疗。

在非药物干预上,尽量将患者安排在一个相对安静舒适、昼夜分明的环境中,由亲属陪护,在清醒时适当交流,消除患者对住院治疗的恐惧,加强心理干预。限制白天睡眠,保持昼夜节律。尽量维持适当活动水平,例如由他人陪同散步或在床上活动。如果患者平常使用眼镜或助听器,应让患者获得这些辅助设备来改善感知。

谵妄患者的预后主要包括:短时间内完全缓解;病程迁延,持续数月;进展为慢性脑病综合征,残留认知损害及人格改变等器质性损害症状;进展至昏迷,并发其他疾病,甚至死亡。

第二节 | 轻度神经认知障碍

一、概述

轻度神经认知障碍(mild neurocognitive disorder,MND)是一种介于正常老年认知衰退和痴呆之间的病理状态。患者在认知功能方面表现出轻微下降,但日常生活能力尚未受到明显影响。

2013年,DSM-5首次将痴呆更名为重度神经认知障碍,相应地提出了MND的概念。2018年世界卫生组织发布的ICD-11依旧保留了痴呆的说法,并延续了MND的概念,指主观体验到的认知功能比之前水平下降,在考虑个人年龄和智力一般水平的情况下,伴随有一个或多个认知领域受损的客观证据,其程度不足以严重影响个人日常生活。MND按照受损维度分为两大亚型:遗忘型MND(amnestic MND,aMND)和非遗忘型MND(non-amnestic MND,naMND)。aMND主要表现为明显的记忆功能损伤;而naMND主要表现为其他认知功能损伤,如注意力、语言、视空间或执行功能损伤。其中,aMND很可能会进展为阿尔茨海默病,naMND 可能会进展为其他类型痴呆,如血管性痴呆、额颞叶痴呆等。

MND 的患病率随着年龄增长而增加,2020 年全国性的流行病学调查发现,60 岁以上人口中 MND 的患病率为 15.5%,约 3 877 万人。危险因素包括高龄、痴呆家族史、载脂蛋白 Eε4 携带、吸烟、高血压、高脂血症、糖尿病、心脏病和颅内血管性疾病、维生素 D 缺乏等。

二、病因与发病机制

MND 是一种具有异质性的临床综合征,其病因与发病机制尚未明确。MND 的病因可能与以下因素有关:神经退行性疾病(如阿尔茨海默病、额颞叶痴呆、路易体痴呆、帕金森病等)的早期阶段;血管性因素,如多发性梗死、颈动脉闭塞、脑血管病变、高血压、糖尿病等;精神疾病,如抑郁障碍、焦虑障碍等。MND 的发病机制可能涉及中枢胆碱能系统功能降低、氧自由基过高、甲状腺激素水平不足、神经炎症、免疫等。

三、临床表现

MND 表现出单个或多个认知领域的损害。

1. **记忆力受损**　表现为对于新近学习的事物难以回忆,近记忆较远记忆受损更明显。如患者健忘更为频繁和持久、出现重复提问或赘述、无法记清时间和预约事件、使用便签和记事本记录代偿;记忆新人名的能力较同龄老年人下降,无法识别熟人的相貌等。

2. **注意力受损**　出现注意力不集中,无法长时间保持注意力。需要比先前更长的时间完成任务,并且在日常工作中容易出现失误。

3. **执行功能受损**　患者的计划、组织、灵活性、抽象思维、决策等方面能力减退,面对复杂任务时,无法有效地制定计划、安排任务的先后顺序及组织复杂的活动。

4. **语言功能受损**　出现找词困难,患者可能会经常忘记常用词语,在说话时反复停顿;出现短语或句子重复障碍、命名困难等。

5. **视空间功能受损**　出现物品识别障碍,患者可能会出现对空间关系和形状的感知问题;出现定向力障碍,在熟悉或不熟悉的环境中出现迷路、导航困难等。

四、诊断与鉴别诊断

(一)诊断

诊断标准:①患者或知情者报告,或有经验的临床医师发现,患者认知功能比之前水平下降;②在考虑个人年龄和一般智力水平的情况下,具有一个或多个认知领域受损的客观证据,如神经心理测试结果等;③复杂的工具性日常生活能力可以有轻微的损害,但保持独立的日常生活能力;④未达到痴呆诊断标准。需要注意的是,上述标准只是 MND 的一般标准,但在实际操作中,对存在认知功能障碍但未达痴呆诊断的标准如何界定,目前仍然没有统一。

MND 的诊断流程如下:①根据认知功能和日常生活能力评估判断患者是否符合 MND 的诊断标准;②对符合 MND 的患者进行分类,如单域遗忘型 MND、单域非遗忘型 MND、多域遗忘型 MND 和多域非遗忘型 MND;③根据起病形式、认知功能受损维度、有无神经系统原发病及躯体原发病的体征等因素,结合必要的辅助检查,明确病因学诊断;④对于诊断 MND 的患者建议至少随访 1 年,以进一步明确诊断。

常用的诊断工具包括:临床痴呆评估量表、简易智力状态检查量表(MMSE)、蒙特利尔认知评估量表(Montreal Cognitive Assessment,MoCA)、日常生活能力评定量表。神经影像学检查包括头颅 MRI 或 CT 扫描,以排除其他结构性病变。体液检查包括血液学检查及脑脊液检查。血液学检查项目包括全血细胞计数、电解质、葡萄糖、钙、甲状腺功能、维生素 B_{12} 和叶酸,以确定 MND 的潜在可逆因素(包括感染、肾衰竭、低镁血症或高镁血症、高血糖、低钙血症或高钙血症、甲状腺功能减退或甲状腺功能亢进、维生素 B_{12} 或叶酸缺乏等)。脑脊液检查有助于鉴别 MND 的病因,脑脊液生物学标志物 $Aβ_{42}$、磷酸化 tau 蛋白、总 tau 蛋白（total tau，t-tau）三项核心标志物与 AD 源性 MND 高度相关。脑脊液细胞计数、蛋白质、葡萄糖和蛋白电泳分析检测可帮助判断感染、血管炎或脱髓鞘等脑部疾病所致认知损害。

（二）鉴别诊断

1. 与正常老化鉴别　正常老年人随着老化，大多存在记忆力的下降，但未达到 MND 的程度。老化性记忆下降是缓慢衰老的过程，患者仍能学习和掌握新知识，基本不影响社会活动、人际交往、工作能力，认知量表测试得分在正常范围内，神经影像呈现老年脑的特点，提示脑室、脑池轻度扩大和脑沟轻度增宽。MND 患者记忆等认知功能下降，学习新知识有困难，认知量表测试得分低于同年龄和同教育程度者。

2. 与抑郁障碍鉴别　抑郁障碍以心境低落为原发特征，可伴随认知功能受损，认知功能受情绪和心理状态的影响。MND 的认知受损是持续存在的、渐进性的，患者会逐渐感受到认知能力下降，而老年抑郁障碍患者的认知受损症状可能会随抑郁发作突然出现。

五、治疗与预后

目前尚无特效药物用于治疗 MND，但以下措施可帮助患者缓解症状和延缓疾病进展：①生活方式干预：针对危险因素制定预防策略，如控制血压血糖、戒烟、佩戴助听器、补充维生素 B_{12} 或叶酸等；②运动训练：进行适当的有氧运动可能对 MND 患者的认知功能产生微小但有益的影响；③认知训练：针对受损认知维度开展针对性认知训练，如计算机辅助认知干预等。

MND 的预后因个体差异而异，约 40%～70% 的 MND 患者即使在 10 年以后也不进展成痴呆，约 10%～20% 的患者在 1～2 年认知功能改善，但后续仍有可能转化为痴呆，也可能维持认知稳定，而另一些患者最终进展为痴呆。MND 进展的危险因素包括年龄大、受教育年限少、卒中、糖尿病和遗忘型 MND 亚型，存在载脂蛋白 E（apolipoprotein E，ApoE）ε4 等位基因。据报道，MND 转化为痴呆的年发生率已从不足 5% 上升为 12%～20%。定期随访和监测是预后评估的重要手段。早期干预和综合治疗可以帮助患者延缓病情进展，提高生活质量。

第三节 ｜ 遗忘障碍

遗忘障碍（amnesic disorder）是一组以与个人年龄和一般智力水平不匹配的记忆障碍为核心特征，但无意识障碍及广泛性认知功能损害的综合征。

一、病因与发病机制

遗忘障碍由大脑受损引起，主要原因有神经系统疾病（脑血管病、创伤、感染、肿瘤等）和长期使用特定物质或药物（酒精、镇静剂、催眠药、汞等）。

二、临床表现

遗忘障碍存在与个人年龄和一般智力水平不匹配的严重记忆障碍，是先前达到的功能水平下降，而非神经发育障碍，并且记忆障碍与其他认知域的损害不成比例。其症状及严重程度因大脑损伤部位及严重程度的不同而存在较大差异，主要表现为获得记忆、学习新信息或回忆以前学习信息的严重缺陷，但不伴有意识障碍或广泛性认知功能障碍。近事记忆障碍比远事记忆障碍更严重，即刻记忆通常不受影响。部分患者可存在虚构，这在短暂性遗忘障碍患者中更常见。

三、诊断与鉴别诊断

（一）诊断
根据 ICD-11 病因学分类将遗忘障碍分为以下几种类型。

1. **酒精所致的遗忘障碍** 酒精所致的遗忘障碍特征是饮酒后出现遗忘症状。记忆损害可在酒精中毒、戒断期间或之后不久出现，但其严重程度及持续时间远远超过与之相关的记忆障碍。记忆损害不能用其他情况解释，如遗忘障碍出现在饮酒之前，则应用其他情况解释。酒精滥用导致硫胺素缺乏而引起的遗忘障碍，称为科萨科夫综合征。

2. **镇静、催眠或抗焦虑药使用所致遗忘障碍** 镇静、催眠或抗焦虑药使用所致遗忘障碍是使用镇静、催眠或抗焦虑药的直接后果，记忆障碍持续时间超过镇静、催眠或抗焦虑药中毒或撤药的常见持续时间。上述药物的使用剂量及持续时间能够造成记忆功能损害且不能用其他情况更好地解释。

3. **其他特定的精神活性物质（包括治疗药物）使用所致遗忘障碍** 其他特定的精神活性物质使用所致遗忘障碍是使用特定的精神活性物质的直接后果，持续时间远超过中毒或戒断的病程。特定的精神活性物质使用剂量及持续时间能够造成记忆功能损害且记忆损害不能用其他情况更好地解释。

4. **挥发性吸入剂所致的遗忘障碍** 挥发性吸入剂所致的遗忘障碍是使用挥发性吸入剂的直接后果，持续时间远远超过中毒或戒断的相关病程。挥发性吸入剂使用的强度及持续时间能够造成记忆功能损害且记忆损害不能用其他情况解释。

5. **其他疾病所致的遗忘障碍** 符合遗忘障碍的所有定义。根据病史、体格检查、实验室检查，判定记忆障碍是由其他分类的紊乱或疾病引起的直接病理生理改变。

（二）鉴别诊断

1. **谵妄** 谵妄是在短时间内发生注意障碍及意识障碍，并伴有其他认知损害，症状往往在一天中波动。

2. **痴呆** 存在两个或以上认知域损害，并且严重影响患者的日常生活。

四、治疗

目前尚无能确切有效逆转遗忘障碍的治疗方法，临床上主要根据病因及临床表现，进行病因治疗及对症处理。避免接触环境毒素、避免滥用酒精或其他物质、保持平衡的饮食可能有助于预防相关的遗忘障碍。

第四节 | 痴 呆

痴呆（dementia）是指以获得性认知功能损害为核心，并导致患者日常生活、学习、工作和社会交往能力明显减退的综合征。临床上以缓慢出现的认知功能减退为主要表现，伴有不同程度的人格改变，但无意识障碍。痴呆的病程呈慢性进行性发展，大多属于不可逆性。

1. **病因** 引起痴呆的病因可能有神经退行性病变、脑血管病、颅内感染、脑外伤、脑肿瘤、药物和毒物、内分泌代谢性疾病、营养缺乏等（表 19-2）。

2. **临床表现** 痴呆的临床表现分为认知功能障碍、非认知性的精神行为紊乱和社会生活功能减退三方面。

（1）认知功能障碍：是最早出现的核心临床表现之一，首要表现为近记忆受损，再出现远记忆障碍，伴有学习新知识的能力下降。随着病情进展，患者出现除记忆领域外的认知功能障碍（如注意、执行功能及言语功能障碍），表现为计算困难、抽象思维缺失、理解和判断力下降、语言理解和表达能力障碍等，部分患者还会出现时间、空间和人物定向等问题。

（2）出现非认知性的精神行为紊乱：如焦虑、抑郁、易哭易笑、勃然大怒等情绪不稳定表现。随着病情进展可出现淡漠、迟钝等，后期还会出现幻觉、妄想等精神病性症状。痴呆患者多伴有人格改变，性格变得固执、多疑及出现违反社会道德准则的行为等。

表 19-2　痴呆的病因

病因	疾病
中枢神经系统变性疾病	阿尔茨海默病、额颞叶痴呆、路易体痴呆、帕金森病、亨廷顿病、皮质-纹状体-脊髓联合变性等
脑血管病变	多发梗死性痴呆、颈动脉闭塞、皮质下动脉硬化性脑病、血栓性血管炎等
代谢性疾病	黏液水肿、甲状腺功能亢进或减退、甲状旁腺功能亢进或减退、肾上腺皮质功能亢进、肝豆状核变性、尿毒症、慢性肝功能不全、艾迪生病（Addison disease）、库欣综合征（Cushing syndrome）、高胰岛素血症
颅内感染	各种脑炎、脑膜脑炎、神经梅毒、艾滋病及库鲁病等
颅内占位性病变	肿瘤、硬膜下血肿等
缺氧和低氧血症	包括缺血性（心脏骤停、严重出血和贫血）、缺氧性（呼吸衰竭、哮喘、窒息、麻醉）、淤滞性（心力衰竭）和组织中毒性等各类缺氧和低氧血症
营养缺乏性脑病	维生素 B_1 缺乏性脑病、糙皮病以及维生素 B_{12} 和叶酸缺乏等
中毒性脑病	酒精、重金属、一氧化碳及有机物中毒等
颅脑外伤	头部的开放性或者闭合性外伤、拳击性痴呆等
其他	正常压力性脑积水、类肉瘤病等

（3）社会生活功能减退：是痴呆患者的重要临床表现之一。开始以工作能力受损及高级社会生活能力下降为主要表现，如工作效率下降、难以学习新的生活技能、财务管理能力下降；后逐渐进展为日常生活能力下降，表现为不会挑选合适的衣服、洗澡需要协助、外出迷路等；在疾病后期可出现大小便失禁、不能进食、四肢屈曲性痉挛瘫痪等。

3. **诊断与鉴别诊断**　痴呆的诊断流程：①首先确定是否存在痴呆：全面了解病史，包括患者的起病形式和病程，完善认知功能检查和精神检查，并评估患者的工作及生活能力。同时需要进行详细的神经系统体格检查、生化检查、电生理检查及影像学检查。②明确痴呆的病因：诊断痴呆后，要结合患者认知功能障碍起病形式、各认知域和精神行为损害的先后顺序及特征、病情发展特点及既往史、体格检查等线索，对痴呆的病因做出判断，尤其是识别可逆性、可治性痴呆。③判定痴呆严重程度：需要根据临床表现、日常能力受损情况或认知评估等确定。

目前，国内外用于痴呆筛查的认知测查工具包括简易智力状态检查量表（MMSE）和蒙特利尔认知评估量表（MoCA）。MMSE 操作简便，耗时约 15 分钟，主要评估被试整体认知功能情况，包括定向力、注意力、计算力、瞬时和短时记忆、言语及视空间的认知水平。MoCA 主要用于受教育程度较高、痴呆程度较轻的患者和轻度认知功能障碍患者。患者的精神行为症状可使用神经精神问卷（Neuropsychiatric Inventory，NPI）请照料者进行评估，反映过去一个月内患者的精神状态，包括抑郁、焦虑、幻觉、妄想、睡眠、异常行为等。使用日常生活能力评定量表（Activity of Daily Living Scale，ADLS）评估患者的生活能力。

痴呆应与下列精神障碍相鉴别。

（1）谵妄：谵妄起病急、病程较短，以意识障碍、注意障碍和感知障碍为主要临床表现，可伴有幻视和短暂性的妄想，具有昼轻夜重特点。需要注意痴呆患者多伴有躯体疾病不稳定，容易导致谵妄，需要了解谵妄发生前后的认知功能情况，以便明确两者是否同时并存。

（2）抑郁障碍：重度抑郁障碍患者会表现出假性痴呆的症状，如记忆力、注意力下降和反应迟钝等，容易被误诊为痴呆。抑郁障碍患者多有明确的起病时间，主要以情绪低落、兴趣缺乏或精力、活动下降为主要核心症状，当抑郁症状缓解后，认知功能恢复既往水平。

4. **治疗**　痴呆的治疗原则是提高患者生活质量、减轻照料者负担，包括药物治疗和社会心理治疗。目前主要的抗痴呆药物有胆碱酯酶抑制剂多奈哌齐和谷氨酸受体拮抗剂美金刚等。对于合并激越攻击行为及幻觉、妄想等精神行为症状的患者，可以短期小剂量使用抗精神病药物控制症状，但须注意心血管意外和肺部感染等风险。

一、阿尔茨海默病所致痴呆

（一）概述

阿尔茨海默病（Alzheimer disease，AD）所致痴呆是重度神经认知障碍的最常见类型，约占其总数的 60%～70%。病理学特征为 Aβ 沉积、神经原纤维缠结、神经元缺失和胶质细胞增生等。流行病学调查显示，我国 65 岁以上的老年人 AD 患病率为 3%～7%。患病率随年龄增长而升高，85 岁以上老年人群患病率高达 20%～50%。AD 发病的危险因素有抑郁、糖尿病、吸烟、中年肥胖、高血压、低教育程度和缺乏锻炼等。

（二）病因与发病机制

AD 的病因和发病机制尚未明确，目前已发现如下因素及脑内异常变化参与 AD 的发生发展。

1. 分子遗传学研究　目前已确定 AD 相关的基因有 4 种，分别为位于 21 号染色体的淀粉样蛋白前体蛋白基因（*APP*）、位于 14 号染色体的早老素 1 基因（*PSEN1*）、位于 1 号染色体的早老素 2 基因（*PSEN2*）和位于 19 号染色体的载脂蛋白 E 基因（*APOE*）。其中，*APP*、*PSEN1* 和 *PSEN2* 与早发性家族性 AD 有关，而 *APOE* 与散发性 AD 的关系密切。*APOE* 有三种常见亚型，*APOE ε3* 最普遍，*APOE ε4* 次之，*APOE ε2* 最少；*APOE ε2* 具有保护作用，*APOE ε4* 为致病基因，可使 AD 发病年龄提前。除了以上基因外目前还报道了很多候选基因与 AD 有关，如烟碱型胆碱受体（CHRNB2）、转铁蛋白（TF）、雌激素受体（ER-α）、载脂蛋白 AIV（Apo AIV）的编码基因等，但均需进一步确定其在 AD 发病中的作用。

2. 神经病理学研究　神经病理检查发现 AD 患者大脑皮质弥漫性脑萎缩，重量减轻，脑回变窄，脑室扩大，其中以颞、顶叶和海马萎缩最为明显。镜下病理学特征为神经炎性斑块、神经原纤维缠结、神经元缺失和胶质细胞增生等。

（1）神经炎性斑块（neurotic plaque，NP）：大脑皮质、海马、杏仁核、前脑基底神经核团和丘脑有大量特征性 NP。其主要形成于神经细胞外，以 Aβ 沉积为核心，周边为变性的星状细胞和小胶质细胞，皮质 NP 数目与临床症状有关。NP 形成的同时会伴随着广泛大脑突触丢失，这与早期出现的临床表现（如短时记忆下降）有关。

（2）神经原纤维缠结（neurofibrillary tangles，NFTs）：大脑皮质和海马存在大量 NFTs，部分可扩展至近端树突干。电镜下呈螺旋样细丝，主要成分是高度磷酸化的微管相关蛋白，即 tau 蛋白。tau 蛋白主要分布于神经元轴突，起稳定微管的作用，受磷酸化调控，高度磷酸化的 tau 蛋白丧失了对微管的稳定作用，可导致细胞骨架结构分离破坏。

3. 神经生化研究　AD 患者脑内乙酰胆碱、去甲肾上腺素及 5- 羟色胺均减少，海马部位乙酰胆碱减少最为明显。研究表明，脑内胆碱能系统缺陷在 AD 中起重要作用，胆碱能细胞丧失的严重程度与 AD 病理改变有关。尸检及脑活检也提示 AD 患者中前脑基底核内 70%～80% 的胆碱能神经元变性甚至死亡。乙酰胆碱的缺乏与认知功能障碍密切相关，这也是目前 AD 治疗获得有限疗效的基础。

（三）临床表现

AD 起病隐匿，持续进行性发展，主要表现为认知功能减退和非认知性神经精神症状。

在疾病早期，患者症状轻微，典型表现为记忆障碍，以近记忆受损为主，可伴有人格改变、主动性缺乏、冷漠、情绪不稳等非认知症状。

在疾病中期，患者认知功能障碍加重，表现为掌握、运用新知识的能力及社交能力的下降。严重时出现定向力障碍，一般先出现时间定向力障碍再出现空间定向力障碍。此期患者，需家人进行日常监护，并有语言障碍（如言语沟通不畅、理解及复述能力差）；亦会出现不同程度的失用（如吃饭、穿衣、抄几何图案和数字等感到困难),对简单计算感到吃力。受上述症状影响,常可见情绪不稳、激惹、挫折感强等非认知症状,部分患者会出现典型的幻觉和妄想,幻觉以幻视较为多见,妄想以被窃妄想和嫉妒妄想为主。

在疾病晚期,患者判断力、认知力几乎消失殆尽,幻觉和妄想亦更显著。行为愈发难以被理解。自我约束能力的丧失还会使患者显得好斗,或完全处于远离社会状态。患者的自理能力和社会功能极差。

在病程早、中期,神经系统查体一般无阳性体征,但部分患者可出现病理征。疾病晚期可出现锥体系和锥体外系体征,如肌张力增高、运动迟缓、拖拽步态、姿势异常等,最终可呈强直性或屈曲性四肢瘫痪,并可出现原始反射,如强握反射、吸吮反射等。

(四)诊断与鉴别诊断

AD 诊断首先应根据临床表现做出重度神经认知障碍的判断,然后对病史、病程特点、体格检查及神经系统检查、辅助检查的资料进行综合分析,排除其他原因引起的重度神经认知障碍,才能诊断为 AD。

对诊断有价值的辅助检查包括:①磁共振扫描中发现大脑皮质弥漫性萎缩,以颞、顶叶及海马萎缩为主,PET、SPECT、fMRI 提示颞、顶叶代谢降低,PET 扫描显示 Aβ 及 tau 阳性;②脑脊液检查 Aβ 蛋白水平降低,总 tau 和磷酸化 tau 蛋白水平升高;③遗传学检查可以对有家族史的患者进行基因突变检测,如 *APP*、*PSEN1* 和 *PSEN2*;④神经心理学检查包括综合认知评估及单认知域评估,常用量表有简易精神状态检查量表(MMSE)、中国修订版韦氏成人智力量表(WAIS-RC)、长谷川痴呆量表(HDS)以及临床痴呆量表(CDR);⑤脑电图早期通常是正常的,以后逐渐可出现 α 节律丧失及电位降低,可见弥漫性慢波,脑电图减慢的程度和神经认知障碍的程度具有相关性;⑥血液学检查发现 Aβ 浓度降低或 Aβ-42/Aβ-40 比值降低,p-tau181 升高。此外,对于首次就诊的患者进行血液学检查有助于揭示认知功能障碍的病因或发现伴随疾病,如全血细胞计数、肝肾功能、电解质、维生素 B₁₂、血糖、甲状腺素水平、梅毒血清学、HIV 检查等。

诊断要点为:①存在痴呆;②隐袭起病缓慢进展;③无临床证据或特殊检查结果能够提示其他可引起痴呆的全身疾病或脑部疾病(例如甲状腺功能减退、高血钙、维生素 B₁₂ 缺乏、烟酸缺乏、神经梅毒、正常压力脑积水或硬膜下血肿);④无卒中样发作,在疾病早期无局限性神经系统损害体征(如感觉缺失、视野缺损及共济失调),晚期可出现。

需要与以下疾病进行鉴别。

1. **血管性神经认知障碍** 急性起病,偶可亚急性或慢性起病,症状波动性进展或阶梯性恶化,有神经系统定位体征,既往有高血压、动脉粥样硬化或糖尿病病史,可能有多次脑卒中史,影像学可发现脑血管性病灶。

2. **额颞叶神经认知障碍** 早期出现人格和行为改变,精神异常突出,遗忘出现较晚,影像学显示额叶和颞叶萎缩,与 AD 的弥漫性脑萎缩不同。

3. **神经认知障碍伴路易体痴呆** 临床表现为波动性认知功能障碍、反复的幻视和自发性锥体外系功能障碍。患者一般对镇静药异常敏感。

4. **克-雅病** 急性或亚急性起病,迅速进行性智力丧失伴肌阵挛,脑电图在慢波背景上出现广泛双侧同步双相或三相周期性尖-慢复合波。

5. **老年抑郁障碍** 老年抑郁障碍患者可有精神运动性抑制、思维困难、行动迟缓,可表现为假性痴呆,易与 AD 相混淆。但老年抑郁障碍的假性痴呆患者精神检查可发现抑郁情绪,有明确发病时间,症状晨重夜轻,定向力完好,抗抑郁药治疗有效。

(五)治疗与预后

目前尚无法逆转或阻止 AD 的病情进展,在支持、对症治疗基础上,针对病因进行早期干预治疗,可延缓患者日常生活功能的减退。

1. **心理社会治疗** 鼓励患者尽可能地参加各种社会活动,处理自己的日常生活,提供职业训练、音乐治疗和群体治疗等,可以延缓衰退速度。调整生活环境,防止摔伤、自伤、外出不归等意外发生,以及有效的护理能延长患者生命及改善生活质量。

2. 药物治疗　主要目的包括改善认知功能和控制精神行为症状。

（1）改善认知功能：①胆碱酯酶抑制剂（ChEI）：用于治疗轻、中度 AD 患者，不仅可改善患者的认知功能和日常生活能力，还对早期精神行为异常有效。ChEI 代表性药物包括多奈哌齐、卡巴拉汀、加兰他敏、石杉碱甲等。②N-甲基-D-天冬氨酸（NMDA）受体拮抗剂：代表药物是美金刚，用于中、重度 AD 的治疗。

（2）控制精神行为症状：在使用促认知药物后精神行为症状无改善时可酌情使用抗抑郁药或抗精神病药，前者常用 5-HT 再摄取抑制剂（如氟西汀、帕罗西汀、西酞普兰、舍曲林等），后者常用不典型抗精神病药（如喹硫平、奥氮平、利培酮等）。用药原则：小剂量起始，缓慢增量，增量间隔时间稍长，尽量使用最小有效剂量，短期使用，治疗个体化，还需注意药物间的相互作用等，一旦精神病性症状消失或者缓解，应尽量尝试减量或暂停抗精神病药的使用。慎用可以加重认知功能障碍的抗惊厥药和苯二氮䓬类药物。

3. 支持治疗　重度患者自身生活能力严重减退，常导致营养不良、肺部感染、泌尿系统感染、压疮等并发症，应加强支持治疗和对症治疗。

AD 病程约 5～10 年，部分患者可存活 10 年或更长时间，多死于肺部感染、泌尿系统感染及压疮等并发症。

二、脑血管病所致痴呆

（一）概述

脑血管病所致痴呆又称血管性痴呆（vascular dementia，VaD），是指由缺血性卒中、出血性卒中和与记忆、执行、注意等相关的脑区的低灌注脑血管疾病所致的重度神经认知障碍，是血管性认知障碍（vascular cognitive impairment，VCI）的一大类型。

65 岁以后 VaD 的发病率为 1.2%～4.2%，是仅次于阿尔茨海默病的痴呆类型。VaD 的危险因素目前还不清楚，但通常认为包括高血压、高血脂、糖尿病、高龄、房颤、吸烟等危险因素。VaD 起病较急，常因卒中样发作导致病情加剧，呈阶梯式发展。

（二）病因与发病机制

VaD 通常是由于脑梗死、脑出血或者脑血管狭窄，导致多个神经元或轴突损失，从而损害大脑功能。VaD 的病理形态学改变主要分为以下几种类型：①多发性梗死性痴呆：VaD 中最常见类型，由多发性脑梗死累及大脑皮质或皮质下区域引起。②关键部位梗死性痴呆：由与认知功能密切相关的脑梗死灶所致，可以是单个梗死灶引起。③分水岭梗死性痴呆：属于低灌注痴呆，在缺血状态下弥漫性大脑损害或局限性大脑损害后出现，也可继发于心搏骤停或严重低血压。④出血性痴呆：脑实质内出血、蛛网膜下腔出血后引起的痴呆，其中以丘脑出血导致认知功能障碍最为常见。老年人的硬膜下血肿可引发缓慢出现的认知功能障碍。

（三）临床表现

VaD 的起病常常是突发性或亚急性的，症状可能在一次或多次脑血管事件后迅速出现，呈阶段性加重或改善。除了记忆受损，VaD 患者在注意力、执行功能、语言能力和空间感知等方面可能表现出更明显的问题。VaD 患者可出现神经系统体征，如步态异常、肌力下降、肌张力异常等，这与脑血管病变的位置和范围有关。CT 及 MRI 可见多发性梗死灶。VaD 包括：①多发腔梗性痴呆（小血管受累）；②多发梗死性痴呆（中等大小血管受累）；③单一部位梗死性痴呆（累及单个重要脑区，如角回、丘脑的梗死）；④皮质下动脉硬化性脑病（subcortical arteriosclerotic encephalopathy）：一种少见变异类型，与严重控制不佳的高血压和系统性的血管疾病有关，会引起广泛胶质增生的轴突和髓鞘弥漫性和不规则的缺失，出现梗死导致的组织死亡，或脑白质血液供应的损失；⑤遗传性血管性痴呆：伴有皮质下梗死伴白质脑病的常染色体显性遗传性脑动脉病（cerebral autosomal dominant arteriopathy with subcortical infarct and leukoencephalopathy，CADASIL）。

(四) 诊断及鉴别诊断

1. 诊断

(1) 符合痴呆的诊断标准。

(2) 存在脑血管疾病的证据(病史/体格检查/神经影像学)。

(3) 痴呆与脑血管事件密切相关;痴呆发生于卒中后 3 个月内,并且持续 6 个月以上;认知功能障碍突然加重,或波动,或呈阶梯样逐渐进展。

(4) 认知功能的损害不均衡,存在明显的复杂注意力和执行功能受损,轻微记忆受损或者不存在记忆受损。

(5) 自知力和判断力可保持较好。

(6) 症状不能用其他脑疾病或者精神障碍解释。

2. 鉴别诊断

(1) 阿尔茨海默病:AD 起病缓慢,以记忆力下降为主,神经影像学表现为显著的脑皮质萎缩;VaD 起病较急,存在轻微记忆受损或者不存在记忆受损,存在脑血管疾病。

(2) 路易体痴呆:路易体痴呆具有波动性的认知功能障碍、反复生动的幻视和锥体外系症状。认知功能障碍、精神症状及锥体外系改变往往在一年内同时出现。

(3) 帕金森病痴呆:早期出现锥体外系受累情况,表现为静止性震颤、肌强直等,以注意力、计算力、视空间、记忆力等维度受损为主,一般无卒中病史。

(五) 治疗与预后

VaD 的 5 年死亡率约为 61%,目前没有特效药治疗 VaD,主要通过控制血压和其他危险因素(如房颤、颈动脉狭窄、高血脂、糖尿病等)来降低 VaD 的发病率,对伴发精神症状和行为障碍的患者给予对症治疗。

1. 防治卒中　治疗卒中和控制认知障碍的危险因素,如高血压、血脂异常、糖尿病及心脏病、戒烟等;早期诊断和治疗卒中、预防卒中再发,如抗血小板聚集、抗凝治疗等。

2. 改善认知功能障碍　研究证据显示胆碱酯酶抑制剂(如多奈哌齐、加兰他敏和卡巴拉汀)和 NMDA 受体拮抗剂美金刚等对 VaD 的认知功能有改善作用。其他脑代谢药物、脑血管扩张药物和促进神经递质功能药物(如吡拉西坦、吡硫醇、尼莫地平、银杏叶制剂、脑活素等)也可选用,但需要更多的临床研究验证其疗效。

3. 控制行为和精神症状　胆碱酯酶抑制剂与 NMDA 受体拮抗剂对精神症状和行为有一定改善作用,建议从小剂量开始,缓慢加量,症状控制良好后逐步减少抗精神病药的使用。

VaD 的预后与引起血管损害的基础疾病和颅内血管病灶的部位有关。平均生存时间为 8~10 年,主要死亡原因为肺部感染和心脑血管疾病。

三、路易体病所致痴呆

(一) 概述

路易体痴呆(dementia with Lewy body, DLB)是一种常见的神经系统变性疾病,主要临床表现为波动性认知障碍、帕金森综合征、反复鲜明生动的幻视和快速眼动期睡眠行为障碍(rapid eye movement sleep behavior disorder, RBD)。DLB 的患病率占整个痴呆人群的 3.2%~7.1%,是仅次于 AD 的神经变性痴呆。

(二) 病因与发病机制

DLB 的病因和发病机制尚未明确。该病多为散发,虽然偶有家族性发病,但并没有明确的遗传倾向。病理提示路易体中的物质为 α-突触核蛋白(α-synuclein)和泛素(ubiquitin)等,异常蛋白的沉积可能导致神经元功能紊乱和凋亡。但是 α-突触核蛋白和泛素的沉积机制仍不明确,其可能的机制有以下假设。

1. α-突触核蛋白基因突变　α-突触核蛋白是一种由 140 个氨基酸组成的前突触蛋白,以新皮质、海马、嗅球、纹状体和丘脑含量较高。正常情况下，α-突触核蛋白二级结构为 α 螺旋。研究证明，α-突触核蛋白基因突变可导致蛋白折叠错误和排列混乱。纤维状呈凝团状态的 α-突触核蛋白积聚物，与其他蛋白质一起形成了某种包涵物，即通常所说的路易体。

2. *Parkin* 基因突变　泛素-蛋白水解酶系统存在于真核细胞的内质网和细胞质内，主要包括泛素和蛋白水解酶两种物质，它们能高效、高选择性地降解细胞内受损伤的蛋白，避免异常蛋白的沉积，从而发挥重要的蛋白质质量控制作用。在此过程中，受损蛋白必须和泛素结合才能被蛋白水解酶识别，该过程称为泛素化。泛素化需要多种酶的参与。其中有一种酶称为底物识别蛋白（parkin 蛋白或 E3 酶），该酶由 *Parkin* 基因编码。如果 *Parkin* 基因突变导致底物识别蛋白功能损害或丧失，则上述变异的 α-突触核蛋白不能被泛素化降解而在细胞内聚集，最终引起细胞死亡。

（三）临床表现

DLB 临床表现主要有：波动性认知功能障碍、反复生动的幻视和帕金森综合征。

1. 波动性认知功能障碍（fluctuating cognition dysfuntion）　是 DLB 最主要的特征，有 70%～90% 的患者会出现突发而又短暂的认知功能障碍，可持续几分钟、几小时或几天，同时伴有谵妄和注意力、警觉性的显著下降。认知功能障碍常表现为执行能力和视空间功能的障碍，而近事记忆功能早期受损较轻。

2. 反复生动的幻视（visual hallucination）　幻视是路易体痴呆最常见的精神症状，50%～80% 的患者在疾病早期就有幻视。幻视的内容鲜明生动，常在夜间反复出现；幻觉的对象多为患者熟悉的人或动物，视觉形象常常是活动的，可扭曲变形。部分患者可伴有妄想，多为被害妄想。幻听多伴随幻视出现，内容多不清晰。

3. 帕金森综合征（Parkinsonism）　主要包括运动迟缓、肌张力增高和静止性震颤。DLB 的帕金森症状极少呈单侧性或不对称，随着病情日益严重，运动症状逐步加重。

4. 其他症状

（1）快速眼动期睡眠行为障碍（rapid eye movement sleep behavior disorder，RBD）：被认为是 DLB 最早出现的症状，甚至在认知功能障碍和运动障碍出现前多年即可发生，表现为反复的噩梦和行为，从说梦话、肢体舞动到拳打脚踢，醒后患者不能回忆。

（2）自主神经功能紊乱：常见的有直立性低血压、多汗、便秘、尿潴留、性功能障碍等。

（四）诊断及鉴别诊断

1. 诊断　临床诊断主要根据 2017 年麦基斯（McKeith）等修订的 DLB 诊断标准，具体如下。

（1）核心临床特征：①波动性认知功能障碍；②反复出现的生动幻视；③快速眼动期睡眠行为障碍；④一个或多个帕金森综合征核心症状：运动迟缓、肌强直、静止性震颤。

（2）支持性临床特征：①对抗精神病药高度敏感；②姿势障碍；③反复发作跌倒；④晕厥或短暂发作无法解释的意识丧失；⑤严重的自主神经功能障碍，如便秘、直立性低血压、尿失禁；⑥嗜睡；⑦嗅觉减退；⑧幻觉；⑨妄想；⑩淡漠；⑪焦虑和抑郁。

（3）提示性生物标志物：①SPECT 或 PET 显示基底节多巴胺转运体摄取减少；②^{123}I-MIBG（间碘苄胍）心肌扫描成像异常（摄取减低）；③多导睡眠监测提示快速眼动期肌肉弛缓消失。

（4）支持性生物标志物：①CT/MRI 扫描显示颞叶内侧结构相对保存；②SPECT/PET 灌注成像/代谢扫描提示普遍低灌注或低代谢，FDG-PET 成像显示枕部活性下降，伴或不伴"扣带回岛征"；③脑电图出现显著的后部慢波，且出现前 α 波和 θ 波之间的周期性波动。

（5）很可能的 DLB 诊断标准：①出现两项或两项以上的核心临床特征，伴或不伴有提示性生物标志物阳性；②仅出现一项 DLB 核心临床特征，但伴有一项或一项以上的提示性生物标志物阳性。有上述之一者可以诊断为很可能的 DLB，但仅基于生物标志物并不能诊断为很可能的 DLB。

（6）可能的 DLB 诊断标准：①仅出现一项 DLB 的核心临床特征，提示性生物标志物阳性；②仅一项或多项提示性生物标志物阳性，但缺乏核心的临床特征。有上述之一者可以诊断为可能的 DLB。

（7）DLB 可能性很小：①出现其他任何躯体疾病或脑部疾病，足以部分或全部解释患者的临床症状。在这种情况下，即使不能完全排除 DLB 诊断，也需要考虑混合性或多发性病变的可能性。②在严重的痴呆患者中，其核心临床特征仅有帕金森综合征的症状，并且是作为首发症状出现的。

2. 鉴别诊断

（1）帕金森病痴呆：DLB 的锥体外系症状多对称，静止性震颤少见，左旋多巴疗效较差，且注意障碍、精神症状及认知的波动性更明显。

（2）阿尔茨海默病：幻视、注意力下降、视空间障碍和早期出现锥体外系症状有助于 DLB 的诊断；早期显著的情节记忆损害和显著的内侧颞叶萎缩有助于 AD 的诊断。联合检测脑脊液可提高鉴别诊断的效能。

（五）治疗与预后

目前尚无特异性治疗方法，主要是对症治疗。胆碱酯酶抑制剂多奈哌齐和卡巴拉汀可以改善 DLB 患者的认知功能和精神行为症状。对于 DLB 患者的帕金森综合征，左旋多巴可改善 32%～50% 的 DLB 患者的运动功能。

DLB 是一种不可逆转的进行性加重的神经变性疾病，进展的速度因人而异，一般认为其病程要快于 AD 的病程，患者最终死于瘫痪、营养不良及感染等并发症。

四、额颞叶痴呆

（一）概述

额颞叶痴呆（frontotemporal dementia，FTD）是一组以额叶和/或颞叶萎缩为特征的中枢神经系统退行性临床综合征，其显著特征是进行性精神行为异常、执行功能障碍和语言损害。额颞叶痴呆包括三种亚型：行为变异型额颞叶痴呆（behavioral variant of FTD，bvFTD）、语义性痴呆（semantic dementia，SD）和进行性非流利性失语（progressive nonfluent aphasia，PNFA），其中 SD 和 PNFA 可归为原发性进行性失语（primary progressive aphasia，PPA）。

目前关于 FTD 的全球流行病学研究并不多，我国尚无 FTD 的流行病学数据，西方国家的数据显示，总发病率为（0～33）/10 万，发病年龄以 45～64 岁最为常见。FTD 可与帕金森综合征或运动神经元病等神经变性疾病共存，作为 FTD 的特殊类型。行为变异型额颞叶痴呆是 FTD 中最常见的类型，约占 FTD 的 50%。

（二）病因与发病机制

目前，额颞叶痴呆的病因与发病机制尚不明确。研究提示 FTD 患者额叶及颞叶皮质 5-羟色胺能递质减少，脑组织和脑脊液中多巴胺释放下降，胆碱能系统常未见异常。大约 30%～50% 的 FTD 患者有家族遗传史，以 17 号染色体微管结合蛋白 tau 基因（*MAPT*）和颗粒体蛋白（granulin，GRN）基因突变为主。tau 蛋白基因突变可导致 tau 蛋白过度磷酸化，干扰微管形成，加速微管降解，从而在神经元内形成不可溶沉淀物，导致神经元损害。GRN 蛋白是多功能生长因子，对个体发育、细胞周期进展、损伤修复和免疫炎症具有重要作用，GRN 基因突变可导致相关功能下降或缺失。

（三）临床表现

FTD 发病年龄在 45～70 岁，大部分患者在 65 岁前发病，起病隐匿、缓慢进行性进展，未见明显性别差异。临床上以进行性精神行为异常、执行功能障碍和语言损害为主要表现。

1. 行为变异型额颞叶痴呆（bvFTD） 最常见的 FTD 亚型，约占 FTD 患者总数的 50% 以上。主要表现为精神行为症状和人格改变。典型症状有脱抑制、淡漠、缺乏同情心、饮食行为改变以及强迫行为。随着病情进展，逐渐出现认知功能损害，以判断、言语功能障碍为主，定向力基本保留。在疾病晚期，患者可出现妄想等精神病性症状，部分患者伴发锥体系和锥体外系损害。

2. 语义性痴呆（SD） 以命名性失语为主要临床表现，为对词语及客体的理解进行性减退。自发言语表达流利，复述能力保留，没有发音和语法错误，但不能被他人理解。丧失物品常识，可伴有不同程度的面孔失认,其他认知功能(如记忆力、注意力和视空间能力)相对保留。

3. 进行性非流利性失语(PNFA) 约在 60 岁缓慢起病,以言语功能障碍为主要临床表现。患者表现为语言吞吐缓慢、发音困难、找词困难、语法缺失、阅读和书写困难,但词语理解能力保留。PNFA的行为改变和人格改变较为少见。

(四) 诊断及鉴别诊断

1. 诊断标准 如表 19-3～表 19-5 所示。

表 19-3　行为变异型额颞叶痴呆(bvFTD)诊断标准

诊断维度	诊断标准
神经系统退行性病变	必须存在行为和/或认知功能进行性恶化
疑似 bvFTD	必须存在以下行为/认知表现(A～F)中的至少 3 项,且为持续性或复发性,而非单一或罕见事件 A:早期去抑制行为(至少存在下列症状中的 1 个) 　A1:不恰当的社会行为 　A2:缺乏礼仪或社会尊严感缺失 　A3:冲动鲁莽或粗心大意 B:早期出现冷漠和/或迟钝 C:早期同情或同理心丧失(至少存在下列症状中的 1 个) 　C1:对他人的需求和感受缺乏反应 　C2:兴趣、人际关系和个人情感缺失 D:早期出现持续性/强迫性/刻板性行为(至少存在下列症状中的 1 个) 　D1:简单重复的动作 　D2:复杂强迫性/刻板性行为 　D3:刻板语言 E:口欲亢进和饮食习惯改变(至少存在下列症状中的 1 个) 　E1:饮食好恶改变 　E2:饮食过量,烟酒摄入量增加 　E3:异食癖 F:神经心理表现(至少存在下列症状中的 1 个) 　F1:执行功能障碍 　F2:相对较轻的情景记忆障碍 　F3:相对较轻的视觉功能障碍
可能为 bvFTD	必须存在下列 3 条才符合标准 A:符合疑似 bvFTD 的标准 B:存在生活或社会功能受损的证据(照料者证据、临床痴呆评定量表或功能性活动问卷评分的证据) C:影像学表现符合 bvFTD(至少存在下列症状中的 1 个) 　C1:CT 或 MRI 显示额叶和/或前颞叶萎缩 　C2:PET 或 SPECT 显示额叶和/或前颞叶低灌注或低代谢
病理学确诊	必须存在下列(1)标准与(2)或(3)标准中的 1 项 (1)符合疑似 bvFTD 或可能的 bvFTD (2)活体组织检查或尸体组织检查有额颞叶变性的组织病理学证据 (3)存在已知的致病基因突变
排除标准	行 bvFTD 诊断时下列 3 项必须均为否定;疑似 bvFTD 诊断时,C 可为肯定 A:症状更有可能是由其他神经系统非退行性疾病或内科疾病引起的 B:行为异常更符合精神病学诊断 C:生物标志物强烈提示阿尔茨海默病或其他神经退行性病变

表 19-4　语义性痴呆（SD）诊断标准

诊断维度	诊断标准
临床诊断	必须同时具有下列核心症状 A：命名障碍 B：词汇理解受损 至少具有下列其他症状中的 3 条 A：物品识别受损，尤其是低频或不熟悉的词条 B：朗读或书写困难 C：无复述障碍 D：无言语（语法或口语）产生障碍
影像学支持	必须同时包含以下核心特征 A：临床诊断为 SD B：影像学表现 　B1：MRI 显示前颞叶萎缩 　B2：SPECT 或 PET 显示前颞叶低灌注或低代谢
病理学确诊	必须符合 A、B 或 A、C A：临床诊断为 SD B：存在神经退行性病变的组织学证据［额颞叶变性 - 微管相关蛋白 tau（FTLD-tau），额颞叶变性 -TAR DNA 结合蛋白（FTLD-TDP），AD 等］ C：存在已知的致病基因突变

表 19-5　进行性非流利性失语（PNFA）诊断标准

诊断维度	诊断标准
临床诊断	至少具有下列核心特征之一 A：语法错误 B：说话费力、断续，发音错误或扭曲（言语失用） 至少符合下列 3 条其他症状中的 2 条 A：对复杂的语句理解障碍 B：无词汇理解障碍 C：无物品识别障碍
影像学支持	必须同时包含以下证据 A：临床诊断为 PNFA B：影像学表现 　B1：MRI 显示左侧额叶后部和岛叶萎缩 　B2：SPECT 或 PET 显示左侧额叶后部和岛叶低灌注或低代谢
病理学确诊	必须符合 A、B 或 A、C A：临床诊断为 PNFA B：存在神经退行性病变的组织学证据（FTLD-tau，FTLD-TDP，AD 等） C：存在已知的致病基因突变

2. **鉴别诊断**　阿尔茨海默病起病隐匿，为慢性进行性病程，主要表现为记忆力下降，逐渐发展为学习能力、注意力、语言能力和执行能力下降。后期出现精神行为症状，性格改变。而 FTD 性格改变于较早期出现，语言功能下降显著，记忆损害于较晚期出现。

（五）治疗与预后

目前尚无批准用于 FTD 治疗的药物，临床上主要是针对 FTD 患者行为、运动、认知功能障碍的对症治疗。许多广泛用于治疗其他类型痴呆和神经退行性疾病的药物常被用于 FTD 的对症治疗，其疗效参差不齐。药物治疗包括选择性 5- 羟色胺再摄取抑制剂、非典型抗精神病药物和 N- 甲基 -D- 天冬氨酸受体拮抗剂、非典型抗精神病药物等。药物治疗并不能完全消除 FTD 患者的负面行为症状，因此需在药物治疗的基础上，联用行为、物理和环境改善策略等非药物疗法。

FTD 是不可逆性疾病，预后较差，病程 5～10 年，多死于躯体并发症，如肺部感染、压疮等。

五、精神活性物质（包括治疗药物）所致痴呆

（一）概述

精神活性物质（包括治疗药物）所致痴呆指精神活性物质（包括治疗药物）使用后出现的持续性认知功能障碍（例如记忆问题、语言障碍和无法执行复杂的运动任务等），是精神活性物质（包括治疗药物）使用后的直接结果。精神活性物质（包括治疗药物）所致痴呆的风险因素包括年龄、物质使用时间、持续使用超过 50 年等。

（二）临床表现

1. **酒精使用所致痴呆**　长期、大量饮酒后出现的持续性认知功能减退，多表现为执行功能、记忆和学习功能障碍，部分患者可有人格改变及皮质功能受损表现，如失语、失认、失用等。酒精使用所致痴呆病程持续，一般不可逆。

2. **镇静、催眠或抗焦虑药使用所致痴呆**　一般是指长期服用苯二氮䓬类、苯巴比妥类药物所致认知功能减退，相比其他维度的认知功能障碍，临床表现主要以记忆障碍为主。

3. **挥发性吸入剂使用所致痴呆**　使用挥发性吸入剂引起痴呆的特征是持续性认知功能障碍（例如记忆问题、语言障碍和无法执行复杂的运动任务），这些认知功能障碍符合痴呆的诊断标准，且被判断为吸入剂使用或暴露的直接后果，并且超过通常的作用持续时间或与该物质相关的戒断综合征病程。

4. **其他特指的精神活性物质所致痴呆**　其他有明显神经毒性的精神活性物质（如苯丙胺类兴奋剂等）损害边缘系统、皮质、海马及杏仁核等多个认知功能相关区域，可导致注意、记忆、学习功能障碍；其他物质（如可卡因、阿片类等）可造成间接的脑损害，继而出现神经认知障碍。

精神活性物质（或治疗药物）所致痴呆中，除了有不同程度的认知功能损害，还伴有精神行为异常，如具有中枢神经系统抑制效应的药物所致痴呆患者主要表现为易激惹增加、焦虑、睡眠障碍和烦躁。兴奋剂药物所致痴呆患者主要表现为反跳性的抑郁、嗜睡和情感淡漠。长期使用精神活性药物所致痴呆患者可以有显著的运动障碍（如共济失调、运动迟缓等），也可能会出现情绪不稳、攻击性强、不恰当的情感或情感淡漠等表现。

（三）诊断

符合痴呆诊断标准；神经认知损害持续时间超出物质或药物所致中毒与急性戒断的常见病程；所使用的精神活性物质或药物在使用时间段或使用范围内能够产生神经认知的损害；痴呆发生的时间与物质或药物的使用和停止时间相符合；痴呆产生的原因不能被其他躯体疾病或其他精神障碍所解释。

（四）治疗

针对原发病治疗，减少或暂停精神活性物质或药物的使用。针对持续出现的痴呆症状，可考虑使用抗痴呆药物等治疗手段。

（五）风险及预后

长期营养缺乏、肝脏疾病、血管风险因素、心血管病和脑血管病可增加酒精所致的痴呆的风险。

六、其他疾病所致痴呆

（一）帕金森病所致痴呆

帕金森病（Parkinson disease，PD）是一种常见的神经系统变性疾病，主要发生于中老年人，以黑质多巴胺能神经元丢失和路易体形成为特征。临床上，PD 以静止性震颤、肌张力增高、运动迟缓和姿势平衡障碍等为主要表现，中晚期患者常伴发症状波动及异动症。PD 患者除了运动症状外，还常伴

有认知功能障碍、精神行为症状、自主神经功能紊乱等非运动症状。认知功能障碍是 PD 的重要非运动症状之一,可表现为轻度神经认知障碍(MND)或痴呆。PD-MND 的患病率为 20%～30%,PD 所致痴呆的患病率约为 30%,且随着年龄和病程的增长而增高。其特点是皮质下认知损害,主要表现为执行功能障碍、注意缺陷和视空间功能障碍,但也可出现记忆减退、语言障碍等。PD-MND 和 PD 所致痴呆的诊断标准由国际运动障碍协会(MDS)制定,并推荐了适用于 PD 的认知功能评价量表。PD 认知功能障碍与胆碱能神经递质不足密切相关,胆碱酯酶抑制剂可改善认知功能和精神行为症状,应作为首选治疗。对于伴有精神行为症状的患者,应排除药物不良反应,并慎用抗精神病药。

(二) 梅毒所致痴呆

梅毒是一种主要通过性传播的疾病,未经治疗的梅毒患者中约有 10% 会发展为神经梅毒,严重者可出现麻痹性痴呆。麻痹性痴呆的神经精神症状多样化、无特异性,因此很难根据临床症状作出正确的诊断。梅毒可分为三期:一期梅毒常表现为局部溃疡,二期梅毒中枢神经系统可能受累,三期梅毒包括良性梅毒瘤、心血管梅毒和神经梅毒。神经梅毒的患者可有不同的临床症状,除脑膜刺激征外,还可表现淡漠、易激惹、情绪不稳及人格改变、记忆和注意障碍等。根据冶游史,明确的脑膜、脑血管损害症状体征(如典型麻痹性痴呆症状和阿-罗瞳孔、血清和脑脊液梅毒试验阳性)可作出诊断。神经梅毒的治疗以青霉素或其他抗生素为核心,治疗剂量需确保脑脊液中达到有效治疗浓度。抗精神病药和抗抑郁药可用于对症治疗。

(三) 颅内感染所致痴呆

颅内感染可出现神经认知功能障碍,如在疾病的急性期较容易出现谵妄,而在疾病的恢复期及后遗期则可能出现轻度神经认知功能障碍或痴呆,同时在整个疾病过程中会伴有较复杂的精神行为异常。病毒性脑(膜)炎是由病毒直接感染所致,其中以单纯疱疹病毒性脑(膜)炎最为常见。一般发病无季节性与区域性,故常为散发性病毒性脑(膜)炎。化脓性脑(膜)炎常见病原菌有脑膜炎双球菌、肺炎双球菌、链球菌、葡萄球菌、流感杆菌和大肠埃希菌等。起病急,可表现为头痛、发热、呕吐、怕光、易激惹、癫痫发作等。临床症状以谵妄为主,患者可有倦怠,可表现为意识障碍(如嗜睡、昏睡甚至昏迷),可伴有幻觉、精神运动性兴奋等。颈部强直及克尼格征阳性是诊断的重要依据。治疗以抗生素为主,配合对症治疗和支持疗法。

(四) 颅内肿瘤所致痴呆

颅内肿瘤可损害正常脑组织,压迫邻近脑实质或脑血管,造成颅内压增高,出现局灶性神经系统症状、癫痫发作或精神症状。这些精神症状除了神经认知障碍的表现外,尚有其他情感症状及精神病性症状的出现。不同部位颅内肿瘤常有不同特点的精神症状。肿瘤的性质、部位、生长速度、有无颅内高压及患者的个性特征等因素均可影响精神症状的产生与表现。详细准确的病史采集,仔细的躯体及神经系统检查,脑脊液检查、脑电图、CT、MRI、PET 等辅助检查,可有助于明确诊断。确诊颅内肿瘤的患者以手术、化疗和放疗为基础治疗方法。若出现精神症状可给予精神药物治疗。另外,对于颅内压升高的患者应及时控制颅内压。

七、痴呆引起的行为或精神紊乱

痴呆患者除了认知功能损害,还常表现出思维活动、情感表达以及行为举止方面的异常,被称为痴呆的行为和精神症状(behavioral and psychological symptoms of dementia,BPSD)。这些症状包括焦虑、抑郁、精神病性表现,以及攻击、淡漠、激越、脱抑制行为、游荡、昼夜作息紊乱等行为问题。BPSD 会增加患者、家属和照料者的负担,影响生活质量,甚至导致患者早期住院治疗。

BPSD 的发生不仅与神经生物学基础有关,而且与患者的躯体状况、心理特征、照料者和环境互动等因素有关。例如,未被及时诊治的躯体疾病是重要的造成 BPSD 的因素。需求未满足理论认为,BPSD 可能与患者的需求未能得到及时满足,其自身躯体、心理、情感以及社交等方面活动目标未得到充分表达等心理因素有关。此外,管理 BPSD 会增加照料者的压力和抑郁。反之,照料者的压力和抑郁也可能诱发或加重 BPSD。最后,环境诱发因素也是一个重要的因素。随着患者对刺激的处理能力逐渐下降,他们对压力的阈值也在不断降低。日常活动频繁改变、刺激过度、环境过于嘈杂等所带来的压力很有可能超过其压力阈值,因而患者更容易产生挫败感,极易诱发严重焦虑和重度激越。

痴呆患者的 BPSD 管理应贯穿全病程,包括预防和治疗。环境设计有助于预防行为问题。当问题行为出现,首先由专业人员评估并处理,如果问题仍存在,应检查是否有急性身体疾病;如果没有,建议转诊至精神科专业人员。对干预技术应进行持续评估。

非药物干预是首选的一线干预方法,强调以人为本,包括感官刺激治疗、行为干预、音乐治疗等。当非药物干预无效时,可考虑使用药物治疗。医师需要综合考虑患者的疾病类型、行为问题的可能原因、严重程度以及有无其他解决方案后,再决定是否使用抗精神病药、抗抑郁药、心境稳定药等药物对症治疗。在用此类药物治疗的过程中,要密切观察患者的治疗反应和不良反应,适时调整剂量。

(宁玉萍)

本章数字资源

本章思维导图

妊娠、分娩和产褥期是女性生命中具有重大生理和心理变化的阶段,这些变化会影响到女性的心理和行为健康。本章主要阐述与妊娠、分娩或产褥期相关的精神或行为障碍的概念、病因学、可能的发病机制、临床表现及常见临床分型、评估诊断和治疗,为孕产期女性及其家庭提供更好的支持和干预措施。

第一节 | 概　述

与妊娠、分娩或产褥期有关的精神或行为障碍(mental or behavioural disorders associated with pregnancy,childbirth or the puerperium)是指在女性妊娠、分娩或产褥期期间发生的与心理和行为相关的一组综合征,包含显著的精神和行为特征。

一、流行病学

与妊娠、分娩或产褥期有关的精神或行为障碍患病率可达 10%~15%,由于尚缺乏统一的名称、定义,且流行病学调查的方法和使用工具也各不相同,导致不同地域、国家所报道的数据差异较大。国外分析显示,围产期抑郁障碍和围产期焦虑障碍的患病率分别为 5%~25% 和 9%~22%。国内流行病学研究显示,围产期抑郁障碍患病率为 3.8%~16.7%,围产期焦虑障碍和强迫症的患病率分别为6.1%~7.7% 和 1.2%~5.2%,产褥期精神障碍患病率达到 0.1%~0.2%。

二、与妊娠、分娩或产褥期有关的精神或行为障碍的命名和定义

关于与妊娠、分娩或产褥期有关的精神或行为障碍的命名、分类及定义目前尚不统一。

关于产褥期精神障碍的理论和描述开始于 18 世纪中期和 19 世纪早期,但是围产期精神病学的出现要归功于法国医师路易斯(Louis-Victor Marcé,1828—1864),他帮助建立了第一个现代围产期情绪和焦虑障碍(perinatal mood and anxiety disorders,PMADs)的描述,即在妊娠期间或产后发生的情绪紊乱或焦虑障碍。

1968 年,皮特(Pitt)等人首次提出产后抑郁障碍(postpartum depression,PPD)的概念,指在产后4 周内发生的与产褥期相关的精神和行为障碍,是产褥期精神综合征的一种。"产后"的具体时间又有不同的定义。世界卫生组织规定是产后一年内的任何时间,但是,至少有三分之一的患者是在妊娠期间发病,因此又使用"围产期"或"围生期"来代替"产后"一词。DSM-5 将妊娠期或产后 4 周内出现的心境症状称为围产期抑郁发作(peripartum major depressive episodes),将妊娠期和产后发病均包括在内。ICD-10 则将产后 6 周内的抑郁发作归入"与产褥期有关的轻度精神和行为障碍,不可归类在他处者",并未明确提及妊娠期发病。而 ICD-11 则提出了"与妊娠、分娩或产褥期有关的精神或行为障碍,不伴/伴精神病性症状"的描述,是"与妊娠或产褥期(分娩后 6 周内)相关的综合征"。

2021 年的《围产期抑郁症筛查与诊治专家共识》则将围产期抑郁障碍定义为妊娠期间或分娩后4 周内出现的抑郁发作,又称孕产期抑郁障碍,是妊娠期及分娩后或流产后出现的抑郁症状,包括产前抑郁障碍(prenatal depression)和产后抑郁障碍。

本章综合采用 2023 年的《围产期精神障碍筛查与诊治专家共识》相关命名及 ICD-11 的定义进行叙述。

第二节 ｜ 病因与发病机制

与妊娠、分娩或产褥期有关的精神或行为障碍的病因及病理机制尚不明确，是遗传因素、神经生物学因素、心理因素及社会环境因素综合作用所致。

一、遗传因素

遗传因素是抑郁障碍发生的重要因素之一。早期研究证实，遗传因素能够促使围产期抑郁障碍患者在应对激素变化时出现不同反应。产后抑郁障碍的实验小鼠的 γ-氨基丁酸受体结构存在遗传性异常。多中心研究发现产后抑郁障碍的女性甲基化模式发生改变。这些遗传学发现提供了激素诱发抑郁障碍和抑郁障碍易感性之间的联系。

二、神经生物学因素

妊娠期和产后期间，正常生理变化还伴有复杂而明显的激素水平的波动。孕晚期雌激素和孕酮水平显著升高，同时，下丘脑-垂体-肾上腺（hypothalamic pituitary adrenal，HPA）轴激活，皮质醇显著升高。而在胎儿出生、胎盘娩出后，雌激素和孕酮水平则迅速下降，为应对这些激素波动，HPA轴的功能出现代偿性变化。这些激素变化对大脑和神经递质等系统均产生影响。

三、心理社会因素

女性在妊娠和生育期间会受到来自生理、心理、家庭、社会多方面因素的影响，以下是和与妊娠、分娩或产褥期有关的精神或行为障碍发生密切相关的风险因素：①既往有精神障碍病史；②孕期出现心理障碍；③心理生物学方面因素，如肥胖、物质滥用、不良妊娠结局或不良分娩结果、睡眠障碍；④创伤经历；⑤社会心理方面因素，如特定的人格特质、婚姻等人际冲突、缺乏社会支持，以及来自经济、工作等方面的压力等。

第三节 ｜ 临床表现

与妊娠、分娩或产褥期有关的精神或行为障碍的临床表现可从情绪症状、认知与行为症状及躯体症状三个方面描述。

一、情绪症状

1. **焦虑症状**　缘于孕产期女性对胎儿健康的忧虑、对分娩过程的担忧和对疼痛的恐惧，以及对于育儿能力的担心，产生恐惧感、紧张感和不安感，这也是焦虑障碍的核心症状。

2. **抑郁症状**　可能包括情绪低落、悲观厌世；对通常令人愉快的活动不感兴趣、体会不到快乐，极度烦躁和愤怒；感到羞耻、内疚或能力不足。

3. **产褥期精神病性障碍及双相障碍症状**　症状多样，如精神分裂症的紧张恐惧、言行紊乱，躁狂时的兴奋不安、情绪高涨、能力感强、易激惹。

二、认知与行为症状

1. **认知功能受损症状**　正常情况下的孕产期女性可能在认知方面会经历注意力和记忆力的变化，表现为健忘、反应慢、注意力集中困难。产后抑郁障碍时会出现思维迟缓；躁狂时则表现反应快速、思维活跃、注意力转换快速等现象，甚至出现夸大妄想等。

2. **意志行为紊乱症状**　产后抑郁障碍患者会产生自责自罪，一蹶不振，伴有自伤、自杀甚至扩大性自杀等消极观念或行为,或者少言寡语、懒散懒动,逐渐与人疏远。严重时出现退行行为、卧床不起。躁狂情况下则表现为精力充沛、反应快速、热情主动、言语活动增多、善交际等。伴有幻觉妄想等精神病性症状时,会出现相应的行为表现,如自语自笑、乱喊乱叫、毁物伤人等。

3. 强迫症状　包括强迫观念和强迫行为,通常与焦虑有关。强迫症状通常体现在对新生婴儿(或未出生胎儿)的过度关注,如担心婴儿受伤、被污染或丢失等;也可能存在过度的回避行为,如避免给孩子洗澡或避免接触孩子。

三、躯体症状

1. 自主神经功能失调症状　一般情况下,女性怀孕之后会因为体内激素水平的波动而出现典型变化,如孕早期的便秘、腹胀、恶心、呕吐、食欲减退,或伴有嗜睡、乏力、畏寒、容易疲劳等早孕反应。孕晚期随着胎儿的发育,孕妇体重增加、活动不便、腰部和骨盆疼痛、易疲劳、睡眠差等。围产期焦虑障碍时出现头晕、胸闷、心悸、呼吸急促、尿频尿急、出汗、震颤、濒死感、失控感等。围产期抑郁障碍时出现食欲减退或增加、头晕不适等。

2. 全身症状　焦虑障碍、抑郁障碍时患者会感到持续的疲惫无力,即使在休息后也无法恢复,其他可能的症状包括体重变化、睡眠障碍(失眠或过度睡眠)、体力衰竭等。

第四节 | 临床分型

与妊娠、分娩或产褥期有关的精神或行为障碍在临床特征归类上目前尚未达成一致,此处综合参考当前国内外相关专家共识或诊疗指南的内容进行介绍。

一、围产期抑郁障碍

围产期抑郁障碍(perinatal depression,PND)又称孕产期抑郁障碍,是妊娠期及分娩后4周内或流产后出现的抑郁发作,包括产前抑郁障碍(prenatal depression)和产后抑郁障碍(postpartum depression,PPD),是妊娠期及产褥期常见并发症之一。围产期抑郁障碍症状与抑郁发作相似,不同的是,围产期女性往往存在明显的妊娠特异性特征,包括对伤害新生儿的持续恐惧、对孩子缺乏兴趣,以及作为母亲对于养育和教养孩子的严重焦虑或烦躁。

二、围产期焦虑障碍

围产期焦虑障碍(perinatal anxiety,PNA)的症状符合焦虑障碍的诊断标准,主要源于对分娩过程的恐惧及对新生儿健康的担心,临床特征是害怕对婴儿或伴侣造成伤害,伴或不伴抑郁症状。症状持续数周至数月不等,甚至更长。围产期焦虑障碍可细分为围产期广泛性焦虑障碍、围产期惊恐障碍、围产期疾病焦虑障碍和围产期强迫症。

1. 围产期广泛性焦虑障碍(perinatal generalized anxiety disorder,perinatal GAD)　指持续的过度担忧,并不局限于妊娠相关的单一领域,而是涉及多个事件或活动,这种担忧持续至少6个月,很难控制,并且与至少三种下列生理症状有关:感到不安、疲劳、难以集中注意力、易怒、肌肉紧张或睡眠困难。

2. 围产期惊恐障碍(perinatal panic disorder,perinatal PD)　是指孕产期女性反复出现惊恐发作,随后出现1个月或更长时间的显著的、适应不良的行为改变和/或对未来惊恐发作及其后果的担忧。惊恐发作表现为突然发作的强烈恐惧或不适,几分钟内达到高峰;包括四种及以上下列惊恐发作症状:躯体症状(如呼吸困难、胸痛、头晕、颤抖、麻木、不安、激动)和恐惧症状(如害怕发疯、害怕失去控制或死亡)。

3. 围产期疾病焦虑障碍(perinatal illness anxiety disorder,perinatal IAD)　围产期的担忧被放大,当患者出现孕产期并发症或其胎儿(新生儿)出现相关并发症时,易发生围产期疾病焦虑障碍。通常,患者在没有任何症状的情况下,对患有或可能发展成严重或危及个人和子代生命安全的疾病过度担忧,尽管进行了正常的身体检查和实验室检测,仍然害怕存在一种未被确诊的疾病,并在至少6个月的时间里持续引起焦虑,如过度关注正常身体感觉(如心率加快或出汗),并将这些"症状"解读为"疾病"的证据。诊断时必须排除由其他精神障碍所引起。

4. 围产期强迫症(perinatal obsessive-compulsive disorder,perinatal OCD)　是发生在妊娠期间或产后的强迫思维或强迫行为,可能伴随抑郁症状。既可能是已有强迫症的加重,也可能是新发的强迫症。围产期强迫症的侵入性思维,主要内容是对婴儿的伤害,其中最常见的想法涉及婴儿窒息或婴儿猝死,症状多为强迫性检查行为,如在夜间反复观察婴儿的呼吸,控制不住地担忧婴儿可能会摄入脏东西或被细菌污染等;其次是令人不适的想法或对孩子伤害的冲动,会因为害怕对婴儿造成实际伤害而极度回避婴儿。

三、围产期躁狂发作

1. 围产期双相障碍(perinatal bipolar affective disorder,perinatal BPAD)　是指发生在围产期的、临床符合双相障碍的无精神病性症状的欣快感、多动性躁狂的发作,其中易激惹、激越型躁狂更为常见。与妊娠相比,分娩似乎是严重精神障碍发作的重要诱因。躁狂、伴有精神病性症状的抑郁障碍、产褥期精神障碍最易发生在产后第一个月内。

2. 产后精神病(postpartum psychosis,PPP)　通常在分娩后数天至数周内爆发起病,其症状包括激越、易怒、情绪不稳定、妄想和行为紊乱等精神症状,还可能表现为意识模糊,以及以烦躁不安为突出表现的躁狂症状。患者通常对疾病和症状缺乏自知力,会在妄想驱使下或担心失去对孩子的监护权而隐藏症状。由于意识模糊、妄想及心境状态不良,患者很容易忽视或虐待婴儿,严重时可能会出现杀害他人(尤其是婴幼儿)和/或自杀等危险行为,此时需立即送医救治。

四、围产期创伤和创伤后应激障碍

围产期分娩、产科手术等经历可能成为潜在创伤性事件(potentially traumatic events,PTEs)。围产期创伤后应激障碍(perinatal post-traumatic stress disorder,P-PTSD)是产妇经历分娩创伤后发生的精神病理性反应,其核心症状包括闯入性症状、回避与创伤有关的刺激、认知与情绪的负面改变、警觉性和反应性增高。

第五节 ｜ 诊　断

一、评估

与妊娠、分娩或产褥期有关的精神或行为障碍的诊断主要依靠全面详细的病史采集、精神检查、体格检查、心理评估对疑似患者进行全面的心理、社会和生物学评估,同时辅以其他辅助检查手段,如影像学检查、实验室检查等以排除器质性疾病。

(一)与妊娠、分娩有关的精神或行为障碍的评估

评估内容包括以下部分。

1. 病史采集　包括:①现病史,包括症状出现的时间、进程、变化和严重程度,重点关注任何可能表明以前未确诊的双相障碍的症状;②过去疾病的严重程度,包括住院治疗经过和自杀倾向;③个人史和妇科病史,包括月经初潮年龄、月经周期相关的情绪症状、对激素避孕和/或激素干预的反应,以及既往妊娠、生育史;④家族史,包括关于任何女性亲属的围产期抑郁障碍或精神障碍的信息和任何双相障碍的家族史;⑤药物治疗经过及患者的反应;⑥是否有物质使用史;⑦既往生活经历,包括过去的创伤史,亲密伴侣暴力、歧视或霸凌所导致的慢性压力,以及患者可获得的社会支持;⑧既往疾病史，尤其是可能影响精神症状的疾病；⑨患者对妊娠和即将成为母亲的感受。

2. **心理评定量表**　可以根据具体情况有针对性地选择，包括但不限于：①爱丁堡产后抑郁量表（Edinburgh Postnatal Depression Scale，EPDS）；②患者健康问卷抑郁自评量表（Patient Health Questionnaire-9，PHQ-9）；③汉密尔顿抑郁量表（Hamilton Depression Scale，HAMD）；④汉密尔顿焦虑量表（Hamilton Anxiety Scale，HAMA）；⑤广泛性焦虑障碍量表-7（Generalized Anxiety Disorder Scale 7-item，GAD-7）；⑥Young躁狂评定量表（Young Manic Rating Scale，YMRS）等。

3. **辅助检查**　包括：①常规系列检查：如血常规、尿常规、肝功能、肾功能、血脂、血糖、心电图；②内分泌系统检查：如甲状腺功能、肾上腺功能、激素等检查；③感染系列筛查：如乙肝、丙肝、梅毒、艾滋病等检查；④其他：如脑电图、颅脑影像学（CT或MRI）检查等。

4. **评估患者获得和参与非药物治疗的可能性**

5. **关于重点人群**　建议在孕早期和孕晚期各进行一次精神障碍的风险筛查，存在高危因素时可以进行多次筛查。需要进行风险评估的重点人群包括：①在妊娠期或分娩期有创伤经历者；②既往有精神障碍史或患有新发精神障碍者；③妊娠期间，因意外怀孕、婚姻不和谐、家庭虐待或配偶物质滥用等社会因素出现过心理障碍者；④发生与分娩有关的不良事件，如死胎、死产及与婴儿性别有关的心理困扰者；⑤产科急症或新生儿急症导致母婴分离而产生心理困扰者；⑥产后可能存在母婴互动以及母乳喂养困难，出现产后抑郁障碍者。

（二）与产褥期有关的精神或行为障碍的评估

除上述孕期和分娩的评估内容外，需要重点评估以下两个因素。

1. **婴儿喂养和哺乳**　对某些产妇而言，母乳喂养有可能导致焦虑障碍或抑郁障碍的发生或症状加重。应为其提供有关"风险-效益"的教育，同时需要考虑以下因素：①如何进行母乳喂养；②如何获得足够的睡眠；③潜在的饮食限制；④哺乳期药物的安全性；⑤另一方父母或伴侣的参与。

2. **睡眠**　无论是否母乳喂养，睡眠不足或睡眠剥夺在新生儿父母中几乎是普遍存在的，并会对认知、情感和身体健康产生影响，也是产后精神障碍最重要的风险因素。关于睡眠的评估主要体现在以下主观和客观指标：①睡眠质量；②睡眠潜伏期；③睡眠效率；④睡眠药物使用；⑤日间功能障碍。

二、诊断

与妊娠、分娩或产褥期有关的精神或行为障碍的诊断主要是建立在症状学、严重程度、病程和排除其他疾病的基础上。

（一）描述

ICD-11关于与妊娠、分娩或产褥期有关的精神或行为障碍的描述是：一组与妊娠或产褥期（分娩后6周内）相关的综合征，包含显著的精神和行为特征。如果症状符合某种特定精神障碍的诊断要求，则应同时予以诊断。

（二）诊断要求

与妊娠、分娩或产褥期有关的精神或行为障碍是一组与妊娠或产褥期（分娩后6周内）相关的综合征，包含显著的精神和行为特征。无论已知与妊娠、分娩或产褥期相关的生物学因素在病因学上是否与该综合征相关，均可给出这些诊断。如果症状符合另一种精神障碍的诊断要求，也应同时予以诊断。即使该综合征是先前疾病的复发或恶化，也可给出该诊断。

（三）分型

与妊娠、分娩或产褥期有关的精神或行为障碍包括：①与妊娠、分娩或产褥期有关的精神或行为障碍，不伴精神病性症状；②与妊娠、分娩或产褥期有关的精神或行为障碍，伴精神病性症状。

1. **与妊娠、分娩或产褥期有关的精神或行为障碍，不伴精神病性症状**

（1）描述：一组与妊娠或产褥期（分娩后6周内）相关的综合征，包含显著的精神和行为特征，最常见的是抑郁症状。该综合征不包括妄想、幻觉或其他精神病性症状。如果症状符合某种特定精神障碍的诊断要求，同时予以诊断。本诊断不适用于描述不符合抑郁发作诊断要求的轻度和短暂的抑郁症状，这些症状可能在分娩后不久发生（俗称"产后忧郁"）。

（2）诊断要求

1）核心特征：①妊娠期或产褥期（分娩后6周内）出现的、包含显著的精神和行为特征的综合征；②该综合征不包括妄想、幻觉或其他精神病性症状；③这些症状不是其他疾病（如脑瘤）的表现，其出现也不是由于某种物质或药物（如苯二氮䓬类）对中枢神经系统的影响或戒断效应（如兴奋剂）；④这种状态导致个人、家庭、社会、教育、职业或其他重要功能领域的严重损害。

2）其他临床特征：①无论已知与妊娠、分娩或产褥期相关的生物学因素在病因学上是否与该综合征相关，均可给出该诊断；②与妊娠、分娩或产褥期有关的不伴精神病性症状的精神或行为障碍的常见表现包括：抑郁症状、焦虑症状和强迫症状。

（3）鉴别诊断

1）与正常状态鉴别：①该诊断不适用于不符合抑郁发作诊断要求的轻度和短暂的抑郁症状，这些症状可能在分娩后不久发生（即俗称"产后忧郁"或"婴儿忧郁"）。②产后抑郁障碍最初可能会被误认为是"婴儿忧郁"，但其症状和体征更为严重，持续时间更长，并影响功能状态，包括照顾婴儿的能力。如果满足抑郁发作的诊断要求，应诊断为单次发作的抑郁障碍或复发性抑郁障碍。③在妊娠期间和分娩后出现对婴儿的担忧和恐惧，以及一定程度的关于可能的、危害的侵入性想法都是常见的，不应被诊断为与妊娠、分娩或产褥期有关的精神或行为障碍，除非这些症状持续存在，与实际痛苦有关，并且影响功能，包括照顾婴儿的能力。

2）与其他疾病状态的鉴别：即使该综合征是先前存在的疾病（如心境障碍）的复发或加重，也可以给出此诊断。

2. 与妊娠、分娩或产褥期有关的精神或行为障碍，伴精神病性症状

（1）描述：一组与妊娠或产褥期（分娩后6周内）有关的综合征，有明显的精神和行为特征，包括妄想、幻觉或其他精神病性症状。通常也会出现心境症状（抑郁和/或躁狂）。如果症状符合某种特定精神障碍的诊断要求，应同时予以诊断。

（2）诊断要求

1）核心特征：①妊娠或产褥期（分娩后6周内）出现的、包含显著精神和行为特征的综合征。②该综合征包括精神病性症状（即妄想、幻觉或其他精神病性症状），心境症状（抑郁和/或躁狂）也很常见。③这些症状不是其他疾病（如脑瘤）的表现，其出现也不是由于某种物质或药物（如苯二氮䓬类）对中枢神经系统的影响、戒断效应（如兴奋剂）。④这种状态导致个人、家庭、社会、教育、职业或其他重要功能领域的严重损害。

2）其他临床特征：①与妊娠、分娩或产褥期有关的精神或行为障碍的精神病性症状最常发生在抑郁、躁狂或混合发作的背景下，在这种情况下，还应诊断为单次发作的抑郁障碍、复发性抑郁障碍或双相障碍Ⅰ型。②其他症状可能包括意识模糊和定向力障碍、睡眠障碍、精力旺盛和激越、强迫症状、偏执意念，以及试图伤害自己或婴儿。

（3）鉴别诊断

1）与正常状态鉴别：一般人群中也会出现类似的精神病样症状或不寻常的主观体验，但这些通常是短暂的，不会影响个体功能，并且本人通常能意识到是幻觉，这种现象不应被诊断为与妊娠、分娩或产褥期有关的精神或行为障碍。

2）与其他疾病状态的鉴别：即使该综合征是先前存在的疾病（如心境障碍）的复发或加重，也可以给出此诊断。

3. 与妊娠、分娩或产褥期有关的精神或行为障碍，未特指的　该类别是"未指定的"其他类别。

第六节 ┃ 治　疗

对于与妊娠、分娩或产褥期有关的精神或行为障碍的研究相对不足,治疗方面也具有挑战性,要遵循一定的原则。

一、治疗原则

1. **总体原则**　针对与妊娠、分娩或产褥期有关的精神或行为障碍的治疗,既要考虑疾病的严重程度,又要考虑对母亲和胎儿健康的影响,权衡疾病治疗的"风险-效益"关系。目前主张"综合、全程、分级、多学科协作诊疗,保障孕产妇安全及胎儿安全"的治疗原则。

2. **一般性原则**　①对于与妊娠、分娩或产褥期有关的精神或行为障碍的轻、中度发作,原则上首选非药物治疗,如果治疗效果不佳,或者症状持续存在、反复发作,甚至症状加重或出现新的症状,建议使用药物治疗。②对于妊娠、分娩或产褥期严重精神障碍,突然起病,具有严重的精神病性症状,存在自伤或伤人等风险的患者,建议采用药物治疗和/或电抽搐治疗。

二、非药物治疗

非药物治疗手段包括社会干预、社会支持、心理治疗和辅助治疗等。

(一) 社会干预

社会干预方案包括产前或产后健康教育,包括规范的孕前生育规划、孕期及产前注意事项的健康教育、疾病管理及药物使用的"风险-效益"决策方面的教育。目的是增强孕产妇自我保健意识和自我监护能力,培养科学的育儿观,从而保障母婴的健康与安全。

(二) 社会支持

良好的人际关系和可利用的充分的社会资源能带来积极的情感支持、有效的信息沟通、必要的物质援助及价值传递。应鼓励孕妇坚持积极的社会活动,形成良好的社交网络,有效利用社会支持和社会资源。

(三) 心理治疗

1. **认知行为疗法**(cognitive behavioral therapy,CBT)　该疗法认为,歪曲的认知是情绪和行为障碍的原因。可通过认知重组,帮助患者认识并矫正个体的歪曲认知,从而缓解不良情绪、改善应对能力。适用于围产期抑郁障碍、焦虑障碍、强迫症和睡眠障碍等。

2. **辩证行为疗法**(dialectical behavior therapy,DBT)　是一种全面的认知行为疗法,结合了东方辩证思想,强调在"改变"和"接受"之间寻找平衡。对孕产期女性非常有效,能够改善抑郁症状和焦虑症状,提高应对技能。

3. **人际心理疗法**(interpersonal psychotherapy,IPT)　是一种短期的聚焦疗法,旨在通过改善人际功能和增加社会支持来缓解抑郁症状。直接关注特定的人际关系问题,包括角色转换、悲伤、角色冲突和人际缺陷。

4. **伴侣疗法**(couple therapy)　虽然目前尚无专门实证研究证实伴侣疗法对孕产期抑郁障碍的疗效,但临床发现伴侣在患者症状出现、加重过程中起到至关重要的作用。

5. **接纳与承诺疗法**(acceptance and commitment therapy,ACT)　是一种创新的、具有循证依据的治疗方法。旨在通过增加对内部事件的接受(如思想、情绪)以及对外部事件的主动参与(如环境特点),而不是试图消除、改变或规避的方法,改变生活质量。

(四) 辅助治疗

除了心理治疗外,还可采用重复经颅磁刺激(repetitive transcranial magnetic stimulation,rTMS)、运动疗法、强光治疗(bright light therapy)等作为辅助疗法。

三、药物治疗

药物治疗时应尽量遵循"单一用药"原则,选择循证研究证实对母婴风险最小和有效性更高的药物。应注意向患者及其家属解释药物治疗的"风险-效益"关系。

1. **抗抑郁药**　宫内暴露于抗抑郁药与先天性畸形和不良胎儿结局有关。目前,多数妊娠期患者倾向于选用选择性 5-HT 再摄取抑制剂(selective serotonin reuptake inhibitors,SSRIs)。

2. **情感稳定剂**　①锂盐:具有胎儿致畸性,其使用仍存在争议性。②丙戊酸盐:较多证据证明该药有增加胎儿孤独症谱系障碍的风险,其宫内暴露与儿童认知功能降低存在相关性,因此不再推荐使用。③拉莫三嗪:尚无研究表明妊娠期使用拉莫三嗪会增加胎儿先天性畸形的风险,但在孕产期服用拉莫三嗪其血药浓度不稳定,会导致出现皮疹的风险增加,需要严密监测。

3. **第二代抗精神病药**　据 NICE 指南建议,对于药物反应良好的女性,妊娠期间继续使用第二代抗精神病药可能是最谨慎的选择。但是,需要注意第二代抗精神病药相关的代谢综合征,尽量避免增加胎儿和产科不良结局的风险。

四、电抽搐治疗

电抽搐治疗(electroconvulsive therapy,ECT),又称电休克治疗(electrical shock therapy)。对于严重精神障碍患者、经过非药物治疗或药物治疗疗效不佳的患者或者存在自伤或伤人风险的患者,可以考虑电抽搐治疗。

（毛雪琴）

本章数字资源

本章思维导图

第二十一章 | 睡眠-觉醒障碍

睡眠-觉醒障碍是一类睡眠疾病的总称。根据《睡眠障碍国际分类》(International Classification of Sleep Disorders,ICSD)第三版,睡眠-觉醒障碍分为七大类,本书将主要介绍以难以启动或维持睡眠困难为特征的失眠、以睡眠过多为特征的过度嗜睡性障碍、以睡眠期间呼吸紊乱为特征的睡眠相关呼吸障碍、以睡眠-觉醒节律紊乱为特征的睡眠-觉醒昼夜节律障碍、以睡眠中异常运动为特征的睡眠相关运动障碍,以及以入睡时、睡眠中或从睡眠中醒来时出现的非自主行为或体验为特征的异态睡眠障碍。

第一节 | 失 眠

一、概述

失眠障碍(insomnia disorders)是以频繁而持续的入睡困难和/或睡眠维持困难并导致睡眠满意度不足为特征的睡眠障碍,常影响日间社会功能,为临床最常见的睡眠障碍。依据不同的评估标准,失眠症状或失眠障碍的现患率为4%~50%。

二、病因与发病机制

(一)病因

失眠障碍的诱发因素众多,包括:①社会-心理因素:如生活和工作中的应激性事件;②遗传因素:失眠遗传率约为44%,其中女性失眠遗传率(55%)高于男性(43%);③环境因素:睡眠环境突然发生改变等;④生理因素:如睡前饥饿、过饱、疲劳、性兴奋等;⑤躯体或精神疾病:失眠常是各类精神和躯体疾病的伴随症状,如焦虑抑郁障碍、甲状腺功能亢进等;⑥药物与食物因素:咖啡因、茶碱、甲状腺素、皮质激素、抗震颤麻痹药、中枢兴奋剂等的不恰当使用;⑦睡眠节律变化因素:作息不规律、频繁轮班等;⑧生活行为因素,如日间小睡过多等;⑨个性特征因素:如神经质、内化性、焦虑特性及完美主义。

(二)发病机制

尽管失眠障碍的发病机制尚不完全清楚,但目前较为认可的假说包括"过度觉醒假说"和"3P假说"。"过度觉醒假说"认为失眠是一种过度觉醒的障碍,这种过度觉醒横跨24小时的日周期,主要表现为失眠患者在睡眠和清醒时表现出更快的脑电频率、日间多次小睡潜伏期延长、24小时代谢率增加、自主神经功能活性增加、下丘脑-垂体-肾上腺轴过度活跃等。"3P假说"的"3P"是指易感因素(predisposing factor)、诱发因素(precipitating factor)、维持因素(perpetuating factor),假如三个因素累积超过了发病所需要的阈值则会导致失眠的发生和维持。其他相关的假说还包括刺激控制假说、认知假说和快速眼动睡眠不稳定假说等。

三、临床表现

(一)睡眠相关症状

1. **入睡困难** 在适当的睡眠机会和环境条件下,不能较快入睡。入睡快慢的临床意义有年龄差异。对于儿童和青少年,入睡时间大于20分钟有临床意义;对于中老年人,入睡时间大于30分钟有临床意义。

2. 睡眠维持困难 包括睡眠不实（觉醒过多、过久）、睡眠表浅（缺少深睡）、夜间醒后难以再次入睡、早醒、睡眠不足等。早醒通常指实际觉醒时间比预期的觉醒时间至少提早 30 分钟并引起总睡眠时间减少，早醒的判定需要考虑平时的就寝时间。

在失眠症状中，以入睡困难最多见，其次是睡眠表浅和早醒等睡眠维持困难，两种情况可单独存在，但通常并存，并且两者可以相互转变。

（二）日间症状

功能损害症状包括日间疲劳、日间思睡，焦虑不安，注意力不集中或记忆力下降，社交、职业或学习能力损害等。

四、评估、诊断与鉴别诊断

（一）评估

诊断应依据失眠的病史、临床表现、睡眠的主观及客观评估，并结合失眠障碍的诊断要点或标准。详细的临床评估是做出诊断以及制定合理治疗方案的基础。

1. 基于问诊的评估 包括失眠发生、加重及缓解的因素，夜间睡眠症状，日间功能受损程度，病程，失眠严重程度，伴随的躯体或精神症状，治疗效果，睡眠环境因素，家族史等。

2. 睡眠的主观评估 常用工具包括睡眠日记、匹兹堡睡眠质量指数（Pittsburgh Sleep Quality Index，PSQI）、爱泼沃斯思睡量表（Epworth Sleepiness Scale，ESS）、失眠严重程度指数（Insomnia Severity Index，ISI）等，其中 PSQI 主要用于评估失眠障碍患者的主观睡眠质量，ESS 用于评估嗜睡程度，ISI 用于评估失眠的严重程度。

3. 睡眠的客观评估 常用工具包括多导睡眠图（polysomnography，PSG）、体动记录仪（actigraphy）、多次睡眠潜伏期试验（Multiple Sleep Latency Test，MSLT）等。PSG 是在整夜睡眠过程中连续同步记录睡眠中的脑电图、眼动电图、心电图、肌电图、呼吸、氧饱和度等 10 余项指标，进行睡眠医学临床及科研的重要手段。临床上失眠障碍患者不常规进行 PSG，通常用于排除/鉴别其他疾病，如睡眠呼吸障碍、周期性肢体运动障碍、各种睡眠期行为障碍等。

（二）诊断

在《睡眠障碍国际分类（第 3 版）》（ICSD-3）中，失眠障碍可分为慢性失眠障碍（chronic insomnia disorder，CID）、短期失眠障碍（short-term insomnia disorder，STID）和其他类型失眠障碍。根据 ICD-11，慢性失眠障碍诊断需满足睡眠障碍和相关的日间症状每周至少发生数次，持续至少 3 个月。当没有日间症状时，仅报告睡眠相关症状的个体不能被诊断为失眠障碍。如果失眠是由另一种睡眠-觉醒障碍、精神障碍、身体状况或物质或药物引起，只有在失眠是临床关注的独立焦点时才考虑诊断为慢性失眠障碍。短期失眠障碍与慢性失眠障碍不同的是，前者诊断病程少于 3 个月，且没有频率要求。

（三）鉴别诊断

1. 睡眠-觉醒时相延迟障碍及睡眠-觉醒时相提前障碍 当允许这两类患者按照个人意愿安排作息时间时，其睡眠时间和质量正常。而失眠障碍患者无论如何安排作息时间，均存在入睡困难、早醒或睡眠维持困难。

2. 睡眠相关呼吸障碍 该类患者常由于打鼾、呼吸暂停、憋气等导致夜间睡眠片段化，无法进入深睡眠，自感睡眠质量差、日间困倦等。PSG 监测可以帮助鉴别。

3. 睡眠相关运动障碍 不宁腿综合征及周期性肢体运动障碍患者均可出现入睡困难、觉醒次数增多、自感睡眠不足或醒后无恢复感等。其特定的临床表现及客观睡眠监测均可以帮助鉴别。

【典型病例】

患者，男，59 岁，以入睡困难、夜间易觉醒 2 月余为主诉就诊。

2 个多月前无明显诱因出现入睡困难,需要 2~3 小时才能睡着,严重时整夜不眠。睡眠浅,易醒,醒后不易再次入睡,多梦。因不满意睡眠而心烦、急躁,日间精神差,思睡、乏力,注意力不集中,记忆力差,明显影响家务及田间劳动。

无明显焦虑、抑郁等精神健康问题。无其他躯体疾病。

诊断:短期失眠障碍。

五、治疗

失眠障碍的治疗方法包括非药物治疗与药物治疗两大类。患者经常优先选择非药物治疗方法,部分患者还优先试验一些自助策略,但较多患者仍同时需要药物治疗。

(一) 非药物治疗

非药物治疗包括心理治疗,如失眠认知行为治疗(cognitive behavioral therapy for insomnia,CBTI)、正念、冥想等;物理治疗,如光照疗法、经颅磁刺激、生物反馈治疗等;中医技法,如针灸、推拿等。其中 CBTI 是指南及临床实践的首选方案。

CBTI 的目标是纠正失眠患者的不良心理及行为因素。CBTI 的组成主要包含睡眠卫生教育、刺激控制疗法、睡眠限制疗法、认知疗法、矛盾意念法、松弛疗法。经典的 CBTI 治疗周期为 6~8 周的一对一或团体治疗,能有效地缩短入睡潜伏期、入睡后觉醒时间。与药物治疗相比,CBTI 具有显著的长期有效性。

(二) 药物治疗

1. 药物治疗的原则　在病因治疗、认知行为疗法、睡眠卫生教育的基础上酌情给予药物治疗;疗程一般不超过 4 周,超过 4 周应每月评估;动态评估;合理撤药;特殊人群不宜给药等。

2. 治疗药物选择的考量因素　失眠的表现形式;是否存在共病;药物消除半衰期及其不良反应;既往治疗效果;患者的倾向性意见;可获得性;禁忌证;联合用药之间的相互作用等。如通常仅入睡困难者首选短半衰期药物,而睡眠维持困难 / 早醒者首选半衰期较长的药物,半衰期适中(6~8 小时)的药物可以帮助患者保持整夜睡眠而不发生宿醉。

3. 常用治疗药物

(1)非苯二氮䓬类药物(non-benzodiazepines,NBZDs):唑吡坦(5~10mg/d)、右佐匹克隆(1~3mg/d)、佐匹克隆(3.75~7.5mg/d)、扎来普隆(5~20mg/d)等。

(2)苯二氮䓬类药物(benzodiazepines,BZDs):艾司唑仑(1~2mg/d)、氟西泮(15~30mg/d)、阿普唑仑(0.4~0.8mg/d)、劳拉西泮(0.5~1mg/d)、氯硝西泮(0.5~2mg/d)等。

(3)褪黑素受体激动剂:阿戈美拉汀(25~50mg/d)。

(4)食欲素受体拮抗剂:苏沃雷生(suvorexant)(10~20mg/d)。

(5)镇静类抗抑郁药:多塞平(3~6mg/d)、米氮平(7.5~30mg/d)、氟伏沙明(50~100mg/d)。

(6)镇静类抗精神病药:针对难治性失眠障碍患者可试用喹硫平(12.5~50mg/d)、奥氮平(2.5~10mg/d)。

(7)中草药:枣仁安神胶囊、六味地黄丸等。

上述部分药物(如镇静类抗抑郁药或镇静类抗精神病药)获批的适应证并非失眠障碍,临床应用时必须评估药物使用的安全性。

4. 治疗药物的推荐顺序　在单独或联合药物治疗时,推荐的一般顺序为:①首选 NBZDs,如唑吡坦、右佐匹克隆;②如首选药物无效或无法依从,更换为另一种短 - 中效的 BZDs、褪黑素受体激动剂、食欲素受体拮抗剂;③具有镇静催眠作用的抗抑郁药物(如多塞平、曲唑酮和米氮平等)尤其适用于伴随焦虑和抑郁症状的失眠患者;④抗组胺药物、抗过敏药物以及其他辅助睡眠的非处方药不宜用于慢性失眠的治疗。

第二节 ｜ 嗜睡障碍

嗜睡障碍（hypersomnolence disorders）是一类以日间过度嗜睡及睡眠发作为主要特征的睡眠障碍，包括发作性睡病（narcolepsy）、特发性睡眠增多（idiopathic hypersomnia）、克莱恩 - 莱文综合征、疾病相关过度嗜睡、药物或物质滥用所致过度嗜睡、睡眠不足综合征等。本节介绍发作性睡病和特发性睡眠增多的临床表现、诊断及治疗。

发作性睡病是一种以难以控制的日间过度嗜睡（excessive daytime sleepiness，EDS）、猝倒（cataplexy）、睡眠麻痹（sleep paralysis）、入睡幻觉（hypnagogic hallucination）和夜间睡眠紊乱为主要表现的临床综合征，是导致日间睡眠时间过长的原因之一，全球各地区患病率从 0.000 23% 到 0.05% 不等。

特发性睡眠增多是指持续的或反复发作的日间过度嗜睡，以难以唤醒和睡眠后不能恢复精力为主要特征。目前，该疾病的基础病理生理学尚不明确。

一、临床表现

（一）发作性睡病

1. **日间过度嗜睡和睡眠发作**　几乎所有发作性睡病患者均存在日间过度嗜睡，其特征为反复发作的小睡，时长通常不超过 1 小时。患者可出现不可抗拒的突然迅速入睡，常见于环境刺激减少的情况，如阅读、驾驶车辆、参加考试时等，此情形称为"睡眠发作"。大多数患者在晨起后或小睡后感觉精力恢复，但此状态不能持久。

2. **猝倒发作**　60%～70% 的患者可经历猝倒发作，这是发作性睡病最具特征性的表现，常发生于日间过度嗜睡症状出现后的数月或数年。表现为强烈情感刺激诱发的躯体双侧肌张力突然丧失，常发生于大哭、大笑、兴奋时。发作时患者意识清楚，历时短暂，恢复完全，无记忆障碍。

3. **睡眠瘫痪**　在发作性睡病患者中发生率为 25%～50%，发生在刚入睡或刚醒来时，机制可能为患者直接进入快速眼动（rapid eye movement，REM）睡眠或从 REM 睡眠中醒来。表现为一过性全身不能活动或不能讲话，仅呼吸和眼球运动不受影响。睡眠瘫痪可持续数秒至数分钟，常伴有强烈恐惧感和窒息感。

4. **入睡幻觉**　发生率为 33%～80%，当患者处于从觉醒向睡眠转换或从睡眠向觉醒转换时期，可出现生动的伴有不愉快体验的幻觉，也可表现为梦境样经历体验。

5. **夜间睡眠紊乱**　包括夜间睡眠不安，表现为反复夜间睡眠中断、觉醒次数增多和时间延长等。

（二）特发性睡眠增多

1. **过度的日间嗜睡**　特发性睡眠增多患者会经常感到极度的嗜睡，无论是在安静的环境下还是在活动中，患者均无法抵御这种强烈的嗜睡感。这种嗜睡可能出现在任何时间，而不仅仅是在典型的午后嗜睡时间。日间睡眠由非快速眼动（NREM）睡眠构成。

2. **长时间的白天小睡**　患者可能会频繁地进行长时间的白天小睡。与正常的短暂小睡不同的是，这些小睡对于缓解嗜睡感没有显著的作用，而且小睡时长多超过 1 小时。

3. **夜间睡眠时间延长**　特发性睡眠增多患者在 24 小时内的总睡眠时间可大于 11 小时。

4. **难以唤醒**　患者往往难以从夜间睡眠或日间小睡中被唤醒，刚醒时可出现短暂的意识模糊，称为"宿醉睡眠"。

5. **缺乏精力**　特发性睡眠增多患者可能会感到长期的身体疲劳和精神疲惫，即使患者有足够的夜间睡眠。

6. **日常功能受损**　由于持续的嗜睡，患者的日常生活功能常常受到影响。可能难以集中注意力、难以保持清醒状态，这可能会影响学习、工作和社交活动。

二、评估、诊断与鉴别诊断

(一) 评估

1. **临床评估** 为明确诊断,应对所有日间过度嗜睡的患者进行全面的病史及睡眠史采集,并进行体格检查和神经系统查体。

2. **量表评估** 睡眠相关量表可以用于评估嗜睡症状及其严重程度,常用的量表包括 Epworth 思睡量表、斯坦福嗜睡量表、情绪触发猝倒问卷等。

3. **神经电生理检查** 必要时可进行多次睡眠潜伏期试验(Multiple Sleep Latency Test,MSLT)或 PSG。MSLT 是测定日间嗜睡的客观方法。

(1) 发作性睡病患者 MSLT 显示:平均睡眠潜伏期≤8 分钟,且睡眠起始快速眼动(sleep onset rapid eye movement period,SOREMP)≥2 次。前夜 PSG 中睡眠起始 15 分钟内出现的 REM 睡眠可代替 MSLT 中的 1 次 SOREMP。

(2) 特发性睡眠增多患者 MSLT 显示:平均睡眠潜伏期≤8 分钟,或 24 小时 PSG 显示总睡眠时间≥660 分钟;SOREMP<2 次,或在整夜 PSG 中无 SOREMP。

4. 除上述评估方法以外,脑脊液下丘脑分泌素 -1(Hcrt-1)检测、基因检测、免疫相关检测、脑影像学检查等均可对嗜睡障碍的评估起到辅助作用。

(二) 诊断要点

诊断应依据病史、临床表现、必要的辅助检查,并结合嗜睡障碍的诊断要点或标准进行。发作性睡病分为 I 型和 II 型。当患者存在日间过度嗜睡并且这种每天难以抑制的嗜睡至少持续 3 个月,MSLT 显示平均睡眠潜伏期≤8 分钟,出现 2 次或 2 次以上的 SOREMP(前 1 晚 PSG 中的 SOREMP 可替代 MSLT 中的 1 次 SOREMP),或免疫测定脑脊液 Hcrt-1 浓度≤110pg/ml(或小于以同一标准检验正常者平均值的 1/3)时,可诊断为 I 型发作性睡病。当患者存在嗜睡且持续至少 3 个月,MSLT 存在上述特征,不存在猝倒,未检测脑脊液 Hcrt-1 或测定的脑脊液 Hcrt-1 水平>110pg/ml 或超过正常平均值的 1/3,且嗜睡不能由其他原因解释时,可诊断为 II 型发作性睡病。

特发性睡眠增多是一个排除性诊断,当患者每天出现难以抑制的嗜睡,并至少持续 3 个月,但无猝倒,MSLT 显示 SOREMP 少于 2 次或在整夜 PSG 检查中无 SOREMP,且存在 MSLT 显示平均睡眠潜伏期≤8 分钟或 24 小时 PSG(或通过体动记录仪)显示 24 小时内睡眠时间>11 小时,嗜睡不能以其他原因更好地解释时可诊断为特发性睡眠增多。

(三) 鉴别诊断

1. **阻塞性睡眠呼吸暂停** 患者常伴嗜睡,但其常具有夜间呼吸暂停、间歇性鼾音、肥胖、高血压、夜间多动、多汗、晨起头痛等病史。

2. **睡眠剥夺与不充足的夜间睡眠** 睡眠剥夺和不充足的夜间睡眠在青少年和轮班工作者中常见。如果个体存在睡眠剥夺或睡眠时相延迟,其 MSLT 结果可能呈阳性。

3. **器质性嗜睡障碍** 可通过临床表现及相应的辅助检查找到肯定的器质性致病因素。

三、治疗

(一) 发作性睡病

1. **一般治疗**

(1) 合理安排作息时间:保持规律、充足的夜间睡眠,有规律的作息时间可以帮助调整睡眠周期。日间安排时间定期小睡,以帮助患者维持比较满意的觉醒状态,但要避免过长的小睡。

(2) 谨慎选择职业:由于该病对驾驶和相关职业都会造成损害,有发作性睡病的个体应避免那些将他们自己(如操作机器)和他人(如公交车驾驶员、飞行员)置于危险的工作,也应尽量避免需倒班或长时间连续工作的职业、高空或水下作业等。

（3）调整生活习惯：调整饮食习惯，减少糖类摄入。尽量避免在晚间摄入咖啡因和刺激性食物，以维持夜间的良好睡眠。避免情绪激动或过度紧张。

2. 药物治疗

（1）中枢神经兴奋剂：作用机制为对网状激活系统产生激活作用，发挥兴奋效果以缓解患者日间睡眠过多与睡眠发作的症状。

1）替洛利生（pitolisant）：为治疗发作性睡病的一线药物。通过增加中枢神经系统中兴奋性递质的释放，可达到改善日间过度嗜睡和猝倒的作用。随早餐顿服，常用剂量为 18～36mg/d。常见不良反应有失眠、头痛、恶心、焦虑等。

2）莫达非尼（modafinil）：初始剂量为 100mg/d，此后每 5 天增加 50～100mg，直至达到标准剂量 200～400mg/d。常见的不良反应有头痛、胃肠道反应、血压升高、食欲降低、体重减轻等。

3）其他药物：哌甲酯为苯丙胺类精神振奋剂，可用作一线治疗药物疗效不佳或因不良反应停药的治疗选择。

（2）抗抑郁药物：可有效改善猝倒发作，其中主要包括 SSRIs、SNRIs。此类药物起效迅速，但停药后易出现症状反弹。

（3）改善睡眠药物

1）γ- 羟丁酸钠（gamma-hydroxybutyrate，gamma-sodium oxybate）：是目前唯一被证实对于治疗夜间睡眠不安、日间过度嗜睡、猝倒等症状均有确切疗效的药物。多在入睡前服用，起始剂量为 3～4.5g，数周内递增至 6～9g。常见的不良反应包括恶心、头晕、夜间遗尿、头痛等。

2）苯二氮䓬类药物：唑吡坦、右佐匹克隆等药物也可治疗发作性睡病患者的夜间睡眠不安症状，但由于其不良反应，通常不建议长期使用。

3. 社会心理支持和认知治疗　应当及时在学习、生活、工作等方面予以患者理解与支持，指导患者正确认识疾病，积极面对，综合治疗，提高生活质量。

（二）特发性睡眠增多

特发性睡眠增多的病因不明，因此只能采取对症治疗。非药物治疗（如延长睡眠时间、增加日间小睡等方法）通常无效。在药物治疗方面，可使用中枢神经兴奋剂来保持患者日间清醒。莫达非尼为一线治疗药物，剂量为 200～400mg/d，分为早晨与中午服用。此外，哌甲酯、苯丙胺类和羟丁酸盐也具有一定的疗效。

第三节 ｜ 睡眠相关呼吸障碍

睡眠相关呼吸障碍（sleep-related breathing disorder，SRBD），也称为睡眠呼吸障碍（sleep disordered breathing，SDB），是一组在睡眠期间，以呼吸通气异常和/或节律异常为主要特征的疾病，主要包括阻塞性睡眠呼吸暂停、中枢性睡眠呼吸暂停、睡眠相关肺泡低通气和低氧血症。其中以阻塞性睡眠呼吸暂停（obstructive sleep apnea，OSA）最为常见。睡眠呼吸障碍受到遗传因素、上气道解剖结构、肥胖、呼吸肌肉收缩的神经反应性、呼吸中枢调控稳定性以及觉醒机制等共同影响，与心脑血管系统、内分泌代谢系统等多系统、多器官疾病的发生发展密切相关，可导致患者日间嗜睡、夜间失眠，并影响其记忆力、警觉能力、执行能力等认知功能，产生严重的疾病负担及社会负担。

一、阻塞性睡眠呼吸暂停

阻塞性睡眠呼吸暂停（obstructive sleep apnea，OSA）是最常见的睡眠呼吸障碍，由睡眠中上呼吸道反复塌陷（完全或部分）引起，导致间歇性低氧、睡眠片段化等。患者通常主诉睡眠时打鼾、憋醒，伴或不伴有日间过度嗜睡（excessive daytime sleepiness）、疲乏、注意力不集中、记忆力下降、情绪障碍以及夜间多尿、失眠等症状。OSA 可增加高血压、冠心病、房颤、脑卒中等心脑血管疾病以及 2 型糖尿病等的发病率与患病率,增加心血管死亡等主要不良心血管事件的发生风险。

(一)概述

据估计,全世界有9亿成年人(30~69岁)受OSA的影响。OSA的患病率与研究对象的种族、性别、年龄、肥胖程度、饮食结构相关,并受诊断标准、抽样方法和诊断手段不同的影响。根据美国国家卫生统计中心的数据,美国成年人中,有25%~30%罹患OSA,具有较高的患病率。

(二)病因与发病机制

1. 病因　OSA是一种异质性疾病,其发生是基因多态性和环境交互作用的结果,不同的患者主要病因也存在个体差异,简单归纳如下。

(1)肥胖:肥胖是重要的危险因素,BMI增长10%,患OSA的风险增加约4倍。

(2)年龄:成年后随年龄增长,OSA的患病率增加,女性绝经后患病率增加,65岁以后患病率趋于稳定。

(3)性别:男性患病风险显著高于女性。

(4)上气道解剖学异常:包括Ⅱ度以上的扁桃体肥大、腺样体增生、舌肥大、小颌畸形等。

(5)家族史:OSA的遗传倾向已被大量研究证实,OSA一级亲属患病危险较一般人群高2.9~4.0倍。

(6)不良习惯:长期大量重度吸烟、长期大量饮酒和/或服用镇静催眠药物。

(7)其他疾病:包括甲状腺功能减退、肢端肥大症、神经肌肉疾病(如帕金森病)、胃食管反流等。

2. 发病机制　OSA的病因及发病机制包括解剖学因素和非解剖学因素。传统观点认为,OSA的发生主要受上气道解剖因素影响。颌面骨性结构异常(如小下颌)和咽部软组织(如扁桃体、舌、软腭和脂肪等)体积过大均可导致上气道狭窄,增加上气道堵塞的可能性。近年来,非解剖因素在OSA发生中的作用逐渐被认识到,包括低觉醒阈值、高环路增益(又称为呼吸控制系统的不稳定性)及上呼吸道扩张肌代偿反射不足等。总而言之,OSA主要是由于维持上气道扩张和引发上气道闭合的因素失衡,从而导致患者在睡眠时出现气道塌陷。

(三)临床表现

OSA最常见的临床表现是夜间睡眠中打鼾,并且鼾声不规律,反复出现呼吸暂停而引起憋醒,伴或不伴有夜尿增多等,常有晨起头晕、头痛、口干等,日间过度嗜睡明显,伴有记忆力下降。OSA患者常合并其他躯体性疾病,如心脑肺血管合并症,故临床上OSA患者常以难治性高血压、2型糖尿病等为首发疾病而就诊。

(四)评估、诊断与鉴别诊断

1. 评估

(1)症状与体征:需要重点评估上述症状,还应注意是否存在相关并发症,如高血压、糖尿病、冠心病等。体格检查时需要注意颌面发育情况、咽部软组织情况以及气道评估等。

(2)日间过度嗜睡的评估:按照评估方法的不同,主要分为主观嗜睡、客观嗜睡。主观嗜睡的评估主要依靠Epworth思睡量表(ESS),客观嗜睡的评估需进行多次睡眠潜伏期试验(MSLT)。

(3)睡眠监测:在OSA诊断中,实验室值守的PSG是OSA诊断的"金标准"。疑似中重度OSA,可采用睡眠中心外睡眠监测(Out of Center Sleep Test,OCST)。OCST不推荐用于存在充血性心力衰竭等合并症的患者及OSA的筛查。

2. 诊断　OSA的诊断主要依据病史、体征和PSG结果。OSA主要诊断指标是呼吸暂停低通气指数(apnea-hypopnea index,AHI),即每小时睡眠时间内呼吸暂停次数与低通气次数之和。AHI=(呼吸暂停次数+低通气次数)/总睡眠时间(小时)。根据ICSD-3,当患者存在上述任一症状或合并症时,AHI≥5次/小时并以阻塞性事件为主,即可诊断OSA。当上述症状不明显但睡眠呼吸监测结果显示AHI≥15次/小时且主要为阻塞性事件时,也可诊断OSA。

OSA的严重程度根据AHI分级,依据如下:5≤AHI<15次/分,轻度;15≤AHI<30次/分,中度;

AHI≥30 次 / 分,重度。

3. **鉴别诊断**　OSA 需要与原发性鼾症、肥胖低通气综合征和中枢性呼吸暂停等鉴别。同时,也应与以气短、呼吸困难为主要表现的焦虑症状相鉴别。

(五) 治疗

OSA 治疗的目的不仅仅是消除打鼾、日间过度嗜睡等症状,更重要的是改善 OSA 的长期预后,提高患者的生活质量。

1. **一般治疗**　一般治疗包括减重、戒酒限烟、侧位睡眠治疗,以及治疗引发 OSA 的原发病。

2. **无创呼吸机通气治疗**　气道正压通气(positive airway pressure,PAP)是 OSA(包括合并有日间过度嗜睡或慢性基础疾病的轻中度 OSA)的一线治疗方案。治疗前对患者进行充分的宣教,与患者讨论 PAP 治疗原理、PAP 使用后可能出现的不适(如鼻塞、喉干、口干等)、使用过程中可能出现的问题以及处理这些问题的方法。未合并明显心肺疾病或中枢性呼吸暂停的 OSA 患者,可采用家庭自动气道正压通气(auto-positive airway pressure,APAP)呼吸机,后续治疗可采用持续气道正压通气(continuous positive airway pressure,CPAP)治疗或 APAP 呼吸机。注意随访疗效与副作用。

3. **口腔矫治器**　适用于治疗部分轻中度 OSA 患者或 PAP 不耐受者。

4. **手术治疗**　适用于上气道存在明显阻塞的患者,严格掌握手术适应证。常见的手术治疗方式包括悬雍垂 - 腭 - 咽成形术(uvulopalatopharyngoplasty,UPPP)和正颌手术等。

5. **其他治疗**　现有研究提示,舌咽神经刺激治疗、呼吸康复治疗也展现出了一定的应用前景。

二、儿童阻塞性睡眠呼吸暂停

OSA 可发生在任何年龄,儿童也不例外。由于其临床特征、PSG 特点、诊断标准、治疗方式与成人有所不同,所以在本小节中做适当补充。

扁桃体或腺样体肥大是儿童 OSA 最常见原因。除打鼾外,患儿夜间还可出现张口呼吸、呼吸困难等症状,可能导致生长发育、行为、学习等方面的问题。若患儿出现上述症状,多导睡眠图发现阻塞性 AHI≥1 次 / 小时,可诊断为儿童 OSA。儿童 OSA 的治疗常需要针对其原发病 / 病因进行,如腺样体 / 扁桃体切除术、牙颌面畸形的口腔正畸治疗、针对颅缝早闭相关综合征的治疗以及针对巨舌症的相关治疗。

三、中枢性睡眠呼吸暂停

中枢性睡眠呼吸暂停(central sleep apnea,CSA)为呼吸驱动异常或缺乏而导致的通气功能障碍,表现为反复出现呼吸减弱或停止,口鼻气流与胸腹运动同时消失。患者因反复的睡眠碎片化、慢性间歇性低氧,可伴有日间过度嗜睡、失眠、打鼾、呼吸暂停、憋醒等症状。传统方法将 CSA 分为原发性 CSA 和继发性 CSA。ICSD-3 将 CSA 分为以下八类:CSA 伴陈 - 施呼吸、内科疾病所致 CSA 不伴陈 - 施呼吸、高海拔周期性呼吸所致 CSA、药物或物质导致的 CSA、原发性 CSA、婴儿原发性 CSA、早产儿原发性 CSA、治疗后 CSA(复杂性睡眠呼吸暂停)。此部分重点介绍 CSA 伴陈 - 施呼吸和治疗后 CSA。

(一) 临床特征

1. **CSA 伴陈 - 施呼吸**　中枢性睡眠呼吸暂停伴陈 - 施呼吸(central sleep apnea with Cheyne-Stokes breathing,CSA-CSB)的特点是反复出现中枢性呼吸暂停,伴有低通气与渐强 - 渐弱的呼吸相互交替。CSB 的周期长度多 >40 秒,典型的为 45～60 秒。绝大部分 CSA-CSB 患者存在心力衰竭。需注意的是,一些心力衰竭患者 OSA 与 CSA 混合发生,在后半夜或者 CPAP 治疗时,以 CSA 为主。

2. **治疗后 CSA(复杂性睡眠呼吸暂停)**　初始诊断为 OSA 的患者在使用无备频的 PAP 治疗时,消除阻塞性呼吸事件后出现的中枢型睡眠呼吸暂停 / 低通气事件。其危险因素包括男性、基线 OSA 严重程度、基线 CSA 情况、慢性心功能不全以及阿片类药物的使用等。患者可有持续睡眠碎片化、日间过度嗜睡症状改善欠佳,或主诉治疗无效。中枢性呼吸暂停 / 低通气指数≥5 次 / 小时且占所有呼吸事件的 50% 以上。目前认为治疗后 CSA 多为自限性,在 CPAP 治疗一段时间后,CSA 常显著改善。

(二)评估、诊断与鉴别诊断

1. **评估及检查**　PSG 仍是中枢性睡眠呼吸暂停诊断的金标准,在病史评估中,需注意对用药史的详细询问。对一些特殊类型的 CSA,其评估还应包括心脏彩超、MRI 检查等。

2. **诊断**　当中枢性 AHI≥5 次 / 小时,且中枢性呼吸暂停和 / 或低通气事件占所有呼吸暂停 / 低通气事件的 50% 以上时即可诊断为 CSA。

具体 CSA 的分类,应当充分结合患者症状、体征、心肺合并症、使用药物情况、是否合并 OSA 及治疗情况等。根据 ICSD-3,存在打鼾、呼吸暂停等相关症状,或者存在心衰、房颤等疾病,并且通气形式满足陈 - 施呼吸(Cheyne Stokes respiration,CSR)标准,可诊断为 CSA 伴陈 - 施呼吸。当诊断 PSG 满足 OSA 诊断,在使用无备频的气道正压设备治疗期间,阻塞型事件显著清除后,持续存在或新出现中枢性呼吸暂停 / 低通气,并满足上述 CSA 诊断标准时可诊断治疗后 CSA。

3. **鉴别诊断**　CSA 首先需与 OSA 相鉴别,在诊断时还需注意患者有无合并陈 - 施呼吸。此外,在不同 CSA 类型中,需相互鉴别。高海拔 CSA 只出现在海拔较高地区,且不伴有心衰、卒中等。药物或物质所致 CSA 常有相关用药史。

(三)治疗

CSA 的治疗原则包括:去除诱因,减少或消除呼吸暂停,改善睡眠质量,改善心肺功能。CPAP 为治疗 CSA 的一线方案,对于多数 CSA 患者有较好的疗效;当 CPAP 无效时,可选用备频双水平正压通气(BiPAP)。当 CSA 伴有持续低氧时,或者对 PAP 治疗后持续 CSA 以及高海拔所致 CSA,氧疗有一定效果。

四、睡眠相关肺泡低通气障碍

睡眠相关肺泡低通气障碍的基本特征是睡眠相关的通气不足(insufficient sleep related ventilation),从而导致睡眠时动脉血二氧化碳分压($PaCO_2$)异常升高。当睡眠期间 $PaCO_2$(或替代监测方法)较清醒静息仰卧位增高≥10mmHg,并且数值 >50mmHg,持续≥10min 时,可考虑睡眠相关肺泡低通气。患者可能出现日间嗜睡、头痛、疲劳、记忆减退等相关症状,包括肥胖低通气综合征、先天性中枢性肺泡低通气综合征、特发性中枢性肺泡低通气、迟发性中枢性肺泡低通气伴下丘脑功能障碍、药物或物质导致的睡眠相关肺泡低通气、内科疾病导致的睡眠相关肺泡低通气。此部分重点介绍肥胖低通气综合征。

肥胖低通气综合征(obesity hypoventilation syndrome,OHS)的特征是肥胖和日间高碳酸血症($PaCO_2$>45mmHg)。睡眠期间高碳酸血症更为严重并常伴随严重的血氧饱和度下降,出现低氧相关症状和体征。并且肺泡低通气通常在 REM 睡眠比 NREM 睡眠更严重。大多数(80%~90%)OHS 患者合并 OSA。

(一)临床表现

OHS 的主要临床表现为肥胖(BMI≥30kg/m^2)、嗜睡、气短,可能还会出现打鼾、呼吸暂停等相关症状,严重者可有右心功能不全表现,如双下肢水肿。

(二)评估、诊断与鉴别诊断

OHS 有关的实验室检查主要包括动脉血气、血常规、电解质分析、胸片、PSG、肺功能等。血常规可有红细胞增多、血细胞比容和血红蛋白升高。在白天自主呼吸时,患者动脉血、呼气末或经皮二氧化碳分压(PCO_2)升高。肺功能提示为限制性通气功能障碍,PSG 可能提示合并 OSA。

根据 ICSD-3,当患者 BMI>30kg/m^2,动脉血、呼气末或经皮 PCO_2>45mmHg,并且不是由肺部、胸廓、神经肌肉等疾病所致时,可诊断为 OHS。

(三)治疗

一般建议患者控制饮食,加强锻炼,进行减重。大部分患者都能从 PAP 治疗中获益,改善 OHS 患者的气体交换,改善日间嗜睡,提高生活质量。对于 OHS 合并 OSA 的患者首选 CPAP 治疗。

第四节 ｜ 睡眠-觉醒昼夜节律障碍

睡眠-觉醒昼夜节律障碍（circadian rhythm sleep-wake disorder）指昼夜时间维持系统和引导系统的改变，或内源性昼夜节律与外部环境所要求的睡眠-觉醒周期之间的错位而导致的睡眠-觉醒障碍。

一、临床表现

睡眠-觉醒昼夜节律障碍最常见的症状包括入睡困难、睡眠维持困难和/或日间睡眠增多等，可增加罹患躯体及精神心理障碍的风险，导致职业及教育等重要功能受损，增加个人及公共安全隐患。ICD-11将睡眠-觉醒昼夜节律障碍分为7种类型：睡眠-觉醒时相延迟障碍、睡眠-觉醒时相前移障碍、不规则型睡眠-觉醒节律障碍、非24小时型睡眠-觉醒节律障碍、倒班工作型睡眠-觉醒节律障碍、时差型睡眠-觉醒节律障碍以及未特指的睡眠-觉醒节律障碍。临床调查显示7类中常见的是睡眠-觉醒时相延迟障碍（83%）和非24小时型睡眠-觉醒节律障碍（12%），其次是睡眠-觉醒时相前移障碍（2%）。本文主要介绍这三种类型。

（一）睡眠-觉醒时相延迟障碍

多于青春期发病，患者常见的主诉是入睡困难、晨起困难、思睡。流行病学调查显示一般人群患病率约为0.17%，青少年患病率为7%～16%。主要特征是患者不能在期望的时间内入睡和觉醒，表现为晚上入睡和早晨觉醒时间呈现显著延迟（≥2小时），患者早睡的努力通常失败，晨醒困难，而睡眠周期、时间以及质量基本正常。典型患者通常在2:00～6:00入睡，无约束条件下觉醒时间多在10:00～13:00。若被迫叫醒可致晨间意识混乱和日间思睡增多。此类患者可伴有明显的抑郁障碍、人格障碍、躯体形式障碍、焦虑障碍等精神障碍。

（二）睡眠-觉醒时相前移障碍

多于中老年发病，患者常见的主诉是早醒、夜间思睡。流行病学调查显示，中老年人群患病率约为1%，并随年龄增长而增加，无性别差异。主要特征是患者的入睡与早醒时间较其期望的作息时间提前≥2小时。典型患者在18:00～20:00入睡，2:00～5:00觉醒。患者主诉午后晚些时间或傍晚持续性不可抵抗的睡意和清晨失眠，不能正常地参与学习、工作或社会活动。患者试图清晨留在床上继续睡眠反而会导致继发性条件性失眠。此类患者常伴有物质依赖等情况，认知功能、社交交往以及人身安全受到严重影响。如能改变工作时间、调整睡眠作息，则症状有可能缓解。目前尚不清楚睡眠-觉醒时相前移障碍的病因学机制。

（三）非24小时型睡眠-觉醒节律障碍

超过50%的盲人患有此类疾病，亦称为"盲人睡眠模式"；在盲人中，任何年龄均可发病，并且发病与其视力受损时间密切相关，先天性盲童出生时就可发生。在有视力的患者中，发病年龄常为10～20岁，很少超过30岁，该病在视力正常的人群中少见。典型主诉是失眠、晨醒困难、日间思睡和不能履行社会或职业责任。患者的昼夜节律为非24小时节律，可短于或长于24小时，常见延长30分钟至1小时以上。当患者自身的睡眠-觉醒时相与身体和社交活动相一致时，其睡眠的持续时间和质量正常，可在短期内无症状。当患者的睡眠-觉醒周期脱离常规昼夜节律时，则表现为失眠和日间思睡。因此，这类患者常呈现为有症状期和无症状期交替。该病呈慢性病程，症状可因工作、社会活动的变化而变化。

二、评估与诊断

（一）评估方法

1. 睡眠日记　睡眠日记应连续记录7天或以上，包括工作日和非工作日，主要用于记录患者的日常作息时间,有助于睡眠 - 觉醒昼夜节律障碍患者的筛查。

2. **早 - 晚问卷**　早 - 晚问卷是一种睡眠 - 觉醒自评量表,以确定患者近几周睡眠 - 觉醒时间跨度的自然倾向,根据得分将患者分为清晨型、夜晚型和中间型,目前主要用于评估最佳觉醒时间、最佳光照时间的选择等。

3. **昼夜时相标记物测定**　昼夜时相标记物包括暗光褪黑素释放试验(dim-light melatonin onset,DLMO)和最低核心体温(core body temperature minimum,CBTm)测定,用于评估昼夜时相变化和指导光照治疗。人体最低核心体温多在习惯觉醒时间点之前的 2 个小时出现,当最低核心体温或暗光褪黑素释放慢于外界时钟时间时,表示该机体生理节律时相延迟;反之,当快于外界时钟时间时,则表示机体生理节律时相提前。

4. **体动记录仪**　体动记录仪可长时间记录患者日常作息,建议至少使用 7 天,常结合睡眠日记分析。不足之处是其判断睡眠和安静清醒状态的准确性较差。

5. **多导睡眠图**　多导睡眠图可评估患者客观睡眠情况,主要用于排除其他睡眠障碍。

(二)诊断标准

临床诊断应依据患者病史、临床表现,并结合睡眠 - 觉醒节律障碍的诊断要点或标准进行。ICSD-3 中关于昼夜节律睡眠障碍的诊断要点为:①睡眠 - 觉醒昼夜节律失调或反复发作,个体的睡眠 - 觉醒形式与特定社会中的正常情况以及同一文化环境中大多数人所认可的睡眠 - 觉醒节律不一致;②昼夜节律失调导致失眠或者嗜睡等症状;③睡眠的不满意导致有临床意义的痛苦,或影响社会或职业功能。

三、治疗

睡眠 - 觉醒昼夜节律障碍治疗的总策略是帮助患者顺应人类 24 小时睡眠 - 觉醒的变化,加强外环境和行为的昼夜管理,个体化调控外源性"授时因子",重置新的睡眠 - 觉醒周期。此类疾病的预防和治疗需要多种方法联合应用。

1. **睡眠卫生教育**　改善睡眠环境,避免不良睡眠卫生习惯,比如睡前长时间接触电子产品、睡前饮酒、服用咖啡和浓茶等。

2. **重置生物时钟**　将患者内源性睡眠 - 觉醒节律调整到期望的睡眠 - 觉醒时间。主要方法包括定时光照、睡眠 - 觉醒行为管理和时间调整,调整身体活动时间、定时服用褪黑素或褪黑素受体激动剂等。比如睡眠 - 觉醒时相延迟障碍(以入睡困难为主)患者,可在清晨(最低核心体温之后 1 小时)接受光照,晚上服用褪黑素,睡前 3～4 小时避免过强的身体运动;睡眠 - 觉醒时相前移障碍(以早醒为主)患者,可在晚上睡前(最低核心体温之前)接受光照,进行适当运动,推迟睡眠时间。

3. **药物治疗**　必要时进行药物治疗,按需服用镇静催眠药物和促觉醒药物。

第五节 ｜ 睡眠相关运动障碍

睡眠相关运动障碍是指一系列干扰正常睡眠的简单、刻板的运动,通常出现在睡眠前、睡眠过程中或睡眠 - 觉醒转变过程中。根据 ICSD-3,睡眠相关运动障碍包括不宁腿综合征、周期性肢体运动障碍、睡眠相关磨牙症和睡眠相关节律性运动障碍等 10 类。

睡眠相关运动障碍常常可以根据病史进行诊断,患者需伴随夜间睡眠障碍及白天嗜睡或疲劳。其他类型睡眠障碍也可能出现干扰睡眠的躯体活动,如异态睡眠的睡行症、快速眼动睡眠行为障碍等,但其行为更复杂,虽然患者本身并无意识,但其行动常表现出目的性,这点与睡眠相关运动障碍的简单刻板运动不同。因此为了明确诊断,还需对睡眠相关运动障碍进行神经生理学评估,当其严重干扰患者睡眠,影响正常学习、工作和生活时,需要进行药物干预。本节仅介绍不宁腿综合征和周期性肢体运动障碍的临床表现、诊断及治疗。

一、不宁腿综合征

不宁腿综合征(restless legs syndrome,RLS)又称 Willis-Ekbom 病,是一种复杂的睡眠相关的运动障碍。

(一)概述

RLS 在欧洲和北美的患病率为 5%～10%,而在亚洲人群中患病率较低,为 0.1%～3%。RLS 可见于任何年龄段,其患病率随年龄增长而增加,且女性的患病率高于男性。

(二)病因与发病机制

在多数情况下,RLS 的病因不明,可能与遗传因素有关,患者常有 RLS 家族史。在某些情况下,RLS 也可继发于缺铁性贫血、慢性肾衰、糖尿病、妊娠等,一些抗精神病药及多巴胺受体拮抗剂等药物也可能引起 RLS。不良的生活睡眠习惯、咖啡因、烟草、酒精等也可能会引起 RLS 症状的恶化。

(三)临床表现

RLS 常表现为强烈的、难以抗拒的活动肢体的冲动,以缓解疼痛或难以描述的不适感。RLS 多发于下肢,上肢疼痛或灼烧感较为少见;不适症状具有典型的昼夜变化规律,多出现于傍晚或夜间,因此常导致睡眠障碍;患者通过运动可部分或完全缓解,但安静状态或睡眠时症状会再次出现或加重。

(四)评估

RLS 的首次临床评估建议进行血液学的检查,以识别继发性不宁腿综合征并治疗潜在疾病。最常用的指标,如血红蛋白、血清铁蛋白和转铁蛋白饱和度(铁结合百分比)等可用于排除缺铁性贫血继发的 RLS。PSG 虽然不作为诊断 RLS 的必需检查,但可以为诊断 RLS 提供客观依据,70%～80% 的成人 RLS 患者整夜 PSG 检查示周期性肢体运动指数(periodic limb movement index,PLMI)≥5 次/小时。

(五)诊断

根据 ICSD-3,RLS 的诊断标准如下(必须同时满足 A～C 项标准)。

A. 有一种想活动腿的强烈欲望,常常伴有腿部不适或由腿部不适导致(也可能出现于上肢或其他身体部位)。

a. 症状在休息和不活动状态下出现或加重,如躺着或坐着。

b. 可在活动后部分或完全缓解,如走路或伸展腿部。

c. 症状可仅出现在傍晚或夜间,即使在白天出现,与白天相比夜间症状更明显。

B. 以上这些特征要除外由药物或行为习惯所致,如腿部痉挛、不适的姿势、肌痛、静脉曲张、腿部水肿、关节炎或习惯性踮脚等。

C. 以上症状引起忧虑、苦恼、睡眠紊乱,以及导致身心、社交、职业、受教育、行为或其他重要领域的功能障碍。

一旦确诊 RLS,首先应识别病因,评估其病程和严重程度。若在未治疗情况下,过去 1 年平均每周至少出现 2 次,则可被归类为"慢性持续性 RLS";如果过去 1 年平均每周发生少于 2 次,且至少有 5 次症状,则可归类为"间歇性 RLS"。通常使用国际 RLS 评定量表(IRLS)来确定严重程度,使用症状恶化严重程度评定量表对 RLS 症状恶化严重程度进行评估。临床医师还应权衡 RLS 相关困扰对社会、职业和/或其他功能(如睡眠、精力或活力、日常活动、行为、认知或情绪)的负担。

(六)治疗

RLS 在多数情况下无法治愈,仅可缓解疾病症状。治疗原则为早期识别,及时且充分治疗,个体化用药并坚持长期治疗,防止疾病症状恶化。治疗目标为减轻 RLS 症状,改善睡眠和日间功能,提升生活质量。治疗方法包括非药物治疗和药物治疗。

1. 非药物治疗　对于罕见和轻度 RLS,首先采取非药物治疗。通过评估 RLS 病因、停用可诱发 RLS 的药物或食物、定期进行体育锻炼、采用重复经颅磁刺激或电刺激技术、针灸等,也可通过干预生活方式、避免加重因素等治疗 RLS。当非药物治疗不能缓解 RLS 症状时,可考虑药物治疗。

2. 药物治疗　RLS 药物治疗效果较好,常用药物种类包括铁剂、多巴胺能药物(普拉克索)、α2δ 配体类药物(加巴喷丁)等。治疗时根据每天症状出现的时间提前 1~2 小时给药。长期应用多巴胺能药物治疗可能出现症状恶化的严重并发症,RLS 的症状在用药剂量增加后出现得更早且症状严重程度增加。当症状恶化时应消除加重因素,根据个体情况进行治疗方案的调整。

二、周期性肢体运动障碍

(一) 概述

周期性肢体运动障碍(periodic limb movement disorder,PLMD)是指在睡眠中出现的周期性、反复发作且高度刻板的重复肢体运动(常见于下肢,也可发生于上肢)所致的睡眠障碍。这种运动被描述为睡眠中的周期性肢体运动(periodic limb movement in sleep,PLMS)。本病发病率低,在成年人中为 4%~11%。大约 80% 的 RLS 患者有 PLMS,因此 PLMD 的诊断应排除继发于其他疾病的运动症状。

(二) 诊断

诊断应依据病史、临床表现、多导睡眠监测(PSG)等辅助检查,并结合 PLMD 的诊断标准进行。

PSG 是 PLMD 的关键性诊断检查。根据 ICSD-3,儿童每小时睡眠时间腿动达到 5 次以上,成人每小时腿动达到 15 次以上,并引起临床睡眠障碍或日间功能受损,同时不能用其他疾病解释时,可考虑诊断 PLMD。

(三) 治疗

目前无 PLMD 药物治疗的有效证据,由于 RLS 常伴有 PLMS,因此 PLMD 的治疗原则可参考 RLS,但仍需进一步研究。

第六节 ｜ 异态睡眠障碍

异态睡眠障碍(parasomnia disorder)是指发生在入睡时、睡眠期间或从睡眠中觉醒时发生的非自主性躯体行为或体验,包括睡眠相关的各种异常的复杂的躯体活动、行为、情绪、感知、梦境和自主神经系统活动,可导致自伤、伤及同寝者、睡眠中断等不良的健康效应和心理社会效应。异态睡眠可发生于 NREM 睡眠、REM 睡眠或觉醒睡眠转换期间。异态睡眠障碍包括 NREM 睡眠相关异态睡眠(意识模糊性觉醒、睡行症、睡惊症、睡眠相关进食障碍)、REM 睡眠相关异态睡眠(快速眼动睡眠行为障碍、孤立性睡眠麻痹、梦魇)及其他(睡眠相关分离性障碍、睡眠遗尿、睡眠呻吟、爆炸头综合征、睡眠相关幻觉等)。本节仅介绍睡行症、睡惊症、快速眼动睡眠行为障碍和梦魇的临床表现、诊断及治疗。

一、临床表现

(一) NREM 睡眠相关异态睡眠

1. 睡行症(sleep walking)　或称梦游,是发生在 NREM 睡眠期的觉醒障碍,大多起始于睡眠前 1/3 段的深睡期,表现为由不完全觉醒所致的持续性意识模糊,同时伴有一系列异常活动。多见于儿童,一般在青春期后自然消失;也可见于成年人。每次发作持续数分钟及以上,发作频率不定。可表现为入睡后不久突然下床走动,表情迷茫,双目向前凝视,不语不答;或自言自语,单音节应答,执行简单命令。部分患者可出现一些复杂行为,如避开障碍物、外出游荡、开车、穿衣、倒水、进食、大小便、打扫卫生等,但动作显笨拙。患者自行或在他人帮助下躺下再度入眠时发作终止。发作期不易唤醒,如强行唤醒可能加重意识模糊和定向力障碍。次日醒来对睡行经过完全遗忘。

2. 睡惊症(sleep terror)　或称夜惊,多见于儿童,是发生在 NREM 睡眠期的觉醒障碍,通常在夜间睡眠后较短时间内发作,表现为睡眠时突然出现尖叫、哭喊,表情惊恐,伴有呼吸急促、皮肤潮红、出汗、心动过速、瞳孔扩大、肌张力增高等自主神经兴奋表现。每次发作持续 1~10 分钟。发作期难以唤醒,如强行唤醒也可能会出现意识和定向力障碍。睡惊事件与梦境精神活动无关,通常不伴梦境,次日醒来不能回忆。

(二) REM 睡眠相关异态睡眠

1. **快速眼动睡眠行为障碍**(REM sleep behavior disorder,RBD)　以 REM 睡眠期间出现异常行为为基本特征。男性多见,多为 50 岁后发病。发作时常伴鲜活、恐怖或暴力的梦境以及与梦境内容一致的异常行为(梦境演绎行为),既可见伤人毁物行为,亦可见演讲、哭笑、唱歌、叫骂、奔跑等行为,发作后无记忆。多因自身或同寝者受伤就诊,很少因睡眠受扰而就诊。RBD 可继发于某些药物、躯体疾病以及神经系统变性疾病。部分 RBD 可能是神经系统变性疾病的早期预警症状。

2. **梦魇**(nightmare)　或称睡梦焦虑发作,以反复发作的在 REM 睡眠期觉醒伴强烈令人不安的梦境记忆及体验为基本特征,醒后能回忆起当时的梦境内容,伴焦躁、愤怒、沮丧等情绪。通常在夜间睡眠的后半段发作。典型表现为广泛的、强烈的、威胁生存安全的恐怖梦境,使患者出现恐惧、紧张、呻吟、惊叫或动弹不得直至惊醒的体验,醒来时记忆清晰且心有余悸,难以再入睡。梦魇发作频繁者睡眠质量可受影响,日久后可引起焦虑、抑郁及各种躯体不适症状,导致明显痛苦及社会功能损害。

二、诊断

诊断应依据病史、临床表现,并结合相应的诊断要点进行。必要时可进行(视频)多导睡眠监测来协助诊断。诊断时应与睡眠期癫痫相鉴别。

三、治疗

(一) 睡行症

1. **一般治疗**　消除诱因,如过度担心或疲劳、精神压力大、睡眠不足、药物因素(镇静催眠药物)等;睡行症发作时不要试图唤醒,应注意睡眠环境的安全、注意保护、避免危险与伤害、给予安慰等。

2. **药物治疗**　当患者的睡行行为有潜在危险或发作频繁且造成痛苦时应进行药物干预。可以使用苯二氮䓬类(氯硝西泮、地西泮)、抗抑郁药(阿米替林、丙米嗪、氯米帕明、氟西汀、曲唑酮等)。

3. **心理行为治疗**　对年轻患者可采用自我催眠和松弛训练等认知行为疗法。必要时合并药物治疗效果更佳。

(二) 睡惊症

如果睡惊发作不频繁,除避免刺激、环境预防等一般措施外,不需要特殊处理。治疗睡惊症的药物同睡行症。

(三) 快速眼动睡眠行为障碍

1. **一般治疗**　环境预防是首要的干预措施,如锁紧门窗、墙周地板放置软垫、软物包裹家具边角、睡前移去潜在危险物品等。

2. **药物治疗**　目前认为入睡前 15 分钟服用氯硝西泮 0.25～2.0mg 可使 90% 以上的患者显著减少 RBD 行为和外伤的发生,且少出现耐受或滥用,但部分患者会出现晨倦、运动失调、记忆障碍,甚至跌倒、呼吸抑制等不良反应。睡前服用褪黑素 3～12mg 也可以控制 RBD 症状,不良反应相对较少而轻。佐匹克隆 3.75～7.5mg 睡前服用也可治疗 RBD。多巴及多巴胺受体激动剂、帕罗西汀、多奈哌齐等疗效目前尚不确定。

(四) 梦魇

梦魇通常不需要治疗,但也取决于患者的治疗要求及梦魇是否继发于其他躯体疾病或精神疾病,针对病因积极治疗。若欲短期减少梦魇发作可使用减少 REM 睡眠的药物,如三环类抗抑郁药(阿米替林)、新型 5-HT 和 NE 再摄取抑制剂文拉法辛等。另外,有报道提出意象复述疗法对梦魇有一定疗效。

(唐向东)

本章数字资源

本章思维导图

第二十二章 | 精神科急诊及危机干预

精神科急诊的主要任务是对各类急性精神障碍作出迅速、准确的评估,依据病史、体格检查、精神检查、实验室检查结果,尽快判断精神障碍的性质、严重程度及危险性,及时进行相应的处置。急性精神障碍的处置既要充分考虑可能存在的器质性病因、躯体疾病状况、创伤性事件及药物与物质使用情况等,也要注意可能涉及的精神障碍患者合法权益保障等法律问题。自杀及攻击行为是精神科常见的高风险行为,对自杀和攻击行为风险快速评估和干预是精神科急诊的首要任务。

危机干预是对处于心理失衡状态的个体进行简短而有效的心理治疗,使他们度过心理危机,恢复生理、心理和社会功能水平。危机干预的时机以个体面临危机的急性阶段最为适宜,一般不涉及当事人的人格塑造。

第一节 | 精神科急诊

一、概述

精神科急诊(emergency medicine of psychiatry)又称急诊精神病学(emergency psychiatry),是临床精神病学的一个分支,也是急诊医学的一个分支,主要针对突发的精神卫生问题或紧急的心理危机情况,为患者提供快速有效的救助和治疗。自1960年以来,欧洲和美国的去机构化运动导致社会对精神科急诊的需求迅速增加,尤其是在城市地区。患者可通过自愿请求、其他医疗专业人员转介或非自愿参与到达精神科急诊服务点。相较综合医院急诊,精神科急诊遇到的问题更为复杂和严重。精神科急诊涉及的内容较广,包括自杀、自残、暴力行为、精神病性症状、焦虑、抑郁、药物或酒精中毒等紧急状态,这些紧急状态不仅常需要从生理、心理、社会的层面来处理,必要时还需要多个部门共同应对,甚至需要公安和行政管理部门协助参与,以求将危险和损失降至最低程度。对到精神科急诊就诊患者的评估需要迅速且全面,通常涉及个人身体状况、精神状态和风险因素的全面评估,包括病史、症状以及对自己或他人的任何潜在威胁。精神科急诊医师需要具有以下几方面的能力:熟悉医院系统的工作流程,了解精神科及相关躯体疾病的临床表现,具备化解矛盾冲突的能力,了解与患者安全相关的伦理和法律责任,以及能够带领医疗团队应对突发危机事件的能力。急诊精神病学在确保处于急性精神危机中的患者得到及时和适当的护理方面发挥着关键作用,科学准确的处理不但可以防止进一步的伤害或恶化,还可以促进个人的康复和过渡到长期治疗。近年来,精神科急诊在灾难及突发事件中的重要作用也日益彰显。

(一)精神科急诊范围

通常情况下精神科急诊范围主要包括门急诊、住院患者的应急处理、急会诊。

1. **门急诊紧急处理** 2020年美国调查数据显示,精神科急诊患者中物质滥用占48.6%,焦虑障碍占23.8%,心境障碍占15.9%,精神障碍占6.6%,且共病现象非常常见,其中自杀企图者占总数的1/3~1/2。精神科常见的门急诊工作主要如下。

(1)各种急性精神障碍的处理:如危及患者自身或他人生命的异常行为,包括自伤、自杀、暴力冲动行为、伤人毁物等,以及急性应激障碍(acute stress disorder)的急诊。

(2)脑器质性疾病和躯体疾病所致精神障碍:如中枢神经系统感染、脑血管病、颅脑外伤、脑肿瘤、躯体感染、内脏器官疾病、内分泌疾病和代谢性疾病、免疫性疾病、恶性肿瘤等所致精神障碍等。

（3）精神药物过量和中毒：如精神障碍患者误服或因企图自杀而过量服药、锂中毒（lithium intoxication）等。

（4）精神药物不良反应：如严重的锥体外系反应、低钾所致的麻痹性肠梗阻、氯氮平所致的粒细胞缺乏症、药物性肝损伤及恶性综合征等。

（5）与精神活性物质滥用有关的精神障碍和行为问题：如阿片类、大麻、中枢神经系统兴奋剂等所致精神病性障碍，药物（镇静催眠药物等）或成瘾物质（如酒精）滥用及戒断等相关的精神障碍和行为问题。

（6）儿童和青少年的心理问题：如网络成瘾、早恋失恋、进食障碍、依恋障碍、适应不良、逃学以及性心理问题等。

（7）其他社会心理危机问题：如重大自然灾害发生、重大事故发生、严重传染性疾病的流行等。

2. 住院患者的应急处理　精神科住院患者常常有需要紧急处理的急诊情况，如自伤、自杀、暴力冲动、精神运动性兴奋、震颤、急性焦虑或惊恐发作、紧张或恐惧症状、谵妄及木僵状态等；以及突发严重躯体疾病或药物不良反应，如心力衰竭、高热、哮喘、直立性低血压、严重心律失常、严重的水电解质失衡、急性肌张力障碍、严重的静坐不能、中毒、5-HT综合征、恶性综合征及肠梗阻等。以上均需要精神科急诊医师进行紧急有效地处理或请相关科室联络会诊干预。

3. 急会诊　综合性医院各科患者的躯体疾病和脑器质性疾病常伴有精神障碍，如谵妄状态、人格改变、急性焦虑或紧张症状、失眠、恐惧、严重幻觉和妄想、自伤自杀或攻击行为等。因此，临床各科都有可能请精神科医师急会诊和作出相应处理。

综合性医院急会诊涉及精神障碍的常见问题如下。

（1）脑器质性疾病、躯体疾病或严重传染性疾病所致精神障碍，如谵妄状态、严重幻觉和妄想、抑郁、自杀等。

（2）合并躯体疾病且病情不稳定的精神疾病，尤其是伴有自伤、自杀或冲动等高风险行为的精神疾病。

（3）精神药物过量和中毒。

（4）呼吸困难和惊恐发作等。

（二）急诊评估

1. 精神科急诊评估　精神科急诊评估是为获取诊断、处理急性症状和选择合适医疗级别而进行的简洁而有针对性的评估。评估的基础是详细的病史采集、体格检查、精神检查及辅助检查，多方面信息采集完成有助于作出全面、准确的处理决定。

（1）病史采集：病史采集对于了解患者过去和当前身心健康的相关信息至关重要，主要包括以下几点。

1）本次就诊相关症状及症状之间的关系。

2）可能的病因和诱发因素、起病形式、病程特点。

3）主要的诊治经过，包括重要的检查结果、诊断情况、住院情况、治疗的疗效及安全性等。

4）用药史，包括对药物的依从性、疗效、有无药物过敏及不良反应。

5）药物、酒精等精神活性物质滥用史。

6）自伤、自杀、冲动、伤人、拒食等高风险行为。

7）既往躯体疾病病史及简要诊治情况，目前仍合并的不稳定躯体疾病情况。

8）既往外伤史，尤其是颅脑外伤病史。

9）智力发育、学习能力、工作能力、人际状况。

10）个人成长经历、人格特征及家庭环境。

由于大部分精神科急诊患者不能或不愿提供真实准确的病史，故需要多途径的病史采集（包括家属、朋友、医师、警察或转运患者的工作人员等)。

(2)相关检查:全面的体格检查与神经系统检查、精神检查、实验室检查、神经电生理技术和影像学检查。表 22-1 详细描述了精神科评估过程中需要做的躯体检查,表 22-2 介绍了需要完善的相关实验室检查内容。

表 22-1　精神科评估前的躯体检查

检查位置	检查内容	临床意义
一般情况	体重、身材、外观、痛苦程度、皮肤	恶病质:怀疑结核病、癌症、艾滋病、营养不良 明显的呼吸窘迫 明显的躯体痛苦或激越 衣冠不整或散发异味 皮疹:过敏或感染性疾病
头部、耳、眼睛、鼻、咽喉	黏膜、结膜、瞳孔、眼球运动、排出物或损伤、外伤迹象、齿型	黏膜干燥:脱水 瞳孔和眼球运动:中毒或戒断反应所致局灶性神经功能缺陷 巩膜黄染:黄疸 眼球突出:甲状腺功能亢进 瘀痕、撕裂:头部或面部创伤 不良牙列:营养状况不良、隐匿性脓肿
颈部	甲状腺大小、颈部活动度	甲状腺肿大:甲状腺功能亢进 颈强直:脑膜炎、脑炎
胸部	呼吸音、呼吸肌活动度、外伤迹象	湿啰音:充血性心力衰竭 干啰音:肺炎 胸部外伤:紧急处理,避免出现血气胸
心血管系统	心音、外周搏动	心率、心律、期前收缩或停搏:心血管疾病
腹部	任何明显的肿块、肝大小、瘢痕、疼痛区域	肝大:未诊断的肝病 手术瘢痕 腹部压痛:需急诊科处理的急腹症
背部和脊柱	肋脊角压痛、脊柱弯曲	脊柱弯曲:脊柱侧凸或骨质疏松症 肋脊角压痛:肾感染或结石
四肢	运动、力量、运动范围	任何的损伤、跛行或疼痛都可能提示隐藏有神经系统疾病
神经系统	脑神经、肌张力、感觉、步态、反射	任何局部损害提示脑卒中或隐性栓塞 慌张步态、僵硬:帕金森病 震颤:帕金森病、锥体外系症状 迟发性运动障碍迹象 宽大步态:脑积水、三期梅毒

表 22-2　实验室检查异常值对精神科诊断的意义

检查	异常结果及其精神科临床意义
全血细胞计数	巨幼细胞贫血:维生素 B_{12}/叶酸缺乏、酒精滥用 小细胞性贫血:铁缺乏症 正常细胞性贫血:急性出血或慢性炎性疾病 白细胞增多症:急性感染 白细胞减少症:晚期艾滋病、免疫抑制、白血病 血小板减少:丙戊酸盐或卡马西平的副作用、自身免疫性血小板减少症
基础代谢率	肌酐升高:肾衰竭 低钠血症:SSRIs 的副作用,尤其在老年人中 高钠血症:脱水、肾衰竭 低钾血症:可致心律失常,可与利尿药使用、贪食、腹泻相关 高钾血症:可致心律失常,可能是肾衰竭 低碳酸氢盐:酸中毒、阿司匹林摄入

检查	异常结果及其精神科临床意义
肌酐	ALT/AST 比值升高:酒精滥用 ALT 和 AST 升高:多种原因引起的肝衰竭(如药物、对乙酰氨基酚、肝炎)
尿常规	老年人或患者的尿路感染可导致严重的谵妄状态
药物尿检	阳性:常见药物滥用检测(注意该机构的尿检药物谱是否完善,是否存在假阳性或假阴性结果)
促甲状腺素	升高:甲状腺功能减退,导致抑郁、认知改变 降低:甲状腺功能亢进,导致躁狂样发作、激越
维生素 B_{12}/叶酸	低维生素 B_{12}:神经系统改变、记忆障碍 低叶酸:营养不良,可能与抑郁症和栓塞事件有关 低维生素 B_{12} 和低叶酸:通常与酒精滥用有关
快速血浆反应素试验	潜伏期梅毒:导致痴呆、情绪障碍、神经功能缺损
胸部 X 线	对无家可归者或被监禁患者、任何存在结核病风险的患者和老年患者进行检查:寻找结核病、隐匿性肿瘤、肺炎
头颅 CT	对可能存在器质性精神障碍的患者或新发的精神症状进行筛查,较磁共振成像敏感度低,但快捷便宜
脑电图	可用于诊断癫痫和鉴别代谢性脑病(谵妄)症状
腰椎穿刺	用于任何出现精神状态异常、发热及脑膜刺激征的患者,寻找病毒或细菌感染、脑炎、出血或隐球菌感染的证据
心电图	对日常医疗评估和治疗计划制定非常重要 抗精神病药、美沙酮等药物可延长 QTc 间期

（3）回顾躯体症状:尤其重点回顾及评估可能与目前精神症状及治疗相关的躯体情况。

（4）病情严重程度的评估:即判断重性还是轻型精神障碍,可从以下几个方面来判断。

1）有无精神病性症状,如幻觉、妄想等。

2）现实检验能力是否受到损害,对精神症状有无自知力。

3）社会功能是否明显受损,如工作、学习和承担家庭义务等方面的社会功能。

4）病史中和就诊时有无自杀意念和行为,以及是否有暴力冲动行为等。

（5）安全程度的评估:精神科急诊评估除了包含对病情严重程度的评估,也应包括对患者安全程度的评估,如有以下情况,应建议留院观察。

1）病情严重(幻觉、妄想突出等)或躯体情况较差的患者。

2）具有严重自杀意念和自杀行为的患者,以及具有冲动、攻击倾向和行为的患者。

3）拒食、违拗、不合作、亚木僵、木僵的患者。

4）治疗依从性差的患者。

5）认知功能严重损害的患者。

6）诊断不明的患者。

（6）基本社会功能评估:精神科急诊评估还需要包括对患者基本社会功能的评估,此外还需要了解包括居住条件、患者的医疗保险在内的社会支持情况,以帮助决策后续的治疗方式和措施。

2. 伴发精神症状的器质性疾病的急诊评估　对于任何一名急诊患者,如果发现患者存在认知、思维、情绪、行为等精神活动改变,首先必须排除躯体或脑器质性疾病,特别是谵妄或痴呆的患者。一项对急诊科以精神症状为首发症状患者的研究发现,近 2/3 患者的精神症状是由于躯体疾病引发的。由于许多精神专科医院对于躯体疾病或脑器质性疾病的诊疗条件有限,因此需要格外关注患者引起精神症状的躯体因素,以防漏诊。

伴发精神症状的躯体疾病或脑器质性疾病患者的急诊评估应该包括全面的病史采集、体格检查和实验室检查等。尤其需要注意某些具有躯体疾病或脑器质性疾病高危因素的群体，如老年患者、既往有躯体疾病病史者、急性起病且生命体征不稳定或意识障碍者、颅脑外伤者、毒品使用者、流浪或无家可归者等。

伴发精神症状的躯体疾病或脑器质性疾病的常规医学检查项目有：①血常规；②电解质；③血糖；④肝功能、血氨；⑤肾功能；⑥甲状腺功能；⑦血、尿毒物学筛查；⑧药物浓度；⑨脑电图；⑩头颅CT或MRI等。

（三）诊断与处理原则

1. 诊断　主要基于病史、体格检查、精神检查相关的辅助检查等方面获得的临床线索，对照精神疾病分类诊断标准（如 ICD-11、DSM-5）快速作出初步印象或诊断。

2. 处理原则　在决定处理措施之前，需要注意是否为躯体疾病或脑器质性疾病所致精神障碍（如颅内感染、肿瘤、脑血管病、躯体疾病等）；注意是否合并躯体疾病（如冠心病、高血压、糖尿病、癫痫等）；还要考虑患者年龄因素；女性患者还要注意是否妊娠或处于哺乳期。

（1）具有兴奋躁动、冲动和暴力行为患者：如有颅内感染、颅脑占位性病变、脑血管病以及严重躯体疾病（特别是心脑血管疾病等），应尽快控制患者兴奋冲动以避免不良后果。工作人员应尽量减少环境噪声和刺激，始终保持谨慎的人际互动，在必要的情况下，可以采取隔离或约束措施。经处理仍不能控制病情者，需收住入院进一步治疗。进行上述处理的同时，要注意纠正水电解质紊乱和酸碱平衡失调，及时补充能量，还要注意积极治疗原发疾病。

（2）有严重消极意念和行为的患者：高度重视并向患者的看护者交代可能存在的自伤、自杀风险，并做好必要的书面沟通和签字。除进行紧急处理外，还应建议入院治疗。针对继发于不同疾病的消极观念及行为，应采取不同的处理措施。

1）有严重幻觉、妄想的精神分裂症：精神分裂症患者的自杀手段可能更为暴力，也更有致死性。应及时应用抗精神病药有效控制幻觉妄想，同时采取适当的保护患者的措施，必要时考虑行电抽搐治疗，以防自杀及冲动暴力行为。

2）抑郁发作：抑郁障碍的患者可适当予以抗抑郁药、苯二氮䓬类药物治疗，但需谨慎选择使用，应考虑绝对禁忌证、既往的治疗反应、不良反应、合并的躯体疾病和潜在的药物相互作用；同时密切评估自杀风险，特别是儿童、青少年患者或伴有混合特征的抑郁障碍患者；双相抑郁的患者存在高自杀风险时要慎用抗抑郁药，可首先选择锂盐、抗惊厥药或非典型抗精神病药；应加强看护，并建议尽快入院作进一步治疗；必要时可考虑行电抽搐治疗。

3）急性应激障碍：除作相应危机干预和应激因素处理外，可酌情予以苯二氮䓬类药物或抗抑郁药物；视病情可适当配合心理干预，使患者尽快脱离创伤情境；加强看护措施，必要时可建议住院进一步治疗。

4）物质使用障碍：物质使用障碍患者企图自杀的风险较正常人高 6.2 倍，当患者恢复清醒后，常否认自伤想法，因此应在保障患者安全的情况下尽快消除精神活性物质的药理效应。

（3）具有严重躯体疾病或脑器质性疾病的患者：如有颅内感染、颅脑占位性病变、脑血管病等脑器质性疾病，以及严重躯体疾病的患者，应及时请相关科室会诊协同诊治，着重于病因的治疗，优先处理威胁生命的疾病。精神症状较重的患者可适当予以抗精神病药治疗，但需考虑患者的身体状况对药物代谢和处理的影响，用量宜从一般剂量的 1/3～1/2 开始缓慢加量，并定期监测患者的用药反应，症状好转后即应逐渐减量直至停用。必要时转入相应科室进一步诊疗。

（4）精神科急诊如遇到涉及精神障碍患者合法权益保护等的法律问题（如非自愿住院等），应根据我国有关法律予以正确处理，避免发生法律纠纷。

二、自杀行为

（一）概述

自杀（suicide）是指自愿采取结束自己生命的行为。据世界卫生组织（WHO）2019 年统计数据，每年有 70.3 万以上的人死于自杀,是 15～29 岁人群中的第四大死亡原因,每 100 例死亡中就有超过 1 例(1.3%)死于自杀。在全球范围内,男性的年龄标准化自杀率(12.6/10 万)高于女性(5.4/10 万)。

根据自杀发生的情况,一般将自杀分为自杀意念(suicidal ideation)、自杀未遂(attempted suicide)和自杀死亡(committed suicide)三种形式。自杀意念指有寻死的意向,但没有采取任何实际行动,可以是短期的、过渡性的,也可以是长期存在的持续问题;自杀未遂指采取有意毁灭自我的行动,但并未导致死亡,自杀未遂的行为可能是有计划的,也可能是冲动性的;自杀死亡指采取有意毁灭自我的行动并导致死亡,这涉及制定和实施能够造成致命伤害的计划。自杀未遂的发生率是自杀死亡的 10～20 倍,常引起不同程度的功能残疾,给家庭和社会带来沉重的负担。

WHO 表示,基于可持续发展的目标,需要在全球范围内加速降低自杀死亡率,以实现到 2030 年将自杀死亡率降低三分之一的全球目标。在 2000—2019 年的 20 年间,全球年龄标准化自杀率下降了 36%,我国曾是高自杀率国家之一,但 2002 年以来,我国城市人群、农村人群、男性人群以及女性人群的自杀率均呈现下降趋势。近期的调查数据显示,我国的年龄标准化自杀率由 2010 年的 10.88/10 万降至 2021 年的 5.25/10 万,自杀方法多选择服毒(药)、自缢和跳楼等。虽然我国已不是高自杀率国家,但由于人口基数庞大,每年仍有约 11.6 万人死于自杀,自杀的防治工作仍任重道远,具有重要的临床意义和社会意义,精神科医师必须熟悉对自杀风险的评估与干预措施。

(二)自杀的危险因素

危险因素是指当人群暴露于该因素下,会导致某个结局(往往是不良的)发生风险增加。自杀的发生是一个复杂的综合问题,多年的研究结果显示,我国自杀行为的危险因素与国外类似,其危险因素涉及心理学因素、社会学因素、生物学因素、精神或躯体疾病因素等多个方面,表 22-3 总结了部分可能增加自杀的危险因素。

表 22-3　自杀的危险因素

危险因素	具体内容
既往有过自杀史	既往有过自杀史是自杀行为最显著的独立预测因素
精神障碍史	精神异常是自杀行为的高危因素 超过 90% 有自杀企图者和 95% 的自杀身亡者有精神障碍史 精神障碍的严重程度与自杀风险相关 与自杀相关的精神障碍包括抑郁障碍、双相障碍、酒精或其他物质滥用、精神分裂症、人格障碍、焦虑障碍以及谵妄状态 伴有(原发或继发)焦虑症状的精神障碍患者,其自杀风险增加 2 倍。抑郁和焦虑共病的患者自杀风险最高 无论诊断如何,伴有精神障碍症状(包括妄想、命令性幻听、偏执)会增加自杀风险
绝望与冲动	这些症状与自杀显著相关
童年期负性经历	童年期受虐待或其他负性生活事件都会增加其成年期的自杀风险
家族史与遗传因素	有自杀家族史的患者自杀风险增加
年龄与性别	自杀风险随年龄增加而逐渐增加,而年轻人企图自杀的倾向比年长者更常见 女性企图自杀的问题是男性的 3 倍;而男性自杀死亡率却是女性的 4 倍
婚姻状况	自杀风险最高的是未婚者;其次是丧偶、分居及离婚者和已婚未育者;最后是已婚已育者
职业	失业和非技术人员的自杀风险高于有职业及技术人员
健康状况	慢性疼痛、近期做过手术或有其他慢性、致死性疾病的患者自杀风险高于其他人群
使用抗抑郁药	某些药物也可能会增加自杀风险,美国食品药品管理局(FDA)曾警告过,使用抗抑郁药(如 SSRIs)会增加儿童、青少年及年轻成年人的自杀率
暴力史	有过攻击他人的历史也可能会有攻击自身的风险
其他因素	自杀的风险随着武器(尤其是枪支)的可获得性增加而升高,单身生活患者、亲人丧失或近 1 年内失恋的患者自杀风险较高 重大负性事件的纪念日也是自杀风险增加的时间节点之一

1. 心理学因素

（1）应激：重大的负性生活事件常成为自杀的直接原因或诱因。研究发现，自杀者在自杀行动前的3个月内，生活事件的发生频率明显多于对照组，且自杀与1周内生活事件的关系更为密切。这些生活事件多具有"丧失"的特征，常引起个体明显的情绪反应，如人际冲突、被拒绝、工作或财政问题、社会地位改变、家庭破裂、亲人去世及多重生活事件等。这些应激事件常起"扳机"作用，触发自杀。

（2）心理特征：自杀未遂者常有某些共同的心理特征。

1）认知方式：自杀者一般存在不良的认知模式，如非此即彼、以偏概全、易走极端等，在挫折和困难面前不能对自身和周围环境做出客观评价；易从宿命论的角度看待问题，相信问题所带来的痛苦是不能忍受的、无法解决的和不可避免的；对人、对事、对己、对社会均倾向于从负面看问题，自卑或自尊心过强，心存偏见和敌意；缺乏洞察、分析、处理问题的能力。

2）情感：自杀者通常有各种慢性的痛苦、焦虑、抑郁、愤怒、厌倦和内疚的情绪特征，他们对这种负性的情绪体验难以接受，缺乏精神支柱，无望感（hopelessness）尤为明显，多数自杀者表现为情绪不稳定、不成熟的神经质倾向。

3）意志行为：具有冲动性、盲目性和不计后果等特点；常缺乏持久而广泛的人际交往，回避社交，难于获得较多的社会支持资源；适应性差，对新环境适应困难，可具有一定的攻击性。冲动性是亚洲国家自杀的重要危险因素。

4）人格特征：自杀者大多性格内向、孤僻、敏感、低自尊、自我中心，难以与他人建立正常的人际关系。

2. 社会学因素

（1）年龄：总的来说，自杀率是随年龄增长而增加的，进入老年后上升更加明显，但年轻人企图自杀的倾向比年长者更常见。14岁以下儿童自杀死亡者少见，但近年来自杀有低龄化趋势，在年龄段的分布上，多数国家呈现15～35岁及65岁以上两个高峰。

（2）婚姻家庭：独居、离婚、丧偶者自杀率高于婚姻状况稳定者；家庭关系混乱或冲突性的家庭自杀率高，关系和睦、气氛融洽的家庭自杀率低；在已婚者中，无子女者的自杀率高于有子女者。

（3）职业与社会阶层：根据WHO的研究报告，失业者、贫困者、无固定职业者、非技术工人及高社会阶层的自杀率较高。美国相关资料显示，蓝领工人的自杀率最低，而从事专门职业的医师、律师、作家、音乐家、经理阶层及行政管理人员的自杀率较高。

（4）地域：世界各国的自杀率具有一定的地域性，非洲、欧洲和东南亚地区的自杀率高于全球平均水平，而东地中海地区自杀率最低。在城乡之间，一般情况下城市高于农村，但在我国，农村自杀率（7.04/10万）高于城市（4.16/10万）。

（5）应对与社会支持：在面对负性生活事件时，个体既有的应对机制和所能接触到的社会支持是非常重要的两个影响因素。比如，乐观评估、寻求帮助、积极行动等应对技巧，良好的家庭和社会支持系统（包括物质、经济、精神等方面的支持）对于自杀而言是强有力的保护因素；而消极应对方式、不良的社会支持系统则是自杀的危险因素。

（6）其他：①教育年限；②社会经济状况；③媒体对自杀的报道；④危险武器（尤其是枪支的可获得性）；⑤童年的负性经历。

3. 生物学因素

（1）性别：女性企图自杀的问题发生率是男性的3倍；而男性自杀死亡率却是女性的4倍，且男性占自杀总死亡人数的2/3。近50年来，男性自杀率的上升快于女性。我国女性自杀率曾高于男性，但2002年以来我国女性自杀率的下降幅度高于男性，农村和城市的育龄妇女自杀率均已低于同年龄同地区男性的自杀率。需要指出的是，对于自杀未遂，无论是我国还是西方，其发生率都是女性高于男性，男女性别比约为1：3。

（2）神经生物学因素：对自杀死亡者脑组织的研究揭示，大脑前额叶皮质5-HT活动降低，尤以腹

NOTES

侧前额叶最为明显。大量的研究发现,自杀未遂者脑脊液(CSF)中 5-HT 的代谢产物 5-羟吲哚乙酸(5-HIAA)及前额叶 5-HT 转运体密度降低,且下降程度与致死性或自杀未遂的严重性呈正相关。其他神经递质(如多巴胺、去甲肾上腺素等)也可能与自杀行为有关。这种神经递质功能的改变可能与冲动性及攻击性有关,而这往往是自杀的素质基础。也有一些研究认为自杀行为可能与前边缘系统细胞可塑性变化有关,提示自杀可能涉及多重的神经节系统(包括 γ-氨基丁酸能、5-羟色胺能、去甲肾上腺素能以及谷氨酸能环路等)。

（3）遗传:家系调查和双生子研究表明,自杀行为确有一定的遗传学基础,家系中有自杀者的人群自杀风险较高,多达 7%～14% 有自杀企图的人有自杀家族史。遗传学相关研究结果显示,5-羟色胺能、GABA 能、DA 能、BDNF、HPA 轴相关基因多态性及表达改变可能与自杀行为、冲动性有一定的关系。这种遗传学特征可能与增加自杀的易感性有关,自杀往往是环境因素和遗传易感性共同作用的结果。

4. 疾病因素

（1）精神障碍:在所有自杀的危险因素中,患有精神障碍是最重要的危险因素之一。综合国内外多项流行病学研究显示,自杀死亡者中患有精神疾病的比例高达 90% 以上,约 50% 的自杀者死前曾看过精神科医师;在所患的精神疾病中,最主要的是心境障碍(30%～70%),其次是酒精滥用和依赖(15%～27%)、精神分裂症(2%～12%);此外,人格障碍也被视作自杀的一个独立危险因素(约 5%)。除以上提到的几种重性精神障碍外,焦虑障碍患者一旦严重到需要住院治疗的程度,也是自杀的高危因素之一,尤其是当抑郁障碍共病焦虑障碍时,其自杀风险显著高于不伴焦虑障碍的抑郁障碍患者。其他共病的情况(比如抑郁障碍合并酒精依赖或其他精神活性物质滥用、人格障碍)也将增加个体的自杀风险。

（2）躯体疾病:总的来说,慢性疼痛、近期做过手术或其他慢性或致死性疾病的患者自杀风险高。在自杀死亡者中患有各种躯体疾病者占 25.0%～75.0%。大量研究表明,患有慢性和/或难治性躯体疾病(如脑损伤、癫痫、帕金森病、癌症、艾滋病、糖尿病、慢性肾脏疾病、慢性肝脏疾病等慢性疾病)患者的自杀率明显高于一般人群。

（三）自杀风险评估与识别

自杀的危险因素涉及很多方面,需要从自杀的动机、自杀前的心理特点、自杀风险的基本线索等多个方面全面评估自杀风险。

1. 自杀的动机　曾有学者描述过各种各样的自杀动机,包括:摆脱痛苦、逃避现实、实现精神再生;通过死后进入天堂以获得世间无法得到的东西;为了某种目的或信仰牺牲自己;惩罚自己的罪恶行为(现实的或想象的);保持自己道德和人格上的完美;作为一种表达困境,向外界寻求帮助和同情的行为;影响、操纵他人的手段等。

2. 自杀前的心理特点　自杀实施前常具有一些共同的心理特征,表现为:①大多数自杀者的心理活动呈矛盾状态,处于想尽快摆脱生活的痛苦与求生欲望的矛盾之中,此时他们常常提及有关死亡或自杀的话题,其实并不是真正地想去死,而是希望摆脱痛苦;②自杀行为多具有冲动性,跟其他冲动性行为一样,常被日常的负性生活事件所触发,且自杀冲动常常仅持续几分钟或几小时;③自杀者在自杀时的思维、情感及行动明显处于僵化之中,常以悲观主义的先占观念看待一切,拒绝及无法用其他方式考虑解决问题的方法。

3. 自杀风险的基本线索　自杀行为的发生并非完全是突然的和不可预测的,大多数自杀行为的发生存在一定的预兆,可以通过对有关因素的分析和评估,提高对自杀行为的预测和防范。提示有自杀风险的基本线索如下。

（1）通过各种途径流露出消极、悲观的情绪,表达过自杀意愿:自杀者在自杀前曾流露出相当多的征象,用他们自己的方式表达过自杀的意愿,如反复向亲友、同事或医务人员打听或谈论过自杀方法,在个人日记等作品中频繁谈及自杀和储备自杀工具(如药物或武器)等。另外,不愿与别人讨论自杀问题,有意掩盖自杀意愿亦是一个重要的危险信号。

（2）近期遭受了难以弥补的严重丧失性事件:丧失性事件常是自杀的诱发性事件,在事件发生的早期,容易自杀;在经过危机干预后,自杀的风险虽然有所下降,但绝望感仍可能使他们采取自杀行动;而等到他们逐步适应以后,自杀风险会逐步减小。

（3）近期内有过自伤或自杀行动:既往自伤或自杀行为是将来自伤或自杀行为的最强预测因子。当患者采取自杀并没有真正解决其问题后,再次自杀的风险将会极大增加。此外,在自杀行为多次重复后,周围人常会认为患者其实并不想死而放松警惕,此时自杀的成功率也将增加。

（4）性格改变:如易怒、悲观、自卑和冷漠,内向、孤僻的行为,出现社交隔离、疏远朋友、家人和回避社交活动,出现自我憎恨、负疚感、无价值感和羞愧感,感到孤独、无价值、无助和无望,突然整理个人物品或书写遗嘱等。

（5）情绪改变:慢性难治性躯体疾病患者突然不愿接受医疗干预,或突然出现"反常性"情绪好转,与亲友交代家庭今后的安排和打算。

（6）精神障碍:抑郁障碍、精神分裂症、酒精及药物依赖患者是自杀的高危人群。伴有自责自罪、被害或虚无妄想、命令性幻听、强制性思维、抑郁、焦虑、惊恐等症状者,或有抑郁情绪的患者出现情绪的突然"好转",应警惕自杀的可能。对抑郁障碍患者进行追踪调查发现,出院6个月内有42.0%的患者自杀,出院1年内自杀率为58.0%,2年内自杀率为70.0%。因此,抑郁障碍导致的自杀并不一定只出现在疾病的高峰期,在疾病的缓解期也有较高的自杀风险。

（7）睡眠问题:严重的睡眠问题,无论是失眠或过度嗜睡,都可能与自杀风险有关。

人们虽然不能够精准预测自杀行为,但在临床工作中仍有必要进行详细的自杀风险评估。在对自杀行为或消极观念进行综合评估时,需要考虑到自杀的风险因素,以及前面提到的各种自杀基本线索。表22-4列出了自杀评估的具体内容。需要注意的是,即使患者不愿意主动提及自己的消极观念,被询问时他们仍会如实回答。

表22-4　自杀评估内容

评估举措	具体内容
全面的精神状况评估	识别特定的精神病症状 评估既往的自杀行为,包括自我伤害的倾向 回顾既往治疗经历及效果 识别是否存在自杀、精神障碍和其他异常家族史 识别当前的社会心理状态和危机性质 识别患者的心理优势和弱点
询问自杀观念、计划和行为	明确是否存在自杀观念 明确是否存在自杀计划 评估自杀的程度,包括自杀意图和计划的致命性 了解自杀评估量表的相关性和局限性
建立诊断	
评估自杀风险	
制定治疗计划	
确定最佳治疗环境	
为患者及家属提供教育	
监测患者的精神状态及治疗效果	
必要时进行心理咨询	
重新评估安全性和自杀风险	
详细的病历书写及风险管理	详细书写一般风险管理计划以及针对自杀的具体文件 与相关方联系,尤其是患者的家庭医师和其他重要人员 在患者自杀身亡后对幸存的家属及朋友进行心理干预

（四）自杀的预防与治疗

自杀行为重在预防,预防自杀的指导方向是提高人群的心理素质,使社会结构尽量合理,减少消极面,加强精神卫生服务。自杀问题既是个人的精神卫生问题,也是影响国家经济和社会发展的公共卫生及社会问题,对自杀行为的预防应采取综合的三级预防。

1. 一级预防——宣传精神卫生相关知识　针对一般人群及潜在人群,主要侧重于减少社会范围内的自杀风险因素,并增加个体的保护因素。这一级别的预防涉及广泛的公共健康措施,通过教育、宣传和社会行动来提高公众对自杀预防的认识和了解,主要内容如下。

（1）普及知识:普及心理健康知识,矫正不良的认知及行为,增强应对能力及环境适应能力。

（2）提高识别与认知:提高对抑郁障碍、精神分裂症、物质滥用、人格障碍及应激相关障碍等精神障碍的识别能力与防治意识,避免讳疾忌医而丧失早诊、早治的良机。

（3）减少自杀工具的获得:如加强农药和灭鼠药等有毒物质的管理;加强对精神药品的管理,控制药店出售,严格掌握适应证和处方量,精神障碍患者的药品应由家属保管;对某些自杀多发的场所进行巡逻、管理等。

（4）引导媒体正确报道自杀事件:规范新闻媒体、影视文艺作品等报道自杀事件的形式和内容,通过对自杀事件进行合理、有节制、负责任的报道,传播积极的心理健康信息,引导公众更多地关注如何预防自杀而不是自杀事件本身。

2. 二级预防——早处理　对有自杀风险的人员进行早期发现、早期诊断和早期治疗,包括为患者提供一个安全的环境、决定合适的治疗场所、提出一套包括适当的躯体和心理治疗干预的治疗计划及重新评估安全性、自杀风险、精神状态以及对患者当前治疗反应的持续评估等,具体措施如下。

（1）对相关医务人员和心理咨询工作者进行培训:提高识别自杀危险信号和正确处理的能力;以点带面,推广普及,积极预防自杀;改善精神卫生服务的可及性。

（2）加强对高危人群的心理健康维护:提高心理健康水平,必要时可建立自杀监控预警系统,加强对自杀行为的防范。完善筛查工具和方法,以便在风险较高的人群中发现自杀迹象。

（3）加强防范:由于照料者的忽视、讳疾忌医等,常常导致有强烈自杀企图的人员自杀成功。因此,应提醒和教育照料者提高对自杀的防范意识、加强社会支持,采取必要的措施可以有效阻止自杀行为的发生。

（4）及时干预:由于自杀者在自杀前多处于矛盾状态,思维僵化,情绪及行为具有冲动性,避免"扳机"作用、及时干预常可以有效阻止自杀行为发生。应建立自杀预防机构,加强对自杀及自杀预防的研究和有效措施的推广(如建立危机干预中心和热线电话等),对处于心理危机的人员提供及时和适当的心理健康咨询、治疗和支持服务。

（5）对精神障碍患者的自杀预防:如对处于精神分裂症急性发作期、中重度抑郁障碍、酒精和药物依赖或戒断状态、急性情绪危机状态下的患者,应建议其住院治疗或在留观室观察,并加强防范;制订系统、有效的治疗方案;评估患者的自杀风险,并采取必要的观察、防范措施;加强对出院患者的随访和防范等。

3. 三级预防——善后处理、预防复发　侧重于已经尝试自杀的个体(自杀幸存者),旨在降低他们再次自杀的风险、降低死亡率及善后处理,具体措施如下。

（1）建立自杀急诊救治系统:以提高对自杀者的救治水平,降低死亡率。

（2）预防再次自杀:发现和解决自杀未遂者自杀的原因,必要时采取药物和心理治疗,消除原因,提供长期的心理支持和治疗,以帮助自杀幸存者应对其心理健康问题和防止重复自杀行为。

（3）同情和理解自杀未遂者:加强社会和家庭支持网络,确保自杀幸存者在康复过程中得到充分的支持和理解。提高社会宽容度,帮助自杀未遂者重新树立生活的勇气和信心,重新适应社会。

（4）减少不良环境因素:适当解决环境不良因素的影响,避免不断受到影响而再度自杀。

三、攻击行为及危险评估

攻击行为（aggressive behavior）又名侵犯行为，广义的攻击行为指有目的、有意图对人（包括自身）、动物或其他目标进行伤害或破坏的行为；狭义的攻击行为则指对自身以外目标的伤害或破坏。暴力行为是攻击行为的极端形式。此处仅讨论医学领域内攻击行为的相关因素、评估及处置。

攻击行为在很大程度上存在对人身安全的威胁。人类的攻击行为形式多样，可以通过多种方式进行分类。从攻击动机上分为敌意性攻击与手段性攻击，主动性攻击与反应性攻击；从攻击方式上分为躯体攻击、言语攻击和关系攻击（指意图通过操纵、威胁或者损害关系来伤害他人的行为），其中关系攻击又称间接攻击或心理攻击。然而，使用最广泛的和对临床指导意义最大的分类是预谋性攻击和冲动性攻击，预谋性攻击（通常是目标取向）通常与挫折和即刻的威胁无关，而冲动性攻击是对感知到的压力或威胁的反应。当攻击行为与实际的压力源不相称时，被认为是病理性的，但病理性攻击与尚可接受的攻击之间的界限往往并不明确。

由于攻击行为的定义和分类不同，关于攻击行为发生率的研究结果差异很大（20%～70%）。据世界卫生组织统计，每年约有 143 万人死于暴力行为（不包括战争）；更多人在非致命性暴力行为中受伤。大多数暴力行为是冲动性攻击的产物。18 岁以上人群中，1/4 的男性和 1/2 的女性是冲动性攻击行为的受害者。2012 年，我国因各种伤害导致的年龄标准化死亡率是 50.4/10 万。

（一）与攻击行为相关的危险因素

目前，有关攻击行为的危险性研究大多集中于现象学总结，少有发生机制的研究。攻击行为的影响因素如下。

1. 生物学因素

（1）性别：普通人群中男女发生攻击行为的比例为 9∶1，但在精神障碍患者中这种性别差异不明显。女性的攻击对象以家人为多，且相对频繁，但相对而言，男性攻击的危害较女性大。

（2）遗传：攻击、暴力行为存在一定的家族聚集现象，且符合多基因遗传特点；XYY 型超雄结构、单胺氧化酶 A 基因表达异常者等可能更具有攻击性。

（3）神经递质：既往很多研究结果表明，多巴胺、5-羟色胺和去甲肾上腺素能神经元参与调控攻击行为。边缘系统的乙酰胆碱刺激了动物的攻击性。此外，边缘系统谷氨酸与 γ-氨基丁酸活性的不平衡可能导致攻击行为增加。

（4）内分泌：雄性激素、血糖、抗利尿激素、催产素、内源性阿片类物质浓度、睾酮、类固醇水平和促肾上腺皮质激素的水平变化可能与攻击行为有关。

（5）脑结构与功能：左右大脑半球的均衡与协调功能、额叶和颞叶功能、脑电图慢波活动以及前额叶、杏仁核、海马在情绪唤醒时反应增高等均可能与攻击行为有关。

2. 心理学因素

（1）情绪稳定性及成长阶段：情绪不稳者容易爆发愤怒或攻击行为，青春期是攻击行为高发阶段，几乎是成年阶段的 2 倍，30 岁以后开始下降。

（2）人格特征：肖汉姆（Shoham）等发现暴力犯罪者多具有多疑、固执、缺乏同情心与社会责任感、情绪不稳定、喜欢追求刺激、不愿意延迟满足自己的欲望、缺乏自信与自尊、应付现实及与社会交往的能力差等特点。

（3）认知与归因：常出现攻击行为的人归因方式倾向于外部归因，可能存在内隐性认知加工过程偏差。

（4）应激：严重、持续和难以应对的应激性事件可能成为攻击行为的促发因素。

（5）智能：智力水平低下者易发生攻击行为。

（6）冲动控制能力：缺乏冲动控制能力的人可能更容易做出攻击性的反应。

3. 社会学因素

（1）社会经济地位：社会不平等和社会排斥可能导致愤怒和敌意的积聚，从而增加攻击行为的风险。低收入、社会底层、失业和职业不稳定等社会经济地位较低的群体攻击行为的发生率明显较高。

（2）家庭环境：存在暴力或冲突的家庭环境（如父母离异或分居、遭遇父母虐待等）与成年后的攻击行为关系密切。

（3）受教育程度：攻击行为的发生与受教育年限成反比。

（4）社会舆论：身陷暴力宣传环境与氛围中，不当的社会传媒和舆论常常具有诱导和"榜样"作用。

（5）社会支持：婚姻稳定性差、缺少社会支持者等易发生攻击行为。

（6）其他：存在环境触发因素、社交困难被误解、受到歧视、失去原有的地位及势力、受到同伴和团体的压力等易导致攻击行为。

4. 疾病相关因素

（1）精神障碍：精神分裂症、人格障碍（尤其是反社会型、边缘型人格障碍）、药物和酒精滥用等精神障碍患者较一般人群更易发生攻击行为，未获得恰当治疗的患者发生攻击的可能性更大；其他精神病性障碍、双相障碍、颅脑外伤后患者等也常伴有攻击行为；此外，焦虑障碍、心境恶劣、抑郁障碍、冲动性障碍、对立违抗型人格障碍、精神发育迟滞等也有出现攻击行为的可能。

（2）症状特点：被害妄想、被控制体验、被跟踪感、产生不良体验的命令性幻听、绝望状态、病理性嫉妒、激越状态、缺乏自我控制、治疗依从性差、认知功能损害等与攻击行为关系较大。

5. 其他
既往有过一次以上的暴力行为或有过多次冲动、攻击行为史；物理环境中的某些因素（如气温、铅中毒等）可能增加攻击行为。

（二）攻击行为危险性评估

攻击行为的预防建立在对其危险性的准确评估基础之上，危险性评估是分析评估对象对自己及他人存在伤害的潜在风险和可能性，评估包括伤害的广度、可能性、急切性、频率及与伤害行为有关的环境等。

精神障碍患者攻击行为的危险性评估具有重要的临床意义和社会意义。因为攻击行为不仅会对自身、他人及物品造成伤害，同时也是强制性住院、延长住院治疗时间、增加疾病负担等的主要原因。在住院情境下，对危险性行为的评估还关系到职业伤害、对患者的隔离与约束、是否可以出院等。在司法精神病学领域，也常常涉及危险性行为的评估。各国的精神卫生法均有强制性入院的规定，而强制性入院的前提就是对危险性的评估与判断。

1. 攻击行为危险性评估的目的
评估患者攻击行为的危险性，预测其表现出攻击行为的可能性，制定恰当的应急处置计划，以尽可能确保患者和其周围人的安全。遇到有潜在暴力风险的患者时，安全是首要考虑因素，没有适当的安全机制，就不可能有充分的评估，必须对患者和环境进行控制，以防止患者对工作人员和自己造成伤害；对冲动行为潜在的精神症状、物质滥用或躯体情况的诊断会给治疗提供具体的指导，如果没有医学或精神科的相关诊断，需要司法机关适当介入到冲动行为的处理中；药物治疗（抗精神病药物或苯二氮䓬类药物，或同时使用）和隔离或约束措施有时对确保患者和工作人员的安全是必要的，也有助于评估人员对病情进行准确的评估。

2. 攻击行为危险性评估的方法
危险性的预测与评估方法大致可以分成三种。

（1）临床经验性评估（clinical empirical assessment）：是临床医护人员从专业角度出发，依靠自身知识和临床经验，通过观察，综合考虑患者的临床表现和各种环境因素，对患者可能发生的攻击行为做出预测的过程。这是一种个体性非常强的评估方法，其显著优势是它的灵活性，评估者可以从具体情境出发，综合考虑各种因素，及时评估患者攻击行为的发生风险。但由于存在较大的评定者偏倚和主观性强等问题，经验性评估的准确度较低。

（2）精细性评估（actuarial assessment：精细性评估是指评估者将一系列已知的、明确的危险因素按影响程度的大小划分出等级或分值,使其系统化和机构化,以供评估者们在临床实践中加以应用,并形成多种评估工具,如危险行为评定量表(Dangerous Behavior Rating Scale,DBRS)、临床风险量表(Historical Clinical Risk-20,HCR-20)、外显攻击行为量表(Modified Overt Aggression Scale,MOAS)。与临床经验性评估相比,精细性评估对攻击行为预测的准确率显著提高。但这种评估方法未考虑那些对患者攻击行为产生影响而尚未被验证的危险因素及潜在危险因素。另外,如年龄、性别、攻击行为史和诊断分型等静态因素的存在,使得被评估者仍处于被动地位。此评估方法对特定人群某段时间内攻击行为发生的风险预测效果较好,但在不同情境中的预测结果仍待探讨,适用性及准确性亦同样受到质疑。

（3）结构化临床评估(structured clinical assessment):主张一致性和个体化并重,强调使用工具进行系统化评估的同时兼顾灵活性,即在使用统一工具评估具体对象时应具体分析,进行个体化评估。这种方法对攻击行为的风险评估是动态的、连续的,需根据环境的改变不断调整。评估时,评估者根据工具中列出的影响因素进行具体分析,以确定各个因素是否会对评估对象的攻击行为产生影响、判定其影响大小,最后从专业角度出发对被评估者的攻击风险做出总体评价。病态人格诊断清单(Psychopathy Checklist,PCL-R)、暴力风险评定指南(Violence Risk Appraisal Guide,VRAG)和复合分级系统(Multiple Iterative Classification Tree,MICT)是其中的代表。

3. 攻击行为危险性评估的基本内容　精神障碍患者攻击行为的相关因素很多,危险性评估主要包括如下基本内容。

（1）既往攻击行为的历史及相关特点:如以前有过一次或多次暴力行为、多次冲动行为,以及存在难以应对的应激性事件、反社会特点与社会支持缺乏等。研究表明既往暴力史是预测未来发生暴力行为最有效的独立影响因素。收集和分析个体过去的攻击行为情况,并评估其频率、严重程度和背后的触发因素,有助于确定患者的攻击行为模式和潜在的再发风险。

（2）人格特征:如缺乏刺激诱因的暴力行为、发生暴力行为后无悔意、对暴力行为事实持续否认、易冲动、不能接受批评和挫折、精力旺盛、自我中心和为人轻浮等。

（3）精神状态:如病态嫉妒、偏执观念、欺骗性、缺乏自我控制、治疗依从性差、酒精或药物滥用等。研究证实,精神活性物质的使用是相关性最高的危险因素,而处于精神障碍急性期、躁狂状态、偏执状态者发生暴力行为的危险性较大。

（4）环境因素:分析患者的生活环境、社交网络环境等环境中是否存在风险因素,如精神刺激或突发事件再出现的可能、社交困难、暴力暴露、社会不稳定和缺乏支持等。

（5）保护因素:评估患者的保护因素有助于确定其抵御攻击行为的能力。这涉及评估患者的社会支持系统、情绪调节技能、健康行为和积极应对策略等。需要考虑这些保护因素如何帮助个体应对潜在的攻击性触发因素,并提供更健康的应对方式。

4. 攻击行为危险性评估的注意事项　虽然危险性评估对提高临床工作的安全性及减少暴力事件和犯罪等非常有帮助,但是目前对攻击行为危险性的评估是有局限性的,评估并非想象中那样准确,实际上远未达到"精确"的程度。首先,攻击暴力行为是低概率事件,预测困难;其次,影响攻击暴力危险性的因素是多层次的,是遗传、后天生理发育、后天心理发育与社会、环境因素相互作用的结果。目前的评估多仅涉及个体及精神病理学特点等现象学变量,较少涉及神经生物学基础及损害、神经认知功能状态及损害,缺少攻击行为发生机制的理论支持,未完全阐明攻击行为与风险因素间的关系。所以,虽然技术在不断地完善,但评估的准确性及科学性仍有待进一步提高。

在风险评估及制定策略时,需注意以下几点。

（1）应区分静态与动态、近期与远期的风险:静态风险是不能通过干预改变的,如人口学特征、既往暴力等;动态风险是可通过干预改变的,如非法持有武器、精神症状、物质滥用等。近期风险主要是指当时的应激状态、精神症状等;远期风险主要是指人格特征、社会支持及环境等。风险的区分对于制定应对、干预及预防策略非常有帮助。

（2）注重评估工具与临床观察的结合:尽管危险性评估工具的标准化程度、一致性和准确率在不断提高,但与其他评估一样,目前的评估工具依然不能替代临床观察,临床经验对于理解和评估患者攻击行为的复杂性至关重要。

（3）评估需综合多方意见:尽管专业人员对危险性评估的准确率高于患者的自我报告,但专业人员的正确评估在一定程度上依赖于患者的依从性。实际评估中,评估者需要从多方面获得纵向的患者病情信息。因此,危险性评估应综合考虑其他工作人员、家属、社会工作者和临床心理学家等多方的意见。

（4）明确评估的目的:虽然预测的目的是预防,但目前的研究大多集中于预测,对预防的关注不够。

（三）攻击行为的处理

1. 攻击行为的处理原则

（1）求助:攻击行为发生时,可要求安全保卫人员到场,必要时可寻求警察或其他能制服攻击暴力患者的人员帮助。

（2）展示领导力:控制局面,制定应对攻击者的策略。

（3）保持距离:与攻击者保持恰当的距离,保持门路畅通。

（4）解除凶器:处理或治疗前,需要解除攻击者的凶器,如不合作,可强制解除。

（5）隔离:尽快带离公共场所,尽量减少攻击目标,避免外界刺激。

（6）约束:当语言不能制止攻击冲动时,可采取保护性约束。

（7）药物干预:明显兴奋激越或情绪焦虑时,可给予抗精神病药或苯二氮䓬类药物口服或肌内注射。

2. 攻击行为的治疗

（1）住院治疗:精神分裂症、心境障碍、各种脑器质性精神障碍等重性精神障碍患者,当存在明显的攻击暴力倾向或行为,将危及他人或自身时,应及时给予短期封闭式住院治疗。住院治疗过程中,除遵循上述原则外,应以治疗原发疾病为主。

（2）门诊治疗:品行障碍、人格障碍、器质性人格改变、精神发育迟滞等精神障碍往往伴有明显的攻击倾向。对于这类患者,由于原发病治疗效果不确切,可考虑门诊治疗（包括心理治疗和药物治疗）,当这类患者涉案犯罪时,刑事惩罚等社会控制手段会有一定效果。

（3）药物及物理治疗:精神障碍患者在治疗原发疾病过程中,应尽可能选择镇静作用强、抗攻击作用好的药物,如抗精神病药中的氯氮平、奥氮平、氟哌啶醇等,必要时需联合电抽搐治疗。对抑郁障碍患者,可在抗抑郁药基础上联用碳酸锂治疗等。脑电图有改变者可使用抗癫痫药物。酒精和药物滥用者可采取有步骤的戒断。此外,普萘洛尔等β受体阻滞剂对治疗脑器质性损伤导致额叶功能受损引起的攻击行为有效。苯二氮䓬类药物虽有镇静作用,但有时也发挥脱抑制作用从而促发暴力行为,有研究表明,苯二氮䓬类药物可致"反常愤怒反应"和易激惹症状,但这种情况少见。

3. 定期评估

对有攻击行为的精神障碍患者定期评估其攻击行为发生风险,有利于评估原发病治疗效果,预防攻击行为再发生。在判断出院时机、社会危害性,预测社会适应等方面起到重要作用。

4. 对家属等照顾者的宣教

家属等照顾者的支持与配合是酒精、精神活性药物等物质滥用者进行戒断治疗和精神疾病社区康复的重要环节,对减少攻击行为发生有确切效果。可向家属或其他照顾者宣教精神疾病相关知识,告知攻击行为的普遍性及可预测性、可治疗性,有条件可组织特定人群进行攻击行为应对演练等。

第二节 ｜ 危机干预

世界上每天都会发生各种各样的人为和自然灾难,如战争、交通事故、地震、火灾、风暴、海啸等。同时,每一个人都可能由于疾病、人际矛盾、工作压力、家庭冲突或上述灾难而处于痛苦、恐慌甚至自杀等急性心理干扰状态。为了更有效地帮助处在危机中的人们尽快渡过难关、恢复心理平衡状态，许多精神病和心理学家经过不断努力，逐渐发展和形成了一种针对遭遇"灾难"人群的心理干预方法——危机干预。

一、概述

危机（crisis）是指个体或群体面临突然或重大负性生活事件（如至亲死亡、婚姻破裂或自然灾害等）时，在一段时间内以现有资源和应对机制无法解决，导致出现心理失衡状态。危机很少会仅仅影响个人，它们会传播开来，影响多个与危机事件相关的人。一般来说，定义为危机需要满足以下三个标准：①事件往往突发，对心理造成重大影响；②引起当事人出现急性情绪困扰，并在认知、行为甚至躯体反应等方面出现功能失调，但临床表现不足以诊断为任何精神障碍；③当事人运用平常解决问题的方法和技巧难以应对或应对失效，可能造成其社会功能下降或角色混乱。

人与环境之间始终处于一种动态平衡中，任何人都可能会在其一生中的某个阶段遭遇困难、应激，或遭受心理创伤。当个体面临逆境，应对能力不足，缺乏应对策略，缺少社会支持，导致急性情绪、认知及行为上的功能紊乱时，即进入危机状态。如果这种状态持续下去，就有可能造成当事人剧烈的心理痛苦及社会功能损害，严重时会发展到精神崩溃或自杀的程度。当然，危险与机遇共存，由危机产生焦虑情绪和痛苦体验会提供变化的动力，迫使个体寻求支持，帮助个体自我成长和自我实现。因此，正确处理危机、进行必要的危机干预显得极其重要。

二、危机的类型与结局

（一）危机的类型

1. **发展性危机**　人在成长和发展过程中，急剧的变化和转变，如就业、移民、退休等。
2. **境遇性危机**　遭遇罕见或异乎寻常的事件，如交通事故、空难、洪水、地震和火灾等。
3. **存在性危机**　人生的重大问题，如目的、责任、独立性、自由和意义等。
4. **环境性危机**　人长期所处的境遇，如工作歧视、违反社会常规、空气污染等。

（二）危机的结局

危机的发生可能经过冲击、防御、解决及成长几个阶段。危机的结局可以分为如下几种。

1. **有效地应付和度过**　自主有效地应对危机，并从经历中获得力量，采用积极的态度去改变和成长，之后变得更强大、更富有同情心。
2. **暂时渡过危机**　似乎能渡过危机，但并没有真正将危机造成的影响解决好，而是遗留下来一些认知、行为、人格问题等，以后这些影响会通过各种方式不断地出现和消失。
3. **心理、生理崩溃**　在危机产生时就崩溃，如果不立即给予特殊帮助，将会导致物质依赖与滥用、自杀、攻击或精神障碍等。

三、危机干预的概念、方法与步骤

（一）危机干预的概念

危机干预（crisis intervention）是对处于心理失衡状态的个体进行简短而有效的帮助，使他们度过心理危机，恢复生理、心理和社会功能水平。危机干预是短程和紧急心理治疗，本质上属于支持性心理治疗，是为解决或改善当事人的困境而发展起来的，以解决问题为主，一般不涉及当事人的人格塑造。

应对危机的四阶段：①适度情感唤起阶段，有助于问题解决；②过度情感唤起阶段，将导致行为紊乱；③尝试替代阶段，尝试其他的应付方式；④衰竭以及失代偿阶段。危机干预尝试将反应限制在第一阶段，或是避免进入第四阶段。

危机干预的目的是通过适当释放蓄积的情绪，改变对危机性事件的认知态度，结合适当的内部应付方式、社会支持和环境资源,帮助当事人获得对生活的自主控制,度过危机,预防发生更严重而持久的心理创伤,恢复心理平衡。

(二)危机干预的方法

危机干预的方法有以下几种:热线电话、现场干预、紧急事件应急晤谈、咨询门诊、家庭和社会干预、信函及网络等。现实生活中,人们碰到的危机往往是多种多样的,危机干预注重实效和因情而异,即要求干预者系统地使用一些技术,而这些技术的应用过程应该是自然、流畅的,而不是机械式的生搬硬套。危机干预工作者通常采取六步法来处理危机,检查评估贯穿于六步法过程中。六步法的具体步骤如下。

1. **确定问题**　在治疗的初期,危机干预工作者必须全面了解诱因,评价危机当事人寻求心理帮助的动机,分析采用什么技术或方法能在最短时间内达到最佳的干预效果,从危机受害者的角度确定并理解危机。为了帮助确定危机问题,在干预开始时,使用核心倾听技术,即共情、理解、真诚、接纳或积极关注。

2. **保证求助者的安全**　在整个危机干预过程中,必须将确保安全融入自己的工作思维和行动中,把对自我和对他人的生理和心理危险性降到最低。在检查评估、倾听和制定行动计划的整个过程中,安全问题都必须受到同等的、足够的关注。

3. **给予支持**　这一步强调危机干预工作者与求助者的沟通和交流,让求助者相信工作人员能够给予其真正的关心和帮助。这一阶段工作人员必须无条件地以积极的方式接纳所有的求助者,不在乎报答。此时不要去评价求助者的经历和感受是否值得称赞或是否心甘情愿,而是给求助者提供一个机会,使其相信有人会关心和支持他。

4. **提出并验证可变通的应对方式**　多数情况下,面临危机状态的求助者处于思维僵化的状态,通常无法找出最佳方案。有些处于危机的求助者甚至认为自己无路可走。在这一步中,危机干预工作者的任务主要是帮助求助者认识到有许多可变通的应对方式可供选择,其中有些选择比别的选择更为适宜。

应对方式可以从三个角度来考虑:①环境支持,这是提供帮助的最佳资源,让求助者了解有哪些人现在或过去关心自己;②应对机制,即能够帮助求助者度过当下危机的具体行为、举动或环境的资源;③积极的、创造性的思维方式,对求助者而言是重新构建的方式,可改变求助者对问题的看法,减轻应激与焦虑程度。如果能从这三方面客观地评价各种可变通的应对方式,危机干预工作者就能够给予感到绝望和走投无路的求助者以极大的支持。

虽然危机干预工作者可以针对求助者的危机想出许多可变通的方式,但只需要与求助者讨论其中的几种。因为处于危机之中的求助者不需要太多的选择,他们需要的是有针对性、有现实操作意义、能解决问题的方案。

5. **制定计划,恢复自主控制**　危机中的求助者常常感到自己失控,一切处于混乱状态,制定计划以恢复自主控制要求干预者与求助者共同制定行动步骤,使求助者调整其行为、情绪和认知平衡。计划包括:①确定有其他的个人、组织、团体能够提供及时的支持;②提供给求助者即刻就能采用的、积极的应对机制,确定求助者能够理解和把握行动步骤。根据求助者的应对能力,计划应具有切实可行性并能系统地帮助求助者解决问题。

计划的制定应该与求助者合作,让其获得计划的参与感。制定计划的关键在于让求助者感到没有剥夺他们的权利、独立性和自尊。因此在计划制定过程中的核心问题是求助者的控制性和自主性,让求助者将计划付诸实施的目的是恢复他们的自主能力,保证他们不依赖于支持者。

6. **获取承诺**　如果制定计划能有条不紊地进行,获取承诺就比较容易实施。多数情况下,这一步比较简单,可让求助者复述一下计划或者以握手的方式来表示承诺,当涉及法律问题时,需要文字记录并且双方签字。在这一步中,危机干预工作者要明确在实施计划前是否达成同意合作的协议。

在第六步中,危机干预工作者不要忘记其他帮助的步骤和诸如评估、保证安全、给予支持的技术。

在结束危机干预前,干预者需要谨慎地从求助者那里得到诚实、直接和适当的承诺。干预者不应该强加承诺,承诺应该是自由、自愿、可行的,强加于求助者的承诺是无用的。与确定问题或其他步骤一样,核心倾听技术在这一步骤中也很重要。

(三) 危机干预的步骤

1. 实现接触、保持联系　干预者应充分利用各种条件,尽量使用当事人能够接受的方式尽快与当事人建立一定的联系,让当事人确信并非单独应对,鼓励当事人开口描述危机发生经过及目前感受,并进行自我介绍及干预目的的介绍,表明给予帮助的意愿,获得当事人的信任。要有一定的持续性及连贯性,浅尝辄止的做法可能非但无效,反而有害。

2. 危机评估　迅速确定事件、危机的严重程度;评估当事人对目前危机的应对状况、资源和支持系统;确定是否需要用药等医学措施;确定需要紧急处理的问题,提供必要的保证和支持;确保当事人的躯体、心理安全。表22-5列出了危险评估的严重程度表。

表 22-5　危机评估严重程度表

严重程度	情感	行为	思维
没有损害	心境稳定,情感可控	行为比较得体,稳定无攻击性;日常功能没有损害	决策合理有逻辑;注意力保持完整;问题解决和决策能力正常
少许损害	情感基本适宜,需要一定程度控制情绪	行为基本得体,有轻度短暂的冲动行为;行为轻度不稳定,有轻度的攻击性;日常功能轻微损害	决策奇怪但安全;思维受到危机影响但尚能控制;问题解决和决策能力轻微受影响
轻度损害	情感尚适宜,会出现明显的波动和负面情绪,情绪尚能控制	行为不得体,但尚无危险;对人对己有轻度的威胁;日常功能在一定程度上受损	决策越来越不合理;思维局限于危机事件,但不至于困在其中;问题解决能力有些受到限制
中度损害	情感主要是负面的,并且会夸大或明显减弱;情绪难以控制,易变;情感反应与环境不协调	行为适应不良,但无即刻的破坏性;对人对己有一定威胁并且越来越难以控制;维持日常功能的能力受损	决策基本不合理,思维局限于危机事件,并且困于其中;问题解决有困难
明显损害	情感尤其鲜明或严重受限;负面情绪难以控制,全面影响生活;情感反应明显与环境不协调;情绪波动极其明显	行为使得危机情境恶化;前后矛盾,对人对己有威胁;明显缺乏维持日常功能的能力	决策冲动不合理;对危机事件的思维变得强迫,表现出自我怀疑和混乱;缺乏问题解决能力
严重损害	情感极其明显,从歇斯底里到毫无反应;没有控制情绪的能力;代偿失调;有非真实感,人格解体	行为完全无效;极其具有破坏性,可能对人对己造成伤害;无法完成日常生活所需的最简单的任务	决策能力完全丧失;思维混乱,完全被危机控制;丧失理解和回应问题的能力

评估内容:①认知状态:求助者对危机认识的一致性和真实性,对危机合理的解释是否夸大,是否有改变危机处境的想法和动机;②情绪状态:情绪表现的形式和强度,情绪状态与环境是否协调一致,情绪表现的普遍性与特殊性,情绪与危机解决的关系(如否认、逃避等);③意志行为:社会功能、社会接触面和频率、能动性水平、自我控制力、危险性行为、对自我及他人造成伤害的危险性;④应对方法、资源和支持系统:什么行动和选择有助于当事人,当事人会采纳的行动是什么,其社会支持资源如何;⑤评价创伤性事件的含义,创伤对当事人生活的影响,当事人在恢复过程中可能面临的问题;⑥了解既往是否有过类似的经历,是如何进行控制的等。在了解了上述情况后,应回顾所有问题,判断什么是最重要的、什么是需要紧急处理的等,为下一步制定干预计划做准备。

3. 制定干预目标　危机干预的主要目标是降低急性的、剧烈的心理危机和创伤的风险,稳定和减少危机和创伤情境的直接严重后果,促进个体从危机或创伤事件中恢复或康复。干预的最高目标是帮助当事人度过危机,恢复心理健康,并实现促进成长。最低目标是保护当事人,预防各种意外,防止进一步发展为精神障碍。在具体制定干预目标时,应根据当事人的个体情况,制定切合实际的、可操作的、可实现的目标。

4. 干预措施　在具体实施干预之前,需要当事人充分理解,解决问题和度过危机需要当事人的积极配合与共同努力。在激发动机的前提下,帮助当事人了解接受创伤性事件的含义、干预需要的时间及可能面临的各种困难等。

具体可实施的干预措施包括:①以共情、真诚、尊重、不偏不倚和关心的态度进行倾听、观察、理解和做出反应;②向当事人解释情感活动是对危机的正常反应;③鼓励当事人讨论目前感受,诸如否认、内疚、悲痛、生气;④鼓励当事人谈述过去和现在;⑤帮助当事人理智地面对现实、接受现实及痛苦;⑥增进当事人对现实世界的了解,分清幻想与事实;⑦教会当事人呼吸放松、肌肉放松、想象放松等放松技术;⑧提供应对的策略,帮助当事人探索可以利用的解决方法,促使当事人积极地搜索可以获得的环境支持、可以利用的应付方式,发掘积极的思维方式,帮助当事人建立新的支撑点,转向其他领域,从丧失性情绪问题中走出来;⑨强调当事人对行为和决定的责任心等。

5. 实现目标与随访　经过积极有效的干预,大多数当事人可以顺利地度过危机,恢复心理健康水平。在实施干预时要根据不断了解到的情况、当事人的反应及干预的进程对干预目标进行验证和必要调整,同时调整干预策略。在当事人取得一定进步时,要善于及时地总结回顾。在结束之前,还应不断强化当事人的应对方式、资源利用及适应技能的使用,尽可能使当事人接受、适应变化,熟练地掌握新的技能和利用资源,帮助预测和对未来进行必要的准备,增强对处理将来应激事件的自信心。在结束后,根据当事人情况进行即时和短期的随访,以确保计划的实行以及来访者的安全。在当事人缺乏其他社会支持系统的时候,坚持随访尤其关键。

此外,对实施干预的人也要及时进行干预,以保护他们免受强烈的心理痛苦。可采用系统的、通过交谈来减轻压力的方法——关键事件应激报告法(critical incident stress debriefing,CISD)实现保护性干预。CISD 的目标是在危机群体中公开讨论内心感受;给予支持和安慰;调动一切可能的资源;帮助当事人在心理上(包括认知上和情绪上)消化创伤体验。

危机干预的发展需要不断加强危机干预机构和网络的建设,逐步完善社会支持系统。危机干预机构和网络的建立与完善,是社会保障系统的一个重要环节。当前,我国大多在灾难发生后被动参与心理干预,而主动干预的较少,其关键的问题在于没有把心理援助和救灾纳入危机或救灾预警机制。完整的救援体系应该包括物质支持、医疗救援、卫生防疫、心理救助等方面的内容,这就需要设置形成全方位、多形式救助、多层次保障的心理危机干预网络体系。

(王育梅)

第二十三章 | 会诊-联络精神病学

医学模式从传统的生物医学模式向生物-心理-社会医学模式的转变,促进了会诊-联络精神病学的迅猛发展。会诊-联络精神病学已经成为精神病学的一个重要分支,推动了综合医院精神病学服务水平的提高。本章首先简要地描述了会诊-联络精神病学的历史,并介绍了精神医学会诊-联络的基本原则与工作模式;其次,本章概述了综合医院精神科联络会诊中常见的精神症状及情绪、行为问题,如焦虑、抑郁、激越、自杀风险、精神病性症状、睡眠障碍、疼痛、疑病、查无实据的躯体症状以及谵妄。

第一节 | 概 述

一、躯体疾病与精神疾病的身心统一观

对于疾病本质的理解以及相应的治疗观和健康观(即所谓医学模式)一直随着时代的进步而发生着变化。不同时代的医学模式影响了人们对疾病的认识并左右着医学工作者的思维方式及医疗行为。传统的生物医学模式基于自然科学的分析还原论的哲学思想,倾向于把身体视为一架复杂而精密的仪器,其运作方式以机械动力学作为基本原理,疾病以及相应的治疗被等同于对这部机器的修理与维护。然而,在近代医学史上,有两个重要的理论流派为突破这种生物医学模式提供了切入点,一个是以坎农等生理学家为代表的所谓心理生理学派,他们提出的应激理论,率先阐述了应激对身体的影响,为认识身体与心理的相互作用机制打开了大门。另一个是精神分析理论,强调心理冲突对躯体的影响,促使人们进一步思考心理与躯体的内在关系。在此基础上,身体与心理的关系逐渐受到重视,心理社会因素对躯体疾病影响的相关机制也获得了广泛而深入的研究。自20世纪70年代开始,生物-心理-社会医学模式的理念开始被广为接受,并形成了医学心理学、心身医学、行为医学等从生物、心理和社会文化的整体观、多元观来理解所谓心身疾病的发病机制以及治疗和康复的医学流派。

近半个世纪以来,身心相互作用的生理、病理学机制的研究取得了长足的进步,特别是近几十年来,神经科学的进步与发展,不仅让人们更好地了解了以大脑为中介的心理社会因素对躯体疾病的影响,也逐步阐明了神经生物学因素在精神疾病的发病过程中所扮演的重要角色。最近几十年来,人们发现,精神疾病的产生和发展不仅限于大脑的生物学改变,整个身体系统(包括免疫系统、内分泌系统、消化系统中的肠道微生物菌群等)都参与了精神疾病的病理生理过程。例如,应激可能通过各种生物学途径激活大脑小胶质细胞,导致中枢免疫炎症性反应,影响神经发生、突触可塑性和突触修饰等过程;此外,微生物群-肠道-脑的相互调控,共同参与并导致了神经、内分泌以及免疫系统的紊乱,进而影响神经元的结构与功能,导致抑郁的发生。这些研究成果与发现,进一步肯定了生物-心理-社会医学模式在阐明疾病的病因以及指导临床实践中的重要意义。

医学模式的转变不仅影响了人们对疾病的认识,也对医学工作者的思维方式以及工作模式产生了重要的影响。会诊-联络精神病学就是在新的医学模式指导下应运而生的具体的临床实践方式之一。在综合医院,诊断和治疗躯体疾病的医师不可避免地要面对躯体疾病所伴发的精神心理症状,同时,他们也意识到患病和就诊过程本身产生的行为和情绪反应同样影响着躯体疾病的治疗与转归。概括地说,躯体疾病与精神症状(或精神障碍)之间可能存在以下几种关系:①躯体疾病直接导致的

精神症状,如脑炎患者出现的精神症状;②患者对躯体疾病产生的心理反应,如癌症后的焦虑、抑郁反应;③躯体疾病的精神科并发症,如卒中后抑郁;④精神疾病的躯体症状,如焦虑症和抑郁症中的躯体症状、转换性障碍;⑤躯体疾病与精神疾病共病。从临床实践的角度,综合医院的精神科医师需要与非精神科医师紧密合作,在疾病的生物-心理-社会医学模式的指导下,共同处理上述各种临床问题,全面地治疗患者的躯体和精神、心理两方面的病症与病痛,促进疾病的全面康复。

二、精神科联络会诊的定义、历史发展及现状

会诊-联络精神病学(consultation-liaison psychiatry,CLP)是精神病学的一个分支,其核心工作是精神科医师在综合医院的非精神科科室针对患者的精神症状及心理问题进行相关的临床咨询、诊断、干预和治疗。除了临床诊疗工作外,会诊-联络精神病学的工作内容还包括旨在促进精神科以及非精神科医师更好地理解躯体疾病与精神疾病(或精神症状)的关系以及掌握相应的诊断和处理方法的教学培训;另外,广义的会诊-联络精神病学还包括针对相关问题进行的基础和临床研究工作。

会诊-联络精神病学的起源可以追溯到20世纪20—30年代的美国,其背景是精神医学的快速发展以及美国很多综合医院精神科的设立。在这之后的几十年,许多国家综合医院的会诊-联络精神病学的服务需求逐渐增加,相应的机构设置以及服务工作逐渐展开。但是,在20世纪70年代以前,会诊-联络精神病学还未形成规模,在精神科的学术会议上,也鲜有此方面的讨论议题,住院医师的培训项目中,这方面的内容也仅占很小的比例。然而,20世纪70年代以后,首先,由于临床需求的进一步增加,相关的专业培训教育工作得到了加强;其次,美国初级保健医师对会诊-联络精神病学的兴趣日益增加,精神科医师在神经精神病学研究迅猛发展的基础上,逐渐认识到精神科临床工作的独特性,获得了更多的自信并且更加积极地试图参与会诊-联络工作;再次,非精神科医师也逐渐认识到传统医学模式的局限性,希望精神科医师更多地帮助他们解决临床治疗中患者出现的精神症状和心理问题;最后,也是由于疾病谱系的改变,心理社会因素在更多的慢性疾病(如所谓生活方式病、糖尿病、冠心病等)中所扮演的角色逐渐被重视,非精神科医师也开始认识到心理干预和行为方式的调整对于慢性疾病康复的重要性。总之,上述因素共同促进了会诊-联络精神病学的发展。之后,欧美各国在全国范围内大力推进和扩大会诊-联络精神病学的展开,并将相关培训列入精神科住院医师和主治医师的培养计划中,同时还出版了《综合医院精神病学》《心身医学》等相关杂志。1997年,欧洲多国还成立了欧洲会诊-联络精神病学及心身医学联合会(European Association of Consultation-Liaison Psychiatry and Psychosomatics,EACLPP),旨在促进欧洲国家综合医院会诊-联络精神病学工作的开展、教育培训以及专业管理。如今,会诊-联络精神病学已经成为精神病学的一个重要分支,有力地推动了综合医院精神病学服务的质量和水平,获得了非精神科医师以及患者的认可和好评。

我国会诊-联络精神病学工作的开展起步较晚,尽管三级以上医院基本上都设立了精神科或临床心理科,但是相关工作内容的规模、质量仍有很大的差距。精神科医师缺乏联络会诊的积极性、医院对相关工作重视不够、资源配置不到位、部门之间沟通不畅、非精神科医师缺乏对精神心理问题的重视甚至抱有偏见、精神科医师缺乏基本的躯体疾病诊治的技能、患者对精神疾病抱有病耻感等,所有这些因素,都限制了我国综合医院会诊-联络精神病学的发展。尽管如此,近年来随着整个社会对精神疾病的重视以及医学研究的飞速进步,会诊-联络精神病学在我国正逐渐展示出健康发展的势头,越来越多的非精神科医务人员认识到精神心理因素对躯体疾病的影响,把患者作为一个完整的人而不是仅仅作为一个患病的器官的认识已经逐渐成为大部分医务工作者的共识,许多有益的尝试也已经在许多综合医院展开,例如"双心门诊""阳光医院"等。一项研究调查了我国某省级综合医院从2013年3月至2016年3月心身医学中心联络会诊情况,发现3年会诊量的增长率为44.6%。会诊量排在前三位的科室分别为心内科、神经内科和骨科,分别占总会诊量的9.4%、8.9%和5.4%。会诊原因排在前三位的分别是"存在情绪问题""协助控制精神症状"和"无法解释的躯体症状";会诊诊断中以焦虑障碍(焦虑状态、惊恐障碍、强迫等)为最多,其次为心境障碍(抑郁症、抑郁状态、躁狂等)和

器质性精神障碍,分别占总会诊诊断的 32.8%、22.6% 和 10.5%。另一项回顾性研究分析了自 2020 年 7 月至 2021 年 6 月所有于北京某医院躯体疾病科室接受心理医学科联络会诊的住院患者的资料信息,发现会诊诊断涉及几乎所有精神障碍,其中排在前三位的分别为焦虑障碍(占 18.76%)、抑郁障碍(占 17.12%)、脑器质性精神障碍(占 16.45%)。随着医疗制度的完善、临床医师对精神心理疾病及症状认识水平的提高以及多学科会诊需求的增加,我国会诊 - 联络精神病学将会在未来的十几年中有一个迅猛的发展。

三、精神科联络会诊的基本原则与工作模式

(一)基本原则

从身心统一的角度理解疾病是精神科联络会诊的基本指导思想。如前所述,躯体疾病与精神疾病的关系错综复杂、相互作用,患有躯体疾病并在医院接受诊断和治疗,也会诱发患者正常或异常的生理心理反应。患病本身作为一个应激事件,就足以促发各种心理情绪问题并恶化躯体疾病本身。因此,首先,精神科会诊要求会诊医师除了解一般疾病病理学方面的知识以外,还应该熟悉那些容易产生精神症状的常见躯体疾病;其次,精神科会诊医师还应该特别熟悉精神药理学的相关专业知识,了解精神类药物药代动力学以及药效动力学的相关机制,从而能够更好地避免由精神科药物与治疗躯体疾病药物之间的相互作用而导致的不良反应,了解特殊人群的患者(如老人、儿童以及孕妇等)服用精神科药物需要注意的相关问题;再者,会诊精神科医师还应该具备基本的心理治疗的技巧和能力,并将心理干预的技巧贯穿到整个会诊过程中。会诊医师应该时刻牢记被会诊的患者是一个完整的个体,除了给予充分的理解、共情和支持以外,会诊医师还应该能够对患者的人格倾向、疾病角色、情绪状态、认知水平以及行为方式予以理解和把握,并善于通过语言与患者进行沟通和交流。

会诊医师有时候需要更广阔的视野来看待患者就医并接受诊疗的行为。例如,理解患病给患者本人及患者家庭带来的影响,有时患病可能成为一种获益行为,这涉及患者与周围人的人际关系的冲突。环境对疾病的影响是重要的,如果不能改变环境或行为模式,很多慢性疾病无法获得满意的改善。尽管会诊能够解决的问题有限,但是保持对患者生活环境与疾病关系的关注和警觉是必要的,能够为治疗提供有价值的参考。

尽管会诊的工作很重要,但是精神科医师还是应该明确,治疗应该以请求会诊科室的躯体治疗为主,精神科医师主要是为对方提供服务(通常是有限的),而不是喧宾夺主。精神科医师应该充分理解躯体治疗的重要性,同时通过耐心细致的沟通把自己对精神疾病专业的理解(诊断和治疗)传达给请求会诊的医师,并制定切实可行的治疗计划。会诊精神科医师还需要具有高度的责任心,在非精神科医师缺乏对精神疾病的了解和关注、患者对被施与精神科的诊断和治疗抱有戒心以及精神科医师资源匮乏、工作繁忙、人手不足的现实状况下,克服困难,积极配合请求会诊科室的医师,帮助患者解决问题。

(二)综合医院精神科联络会诊流程

精神科会诊应该是一个完整的过程,包括从会诊申请的提出到会诊医师的随访观察。会诊可能是一次性的,也可能是多次的。理想的情况下,多次会诊应该始终由一个医师担任,以便在熟悉病情发展的基础上展开适当的干预与治疗。以下参考《麻省总医院精神病学手册》一书的相关内容,并根据我国综合医院的实际情况,简单归纳会诊的流程。

1. 与申请会诊医师沟通　要求会诊的医师通常会提出会诊的目的,这些目的包括患者不配合治疗、攻击冲动、严重失眠、存在抑郁情绪、焦虑不安或者出现谵妄,以及不能从躯体医学的角度解释患者的不适主诉等。然而,请求会诊的医师未必能够准确地把握患者问题的实质,在很多情况下,请求会诊科室的医师工作繁忙,或者缺乏从精神医学的角度理解患者心身问题的知识和训练,因此,请求会诊解决的问题和患者实际存在的心身问题出入很大,这就要求精神科会诊医师能够主动与请求会诊医师进行沟通和交流,让请求会诊医师简短地概括一下患者本次住院的病史、治疗状况以及存在的

问题,尽快明确患者存在的真正问题。另外,精神科会诊涉及几乎所有的内外科室,精神科医师一般不能掌握所有躯体疾病的相关内容,在存在困惑的时候,明确地告知请求会诊医师并让其简单讲解一下患者躯体疾病的病因学与治疗学方面的知识是有必要的。

2. 了解患者的现病史和既往史 可以从患者的住院记录中直接了解患者躯体疾病的病史和既往病史,加上请求会诊医师的总结和概况,会诊医师通常能够对患者的病史勾勒出一个大致的轮廓。通过护理记录能够了解患者住院期间的行为表现,通过家属或者陪护人员提供的信息,能够更全面地把握患者的人格特点、对患病的态度、患病对患者的家庭功能和社会功能的影响以及可能参与或加重躯体疾病的生活事件。诸如患者内在的抑郁、焦虑情绪、谵妄的表现以及患者对治疗的愿望等,家属或陪护者提供的信息往往比请求会诊医师提供的更加详细和准确。特别是对那些不配合治疗、存在记忆障碍等认知功能问题以及存在意识障碍的患者,家属及陪护者所提供的信息尤为重要。对于患者共病精神疾病的既往史的询问,是精神科医师的强项,诸如物质滥用、是否正在服用精神科药物、病态的人格特点以及生活事件的影响等,都有可能或多或少地影响患者的疾病行为以及躯体疾病本身。理想的情况下,会诊医师应该详细阅读患者的住院病史,并对一些相关的要点进行确认。

3. 与患者面谈,进行相关检查 第一,在可能的情况下,应该与患者进行亲切友好的交流,告知患者来会诊的目的,确认患者自己最迫切希望解决的问题。很多患者对精神科医师的会诊抱着抵抗的态度,因为他们不愿意被视为具有精神问题的人,也不能够很好地理解躯体疾病与精神心理之间的关系。交流还包括倾听患者对患病、住院治疗以及对医护人员的服务等方面的感受,同样重要的是,会诊医师应该对患者由患病带来的痛苦、担忧和焦躁表示共情并给予恰当的安慰和鼓励。第二,精神科医师应该把重点放在以下几个方面的检查上:首先,焦虑、抑郁以及精神病性症状(如幻觉、妄想和行为紊乱)等,是综合医院最常见的请求会诊的原因,精神科医师应该能够娴熟地掌握对这些症状的识别并给予相应的诊断;其次,考虑到谵妄也是常见的请求会诊的原因,同时老年患者也不同程度地存在着认知功能的损害,因此,认知功能的检查(包括定向力、注意力、记忆力以及执行功能和语言表达等方面)和评估也是必要的。使用一些量表(如 MMSE)通常是有帮助的,其余的一些简易的认知功能检查(如画钟试验等)能够帮助会诊医师发现潜在的神经心理问题。此外,基本的神经系统的检查也是必要的,包括肌张力以及各种生理反射和病理反射的检查等。最后,相当一部分患者需要继续进行实验室相关检查。一般情况下,患者在各科住院后,都已经进行了相应的实验室检查,但是与精神症状密切相关的中枢神经系统的检查经常容易被忽视(如脑影像学的检查、脑电图等常规检查),这些检查对于确定精神症状的病因常常是必要的。如果需要,精神科会诊医师应该建议请求会诊科室对患者进行相应检查。

4. 了解患者躯体治疗状况 很多药物都可能引起精神方面的症状。尽管会诊的精神科医师不可能掌握所有非精神科药物导致的精神症状方面的不良反应,但是开始服用药物或突然撤药与精神症状产生的时间关系,常常可以提醒医师。必要的时候,可以更详细地了解该药物是否可能与现在的精神症状有关。一些患者正在服用的精神科药物常常被患者本人隐瞒,也容易被忽视;另外一些患者会突然停掉正在服用的精神科药物(如住院后服用不便或需要手术等);也有些患者会在住院后自行服用一些药物(如镇静催眠药)而没有告知医师;此外,一些具有物质滥用史的患者会因为住院而出现戒断症状。以上这些都有可能是患者出现精神症状的原因或诱发因素。

5. 进行诊断并制定治疗方案 抑郁障碍、焦虑障碍、创伤及应激相关障碍、躯体症状及相关障碍、睡眠-觉醒障碍、神经认知障碍以及物质/药物所致的精神障碍也是通常的诊断,但很多精神症状没有达到足以诊断为"障碍"的程度,也可以暂且先以"状态"字样来描述。

治疗基本上以对症治疗为原则,大多数情况下,根本的治疗需要等待躯体疾病状况的改善。会诊医师应该熟悉欲使用的精神科药物的不良反应对躯体本身的不良影响,尽量避免使用那些不良反应较大的药物。例如,能够加剧老年患者认知功能损伤以及加重消化功能不良的抗胆碱能药物、容易引起心脏毒性和血压波动的药物、可能加重意识障碍的药物、容易引起运动障碍从而导致患者跌倒的药物以及可能加重患者肝肾损伤的药物等。药物的滴定应该从小剂量开始,密切观察可能出现的不良反应并及时予以调整。精神科会诊医师应该向请求会诊的医师介绍使用的精神科药物的作用机制与可能存在的不良反应,如果可能,应该留下自己的联系方式,以便出现问题能够及时予以指导。

此外,适当的心理干预和支持性治疗也是非常必要的。帮助患者正确认识自己的疾病,以积极的心态配合医师的治疗,指导患者在住院期间如何保持适当的情绪(例如,如何应对面对手术等带来的紧张、焦虑、对术后疼痛的恐惧等)或帮助患者加强睡眠等方面的管理,都能够使患者更好地调整自己的疾病角色、应对患病所带来的人生危机。对于那些能够自如走动的患者,在允许的情况下,可以直接到精神科门诊进行短期就诊。让长期住院的患者家属或陪护到精神科,与医师共同讨论护理等方面的问题也是有益的。

6. **书写会诊记录**　会诊记录应该简明扼要,包括对精神症状及精神检查结果的描述,以及可能的诊断和治疗方案。需要避免使用精神科专业术语。由于大部分精神科药物的使用都需要有一个滴定的过程,会诊医师应该详细写明药物服用的时间以及加药或减药的具体剂量和时间过程。大部分情况下,精神科的用药应该是短期的,因此,在患者精神症状得到缓解后,会诊医师还应该告知患者减药和撤药的方法。有些患者即使在躯体疾病好转后也需要长期用药,这样的患者可以建议在其出院后继续接受精神科门诊的治疗。

7. **随访**　通常情况下,单次会诊并不能彻底解决患者的问题。患者病情的变化、药物的调整都需要多次会诊才能有效地达到目的。但是,鉴于综合医院的精神科通常人手不够,常常很难保证会诊的连续性。精神科医师为了减少工作负担,有可能不去主动跟踪患者的病情和治疗状况。除了增加会诊医师的责任心外,综合医院应该从行政上给予精神科会诊以更大的支持,如果可能,精神科应该设立专门的会诊小组,即使会诊医师不能持续为一个患者追踪会诊,也应该能够让后续会诊的医师了解患者的情况,这需要会诊小组能够定期对全院会诊的患者有一个简单的记录并进行组内的沟通和讨论。

第二节 ｜ 综合医院提请会诊常见的精神症状及情绪、行为问题

一、焦虑、抑郁

在综合医院接受诊疗的患者中,有相当一部分存在不同程度的焦虑/抑郁症状。例如,国内的一项研究显示,可以诊断为焦虑障碍的比例,在以下不同的科室分别为:神经内科,11.7%;消化内科,9.4%;心内科,7.8%;妇科,5.4%。另外,在上述这些科室中,可以诊断为抑郁障碍的比例分别为15.6%、14.4%、10.6% 和 7.86%。显然,如果把那些尽管没有达到诊断标准但仍然存在焦虑或抑郁情绪困扰并给其躯体疾病的诊治带来不良影响的患者群体考虑在内,这些问题会更突出。

尽管焦虑/抑郁问题可以出现在所有综合科室中,但是由于涉及大脑的病理性改变,神经内科的焦虑/抑郁以及出现的精神症状问题似乎更为突出。例如,一项研究表明,在神经内科的几个主要常见疾病中,帕金森病患者、癫痫患者以及卒中患者共患焦虑/抑郁的比例分别为 24.1%、21.9% 和19.5%。

导致综合医院就诊患者出现焦虑/抑郁的原因可能有以下两个方面。

第一,罹患躯体疾病本身给患者带来的情绪影响以及诊疗过程中出现的心理应激。前者包括患病本身所产生的痛苦,家庭、学业以及职业功能缺损或丧失,经济负担增加等;后者包括患者在进入疾病角色后,在一系列的诊疗过程中所遭遇到的环境的负面影响以及生活状况的改变(例如尚无定论的诊断、烦琐复杂的医疗检查、不良的医患关系、住院的隔离、对治疗的恐惧、治疗所产生的不良反应等),通常会短期地诱发患者的焦虑/抑郁症状,但随着治疗的展开,这些问题会逐渐消失。另外,这些与患病及诊疗相关的应激事件也会作为重要诱因从而导致焦虑障碍或抑郁障碍的发病或复发。

第二,某些躯体疾病可以和焦虑/抑郁共病,其原因是一些尚不明确的内在病理生理学机制。躯体疾病可能通过全身的免疫系统作用于大脑,从而改变大脑的功能,促发精神障碍或精神症状的产生。

不论上述何种原因,躯体疾病共病焦虑/抑郁既会增加患者的主观痛苦感受,也可能恶化躯体疾病的病理学过程,例如,焦虑和抑郁可以增加心肌梗死发作的死亡率。共病焦虑/抑郁可以影响躯体疾病的预后,给躯体疾病的治疗增加难度;同时,焦虑/抑郁也容易导致一些慢性躯体疾病的反复发作;另外,如果患者共病较严重的焦虑/抑郁情绪,也可能影响医患关系以及治疗的依从性。

二、自杀企图与行为

综合医院的自杀相关问题,涉及以下两种情境:一个是住院的患者出现自杀的观念或企图,另一个是在医院外已经采取自杀行为的患者被送到急诊室抢救。前一种情况需要临床医师对潜在的自杀风险进行恰当的识别与评估,后一种情况需要与精神专科医师合作,在成功进行抢救之后应将患者转诊到精神科进行干预或治疗,从而找到导致自杀的原因、治疗相关的精神疾病并最大可能地降低再自杀的风险。

在所有精神疾病中,情感障碍、物质或酒精滥用以及精神分裂症的自杀比例排在前三位。此外,患有惊恐障碍、严重的焦虑、摄食障碍以及严重失眠的患者,所患疾病也会作为短期危险因素增加自杀风险。因此,如果临床医师能够了解住院患者是否存在上述精神疾病,将有利于对该患者可能存在的自杀风险予以评估,并在必要时请求精神科医师进行更详细的会诊评估及干预。

除精神疾病外,严重的内科疾病(特别是慢性疾病)也与自杀风险的增加有关,如艾滋病、各种癌症、脑外伤、癫痫、消化性溃疡、多发性硬化、脑器质性综合征、库欣综合征、类风湿关节炎和卟啉症等。其他的一些增加自杀风险的因素包括自杀家族史、既往自杀企图史、生活状况(丧偶、离婚或分居等)、严重的应激事件、人格障碍等。

对自杀风险的评估是预防自杀的第一步,自杀的评估应该包括以下几个方面。

第一,要与患者建立良好的医患关系、获取患者的信任。在与患者沟通时,要保持客观、共情、关切和支持性的态度。在询问患者是否存在自杀观念或自杀企图时,没必要遮遮掩掩。委婉的表述(如"是否活着没意思")可能会让沟通变得容易一些。有研究表明,当患者发现他们可以把自己的自杀想法说出来时,自杀观念就会减轻。如果患者回答存在自杀观念或打算采取自杀行为时,进一步询问患者自杀的具体计划(包括时间、地点、方式)是非常必要的。

第二,对自杀风险进行评估。系统的评估包括使用各种自杀风险评估量表,如自杀可能性评估量表(SASP)、波士顿自杀观念评估量表(BASIC)等。如果不能使用量表评估,医师也应该了解以下方面的内容:患者目前的精神状况以及精神疾病的诊断、患者自杀的决心、主观痛苦的程度、准备自杀的相关细节、个体可获得的内在和外在的资源(保护性因素)、患者所面临的压力与应激的性质、既往存在的自杀企图以及家族自杀史等。在上述信息的基础上,确定患者存在的自杀风险的等级(通常以轻、中、高来表示)。如果临床医师无法准确判断,或者明确判断后不能有效地予以干预,应该及时请求精神科医师进行会诊。

综合医院涉及自杀相关问题的第二个情境是患者采取自杀行为后被送到急诊进行抢救。对具有生命危险的自杀患者进行抢救应该由综合医院的急诊科医师实施,然而,如果精神科医师也能够参与抢救过程,对于发现患者的精神心理问题和日后进行预防性干预是非常必要的。现实状况是,急诊科的医师通常缺乏识别患者精神心理问题的训练和意识,可能不会详细询问患者与自杀相关的精神心理问题;另外,缺乏自杀干预训练的非精神科医师通常会出现一些情绪性反应,诸如对患者的自杀行为感到困惑、焦虑,也可能出于心理上的防御而不愿意过度地牵扯到患者的心理和家庭关系中,因而表现出过于理性的态度。很多自杀患者的家属或保护人因为自杀问题的耻辱感,也不会主动暴露患者可能存在的精神问题及精神科治疗史。其结果是,大部分自杀患者被抢救过来后便离开医院,并没有获得进一步的追踪和相关精神疾病的治疗。因此,精神科专业医师应该与急诊科医师建立紧密的合作关系,在出现自杀抢救的情况时,应该及时"到位",详细地从患者家属或保护人那里获得相关病史资料,特别是精神类药物的使用状况,以便为急诊科医师提供相关信息,并在患者脱离生命危险后,及时将患者转诊到精神科门诊或病房继续进行治疗。

三、精神病性症状

精神病性症状主要指幻觉、妄想,兴奋、躁动以及思维、言语及行为紊乱。代谢紊乱、感染、中毒、脑外伤、脑血管疾病等多种躯体疾病以及药物戒断和药物不良反应等均可引起精神病性症状,也是请求精神科医师会诊的常见原因。据统计,幻觉、妄想和行为紊乱占综合医院精神科急会诊的 35%～50%。

可能引起幻觉妄想状态的躯体疾病包括:神经系统疾病,如肿瘤、脑血管疾病、亨廷顿病、多发性硬化症、癫痫、听神经或视神经的损伤或损害、耳聋、偏头痛以及中枢神经系统感染;内分泌疾病,如甲状腺功能亢进或减退、甲状旁腺功能亢进或减退、肾上腺皮质功能亢进或减退等;代谢性疾病,如低氧血症、高碳酸血症、低血糖、水或电解质失衡;肝脏或肾脏疾病;自身免疫性疾病伴中枢神经系统损伤,如红斑狼疮等。

诊断躯体疾病所致的精神病性障碍,应该满足以下诊断标准:存在显著的幻觉或妄想;从病史、体格检查或实验室检查发现的证据表明,该障碍是其他躯体疾病直接的病理生理性结果;该障碍不能用其他精神障碍来更好地解释,而且该障碍并非仅仅出现于谵妄时;该障碍引起有临床意义的痛苦,或导致社交、职业或其他重要功能方面的损害。

关于躯体疾病所致精神病性症状的治疗,请参见本书精神疾病治疗的相关章节。

四、激越

激越被描述为"明显的坐立不安和过多的肢体活动,并伴有焦虑"(ICD-10)。临床上,激越表现为一系列思维活动、情绪和行为从低到高不同程度的兴奋过程,且无法平静,严重时可表现为兴奋冲动、对他人有躯体威胁,并发生攻击他人及自身的暴力行为等,是精神科常见的一种急性综合征,也是综合医院请求会诊的常见问题。根据《激越患者精神科处置专家共识》,激越的原因包括:第一,脑器质性疾病和其他躯体疾病。前者包括高热、感染、脑炎 / 脑膜炎、脑外伤、脑血管病、脑部占位性病变、缺氧性脑病、痴呆等;后者包括代谢及内分泌疾病,如甲状腺功能亢进、嗜铬细胞瘤、低钠血症、低钙血症、低血糖等。第二,精神活性物质中毒或戒断。例如,可卡因或苯丙胺(拟交感神经兴奋剂)可引起严重激越,或诱发精神病性症状;酒精戒断可能加剧急性激越症状。第三,精神障碍,如严重焦虑的焦虑激越、激越性抑郁或双相情感障碍抑郁发作的精神运动性激越,以及精神病性障碍患者的精神病性激越等。其中,精神病性激越常见于包括精神分裂症、分裂情感障碍及双相情感障碍躁狂发作,患者可因思维及情感紊乱导致个体对现实世界的错误感知,进而引起严重激越;而幻觉(尤其是评论性和命令性幻听)、偏执观念(如被害妄想、被动体验)及强烈的易激惹/愤怒/高涨心境成为急性激越的诱发因素。

会诊的目的是尽快缓解患者的激越行为,降低和防止攻击和暴力行为对患者自身及他人造成伤害。当患者因为激越行为而被请求会诊时,精神科医师应该尽快赶到现场,不得拖延,在进行简单的评估后,尽快地采取综合治理的方法。首先,要尽可能先采取言语安抚的手段,并与患者保持一定的空间距离,避免让患者感到人身威胁,应该采取灵活的应对方式,包括适当的妥协,让家属一起参与和患者的沟通也是有效的;其次,如果言语安抚不能奏效,可以考虑药物治疗,包括口服非典型抗精神病药和/或苯二氮䓬类药物以及典型或非典型抗精神病药或苯二氮䓬类药物的肌内注射治疗,肌内注射治疗通常起效快,能够有效且快速地降低风险;最后,在不得已的情况下,可以考虑医学保护性约束,即使在无法与患者达成共识的情况下,也应该进行口头告知并开具医嘱,同时遵循相应的操作流程避免对患者产生伤害,并根据情况在最短的时间内解除约束。

五、睡眠障碍

按照 ICD-11，非器质性睡眠障碍包括非器质性失眠障碍、非器质性嗜睡症、非器质性睡眠 - 觉醒节律障碍、睡行症（梦游）、睡惊症（夜惊）、梦魇等。这里仅讨论综合医院最常见的失眠障碍。因为睡眠存在个体差异，睡眠障碍需要考虑的要点除了患者自身对睡眠不满意的主诉外，还有睡眠问题是否给患者的身体、心理以及社会功能带来影响。

失眠是许多精神疾病的症状表现。失眠是指当事人存在入睡困难或维持睡眠困难，并具有对睡眠数量或质量的主观不满意。很多躯体疾病或症状也可以伴发失眠，对于躯体疾病的治疗药物也可能诱发失眠。此外，综合医院住院患者由于患病所导致的焦虑、抑郁情绪以及睡眠环境的改变，也会增加失眠的问题。

为了便于理解，综合医院常见的失眠原因可以以 4 个 "P" 来表示：①physiological（生理的）或 physical，前者包括既往睡眠规律的打乱、白天长时间卧床、缺少运动、病房环境的嘈杂等；后者包括各种与呼吸相关的睡眠障碍，最常见的为阻塞性睡眠呼吸暂停低通气，此外还有咳嗽、不宁腿综合征、夜间心绞痛、夜间尿频、内分泌疾病、透析以及各种疾病引起的疼痛、瘙痒等。②psychological（心理的），例如，焦虑、抑郁的情绪，对于失眠的预期恐惧等。③psychiatric（精神医学的），例如，各种精神疾病，也包括阿尔茨海默病、脑血管障碍、脑肿瘤等脑器质性病变导致的睡眠中枢和生物钟功能紊乱。④pharmacological（药理的），除咖啡因、麻黄碱等中枢神经刺激物以外，降压药、类固醇类药物、口服避孕药、抗结核药、消炎药、抗肿瘤药以及干扰素等都可能导致失眠。此外，突然停用镇静催眠药或某些抗抑郁药也会产生失眠，再有，长期用酒精代替睡眠药物者可能产生依赖从而引起维持睡眠困难或睡眠质量下降。

六、疼痛

疼痛被定义为由组织损伤导致的不愉快的感官及情感体验，因此涉及精神和心理因素的影响，需要由精神科医师协助处理。精神科医师在综合医院处理患者持续性疼痛问题时，可能面临以下几个方面的工作：首先，帮助非精神科医师区别疼痛的器质性因素和功能性因素，鉴别那些与躯体损害不一致或躯体障碍缺如的疼痛症状和主诉；其次，对那些可能由精神疾病（如抑郁症、焦虑症、躯体痛苦障碍、药物滥用等）引起的疼痛进行诊断并给予相应的治疗。在进行疼痛相关的会诊时，在会诊请求医师提供信息的前提下，精神科医师应该明确以下相关问题：是否存在持续的躯体疾病，如感染和癌症；是否有因吗啡类强镇痛剂使用或戒断反应而引起的疼痛问题；是否存在相关精神疾病，如疼痛的主诉是原发的还是继发于精神疾病（如抑郁症或妄想性障碍）；是否存在滥用、成瘾、人格问题、诈病、转换性障碍，以及是否遭受过躯体或性虐待等问题。

如果可能，精神科医师应该进行相应的躯体检查，包括疼痛的位置（激痛点）、感觉反应等，这些检查既有助于区分器质性和功能性问题，也有助于建立良好的医患关系，避免让患者认为医师将其疼痛仅仅视为心理问题。精神科医师应该详细询问患者慢性疼痛的病史，了解疼痛的时间和类型、患者曾经接受过的治疗以及患者和医师的关系，特别是，医师应该对患者目前的精神状态予以把握并详细了解患者以前是否罹患过精神疾病。

慢性持续性疼痛本身也可能是精神障碍的一种，在 ICD-11 的诊断分类中主要为躯体痛苦障碍、疑病症等。为了便于理解，临床医师可以将疼痛症状分为三种：心理性的、非精神病性的和混合型的。在第一种情况下，心理因素在疼痛的发作、维持以及恶化中扮演了重要角色；第二种情况下，躯体疾病是疼痛的主要原因，即使存在心理因素，所起的作用也不大；第三种情况则包括了大部分疼痛的状况，事实上，疼痛通常都包含了躯体疾病和心理因素的相互作用和影响。

疼痛的药物治疗（包括抗抑郁药治疗）非本节所要讲述的内容，这里只简述非药物治疗的相关问题。首先，医师应该保持对疼痛患者的共情，尽管很多疼痛的原因不明，但患者的痛苦感受仍然是真实存在的。在与慢性疼痛患者的沟通和交流过程中,应该给予足够的倾听和理解,同时也要避免患者对医师的治疗产生不切合实际的期望,另外,应允许患者表达由于长期的疼痛而产生的恐惧、愤怒和怨恨。医师应该和患者建立一种同盟关系,鼓励患者主动地参与到治疗中来。除了催眠治疗、认知行为疗法、心理动力性治疗外,指导患者采取放松技术,如瑜伽、针刺疗法、经皮电神经刺激疗法以及按摩等康复治疗也能够帮助患者增加对疼痛的自控感,减少疼痛。

目前,多数综合医院已经设立疼痛门诊,然而,多学科合作(特别是精神科医师的参与)仍有待加强。除了药物治疗以外,精神科医师也能够在诊断和治疗慢性疼痛的患者中发挥重要的作用。

七、缺乏客观检查所见的躯体症状主诉

根据 ICD-11,这一类患者被诊断为"躯体痛苦障碍",指一类以持续存在的躯体症状为特征的精神障碍。由于躯体症状产生的痛苦使患者过度关注自己的身体状况,从而产生反复就医行为,并引起相应的功能损害。然而,患者的痛苦主诉缺乏相应的器质性病变的基础,或者,患者对疾病的关注程度明显超过躯体疾病本身的性质及其进展的程度。换言之,患者的不适感受或过度关注不能被适宜的医学检查以及来自医学方面的解释所缓解或消除。躯体痛苦障碍涉及多种躯体症状,且可能随时间的推移而发生变化。在个别情况下,患者可存在单个症状,通常是疼痛或疲劳。

ICD-11 的躯体痛苦障碍(bodily distress disorder,BDD)是一个新类别,不仅包括 ICD-10 的躯体形式障碍(somatoform disorder)、未分化的躯体形式障碍、躯体形式的自主神经功能紊乱、持续的躯体形式的疼痛障碍等,还包括内科医师常使用的肌纤维痛(fibromyalgia)、慢性疲劳综合征(chronic fatigue syndrome)、通气过度综合征(hyperventilation syndrome)、肠易激综合征(irritable bowel syndrome)、非心脏性胸痛(noncardiac chest pain)、疼痛综合征(pain syndrome)等。这些疾病常被称为功能性躯体综合征(functional somatic syndromes),或医学无法解释的躯体症状(medically unexplained somatic symptoms)。考虑到疑病障碍(ICD-10 的亚型分类)的强迫特点,将之归为强迫性障碍的分类中。

值得一提的是,ICD-10 与此相关的诊断分类和用语的改变,主要是参照了 DSM-5 相关的思路。下面进行简要梳理,以便更好地理解在会诊 - 联络精神病学工作中具有重要意义的相关问题。

在综合医院,患有此类障碍的患者所占的比例很大,也是请求精神心理科会诊的常见原因。其特点是患者具有症状体验和相应的不适及痛苦感,但没有被相应器官病变的病理性检查所见。此类患者的诊疗通常存在两个方面的困难:首先,因为缺乏躯体检查的证据,患者可能被非精神科医师简单地推到精神心理科。然而,没有客观检查的证据并不等于患者的问题就一定是精神心理问题。如果缺乏医师充分的解释,患者通常会感到不满甚至愤怒,认为医师不能理解、缺乏重视或缺乏能力来处理自己的"躯体疾病",从而反复转换医师就诊,导致大量医疗资源的浪费,甚至对医师建议转诊至精神心理科产生耻辱感。其次,患者即使到精神心理科就诊,精神科医师仍然对患者是否具有潜在的躯体疾病而感到担忧,担心仅仅采用精神科的诊断和治疗方法会贻误"真正的"躯体疾病的诊治,因而反复要求患者回到相关非精神科科室进行检查。很显然,这种将躯体疾病和精神心理问题"一分为二"的观念不利于解决患者的问题。旧的躯体形式障碍的概念,过度强调医学上的症状的无法解释性,强化了心身二元论。事实上,仅仅因为不存在可证明的器质性病理证据就给患者下精神障碍的诊断也是草率的,同时,有躯体疾病也不能排除个体同时患有精神疾病共病的可能性。

为了解决这个问题,ICD-11 将此类疾病称为躯体痛苦障碍。另外,DSM-5 将"躯体形式障碍"改称为"躯体症状及相关障碍",并将亚型细分为躯体症状障碍、疾病焦虑障碍(相当于疑病障碍)、转换障碍、影响其他躯体疾病的心理因素、做作性障碍以及其他特定的或未特定的躯体症状及相关障碍。根据定义,躯体症状障碍具有以下共同特征:突出的躯体症状,伴随着由此导致的明显的痛苦与功能受损,多见于非精神科医疗机构;诊断基于阳性症状和体征(躯体症状加上对这些症状的病态的思维、情感以及行为反应),而非对这些躯体症状的医学解释的缺如。许多有躯体症状障碍的个体的特征不在于躯体症状本身,而是由于他们具有特殊的症状表现方式以及对症状的解释方式。值得一提的是,

在 DSM-5 中,"疑病症"的诊断已经被取消,研究表明,大部分过去被诊断为"疑病症"的患者,可以被归入"躯体症状障碍"或"疾病焦虑障碍"中。

关于躯体痛苦障碍的在各器官系统中的常见临床表现,可参见第十三章第一节"躯体痛苦障碍"。

八、谵妄

谵妄(delirium)被定义为以注意障碍(指向、集中、维持障碍以及注意的转移)和意识障碍为特征,在短时间内产生且症状在一天内呈现波动变化的一组综合征,通常伴随着其他认知、行为、情绪等方面的精神症状,如记忆障碍、定向力障碍、言语紊乱、视觉空间知觉感知障碍(主要表现错觉、幻觉和妄想)、行为紊乱、激越、退缩,以及睡眠-觉醒周期的改变等。与痴呆障碍相比,谵妄因通常起病较急且具有可逆性,也被称为急性脑综合征(acute brain syndrome)。

关于谵妄的临床表现、原因以及治疗,请参见第十九章第一节。

(李晓白)

本章数字资源

本章思维导图

第二十四章 | 治疗学

综合运用各种治疗手段应对复杂的精神疾病,以达到最佳的治疗效果,帮助患者恢复社会功能,提高生活质量,是精神医学专业人员的重要使命。精神障碍的治疗方式主要包括药物治疗、物理治疗和心理治疗。对于不同类型的精神障碍,治疗方式的选择各有所侧重。近年来,多种新型抗精神病药、抗抑郁药等的研发问世,既给临床治疗提供了更多选择,也为探索精神障碍的发病机制提供了新的线索,结合目前临床治疗现状,本章着重介绍了药物治疗里的抗精神病药、抗抑郁药、心境稳定剂和抗焦虑药。与此同时,新型的物理治疗技术也发展迅速,一些治疗方法逐渐成为临床一线治疗方式,为此本章也进行相应介绍。

第一节 | 概 述

精神障碍的药物治疗是指通过应用精神药物来改变病态思维、心境或行为的一种治疗手段。受限于对精神障碍本质了解的局限性,精神障碍的药物治疗仍然以对症性、经验性为主要特点。精神药物(psychotropic drugs)在传统上按其临床作用分为:①抗精神病药(antipsychotics);②抗抑郁药(antidepressants);③心境稳定剂(mood stabilizers)或抗躁狂药(antimanic drugs);④抗焦虑药(anxiolytics)。此外,还有用于儿童注意缺陷和多动障碍的精神兴奋药(psychostimulants)和改善脑循环和神经细胞代谢的益智药(nootropic drugs)。

精神药物是亲脂性化合物,易于肠道吸收和通过血脑屏障,最终到达脑部而起作用。除锂盐外,多数精神药物血浆蛋白结合率高,过量中毒不易通过血液透析方法清除。精神药物主要通过肝脏代谢,导致极性增强、亲水性增加,有利于肾脏排泄。精神药物也可通过乳汁排泄,故服药的哺乳期妇女常需停止哺乳。肝脏的药物代谢酶[如细胞色素P450酶(CYP450),有CYP1A2、CYP2C19、CYP2D6和CYP3A4等不同的亚型]的活性存在个体和种族差异,并且会受到某些合用药物的抑制或诱导,因此剂量的个体化和药物间的相互作用是临床合理用药的关键。一般来说,精神药物的半衰期较长,尤其在疾病稳定期或维持治疗期间,往往采用一日一次的给药方式即可。儿童和老年人代谢和排泄药物的能力低,药物清除半衰期可能延长,药物剂量应比成人适当减少。

除锂盐外,大部分精神药物的靶蛋白是内源性神经递质的受体或转运体。多数精神药物治疗指数高,用药安全,但锂盐的治疗指数低,安全性差,需要密切监测血中药物浓度。长期应用某些精神药物(如苯二氮䓬类)可导致耐受性,使药效下降。药物的药效学相互作用可以引发毒性不良反应,例如,单胺氧化酶抑制剂与三环类抗抑郁药或选择性5-羟色胺再摄取抑制剂合用,会增加5-羟色胺综合征风险;抗精神病药、抗胆碱能药和三环类抗抑郁药合用,可以引起胆碱能危象。

物理治疗(physical therapy)包括电抽搐治疗(electroconvulsive therapy,ECT)、经颅磁刺激(transcranial magnetic stimulation,TMS)、迷走神经刺激(vagus nerve stimulation,VNS)、深部脑刺激(deep brain stimulation,DBS)、磁痉挛治疗(magnetic seizure therapy,MST)、经颅直流电刺激(transcranial direct current stimulation,tDCS)等。电抽搐治疗应用于临床时间最长,目前临床多采用改良电抽搐治疗。经颅磁刺激近年发展较快,逐渐为临床广泛接受和使用。深部脑刺激有难治性抑郁的适应证。磁痉挛治疗、经颅直流电刺激和迷走神经刺激目前主要作为辅助治疗。其他治疗包括:胰岛素治疗(胰岛素休克疗法和胰岛素低血糖疗法)、发热疗法,已罕用;精神外科治疗(psychosurgical therapy),已限制使用或严格适应证下使用。

第二节 ｜ 抗精神病药

一、历史和分类

20 世纪 50 年代初,在临床实践中偶然发现了第一个治疗精神障碍的合成药物氯丙嗪(chlorpromazine),开创了现代精神药物治疗的新纪元。氯丙嗪是在寻找异丙嗪类吩噻嗪化合物过程中被合成出来的,最初用于麻醉。1952 年法国外科医师亨利(Henri)给手术前的患者服用氯丙嗪,发现其能显著减轻患者的紧张和焦虑,随后法国的精神病学家德雷(Delay)和德尼尔克(Deniker)首次将其试用于治疗精神障碍和兴奋激越患者并取得显著疗效。之后多种以多巴胺受体拮抗作用为主的经典抗精神病药研发问世。其中 1959 年合成的氯氮平受体作用最为复杂,临床疗效强,但安全性相对较差,该药一直在新型抗精神病药开发过程中作为化学结构或治疗靶标的最佳参照。在此基础上,20 世纪 90 年代后,多种递质平衡拮抗作用的新型非典型抗精神病药陆续出现。考虑抗精神病药出现的时间顺序和药理学作用特点,目前主要分为第一代抗精神病药和第二代抗精神病药。

(一)第一代抗精神病药

第一代抗精神病药(first generation antipsychotics,FGAs)又称神经阻滞剂(neuroleptics)、传统抗精神病药、典型抗精神病药,或称多巴胺受体拮抗剂。其主要药理作用为阻断中枢多巴胺 D_2 受体,治疗中可出现锥体外系副作用和催乳素水平升高。代表药物为氯丙嗪、氟哌啶醇等。第一代抗精神病药分为低、中、高效价三类。低效价类以氯丙嗪为代表,常需较大治疗剂量,镇静作用强,抗胆碱能作用明显,对心血管和肝脏毒性较大,锥体外系副作用较小;中效价类和高效价类分别以奋乃静和氟哌啶醇为代表,治疗剂量较小,对幻觉妄想作用突出,镇静作用较弱,对心血管和肝脏毒性小,锥体外系副作用较大。

(二)第二代抗精神病药

第二代抗精神病药(second generation antipsychotics,SGAs)又称非传统抗精神病药、非典型抗精神病药、新型抗精神病药等。按药理作用分为四类:①血清素多巴胺拮抗剂(serotonin-dopamine antagonists,SDAs),如利培酮、奥氮平、喹硫平、齐拉西酮、哌罗匹隆、布南色林、鲁拉西酮等。②多效受体靶向药(multi-acting receptor targeted agents,MARTAs),如氯氮平。③选择性多巴胺 D_2/D_3 受体拮抗剂,如氨磺必利。④多巴胺受体部分激动剂,如阿立哌唑。

二、作用机制

目前可用的抗精神病药几乎都是通过阻断脑内多巴胺受体(尤其是多巴胺 D_2 受体)而发挥抗精神病作用。大致地说,传统抗精神病药(尤其是吩噻嗪类)主要对 4 种受体有阻断作用,包括多巴胺能的 D_2 受体、肾上腺素能的 α_1 受体、胆碱能的 M_1 受体和组胺能的 H_1 受体。新一代抗精神病药在阻断多巴胺 D_2 受体的基础上,还通过阻断脑内 5-羟色胺受体(主要是 5-HT_{2A} 受体),增强抗精神病作用,减少多巴胺受体阻断的副作用。

抗精神病药的几个主要受体的阻断作用特点分述如下:①多巴胺受体阻断作用:主要是阻断 D_2 受体。脑内多巴胺能系统有四条投射通路,其中中脑边缘通路与抗幻觉妄想等抗精神病作用有关;中脑皮质通路与药源性阴性症状和抑郁有关;黑质纹状体通路与锥体外系副作用有关;下丘脑至垂体的结节漏斗通路与催乳素水平升高导致的副作用有关。②5-羟色胺受体阻断作用:主要是阻断 5-HT_{2A} 受体。5-HT 阻断剂具有潜在的抗精神病作用,$5\text{-HT}_2/D_2$ 受体阻断比值高者,锥体外系症状发生率低并能部分改善阴性症状。③肾上腺素受体阻断作用:主要是阻断 α_1 受体。可产生镇静作用以及直立性低血压、心动过速、性功能减退、射精延迟等副作用。④胆碱受体阻断作用：主要是阻断 M_1 受体。可产生多种抗胆碱能副作用，如口干、便秘、排尿困难、视物模糊、记忆障碍等。⑤组胺受体阻断作用：主要是阻断 H_1 受体。可产生过度镇静和体重增加的副作用。此外，多巴胺受体部分激动剂（如阿立哌唑）对多巴胺功能亢进的脑区发挥拮抗作用，而对多巴胺功能低下的脑区则起到一定的激动作用。

抗精神病药的药理作用广泛，除了上述与受体阻断有关的作用外，还具有加强其他中枢抑制剂的效应、镇吐、降低体温、诱发癫痫以及对心脏和血液系统的影响等作用。

三、常用抗精神病药

药物的使用频率在不同时期和不同地区有所区别。目前，新一代抗精神病药物的使用逐渐占据临床主要地位。

（一）第一代抗精神病药

1. **氯丙嗪**（chlorpromazine）　多为口服给药，也有注射制剂用于快速有效地控制患者的兴奋和急性精神病性症状。较易产生直立性低血压、锥体外系反应、抗胆碱能反应（如口干、便秘、心动过速等）、催乳素水平升高以及皮疹。

2. **奋乃静**（perphenazine）　自主神经不良反应较少。适用于老年患者或伴有躯体疾病（如心、肝、肾、肺等脏器疾病）的患者。主要副作用为锥体外系症状。

3. **氟哌啶醇**（haloperidol）　注射剂常用于处理精神科的急诊问题。也适用于老年患者或伴有躯体疾患的兴奋躁动的精神障碍患者。小剂量也可用于治疗儿童抽动秽语综合征。主要不良反应为锥体外系症状。长效注射剂锥体外系不良反应较口服用药轻。

4. **五氟利多**（penfluridol）　为口服长效制剂，每周给药一次。该药碾碎后易溶于水，无色无味，给药方便，在家属协助下常用于治疗不合作患者。主要不良反应为锥体外系症状，少数患者可发生迟发性运动障碍和抑郁。

5. **舒必利**（sulpiride）　治疗精神分裂症需要较高剂量。静脉滴注可以用于缓解患者的紧张症性精神运动迟滞。主要不良反应为引起高催乳素血症等内分泌变化，如体重增加、泌乳、闭经、性功能减退，锥体外系反应少见。

（二）第二代抗精神病药

1. **氯氮平**（clozapine）　推荐用于治疗难治性、伴自杀或无法耐受锥体外系反应的精神分裂症患者。易出现直立性低血压、过度镇静，故起始剂量宜低。粒细胞缺乏症发生概率大约为 1%，国外报道的死亡率为 0.13‰。体重增加、心动过速、便秘、流涎等多见。此外还可见体温升高、癫痫发作、心肌炎和恶性综合征。该药几乎不引起锥体外系反应及迟发性运动障碍。临床使用中应进行血常规、体重、血糖和血脂监测。目前，尽管氯氮平在国内仍使用广泛，但国内外专家主张慎用。

2. **利培酮**（risperidone）**和帕利哌酮**（paliperidone）　利培酮是氟哌啶醇与 5-HT_{2A} 受体拮抗剂利坦色林化合而成的新型药物，有口服片剂和水剂以及长效注射剂。其活性代谢物 9- 羟利培酮（即帕利哌酮）已作为新型抗精神病药开发上市，并有长效注射剂。对精神分裂症疗效较好。主要不良反应为激越、失眠以及高催乳素血症等，较大剂量可出现锥体外系反应。

3. **奥氮平**（olanzapine）　化学结构和药理作用与氯氮平类似，但对血象无明显影响。对精神分裂症疗效较好。主要副作用为体重增加、嗜睡、便秘等，锥体外系反应少见。临床使用中应进行体重、血糖和血脂监测。

4. **喹硫平**（quetiapine）　与奥氮平类似，也是由氯氮平化学结构改造而来。对精神分裂症阳性症状的治疗作用相对较弱，对情感症状也有一定疗效。几乎不引起锥体外系反应及迟发性运动障碍。主要副作用是嗜睡、直立性低血压等。

5. **齐拉西酮**（ziprasidone）　对精神分裂症疗效肯定，可能对精神分裂症阴性症状和情感症状的疗效略有优势。几乎不引起体重增加，锥体外系反应少见。临床应用中应注意监测心电图 QT 间期。

需与食物同服提高生物利用度。

6. **阿立哌唑**（aripiprazole） 目前唯一用于临床的多巴胺 D_2 受体的部分激动剂。对精神分裂症的疗效与氟哌啶醇相当,其激活作用有利于改善阴性症状和精神运动性迟滞,但用药初期易导致激越、焦虑等不良反应。几乎不影响体重,较少发生锥体外系症状。

7. **氨磺必利**（amisulpride） 舒必利的衍生物,不良反应与其类似。改进了血脑屏障透过率和受体亲和力,对精神分裂症的疗效得以提高,低剂量改善阴性症状,高剂量对幻觉、妄想等效果明显,但催乳素水平升高和心电图 QT 间期延长较多见。

8. **哌罗匹隆**（perospirone） 对多巴胺和5-羟色胺系统引起的行为异常有效,可缓解精神分裂症的阳性和阴性症状,并激动 5-羟色胺受体使前额叶皮质多巴胺释放增加,进而改善认知功能。不良反应有锥体外系反应和失眠、困倦等神经精神症状。

9. **鲁拉西酮**（lurasidone） 对多巴胺 D_2、5-HT_{2A}、5-HT_7 受体均具有高度亲和力,对 α_2 受体、5-HT_{1A} 受体具有中度亲和力,是 5-HT_{1A} 受体的部分激动剂,故对精神分裂症的阳性症状、阴性症状及认知症状有改善,且对情感症状效果较好。心脏 QT 间期延长相对少见。

10. **布南色林**（blonanserin） 对多巴胺 D_2、D_3 受体和 5-HT_{2A} 受体有较强的亲和力,治疗精神分裂症的阳性及阴性症状的同时也产生显著的锥体外系不良反应。

11. **阿塞那平**（asenapine） 为 5-HT 受体、α-肾上腺素受体、多巴胺 D_2 受体及组胺 H 受体的拮抗药,对 M 胆碱受体没有亲和力,能改善精神病性阳性及阴性症状,躁狂及双相障碍混合发作。有过度镇静和头晕的不良反应。

12. **伊潘立酮**（iloperidone） 具有多种受体亲和作用,具有新型非典型抗精神病药的重要特征,高 5-HT_{2A}/D_2 拮抗比率,对多巴胺 D_3 受体也有很高的亲和力,不仅能降低大脑边缘系统的多巴胺能活性而减轻阳性症状,而且能增加额叶皮质的多巴胺能活性,从而改善患者的阴性症状及认知缺陷。

四、临床应用

抗精神病药的治疗作用可以归于三个方面:①抗精神病作用,即抗幻觉、妄想作用(治疗阳性症状)和激活作用(治疗阴性症状和认知缺陷);②非特异性镇静作用;③预防疾病复发作用。

(一)适应证与禁忌证

抗精神病药主要用于治疗精神分裂症和预防精神分裂症的复发、控制躁狂发作,还可以用于其他具有精神病性症状的精神障碍。

有严重的心血管疾病、肝脏疾病、肾脏疾病以及严重的全身感染时禁用。甲状腺功能减退和肾上腺皮质功能减退、重症肌无力、闭角型青光眼、既往有同种药物过敏史也禁用。在重症监护条件下可酌情慎用。白细胞过低者、老年人、孕妇和哺乳期妇女等应慎用。每一种药物的应用应参照药品说明书中的禁忌证。

(二)用法和剂量

1. **药物的选择** 在剂量充足情况下,抗精神病药间的治疗效应没有多少差异。药物的选择主要取决于不良反应的差别,第一代药物锥体外系反应多见,第二代药物中部分药物使用后体重增加更为突出。兴奋躁动者宜选用镇静作用强的抗精神病药或采用注射制剂治疗。如果患者无法耐受某种药物,可以换用其他类型的药物。长效制剂有利于解决患者的服药不依从问题,从而减少复发。目前,第二代抗精神病药在临床应用中较传统药物更为广泛。

2. **急性期的治疗** 用药前必须排除禁忌证,做好常规体格检查和神经系统检查以及血常规、血生化(尤其是血钾和肝肾功能)和心电图检查。首次发作、首次起病或复发、病情加剧患者的治疗,均应视为急性期治疗。

对于合作的患者,给药方法以口服为主。多数情况下,尤其症状较轻者,通常采用逐渐加量法,一般 1 周内逐步加至有效治疗剂量。急性症状在有效剂量治疗 2～4 周后可开始改善,多数患者治疗

4~8周症状可得到充分缓解。如剂量足够,治疗4~6周无效或疗效不明显者,可考虑换药。在症状获得较为彻底的缓解的基础上,仍要继续以急性期有效剂量巩固治疗至少6个月,然后可以缓慢减量进入维持治疗。剂量应结合每个患者的具体情况实行个体化治疗。老年、儿童和体弱患者的用量参照药物剂量范围酌情减少。

对于兴奋躁动较严重、不合作或不肯服药的患者,常采用注射给药,通常使用氟哌啶醇或氯丙嗪。一般来说,肌内注射氟哌啶醇5~10mg或氯丙嗪50~100mg,必要时24小时内每6~8小时重复一次。患者应卧床护理,出现肌张力障碍可以注射抗胆碱能药物东莨菪碱0.3mg来对抗。

苯二氮䓬类药物(如氯硝西泮或地西泮)肌内注射或静脉缓慢注射给药,可与抗精神病药注射交替进行,从而减少合用的抗精神病药剂量。

3. **维持治疗** 抗精神病药的长期维持治疗可以显著减少精神分裂症的复发。维持剂量通常比治疗剂量低,传统药物的维持剂量可以缓慢逐渐减至治疗剂量的1/2或不少于300mg的氯丙嗪等效剂量;除氯氮平外,新一代药物安全性提高,可以采用急性期有效剂量或略低剂量维持治疗。临床研究表明,过低的维持剂量与安慰剂一样仍有较高的复发率。对于首发的、缓慢起病的患者,维持治疗时间至少5年;急性发作、缓解迅速彻底的患者,维持治疗时间可以相应较短。最终,只有不足1/5的患者有可能停药。

长效制剂在维持治疗上有一定的优势,可减轻给药负担,增加患者依从性。

五、不良反应和处理

1. **锥体外系反应** 是传统抗精神病药物治疗最常见的神经系统副作用,包括4种表现。

(1)急性肌张力障碍(acute dystonia):出现最早。成年男性和儿童比成年女性更常见。呈现不由自主的、奇特的表现,包括眼上翻、斜颈、颈后倾、面部怪相和扭曲、吐舌、张口困难、角弓反张和脊柱侧弯等。易误诊为破伤风、癫痫、分离性障碍等,抗精神病药用药史常有助于确立诊断。肌内注射东莨菪碱0.3mg或异丙嗪25mg可即时缓解。有时需减少药物剂量,加服抗胆碱能药(如盐酸苯海索)或换服锥体外系反应低的药物。

(2)静坐不能(akathisia):在治疗1~2周后最为常见。表现为无法控制的激越不安、不能静坐、反复走动或原地踏步。易误诊为精神病性激越或精神病加剧,故而错误地增加抗精神病药剂量,使症状进一步恶化。使用苯二氮䓬类药物和β受体阻滞剂(如普萘洛尔等)有效,而抗胆碱能药通常无效。有时需减少抗精神病药剂量,或选用锥体外系反应低的药物。

(3)帕金森综合征(parkinsonism):最为常见,发生率可高达56%。在治疗的最初1~2个月发生。女性比男性更常见,老年患者常见,因淡漠、抑郁或痴呆而易被误诊。主要表现为运动不能、肌张力高、震颤和自主神经功能紊乱。最初始的形式是运动过缓,体征主要为手足震颤和肌张力增高,严重者有协调运动的丧失、僵硬、佝偻姿势、慌张步态、面具脸、粗大震颤、流涎和皮脂溢出。服用抗胆碱能药盐酸苯海索可缓解。为避免此类症状,抗精神病药的使用应缓慢加药或使用最低有效剂量。

没有证据表明常规应用抗胆碱能药可预防锥体外系症状发展,反而,其应用易出现抗胆碱能不良反应,包括记忆功能减退。因此,应避免抗胆碱能药的过度使用。如果给予抗胆碱能药,应该在2~3个月后逐渐停用。常用的抗胆碱能药是盐酸苯海索。

(4)迟发性运动障碍(tardive dyskinesia,TD):多见于持续用药几年后,极少数可能在几个月后发生。女性稍高于男性,老年患者和脑器质性疾病患者中多见。TD是以不自主的、有节律的刻板式运动为特征,最早体征常是舌或口唇周围的轻微震颤或蠕动。其严重程度波动不定,睡眠时消失、情绪激动时加重。第一代药物比第二代药物发生风险更高,用药(特别是高效价药物)时间越长,发生率越高。TD常严重影响患者生活质量和社会功能,临床上应尽量避免此副作用的发生,使用最低有效剂量或及时换用锥体外系反应低的药物。

TD可使用氘丁苯那嗪片治疗。异丙嗪和银杏叶提取物可能具有一定改善作用。抗胆碱能药物会促进和加重 TD,应避免使用。

2. 其他神经系统不良反应

（1）恶性综合征(malignant syndrome):是一种少见的、严重的不良反应。临床特征是意识波动、肌肉强直、高热和自主神经功能不稳定。最常见于氟哌啶醇、氯丙嗪和氟奋乃静等药物治疗时。药物加量过快、药物用量过高、脱水、营养不足、合并躯体疾病以及气候炎热等因素,可能与恶性综合征的发生、发展有关。可以发现肌酸磷酸激酶(CPK)浓度升高,但不是确诊的指征。一旦发生,应及时停用抗精神病药物,给予支持性治疗。可以使用肌肉松弛剂丹曲林(dantrolene)和促进中枢多巴胺功能的溴隐亭治疗。

（2）癫痫发作:抗精神病药物能降低抽搐阈值而诱发癫痫,多见于氯氮平、氯丙嗪和硫利达嗪治疗时。阿立哌唑、氨磺必利、利培酮和氟哌啶醇等用于治疗伴有癫痫的精神障碍患者可能较为安全。

3. 自主神经的不良反应　抗胆碱能的不良反应表现为口干、视力模糊、排尿困难和便秘等。硫利达嗪、氯丙嗪和氯氮平等多见。严重反应包括尿潴留、麻痹性肠梗阻和口腔感染,尤其是抗精神病药合并抗胆碱能药及三环类抗抑郁药治疗时更易发生。α-肾上腺素能阻滞作用表现为:直立性低血压、反射性心动过速以及射精的延迟或抑制,在治疗的初期最为常见,氯丙嗪肌内注射时也易出现。有心血管疾病的患者,剂量增加应缓慢。发生后应让患者头低脚高位卧床;严重病例应输液并给予去甲肾上腺素、间羟胺等升压,禁用肾上腺素。

4. 代谢和内分泌系统的不良反应　主要包括腹型肥胖、高血糖、血脂异常等。体重增加多见,与食欲增加和活动减少有关。机制较复杂,包括组胺受体阻断以及通过下丘脑机制介导的糖耐量和胰岛素释放的改变。氯氮平、奥氮平等导致的体重增加最为常见。此类副作用可增加精神分裂症患者罹患多种躯体疾病的风险,已成为精神分裂症不良预后的主要原因之一。因此需要及早识别其发生的风险因素,定期监测体重、血糖和血脂等指标,评估发生风险并及时进行生活方式干预和临床处置。生活方式干预主要是饮食控制、体育锻炼、心理教育和行为干预。临床处置主要是换用或加用低代谢风险抗精神病药物,使用阿立哌唑辅助治疗可能是潜在有效的治疗方法。需要注意的是,对确诊某种代谢疾病的患者,应按照相应疾病进行临床规范治疗,同时注意合并用药与抗精神病药物的相互作用。

另外,催乳素分泌异常也较常见。女性患者中常见泌乳、闭经和性快感受损。吩噻嗪可以产生妊娠试验假阳性。男性较常见性欲丧失、勃起困难和射精抑制。生长激素水平降低,但在用吩噻嗪或丁酰苯维持治疗的儿童中未见生长发育迟滞。雌激素和睾酮水平的变化及抗利尿激素异常分泌也有报道。

5. 精神方面的不良反应　许多抗精神病药物产生过度镇静,这种镇静作用通常很快因耐受而消失。头晕和迟钝常是由直立性低血压引起。舒必利、奋乃静、三氟拉嗪、氟奋乃静、利培酮和阿立哌唑有轻度激活或振奋作用,可以产生焦虑、激越。抗胆碱能作用强的抗精神病药(如氯氮平、氯丙嗪)等较易出现撤药反应(如失眠、焦虑和不安),应予注意。

药物对精神分裂症患者认知功能的影响与疾病本身的认知缺陷交织在一起。镇静作用较强的吩噻嗪类倾向于抑制精神运动和注意,但一般不影响高级认知功能。如果加上抗胆碱能药,记忆功能可能暂时受影响。

抗精神病药引起的抑郁主要表现为快感缺失,尤其见于多巴胺阻断作用强的传统药物。但是,不论是否用药,精神分裂症患者都可以出现明显的情感波动。精神分裂症发病初期和恢复期均可出现抑郁症状,自杀在精神分裂症中并不少见。锥体外系副作用(如运动不能)可能被误认为是抑郁状态。

6. 心脏相关不良反应　某些抗精神病药(尤其是硫利达嗪)可导致心电图的 QT 间期延长(奎尼丁样作用)等,罕见的严重者可出现尖端扭转性心律失常,极少数可能发展成为室颤或猝死。其机制可能与改变心肌层中钾通道相关。在老年人中,药物引起的心律失常更易危及生命。密切关注心电图 QT 间期的变化以及及时发现和纠正低血钾(尤其是兴奋激越和/或进食进水少的新入院患者),有可能降低抗精神病药的猝死风险。

7. 其他不良反应 抗精神病药还有许多不常见的不良反应。抗精神病药对肝脏的影响常见的为谷丙转氨酶升高,多为一过性,可自行恢复,一般无自觉症状,轻者不必停药,可合并护肝治疗;重者或出现黄疸者应立即停药,并加强护肝治疗。胆汁阻塞性黄疸罕见,有时可以同时发生胆汁性肝硬化。其他罕见的变态反应包括药疹、伴发热的哮喘、水肿、关节炎和淋巴结病。严重的药疹可发生剥脱性皮炎,应立即停药并积极处理。氯丙嗪等吩噻嗪类药物可以在角膜、晶状体和皮肤上形成紫灰色素沉着,在光照较强的地区和女性中多见。

粒细胞缺乏罕见,氯氮平发生率较高,氯丙嗪和硫利达嗪有偶发的病例。其他抗精神病药尚未见报道。如果白细胞计数低,应避免使用氯氮平、氯丙嗪、硫利达嗪等,并且应用这些药物时应常规定期监测血象。

8. 过量中毒 部分精神分裂症患者可能企图服过量抗精神病药物自杀。意外过量常见于儿童。抗精神病药的毒性比巴比妥和三环类抗抑郁药低,死亡率低。过量的最早征象是激越或意识混浊。可见肌张力障碍、抽搐和癫痫发作。脑电图显示突出的慢波。常有严重低血压以及心律失常、低体温。抗胆碱能作用(尤其是硫利达嗪)可使预后恶化;毒扁豆碱可用作解毒药。

由于过量药物本身的抗胆碱能作用,锥体外系反应通常不明显。治疗基本上是对症性的,包括大量输液,注意维持正常体温,应用抗癫痫药控制癫痫。多数抗精神病药蛋白结合率较高,血液透析作用有限。抗胆碱能作用使胃排空延迟,所以过量数小时后都应洗胃。由于低血压是 α-肾上腺素能受体和 β-肾上腺素能受体同时阻断的结果,只能用作用于受体的升压药(如间羟胺和去甲肾上腺素等)升压,禁用肾上腺素。

六、药物间的相互作用

抗精神病药与其他药物联合使用时主要风险如下:增加三环类抗抑郁药的血药浓度,诱发癫痫,加剧抗胆碱副作用;加重抗胆碱药的抗胆碱副作用;逆转肾上腺素的升压作用;减弱抗高血压药胍乙啶的降压作用,增加 β 受体拮抗剂及钙离子通道阻滞剂的血药浓度而导致低血压;加强其他中枢抑制剂(如酒精)以及利尿剂的作用。

抗酸药可影响抗精神病药物吸收。吸烟可以降低某些抗精神病药(如氯氮平)的血药浓度。卡马西平可通过诱导肝脏药物代谢酶,明显降低氟哌啶醇、氯氮平血浆浓度而使精神症状恶化,或增加氯氮平发生粒细胞缺乏的危险性。某些选择性 5-羟色胺再摄取抑制剂(SSRIs),如氟西汀、帕罗西汀和氟伏沙明,可抑制肝脏药物代谢酶,增加抗精神病药的血药浓度,导致不良反应发生或加剧。

第三节 │ 抗抑郁药

抗抑郁药(antidepressant drugs)是一类治疗各种抑郁状态的药物。这类药物不仅能治疗各类抑郁症,而且对焦虑、惊恐、恐惧、强迫、疑病及慢性疼痛等都有一定疗效。

抗抑郁药根据化学结构及作用机制的不同分为以下几类:①选择性 5-羟色胺再摄取抑制剂(selective serotonin reuptake inhibitors,SSRIs);②5-羟色胺和去甲肾上腺素再摄取抑制剂(serotonin-norepinephrine reuptake inhibitors,SNRIs);③去甲肾上腺素和多巴胺再摄取抑制剂(norepinephrine dopamine reuptake inhibitors,NDRIs);④选择性去甲肾上腺素再摄取抑制剂(selective noradrenaline reuptake inhibitors,SNRIs);⑤5-羟色胺阻滞和再摄取抑制剂(serotonin antagonist and reuptake inhibitors,SARIs);⑥α₂-肾上腺素受体拮抗剂或去甲肾上腺素能及特异性 5-羟色胺能抗抑郁药(noradrenergic and specific serotonergic antidepressants,NaSSAs);⑦褪黑素受体激动剂(melatonergic antidepressants);⑧多模式抗抑郁药(multimodal antidepressants),既有转运体抑制作用又有受体调节

作用;⑨三环类抗抑郁药(tricyclic antidepressants,TCAs),包括在此基础上开发出来的杂环或四环类抗抑郁药;⑩单胺氧化酶抑制剂(monoamine oxidase inhibitors,MAOIs);⑪植物药或中成药。

除褪黑素受体激动剂外,抗抑郁药的作用机制均以增强中枢单胺类神经递质系统功能为主。中枢单胺类神经递质包括吲哚胺类的 5-羟色胺(5-HT)以及儿茶酚胺类的去甲肾上腺素(NE)和多巴胺(DA)。TCAs、SSRIs、SNRIs、NDRIs、NRIs 和 SARIs 可阻滞一种或两种单胺类神经递质的胞体膜和突触前膜上的转运体,增加胞体间隙和突触间隙相应递质浓度;这些抗抑郁药阻滞 5-HT、NE 和 DA 再摄取的作用是有差异的。

进一步的研究发现,抗抑郁药对递质再摄取的抑制作用是立即发生的,而长期用药后则可以降低受体的敏感性(下调作用),这与抗抑郁药的临床效应滞后(用药 2~3 周后起效)密切相关。如 5-HT 再摄取的抑制首先是增加胞体部位突触间隙内源性 5-HT 浓度,通过下调突触前胞体膜上的 $5-HT_{1A}$ 受体,增加末梢释放 5-HT,进而下调突触后膜受体,最终达到抗抑郁作用。此外,MAOIs 可抑制单胺氧化酶,减少突触前膜以及突触间隙的单胺递质失活;α_2-肾上腺素受体拮抗剂则可阻滞突触前 α_2 自身受体,促进神经末梢 NE 和 5-HT 的释放。

一、新型抗抑郁药

在前述列举的抗抑郁药种类中,除 TCAs 和 MAOIs 属传统抗抑郁药,其他均可归类为新型抗抑郁药。

(一)选择性 5-羟色胺再摄取抑制剂

选择性 5-羟色胺再摄取抑制剂(SSRIs)是 20 世纪 80 年代陆续开发并试用于临床的一类新型抗抑郁药。目前常用于临床的 SSRIs 有 6 种:氟西汀、帕罗西汀、舍曲林、氟伏沙明、西酞普兰和艾司西酞普兰。这类药物选择性抑制胞体膜和突触前膜对 5-HT 的回收,对 NE 影响很小,几乎不影响 DA 的回收。其中的帕罗西汀、氟伏沙明有轻度的抗胆碱能作用。

适应证包括抑郁症、强迫症、惊恐症和贪食症等,但不同的 SSRIs 对不同靶症状的剂量、起效时间、耐受性和疗效不同,在强迫症和贪食症的治疗中剂量应相对较大。临床特点还有:抗抑郁作用与 TCAs 相当,但对严重抑郁的疗效可能不如 TCAs;半衰期长,多数只需每天给药 1 次,疗效在停药较长时间后才逐渐消失;心血管不良反应和抗胆碱不良反应轻微,过量时较安全,前列腺肥大和青光眼患者可用。不良反应主要包括恶心、腹泻、失眠、不安和性功能障碍,多数不良反应持续时间短、一过性、可产生耐受。与其他抗抑郁药合并使用常常增强疗效,但应避免与 MAOIs 等合用,否则易致 5-HT 综合征。

1. **氟西汀**(fluoxetine) 适用于各种抑郁症、强迫症和贪食症等患者。半衰期长,其活性代谢产物的半衰期可达 7~15 天。最理想的剂量是 20mg/d,随着剂量增加不良反应也有所增加。对肝脏 CYP2D6 酶抑制作用较强,与其他有关药物合用时有所禁忌。

2. **帕罗西汀**(paroxetine) 对伴焦虑的抑郁症以及惊恐症较适合。初始剂量为 20mg/d,根据情况每次加 10mg/d,间隔时间应不少于 1 周。停药太快会有撤药反应,因此撤药应缓慢进行。和氟西汀一样,帕罗西汀对 CYP2D6 等酶的抑制作用也较强。

3. **舍曲林**(sertraline) 适用于各种抑郁症和强迫症患者,包括儿童青少年患者。用药早期易产生焦虑或激活惊恐。抗抑郁的开始剂量为 50~100mg/d,可酌情加量。舍曲林对肝脏细胞色素 P450 酶抑制作用弱,故很少与其他药物发生配伍禁忌。

4. **氟伏沙明**(fluvoxamine) 适用于各种抑郁症和强迫症患者,包括儿童青少年患者。有一定的睡眠改善作用,性功能障碍发生较少。剂量大于 100mg/d 时可分为 2 次服用。氟伏沙明对肝脏 CYP1A2 等酶的抑制作用强,应注意相应的药物配伍禁忌。

5. **西酞普兰**(citalopram)和**艾司西酞普兰**(escitalopram) 艾司西酞普兰是外消旋西酞普兰的左旋对映体,治疗作用相对于西酞普兰明显增强。适用于各种抑郁症或伴惊恐的抑郁症。常用剂量为西酞普兰 20mg/d、艾司西酞普兰 10mg/d。两药对肝脏细胞色素 P450 酶的影响在 SSRIs 中最小,因此几乎没有药物配伍禁忌,安全性较强。

(二) 5-羟色胺和去甲肾上腺素再摄取抑制剂

1. 文拉法辛(venlafaxine)　该药具有剂量依赖性单胺药理学特征,低剂量仅有 5-HT 再摄取阻滞作用,中至高剂量有 5-HT 和 NE 再摄取阻滞作用,非常高的剂量有 5-HT、NE 和 DA 再摄取阻滞作用。该药起效较快。中至高剂量用于严重抑郁和难治性抑郁患者,低剂量时与 SSRIs 没有多大差别,可用于非典型抑郁。低剂量时不良反应与 SSRIs 类似,如恶心、激越、性功能障碍和失眠;中至高剂量时不良反应为失眠、激越、恶心、头痛和高血压。撤药反应常见,如胃肠反应、头晕、出汗等。

2. 度洛西汀(duloxetine)　和文拉法辛一样属于 5-HT 和 NE 双重再摄取抑制剂。中枢镇痛作用机制不明。除适用于严重抑郁外,还能改善慢性疼痛(如糖尿病性周围神经痛)。主要不良反应包括胃部不适、头痛、口干、睡眠障碍、多汗、便秘、尿急和性功能障碍等,可见撤药反应。慢性酒精中毒和肝功能不全者慎用,未经治疗的闭角型青光眼患者避免使用。

3. 米那普仑(milnacipran)　可同时抑制神经元对 5-HT 和 NE 的再摄取,从而使突触间隙的递质浓度增高,对 α-肾上腺素受体、毒蕈碱受体和 H_1 组胺受体无亲和力,对单胺氧化酶活性也没有影响。主要用于治疗抑郁症,同时也用于纤维肌痛的治疗,不良反应常见为头晕、多汗、面部潮红、排尿困难等。

(三) 去甲肾上腺素能及特异性 5-羟色胺能抗抑郁药

米安色林(mianserine)和米氮平(mirtazapine):其药理作用主要是拮抗突触前 $α_2$-肾上腺素受体,以增加去甲肾上腺素能和 5-羟色胺能的传递,还对 5-HT$_2$ 和 H_1 受体具有阻断作用。因此,除抗抑郁作用外,其还有较强的镇静和抗焦虑作用。有体重增加、过度镇静等不良反应,少有性功能障碍或恶心、腹泻。米安色林有引起粒细胞减少的报道,应监测血象。米氮平单用或与其他抗抑郁药联用可用于严重抑郁和难治性抑郁患者。

(四) 去甲肾上腺素和多巴胺再摄取抑制剂

安非他酮(bupropion):是 NE 和 DA 双重再摄取抑制剂。既有 DA 再摄取抑制作用,又有激动 DA 的特性,长期大剂量服用可使 β-肾上腺素受体下调。适用于双相抑郁、迟滞性抑郁、睡眠过多、认知缓慢或假性痴呆以及对 5-HT 能药物无效或不能耐受者,还可用于治疗注意缺陷障碍、戒烟、兴奋剂的戒断和渴求。常见的不良反应有坐立不安、失眠、头痛、恶心和出汗。有大剂量使用后诱发癫痫的报道。

(五) 选择性去甲肾上腺素再摄取抑制剂

瑞波西汀(reboxetine):选择性 NE 再摄取抑制剂。尤其 SSRIs 治疗无效者可选用。主要不良反应为口干、便秘、多汗、失眠、勃起困难、排尿困难、不安或直立性低血压等。

老年患者对该药个体差异大,剂量不易掌握,因此不推荐用于老年患者。与抑制 CYP3A4 酶的药物合用需慎重,青光眼、前列腺增生、低血压以及新近心血管意外者禁用。

(六) 5-羟色胺阻滞和再摄取抑制剂

曲唑酮(trazodone):既阻滞 5-HT 受体,又选择性地抑制 5-HT 再摄取。该药通过 CYP2D6 酶介导生成代谢物间氯苯哌嗪(mCPP)。适用于伴有焦虑、激越、睡眠以及性功能障碍的抑郁患者。5-HT 阻滞所致的不良反应为嗜睡、视像存留(少见)和乏力。CYP2D6 缺乏或抑制时,mCPP 生成增多,导致头晕、失眠、激越、恶心等。初始用药出现激越和流感样症状,表明致焦虑的 mCPP 产生较多。镇静作用较强,还可引起阴茎异常勃起。换用或加用 SSRIs 须谨慎,缺乏 CYP2D6 酶者慎用。

(七) 褪黑素受体激动剂

阿戈美拉汀(agomelatine):褪黑素能 M_1 和 M_2 受体的激动剂以及 5-HT$_{2C}$ 受体的阻滞剂。适用于成人抑郁障碍或严重抑郁的患者。起效较快,能改善睡眠质量和日间功能。没有撤药反应,不影响性功能、体重、心率或血压。禁用于肝功能损害或与 CYP1A2 酶强抑制剂(如氟伏沙明和环丙沙星等)联用。常见不良反应为头痛、头晕、嗜睡或失眠、胃肠反应和转氨酶升高。

(八) 多模式抗抑郁药

伏硫西汀(vortioxetine):既有转运体抑制作用又有受体调节作用,即可以选择性抑制 5-羟色胺转运体(SERT),激动 5-HT$_{1A}$ 受体,部分激动 5-HT$_{1B}$ 受体,拮抗 5-HT$_{1D}$、5-HT$_3$ 和 5-HT$_7$ 受体。在低剂量时主要占据 SERT 和 5-HT$_3$ 受体,高剂量时所有目标靶点均被占据。在提高脑内 5-HT 浓度的同时,可降低 γ-氨基丁酸神经传递,增强去甲肾上腺素、多巴胺、乙酰胆碱、组胺和谷氨酸能神经元的神经传递功能,在改善情感迟钝和认知症状方面相对突出。与安非他酮合用时应关注恶心、腹泻及头痛的风险。肾功能损害者无须调整剂量,轻中度肝功能损害者也无须调整剂量,严重肝功能损害者应用证据不足。

(九) 植物药或中成药

植物贯叶连翘(即圣约翰草)提取物、巴戟天寡糖胶囊以及一些中成药(如舒肝解郁胶囊等抗抑郁药)也用于临床。

二、传统抗抑郁药

传统抗抑郁药包括三环类抗抑郁药(TCAs)和在此基础上开发出来的杂环或四环类抗抑郁药,以及单胺氧化酶抑制剂(MAOIs)。

(一) 三环类抗抑郁药

三环类抗抑郁药(TCAs)曾是临床上治疗抑郁障碍的首选药之一,后因不良反应问题,逐渐作为二线用药使用。其中,丙米嗪是最早发现的具有抗抑郁作用的化合物,1957 年开始应用于临床。除了阻滞 NE 和 5-HT 再摄取起到治疗作用外,TCAs 作为吩噻嗪类传统抗精神病药的衍生物也具有胆碱能 M$_1$、去甲肾上腺素能 α$_1$ 和组胺能 H$_1$ 受体拮抗作用,对心脏和肝脏的毒性更大。由于 TCAs 的治疗指数较为狭窄,药物间相互作用较为突出,治疗药物监测必要性较大。

1. 临床应用

(1)适应证和禁忌证:适用于治疗各类以抑郁症状为主的精神障碍,如内源性抑郁、恶劣心境障碍、反应性抑郁以及器质性抑郁等。对精神分裂症患者伴有的抑郁症状,治疗宜谨慎,TCAs 可能使精神病性症状加重或明显化。还可以用于治疗焦虑症、惊恐发作和恐惧症。小剂量丙米嗪可用于治疗儿童遗尿症,氯米帕明则常用于治疗强迫症。严重心肝肾疾患、粒细胞减少、青光眼、前列腺肥大的患者以及妊娠 3 个月内者禁用。癫痫患者和老年人慎用。

(2)药物的选择:丙米嗪(imipramine)镇静作用弱,适用于迟滞性抑郁以及儿童遗尿症。氯米帕明(clomipramine)和选择性 5-HT 再摄取抑制剂一样,既能改善抑郁也是治疗强迫症的有效药物。阿米替林(amitriptyline)镇静和抗焦虑作用较强,适用于激越性抑郁。多塞平(doxepin)抗抑郁作用相对较弱,但镇静和抗焦虑作用较强,常用于治疗恶劣心境障碍和慢性疼痛。马普替林(maprotiline)心肝毒性较少,以往常用于老年抑郁患者。

(3)用法和剂量:从小剂量开始,并根据不良反应和临床疗效,用 1～2 周的时间逐渐增加到最大有效剂量。服用抗抑郁药以后,患者的睡眠首先得到改善,抗抑郁疗效要在用药 2～4 周后出现。例如,丙米嗪应以 25～50mg/d 开始治疗,每天(甚至在更长时间内)增加 25mg,直到剂量达到 100mg/d 左右。在决定进一步加大剂量前,患者应维持这一剂量大约 1 周。如果患者没有或只有轻微疗效,应在下一周把剂量增加到 100～200mg/d。如果仍没有进一步改善,应检测血药浓度,如剂量足够,治疗 6～8 周无效或疗效不明显者,可考虑换药。由于三环类抗抑郁药在体内的半衰期长,一般可以每天 1 次睡前服或以睡前剂量为主方式给药。这样可以避免白天患者的过度镇静和抗胆碱能不良反应。

经过急性期的抗抑郁治疗,抑郁症状已缓解,此时应以有效治疗剂量继续巩固治疗 4～6 个月。随后进入维持治疗阶段。维持剂量通常低于有效治疗剂量,可视病情及不良反应情况逐渐减少剂量,一般维持 6 个月或更长时间。最终,缓慢逐步减停药物。反复频繁发作者应长期维持,起到预防复发作用。

2. 不良反应及其处理 三环类抗抑郁药的大多数不良反应较新型药物重,有时足以影响治疗。发生的频率及严重程度与剂量和血药浓度呈正相关,同时与躯体状况有关。

(1)抗胆碱能不良反应:TCAs 治疗中最常见的不良反应。出现的时间早于药物发挥抗抑郁效果的时间。表现为口干、便秘、视物模糊等。患者一般随着治疗的延续可以耐受,症状将会逐渐减轻。严重者可出现尿潴留、肠麻痹。处理时,原则上应减少抗抑郁药物的剂量,必要时加拟胆碱能药对抗不良反应。

(2)中枢神经系统不良反应:多数 TCAs 具有镇静作用,与其组胺受体结合力相平行。出现震颤可以减少剂量、换用其他抗抑郁药或采用 β 受体阻滞剂(如普萘洛尔)治疗。在癫痫患者或有癫痫病史的患者中,TCAs 容易促发癫痫发作,特别是在开始用药或加量过快、用量过大时。TCAs 导致的药源性意识模糊或谵妄,老年患者中易出现,并且与血药浓度密切相关。TCAs 诱导的脑电图异常也与血药浓度密切相关。TCAs 还能诱发睡前幻觉、精神病性症状及躁狂。

(3)心血管不良反应:是主要的不良反应。α-肾上腺素能受体的阻断可发生体位性低血压、心动过速、头晕等,老年人和患有充血性心力衰竭的患者更多见。TCAs 所致 QT 间期延长(奎尼丁样作用)可诱发心律失常。TCAs 还可引起 PR 间期和 QRS 间期延长,引起危险的Ⅱ度和Ⅲ度传导阻滞,因而禁用于具有心脏传导阻滞的患者。临床应用中应监测心电图。

(4)性方面的不良反应:因抑郁障碍本身和抗抑郁药均可引起性功能障碍,故应详细询问病史,弄清是疾病的表现还是药物的不良反应。与三环类抗抑郁药有关的性功能障碍包括阳痿、射精障碍、性兴趣和性快感降低。性功能障碍会随抑郁症状的好转和药量的减少而改善。

(5)体重增加:可能与组胺受体阻断有关。另外,有些患者出现外周性水肿,此时应限制盐的摄入。

(6)过敏反应:轻度皮疹,经过对症治疗可以继续用药;对于较严重的皮疹,应当逐渐减、停药物。进一步的治疗,应避免使用已发生过敏的药物。偶有粒细胞缺乏发生,一旦出现应立即停药,且以后禁用。

(7)过量中毒:超量服用或误服可发生严重的毒性反应,危及生命。死亡率高,一次吞服丙米嗪 1.25g 即可致死。临床表现为昏迷、癫痫发作、心律失常三联征,还可有高热、低血压、肠麻痹、瞳孔扩大、呼吸抑制、心搏骤停。处理:试用毒扁豆碱缓解抗胆碱能作用,每 0.5~1 小时重复给药 1~2mg。及时洗胃、输液,积极处理心律不齐、控制癫痫发作。由于三环类抗抑郁药物的抗胆碱能作用使胃内容物排空延迟,即使过量服入后数小时,仍应采取洗胃措施。

3. 药物间的相互作用 某些药物对 TCAs 的血药浓度有影响。西咪替丁、哌甲酯、氯丙嗪、氟哌啶醇、甲状腺素、雌激素、奎宁等可抑制 TCAs 的代谢,使其血浆浓度增高。而卡马西平、酒精、吸烟、口服避孕药、苯妥英钠、苯巴比妥可诱导药物代谢酶,增加 TCAs 代谢,使其血浆浓度下降。

TCAs 对其他药物的影响表现为:拮抗胍乙啶、可乐定的抗高血压作用,加重酒精、镇静催眠药等的中枢抑制,与拟交感药合用导致高血压、癫痫发作,增强抗胆碱能药、抗精神病药的抗胆碱不良反应,促进单胺氧化酶抑制剂的中枢神经毒性作用。

(二)单胺氧化酶抑制剂

MAOIs 主要分为两大类型。一类称为不可逆性 MAOIs,即以肼类化合物及反苯环丙胺为代表的老一代 MAOIs,因不良反应大、禁忌较多,国内临床上已基本不用;另一类为可逆性 MAOIs,是以吗氯贝胺(moclobemide)为代表的新一代 MAOIs。

MAOIs 作为二线药物主要用于新型抗抑郁药、三环类抗抑郁药或其他药物治疗无效的抑郁障碍。此外,对伴睡眠过多、食欲和体重增加的非典型抑郁、轻性抑郁或焦虑抑郁混合状态效果较好。吗氯贝胺的禁忌较老一代 MAOIs 少。治疗初始时剂量为 300~450mg/d,分 3 次服用。从第 2 周起,逐渐增加剂量,最大可达到 600mg/d。

第四节 | 心境稳定剂

一、碳酸锂

碳酸锂（lithium carbonate）是锂盐的一种口服制剂，也有口服缓释剂型，为最常用的心境稳定剂。

（一）体内处置和作用机制

锂盐的普通制剂在 1～2 小时达峰浓度，缓释制剂在 4～5 个小时达峰浓度。锂不与蛋白结合，它均衡分布于体内全部含水空间，不需要生物转化，最终经过肾脏排除。锂的排泄受渗透因子的控制，需要肾功能的完好。锂的清除半衰期大约为 22 小时，4～5 天之内达到稳态浓度。

锂盐作用机制业已阐明。锂离子通过抑制肌醇单磷酸酶和糖原合成酶激酶，起到肌醇耗竭和 Wnt 信号激活作用，进而降低蛋白激酶 C 的活动，再经第二信使系统的 G 蛋白偶联，影响脑内主要神经递质系统，如使谷氨酸全面减少、γ-氨基丁酸水平恢复正常、去甲肾上腺素和 5-羟色胺功能提高。锂还拮抗 5-HT$_{1A}$ 和 5-HT$_{1B}$ 自身受体，增强 5-HT 释放。此外，锂盐可使控制昼夜节律的下丘脑视交叉上核再同步，从而改善睡眠-觉醒节律的紊乱。

（二）临床应用

1. 适应证和禁忌证 主要适应证是躁狂症和双相障碍，它是目前的首选药物，对躁狂症以及双相障碍的躁狂发作或抑郁发作均有治疗和预防复发作用。分裂情感性精神病也可用锂盐治疗。对精神分裂症伴有情绪障碍和兴奋躁动者，可以作为抗精神病药治疗的增效药物。急慢性肾炎、肾功能不全、严重心血管疾病、重症肌无力、妊娠 3 个月内以及缺钠或低盐饮食患者禁用。帕金森病、癫痫、糖尿病、甲状腺功能减退、神经性皮炎、老年性白内障患者慎用。

2. 用法和剂量 常用碳酸锂每片 250mg，饭后口服给药，一般开始每次给 250mg，每天 2～3 次，逐渐增加剂量，有效剂量范围为 750～1 500mg/d，偶尔可达 2 000mg/d。锂盐充分治疗的情况下，总有效率为 70%。一般至少 1 周才能起效，6～8 周可以完全缓解，此后应以有效治疗剂量继续巩固治疗 2～3 个月。可以停药的患者应逐步缓慢进行。

锂盐的治疗窗狭窄，中毒剂量与治疗剂量接近，有必要监测血锂浓度，可以据此调整剂量、确定有无中毒及中毒程度。在治疗急性病例时，血锂浓度宜为 0.6～1.2mmol/L，超过 1.4mmol/L 易产生中毒反应，尤其老年人和有器质性疾病患者易发生中毒。为尽快控制急性躁狂症状，可在治疗开始时与抗精神病药或苯二氮䓬类药物合用。待兴奋症状控制后，应逐渐将苯二氮䓬类药物和抗精神病药撤去，否则较长时间合用可掩盖锂中毒的早期症状。

3. 维持治疗 锂盐的维持治疗适用于双相障碍及躁狂症的反复发作者。锂盐能减少复发次数和减轻发作的严重程度。维持治疗在第二次发作缓解后给予，维持时间从病情稳定后开始，持续时间不低于既往 2～3 个发作循环的间歇期或持续 2～3 年。维持治疗量为治疗量的一半，即 500～750mg/d，保持血锂浓度为 0.4～0.8mmol/L。躁狂首次发作治愈后，一般可以不用维持治疗。

（三）不良反应

锂在肾脏与钠竞争重吸收，缺钠或肾脏疾病易导致体内锂的蓄积中毒。不良反应与血锂浓度相关。一般发生在服药后 1～2 周，有的出现较晚。常饮淡盐水可以减少锂盐蓄积和不良反应。根据不良反应出现的时间可分为早期不良反应、后期不良反应以及中毒先兆。

1. 早期不良反应 无力、疲乏、嗜睡、手指震颤、厌食、上腹不适、恶心、呕吐、稀便、腹泻、多尿、口干等。

2. 后期不良反应 由于锂盐的持续摄入，患者持续多尿、烦渴、体重增加、甲状腺肿大、黏液性水肿、手指细震颤。粗大震颤提示血药浓度已接近中毒水平。锂盐干扰甲状腺素的合成，女性患者可引起甲状腺功能减退。类似低钾血症的心电图改变亦可发生，但为可逆的，可能与锂盐取代心肌钾有关。

3. 锂中毒先兆 表现为呕吐、腹泻、粗大震颤、抽动、呆滞、困倦、眩晕、构音不清和意识障碍等。应即刻检测血锂浓度,血锂超过 1.4mmol/L 时应减量。如临床症状严重应立即停止锂盐治疗。血锂浓度越高,脑电图改变越明显,因而监测脑电图有一定价值。

锂中毒及其处理:引起锂中毒的原因很多,包括肾锂清除率下降、肾脏疾病的影响、钠摄入减少、患者自服过量、年老体弱以及血锂浓度控制的不当等。中毒症状包括共济失调、肢体运动协调障碍、肌肉抽动、言语不清和意识模糊,重者昏迷、死亡。一旦出现毒性反应需立即停用锂盐,大量给予生理盐水或高渗钠盐加速锂的排泄,或进行人工血液透析。一般无后遗症。

二、丙戊酸盐

丙戊酸盐(valproate)常用的有丙戊酸钠和丙戊酸镁,并有双丙戊酸钠缓释制剂,也有丙戊酸钠口服溶液剂型。

(一)临床应用

丙戊酸盐对躁狂症的疗效与锂盐相当,对混合型躁狂、快速循环型双相障碍以及锂盐治疗无效者可能疗效更好。可与锂盐合用治疗难治性患者。肝脏和胰腺疾病者慎用,孕妇禁用。初始剂量为 400~600mg/d,分 2~3 次服用,每隔 2~3 天增加 200mg,剂量范围为 800~1 800mg/d。治疗浓度应为 50~120mg/L。老年患者酌情减量。与氟哌啶醇和吩噻嗪类抗精神病药、三环类抗抑郁药及单胺氧化酶抑制剂合用时,可降低丙戊酸的效应。与卡马西平合用时可导致药物代谢加速,使二者血药浓度和半衰期降低。

(二)不良反应

总体而言不良反应发生率较低,较少引起认知功能损害。常见不良反应为胃肠刺激症状,比如恶心、呕吐、畏食、腹泻等,以及镇静、共济失调、震颤、脱发等。转氨酶升高较多见,造血系统不良反应少见,偶见过敏性皮疹、异常出血或瘀斑、白细胞减少等,极少数患者(尤其是儿童)曾出现罕见的中毒性肝炎和胰腺炎,是罕见的特异质性反应。药物过量的早期表现为恶心、呕吐、腹泻、厌食等消化道症状,之后出现肌无力、四肢震颤、共济失调、嗜睡、意识模糊或昏迷。应立即停药,并对症支持治疗。

三、卡马西平/奥卡西平

卡马西平(carbamazepine)对治疗急性躁狂和预防躁狂发作均有效,尤其对锂盐治疗无效的、不能耐受锂盐不良反应的以及快速循环发作的躁狂患者,效果较好。卡马西平与锂盐合用预防双相患者复发,其疗效较锂盐与抗精神病药物合用要好。青光眼、前列腺肥大、糖尿病、酒精依赖者慎用,白细胞减少、血小板减少、肝功能异常以及孕妇禁用。初始剂量为 400mg/d,分 2 次口服,每 3~5 天增加 200mg,剂量范围为 400~1 600mg/d,血浆水平应达 4~12mg/L。剂量增加太快,会导致眩晕或共济失调。卡马西平具有抗胆碱能作用,治疗期间可出现视物模糊、口干、便秘等不良反应。皮疹较多见,严重者可出现剥脱性皮炎。偶可引起白细胞和血小板减少及肝损害,应监测血象的改变。奥卡西平(oxcarbazepine)是卡马西平结构变化的产物,比卡马西平不良反应少,耐受性好。

四、拉莫三嗪

拉莫三嗪(lamotrigine)不仅是一种心境稳定剂,而且具有较明显的抗抑郁作用,特别是对双相抑郁、快速循环、混合发作等均有良好疗效,而且对双相抑郁有预防复发的效果。拉莫三嗪是唯一对双相抑郁相比对躁狂或轻躁狂相更为有效的心境稳定剂,并能增强锂盐的疗效。此外,拉莫三嗪对精神分裂症的难治性阳性症状治疗亦有一定增效作用。推荐的滴定剂量为前 2 周 25mg/d,之后 2 周 50mg/d,再增加到 75~100mg/d,单药治疗的目标剂量为 200mg/d,与丙戊酸盐合用时的目标剂量为 100mg/d,与酶诱导剂(除丙戊酸钠)合用时的目标剂量为 400mg/d,分 1~2 次服用。治疗期间可出现眩晕、头痛、复视、恶心和共济失调。药疹在 5%~10% 的拉莫三嗪治疗患者中出现,包括剥脱性皮炎

（Stevens-Johnson 综合征）和中毒性表皮坏死。合用丙戊酸盐或者超出拉莫三嗪的起始推荐剂量或加药速度过快时，药疹的风险增加。

第五节 │ 抗焦虑药

抗焦虑药（anxiolytics）的应用范围广泛，种类较多，具有中枢或外周神经系统抑制作用的药物都曾列入此类，并用于临床。目前，应用最广的为苯二氮䓬类，其他还有 5-HT$_{1A}$ 受体部分激动剂丁螺环酮和坦度螺酮、β 受体阻滞剂（如普萘洛尔）。多数抗抑郁药以及部分抗精神病药（小剂量使用）均有抗焦虑作用。苯二氮䓬类药物除了有抗焦虑作用，常作为镇静催眠药使用，因此被滥用现象较严重，如何合理应用是值得注意的问题。本节主要介绍苯二氮䓬类药物以及 5-HT$_{1A}$ 受体部分激动剂。

一、苯二氮䓬类药物

苯二氮䓬类药物（benzodiazepines）：目前有 2 000 多种衍生物，国内常用的只有十余种。苯二氮䓬类药物作用于 γ-氨基丁酸（GABA）受体、苯二氮䓬受体和氯离子通道的复合物。通过增强 GABA 的活性，进一步开放氯离子通道，使氯离子大量进入细胞内，引起神经细胞超极化，从而起到中枢抑制作用。具体表现为四类药理作用：①抗焦虑作用，可以减轻或消除患者的焦虑不安、紧张、恐惧情绪等；②镇静催眠作用，对睡眠的各期都有不同程度的影响；③抗惊厥作用，可以抑制脑部不同部位的癫痫病灶的放电，使其不向外围扩散；④骨骼肌松弛作用，是抑制脊髓和脊髓上的运动反射所致。

1. 适应证和禁忌证 苯二氮䓬类药物既是抗焦虑药也是镇静催眠药。临床应用广泛，用于治疗各型神经症、各种失眠以及各种躯体疾病伴随出现的焦虑、紧张、失眠、自主神经系统紊乱等症状，也可用于各类伴焦虑、紧张、恐惧、失眠的精神病以及激越性抑郁、轻性抑郁的辅助治疗。还可用于癫痫治疗和酒精急性戒断症状的替代治疗。

凡患有严重心血管疾病、肾病、药物过敏、青光眼、重症肌无力应禁用。阿片等物质滥用、酒精中毒及中枢抑制剂中毒时呼吸抑制等风险较大，应加强关注或禁用。老年人、儿童、分娩前及分娩中慎用。

2. 药物的选择 选择药物时，既要熟悉不同药物的特性，又要结合患者的特点。如患者有持续性焦虑和躯体症状，则以长半衰期的药物为宜，如地西泮、氯氮䓬。如患者焦虑呈波动形式，则应选择短半衰期的药物，如奥沙西泮、劳拉西泮等。阿普唑仑具有抗抑郁作用，伴抑郁的患者可选用此药。对睡眠障碍者，常用氟西泮、硝西泮、艾司唑仑、咪达唑仑等。氯硝西泮对癫痫有较好的效果。戒酒时，地西泮替代最好。缓解肌肉紧张可用劳拉西泮、地西泮、硝西泮。两种甚至三种苯二氮䓬类药物合用是应当避免的。在国内精神科临床实践中，氯硝西泮较为常用，但多为非适应证使用。

3. 用法和剂量 多数苯二氮䓬类药物的半衰期较长，所以无须每天 3 次给药，每天 1 次即可。或因病情需要，开始可以每天 2～3 次，病情改善后，改为每天 1 次。苯二氮䓬类药物治疗开始时可用小剂量，3～4 天加到治疗量。急性期患者开始时剂量可稍大些，或静脉给药，以控制症状。

4. 维持治疗 部分患者，病情常因心理社会因素而波动，症状时重时轻。因此，苯二氮䓬类药物控制症状后，无须长期应用，长期应用也不能预防疾病的复发，且易导致依赖性。撤药宜逐渐缓慢进行，缓慢减药后仍可维持较长时间的疗效。对于病情迁延或难治性患者，应考虑合并抗抑郁药或丁螺环酮、坦度螺酮等药物长期治疗。

5. 不良反应 苯二氮䓬类药物的不良反应较少，一般能很好地耐受，偶有严重并发症。最常见的不良反应为嗜睡、过度镇静、智力活动受影响、记忆力受损、运动的协调性减低等。上述不良反应常见于老年患者或有肝脏疾病者。血液、肝和肾方面的不良反应较少见。偶见兴奋、梦魇、谵妄、意识模糊、抑郁、攻击、敌视行为等。妊娠 3 个月内服用时，有引起新生儿唇裂、腭裂的报道。

苯二氮䓬类药物的毒性作用较小。有严重躯体疾病患者、年老体弱患者以及同时服用其他精神药物、吗啡类药物或酒精者等，更易出现中枢呼吸抑制甚至死亡。以自杀为目的服入过量药物者，如果同时服用其他精神药物或酒精易导致死亡。单独服药过量者常进入睡眠状态，可被唤醒，血压略下降，在 24～48 小时后醒转。处理主要是洗胃、输液等综合措施。血液透析往往无效。

6. 耐受与依赖　苯二氮䓬类药物可产生耐受性，应用数周后需调整剂量才能取得更好疗效。长期应用后可产生依赖性，包括躯体依赖和精神依赖，与酒精和巴比妥可发生交叉依赖。躯体依赖症状多发生在持续 3 个月以上者，并且短半衰期药物较易产生依赖。突然中断药物，将引起戒断症状。戒断症状多为焦虑、激动、易激惹、失眠、震颤、头痛、眩晕、多汗、烦躁不安、耳鸣、人格解体及胃肠症状（恶心、呕吐、厌食、腹泻、便秘），严重者可出现惊厥，此现象罕见但可导致死亡。因此，苯二氮䓬类药物在临床应用中要避免长期应用，最好持续使用时间不超过 1 个月，停药宜逐步缓慢进行。

二、5-HT$_{1A}$ 受体部分激动剂

丁螺环酮（buspirone）和坦度螺酮（tandospirone）是非苯二氮䓬类抗焦虑药，化学结构属于阿扎哌隆类（azapirones），是 5-HT$_{1A}$ 受体的部分激动剂。通常剂量下没有明显的镇静、催眠、肌肉松弛作用，也无依赖性报道。主要适用于各种神经症所致的焦虑状态以及躯体疾病伴发的焦虑状态，还可用于抑郁障碍的增效治疗。对惊恐发作疗效不如三环类抗抑郁药，起效一般比苯二氮䓬类慢，与其他镇静药、酒精没有相互作用。不会影响患者的机械操作和车辆驾驶。孕妇、儿童和有严重心、肝、肾功能障碍者应慎用。不良反应较少，如口干、头晕、头痛、失眠、胃肠功能紊乱等。丁螺环酮抗焦虑治疗的剂量范围为 15～45mg/d，分 3 次口服；坦度螺酮抗焦虑治疗的剂量范围为 30～60mg/d，分 3 次口服。

第六节 ｜ 物理治疗

物理治疗（physical therapy）是治疗精神疾病的主要方法之一。经典的脑刺激治疗方式（如电抽搐治疗）应用于临床已有 70 余年，目前改良电抽搐治疗仍然用于治疗多种精神疾病。经颅磁刺激是无创并且无须引起抽搐的治疗措施，已批准其用于治疗抑郁症。迷走神经刺激和深部脑刺激都具有微创、可逆、可调试的优点，能够在获得最大的治疗效果的同时将不良反应降至最低，而且关机即可终止治疗恢复治疗前状态。

一、改良电抽搐治疗

电抽搐治疗（electroconvulsive therapy，ECT）又称电休克治疗（electric shock therapy），是以一定量的电流通过大脑，引起意识丧失和痉挛发作，从而达到治疗目的的一种方法。目前，已推广采用改良电抽搐治疗（modified electroconvulsive therapy，MECT）。该方法是通电前给予麻醉剂和肌肉松弛剂，使得通电后不发生抽搐，避免骨折、关节脱位等并发症的发生，更为安全，也易被患者和家属接受。

（一）适应证和禁忌证

1. 适应证　①严重抑郁，有强烈自伤、自杀企图及行为者，以及明显自责自罪者；②极度兴奋躁动、冲动伤人者；③拒食、违拗和紧张性木僵者；④精神药物治疗无效或对药物治疗不能耐受者。

2. 禁忌证　①脑器质性疾病：颅内占位性病变、脑血管疾病、中枢神经系统炎症和外伤。其中脑肿瘤或脑动脉瘤尤应注意，因为当抽搐发作时，颅内压会突然增加，易引起脑出血、脑组织损伤或脑疝。②心血管疾病：冠心病、心肌梗死、高血压、心律失常、主动脉瘤及心功能不全者。③骨关节疾病，尤其新近发生者。④出血或不稳定的动脉瘤畸形。⑤有视网膜脱落潜在危险的疾病，如青光眼。⑥急性的全身感染、发热。⑦严重的呼吸系统疾病，严重的肝、肾疾病。⑧利血平治疗者。⑨老年人、儿童及孕妇。改良电抽搐治疗的禁忌证较传统电抽搐治疗少，如老年或孕妇可以应用。

（二）治疗方法

1. 治疗前准备　①详细的体格检查，包括神经系统检查。必要时，进行实验室检查和辅助检查，

如血常规、血生化、心电图、脑电图等检查以及胸部、脊柱X线摄片。②获取知情同意。③治疗前8小时停服抗癫痫药和抗焦虑药或治疗期间避免应用这些药物,禁食、禁水4小时以上。治疗期间应用的抗精神病药、抗抑郁药或锂盐,应采用较低剂量。④准备好各种急救药品和器械。⑤治疗前监测体温、脉搏、血压。⑥通常于治疗前15～30分钟皮下注射阿托品0.5～1.0mg,防止迷走神经过度兴奋,减少分泌物。如第一次治疗呼吸恢复不好,可以在以后每次治疗前15～30分钟皮下注射洛贝林3.0～6.0mg。⑦排空大小便,取出活动假牙,解开衣带、领扣,取下发卡等。

2. **治疗操作方法**　患者仰卧治疗台上,四肢保持自然伸直姿势,在两肩胛间(相当于胸椎中段处)垫一沙枕,使脊柱前突。为防咬伤,应用缠有纱布的压舌板放置在患者一侧上下臼齿间或用专用牙垫放置在两侧上下臼齿间。用手紧托下颌,防止下颌脱位。另由助手保护患者的肩肘、髋膝关节及四肢。将涂有导电凝胶或生理盐水的电极紧密置于患者头的顶部和非优势侧颞部或双侧颞部。非优势侧者不良反应较小,双侧颞部者抽搐效果较好。电量原则上以引起痉挛发作的最小量为准。根据不同电抽搐机类型选择电量,一般用80～120mA,通电时间2～3秒。如未出现抽搐发作或发作不完全,多为电极接触不好或通电时间不够,应尽快在正确操作下重复治疗一次,否则,应在增加电量10mA或酌情增加通电时间的情况下进行治疗。

3. **治疗次数**　一般从每天1次过渡到隔天1次或者一开始就隔天1次,一个疗程6～12次。一般躁狂状态6次左右即可;幻觉妄想状态多需要8～12次;抑郁状态介于两者之间。

(三)不良反应

常见的不良反应有头痛、恶心、呕吐、焦虑、可逆性的记忆减退、全身肌肉酸痛等,这些症状无须处理。由于治疗会引发肌肉的突然剧烈收缩,关节脱位和骨折也是较常见的并发症。脱位以下颌关节脱位为多,发生后应立即复位。骨折以第4～8胸椎压缩性骨折多见,应立即处理。年龄大、治疗期间应用具有抗胆碱能作用药物的患者,较易出现意识障碍(程度较轻,昼轻夜重,持续的定向力障碍,可有幻视)和认知功能受损(思维及反应迟钝,记忆力和理解力下降)。不良反应发生时,应停用电抽搐治疗。死亡极为罕见,多与潜在躯体疾病有关。

改良电抽搐治疗并发症的发生率较传统电抽搐治疗低,而且程度较轻。但可出现麻醉意外、延迟性窒息、严重心律不齐,应立即给予心肺复苏。

二、经颅磁刺激治疗

经颅磁刺激(transcranial magnetic stimulation,TMS)是一种非侵入性的脑刺激,由磁场产生诱发电流,引起脑皮质靶点神经元去极化。美国、加拿大等国家已批准经颅磁刺激用于治疗抑郁症,也有在精神分裂症和焦虑障碍中开展的研究。TMS因为其无创、高效等特征,目前成为精神疾病中新兴的重要神经调控治疗方法。

(一)TMS的基本原理

TMS的基本原理是电流通过线圈产生磁场,在设定频率下重复使用TMS脉冲或进行突发性的刺激,来诱发皮质兴奋性的变化,其效果持续时间比刺激施用的时间更长。早期研究认为,TMS只刺激浅层大脑皮质,目前通过功能性磁共振(fMRI)研究发现rTMS刺激皮质还可以对基底神经节等大脑深层结构产生影响。当TMS应用于患者时,TMS频率的高低可引起患者大脑功能兴奋性的不同变化,通常低频刺激起抑制作用,高频刺激起兴奋作用,这种兴奋性的改变根据刺激时长不同可持续数分钟到数小时。很多动物实验表明TMS治疗精神疾病的机制与长时程增强(long-term potentiation,LTP)和长时程抑制(long-term depression,LTD)有关。当突触纤维受到刺激后,会引起LTP和LTD的改变,进而调控突触可塑性。

(二)不良反应

1. **听觉影响**　TMS在使用时会产生振动和声响,输出频率较高时,有些线圈的声压可达140dB,超过了预防听觉损伤的安全范围。目前已报道有少数患者在接受TMS治疗后感觉听阈出现暂时性增加。但大多数研究未见 TMS 对听觉的显著影响。但因目前尚不能完全保证 TMS 对听力无影响，故仍建议在使用 TMS 治疗时佩戴耳塞，禁止植入电子耳蜗的患者接受 TMS 检测或治疗。

2. 癫痫发作　癫痫发作是 TMS 诱发的最严重的急性不良反应，多发生于 TMS 安全指南颁发之前（1998 年）。使用 TMS 时，必须提前完善脑电图等检测，并排除患者癫痫病史。每次 TMS 操作时都应制定切实可行的晕厥和癫痫发作的处理规章制度。

3. 头痛　头痛是一种 TMS 常见的不良反应。引发头痛的因素包括个人耐受性、刺激频率、刺激强度、刺激部位以及线圈类型等。使用 TMS 前须明确告知患者 TMS 可能会引起一些不适和头痛，不适感和头痛感多数是轻微的，但对身体无明显不良影响，多数人能够耐受，且随治疗延长不适感可消失，从而减轻患者的焦虑紧张感。

三、深部脑刺激治疗

深部脑刺激（deep brain stimulation，DBS）治疗是利用立体定向的技术准确定位，在大脑特定区域植入电极，连续不断地传送刺激脉冲到深部脑组织的特定区域以达到治疗的目的。对严重、慢性难治性抑郁患者进行深部脑刺激治疗，可持续且显著改善患者症状。DBS 手术中，靶点的定位和触点的选择是决定临床治疗效果的重要因素。目前主要以胼胝体下扣带回作为抑郁障碍治疗靶点。但由于该区域解剖位置边界不清晰且具有个体差异性，利用该方法确定靶点并不准确，临床治疗效果可重复性差，仍需改进。DBS 治疗精神疾病的范围也在扩大，也有应用于强迫症、精神分裂症、神经性厌食和药物成瘾等领域的研究。

四、其他

国际上亦有应用迷走神经刺激、磁痉挛治疗和经颅直流电刺激的临床应用研究。迷走神经刺激（vagus nerve stimulation，VNS）是一种用于治疗难治性抑郁症的手段，具有一定的潜在价值，需要在胸腔植入一个类似起搏器的脉冲发生器，并连接到一个位于颈部迷走神经处的刺激电极，操作过程中的侵入性和由此带来的不良反应都需进一步研究。磁痉挛治疗（magnetic seizure therapy，MST）具有与 ECT 相当的疗效，不良反应显著小于 ECT，具有临床应用价值，但目前仍处于实验阶段，线圈类型、刺激剂量、最佳刺激位置、作用机制和患者的选择仍需研究。经颅直流电刺激（transcranial direct current stimulation，tDCS）是一种非侵入性脑刺激技术，在国外已经研究多年。主要用于焦虑抑郁和精神分裂症谱系的研究，在某些方面取得一定进展，但是仍然存在很多不确定性。

（王化宁　李　涛）

第二十五章 | 精神障碍的预防和康复

精神卫生既是全球性重大公共卫生问题,也是影响社会稳定和人民福祉的重大社会问题。精神障碍高患病率、高致残率、低治疗率、低康复率的特点,给患者及家庭带来极大痛苦和负担。预防、治疗与康复是疾病管理中的三大组成部分,由于精神疾病具有慢性化特点,大多数患者需要长期治疗,更需要长期康复预防复发。当前"重治疗、轻康复"的临床模式,使得患者经过急性期治疗后,因缺少必要的生活、社交等技能训练和过渡性服务医疗,难以较好地融入社会,进而导致病情反复,出现"旋转门"现象。因此,若在疾病发生前采取相应措施进行预防,便可从源头减少精神障碍的发生及其所带来的消极影响。但精神病学在整个医学中发展的滞后性、专业本身基础理论的复杂性、精神障碍的病因和发病机制的不确定性以及传统文化旧观念的制约性,妨碍了精神障碍预防工作的开展。近年来随着精神药理学的长足发展,大多数精神障碍经规范化治疗后可达到临床症状痊愈,但因患者存在主观和客观的功能损害,阻碍了个体的全面功能康复和正常回归社会。若在疾病管理后期从治疗转向康复,促进个体的社会适应和功能恢复,可以帮助精神障碍患者更好地回归家庭和社会。因此,预防和康复被视为精神障碍管理过程中的重要环节,临床工作中除了要重视疾病的治疗,更应该重视精神障碍的预防与康复。

第一节 | 精神障碍的预防

一、概述

1. 精神障碍预防工作的重要性 最新调查数据显示,全球成年男性和女性精神障碍的终生患病率分别为 28.6% 和 29.8%。我国最常见的精神障碍为心境障碍和焦虑障碍,其终生患病率分别为 7.8% 和 7.6%。而新冠疫情后,全球精神障碍患病率呈上升趋势,全球抑郁障碍患病人数新增了 5 320 万例,焦虑障碍的患病数则新增了 7 600 万例。从疾病负担角度,精神障碍所致的全球伤残调整生命年(disability-adjusted life years,DALYs)高达 1.253 亿人年。2018 年 10 月《柳叶刀》杂志主办的"柳叶刀全球精神卫生与可持续发展委员会"(The Lancet Commission on global mental health and sustainable development)专家组专题报告指出全世界所有国家的精神健康问题都在增加,如果这些问题得不到有效解决,从 2010 年到 2030 年,精神健康问题给全球经济造成的损失可能高达 16 万亿美元。可见,全球精神健康形势极为严峻。精神障碍不仅给人们带来了巨大的心理、社会和经济负担,而且增加了罹患躯体疾病的风险。现由于治疗技术与手段的局限性,治疗效果欠佳和较高的致残率,都有可能增加疾病复发的概率,导致患者反复就诊,降低医疗资源的利用率,进一步加重医疗资源负担。精神障碍的治疗难以在短时间内取得良好的治疗效果,且致残率高,因此要减少精神和行为障碍所致的残疾,减轻精神障碍所带来的各种负担,仅依靠治疗这一单一手段是远远不够的,预防疾病复发是当务之急。如今,人们对于精神障碍发生发展过程中的风险因素和保护因素已经有了进一步的认识。新的医学模式(即生物-心理-社会医学模式)强调医学服务对象是完整的人,是生活在一定的社会环境中、具有复杂心理活动的人,而不仅仅是一架"生物机器"。因此,要制定出最为有效的精神障碍预防方法,必须从新的医学模式出发,寻找风险性和保护性因素,并针对其中的风险性因素制定有效的预防措施,同时强调保护性因素在精神障碍发生发展中的重要预防作用。在众多的风险性致病因素中,部分风险性因素是可以预防及改变的,例如不良的生活方式因素(如抽烟、饮食不当和缺乏锻炼等)、社会因素、生物学因素、个人心理因素(如问题解决技能和人际关系技能欠缺等)、家庭环境因素和学校环境因素等,这些因素都可能成为疾病预防和健康促进的潜在作用目标。除此以外,精神障碍预防的机会也存在于整个生命周期中。从胚胎期到老年期,每个阶段均可以从生物-心理-社会医学模式中寻找到精神障碍发生发展的风险性和保护性因素,因此,将新的医学模式与全生命周期的理念相结合,并制定相应的预防方案,对于进一步完善精神障碍的预防措施有着重要意义。

2. 国外精神障碍预防工作现状　目前,国外精神障碍的预防工作可以分为三种类型:普遍性预防、选择性预防和指示性预防。普遍性预防主要针对普通人群,选择性预防则专注于精神障碍患病风险显著增加的个人或亚群体,而指示性预防则面向具有明显躯体症状或生物标志物异常的高危人群。预防悖论指出,大多数疾病人群实际来自低或中风险人群,只有少数来自高风险人群。因此,大规模有效的健康预防可能对大多数人的健康产生相对较小但可察觉的益处。基于这一观点,国外精神障碍的预防工作主要侧重于普通人群的预防,同时重点关注中高风险人群。预防工作主要在社区开展,在社区建立精神卫生服务中心,每个社区配备专门的精神科医师,从事精神疾病的预防、诊断、门诊治疗及各种治疗后的康复。社区的功能是与精神专科医院保持联系,并逐步替代部分住院功能,用以社区服务为主的模式取代以住院服务为主的模式。这样可以将医疗资源转移到社区,将精神障碍预防的核心工作下放到社区中,在前端降低精神障碍的发作风险,提高预防效果。

3. 我国精神障碍预防工作现状　从1991年开始,中国残疾人联合会和政府有关部门按照"社会化、综合性、开放式"的途径和方法,在全国各地逐步推广和开展精神疾病社区防治康复工作,取得了长足进展,但仍存在一些不足之处。首先,疾控及基层医疗机构专科业务能力不足,精神障碍预防工作无法开展到位。由于精神疾病的特殊性,普通基层医疗机构的医师因未经过长期系统精神科专业学习及临床实践,无法有效管理患者。其次,社区精神卫生服务的管理机制不完善,尽管精神专科医院与社区卫生服务机构之间的信息沟通已有所加强,但目前仍缺乏完善的引导性政策和有效沟通机制,导致具体的精神卫生防治工作难以开展。最后,现阶段我国的精神卫生知识普及率仍较低,社会偏见依然严重,部分家属和患者害怕因诊断为"精神病"而被歧视,即便已经对精神疾病有相关认识,但也不愿主动寻求帮助,导致错过最佳治疗时期。针对以上问题,我们可以借鉴国外精神障碍预防工作的经验,并与我国国情相结合,进一步发挥专科医院技术优势,通过加强对普通基层医疗机构医师的精神专科相关专业知识普及和临床实践技能培训,提高他们的专业能力,使他们能够有效管理和处理精神卫生问题。发挥专科医院的技术优势和带头引领作用,探索建立以专科医院为依托的"防治康一体化"新型管理模式,加强与基层医院和社区的合作,实现精神卫生资源的更高效利用。最后,加大对大众的心理健康知识和精神卫生知识的科普教育力度,消除对精神疾病的社会偏见,基层社区医院和专科医院可以共同承担,并充分发挥专科医院的带头作用。通过以上措施,可以进一步提升我国精神障碍预防工作的水平,为潜在的精神障碍患者提供更加及时和更加优质的治疗条件。

4. 基于全生命周期的精神障碍预防模式　当前,精神障碍已成为严重的社会性问题,为了进一步推进精神障碍预防措施的制定与实施,迫切需要一个整合的公共卫生政策,并指向于相关问题、共有的致病因素、疾病早期的发展方向及不同的高危人群等方面的挑战。从新医学模式与全生命周期的角度出发,可以从以下几方面入手,制定精神障碍的预防策略。

(1)胚胎期及婴幼儿期:在胚胎期及婴幼儿期即对心理健康问题进行预防,可有效降低个体成年后犯罪、失业以及不健康的风险行为。怀孕是个体发育的关键时期,因此需要关注和优化孕妇的身心健康。从怀孕初期开始,普及优生优育和科学育儿理念,并对孕妇进行心理健康教育,帮助她们保持良好的情绪状态、规律的作息和合理的饮食等,以减少母亲心理健康状态不佳、生活行为方式不健康以及潜在的致畸和神经毒性暴露所带来的婴幼儿神经发育、情绪和行为健康发展的风险因素。此外,人们还应该注重孕末期临产检查和围产期安全,做好临产检查和评估,减少新生儿产伤和缺血缺氧的损害。在婴儿出生后,可以着重培养母亲的育儿技能,促进母亲与新生儿皮肤接触,减少新生儿适应不良、哭闹，并增强母亲对新生儿的敏感性，提高建立安全型依恋关系的概率，从而降低个体成年后罹患精神障碍的风险。

（2）儿童期与青少年期：据统计，我国青少年抑郁症患者患病率高达 15%～20%，青少年终生患病率可能高达 20%。儿童期起病的精神障碍可能对个体成年期的发展产生负面影响，给个体、家庭及社会带来重大负担。因此，实施儿童期与青少年期的预防性干预措施尤为重要。与儿童青少年群体相关的社会心理风险因素包括学校、家庭和同伴之间的人际交往困难和学习压力，相关风险性因素则包括家庭不和、遭遇不良生活事件（如父母离异或分居、居丧等）以及父母有精神障碍病史。因此，儿童青少年时期的预防干预措施必须深入到大、中、小学和幼儿园，进行科普知识宣传，并联合学校与家庭共同实施，以减少个体患精神障碍的风险，特别是要重视注意缺陷多动障碍、智力发育障碍的儿童群体，因为他们更容易出现情绪问题、适应不良、学习和人际交往困难，应积极开展心理干预和转介治疗，为其提供帮助。

（3）成年期：成年期精神障碍的风险因素可能广泛分布在工作、家庭和社会生活中，因此成年期的预防干预措施可以更多地与企业、家庭和社区联合开展，共同实施。在众多的风险性因素中，压力是可以改变的风险性因素之一。与企业相关的压力因素包括工作压力和组织管理的不公平等因素；与家庭相关的压力因素包括夫妻关系、亲子关系等因素；与社区相关的压力因素则包括重大社会变革、大型公共卫生事件等因素。积极组织与开展员工帮助计划、社区心理健康援助、家庭心理健康教育等活动，可从多个方面有效预防成年个体精神障碍的发生。开展科普教育，关注人群中的失眠、焦虑、抑郁等常见精神症状，早期发现、及时疏导和干预，可以有效减少严重精神疾病的发生。

（4）老年期：随着我国人口老龄化问题越来越严重，老年人精神障碍的预防问题日益受到关注。与老年期相关的风险性因素包括躯体疾病（如高血压、冠心病、糖尿病）、社会连接减少、孤独感、罪恶感、记忆力下降、激越行为和持续性失眠等。因此，开展旨在提高个体心理健康水平、改善生活方式、丰富社区生活、增强社会连接、拓展社会支持等的预防干预活动，可以帮助老年人应对生活中的挑战，增强他们的心理韧性和适应能力，从而进一步降低老年人患精神障碍的风险，提高他们的生活质量。

二、精神障碍预防的三个层次

纵观全球现状，精神障碍的患病率、复发率、致残率居高不下，给个人、家庭和社会带来了沉重负担。因此，精神障碍的预防日益成为全社会关注与重视的问题。1964 年，卡普兰（Caplan）首先倡导对预防精神障碍给予重视，并提出了三级预防（three levels of prevention）模式，对精神病学实践产生了巨大影响。

1. **一级预防**　一级预防（primary prevention）即病因预防，旨在消除或减少精神障碍的病因或致病因素，是最积极和最主动的预防措施。然而，目前精神障碍的病因尚不完全清楚。随着生物 - 心理 - 社会医学模式的发展和素质 - 压力模型的提出，人们对精神障碍的成因有了更多维度的考量和更加全面的认识。精神障碍的发生一方面与遗传、感染等生物因素有关，另一方面与心理弹性、认知储备等心理素质密切相关，此外，家庭支持与社会环境等社会因素也起到重要催化作用。加强学科建设、深入研究精神疾病的病因、提高全民心理健康素质以及营造良好的家庭和社会环境，可以为预防精神障碍提供坚实的基础。

2. **二级预防**　二级预防（secondary prevention）的重点是早期发现、早期诊断、早期治疗，并争取在疾病缓解后获得良好的预后，防止复发。因精神障碍具有慢性或亚急性起病、症状隐匿、临床表现缺乏明确特征性的特点，临床上漏诊或误诊的发生率高，患者从发病到真正接受有效治疗的时间延长，严重影响预后。因此，精神障碍的二级预防工作极为重要，有助于尽可能减少已经发生的疾病的影响。临床实践及研究均表明，患者在发病及复发前通常会表现出前驱症状。若能早期识别精神障碍的前驱症状，则能实施早期诊疗，及早控制病情，减少疾病的影响。因此，二级预防是精神障碍防治工作中极为重要的环节。

3. 三级预防　三级预防(tertiary prevention)的重点是防止疾病复发,进行精神障碍患者的康复训练,最大限度地促进患者社会功能的恢复,控制精神疾病的复发,尽可能减少精神残疾的发生,延缓疾病进程,提高患者的生活质量,力争使其重新融入社会。因此,三级预防强调的是精神障碍的康复。

过去,我国对于精神障碍的预防工作主要从以上三个方面展开。随着姆拉泽克(Mrazek)和海格蒂(Haggerty)提出较为精细的概念框架,认为精神障碍的预防实际上是指精神障碍发生前的干预(即一级预防),而原来的二级与三级预防则相当于治疗与康复,从而将精神障碍的预防、治疗与康复工作更加紧密地连接在一起,精神障碍的预防干预可分为以下三个层次。

(一) 一般性预防干预

一般性预防干预(universal preventive interventions)的对象是一般公众和普通人群,其主要内容如下。

1. 全面开展心理健康促进与教育活动　《健康中国行动(2019—2030年)》提出开展心理健康促进行动,到2030年,居民心理健康素养水平提升到30%。因此,可通过多种传播形式(如网站、社交媒体、广播、电视、书刊、影视、动漫、情景剧等),普及心理健康知识并加强宣教。同时,创作播出心理健康宣教公益广告,广泛开展心理健康科普宣传。将心理健康知识融入群众文化生活,创新宣传方式,广泛运用门户网站、实时通信软件、社交软件等平台传播心理健康知识,倡导健康生活方式,提升全民心理健康素养,培养良好的社会心态,引导公众强化心理健康自我管理意识。积极开展心理健康宣教活动,通过讲座、直播、沙龙、交流会等形式传播心理调节的知识技巧,引导公众学会营造积极心态、调适情绪困扰与心理压力,促进人们对精神健康的自我保健。

2. 积极推动心理咨询和心理治疗服务　充分发挥心理健康专业人员的引导和支持作用,帮助人们促进个性发展和人格完善,发展自身潜能,解决生活、学习、职业发展、婚姻、亲子关系、人际交往等方面的心理困扰。倡导大众科学认识心理行为问题和心理疾病对健康的影响,并将提高心理健康意识贯穿终身,逐步消除公众对心理疾病的病耻感,引导心理异常人群积极寻求专业心理咨询和治疗。各级各类医疗机构和专业心理健康服务机构要主动发现心理疾病患者,提供规范的心理疾病诊疗服务。

3. 建立健全心理健康服务体系和规范化管理,加强心理健康人才队伍建设　建立健全各部门各行业间的心理健康服务网络,教育系统、公安、司法行政单位等要进一步完善心理健康服务体系,提高心理健康教育与咨询服务的专业水平,配置专业的心理健康工作人员,设立心理辅导室,对系统内人员和工作对象提供心理健康教育、心理健康评估和心理训练等服务。搭建基层心理健康服务平台,将心理健康服务作为城乡社区服务的重要内容,配备心理辅导人员或社会工作者,对社区居民开展心理健康宣传教育和心理疏导。各级政府及有关部门要进一步完善社区、社会组织、社会工作者三社联动机制,为贫困弱势群体和经历重大生活变故群体提供心理健康服务,确保社区心理健康服务工作有场地、有设施、有保障。鼓励社会化的心理健康服务机构发展,鼓励心理咨询专业人员创办社会心理健康服务机构,向各类机关和其他用人单位、基层组织及社区群众提供心理咨询服务,逐步扩大服务覆盖面,并为弱势群体提供公益性服务。社会心理咨询服务机构应加强服务技能和伦理道德的培训,提升服务能力和常见心理疾病的识别能力。加强医疗机构心理健康服务能力,支持省、市、县三级精神卫生专业机构提升心理健康服务能力,鼓励和引导综合医院开设精神(心理)科。加强心理健康专业人才培养,促进心理健康服务人才有序发展,完善心理健康服务人才激励机制,发挥心理健康服务行业组织作用。

4. 加强重点人群的心理健康服务　各机关企业和用人单位应制定并实施员工心理援助计划,为员工提供健康宣传、心理评估、教育培训、咨询辅导等服务,传授情绪管理、压力管理等自我心理调适方法,提供抑郁、焦虑等常见心理行为问题的识别方法,为员工主动寻求心理健康服务创造条件。教育机构及中小学校要重视学生的心理健康教育,培养积极乐观、健康向上的心理品质,促进学生身心可持续发展。高等院校应积极开设心理健康教育课程,开展心理健康教育活动,重视提升大学生的心理调适能力,重视自杀预防,开展心理危机干预。关注老年人、妇女、儿童、残疾人及失独家庭等重点人群的心理健康状况,为其提供情绪疏解、悲伤抚慰、家庭关系调适等心理健康服务。同时,丰富广大老年人精神文化生活,加强对孕产期、围绝经期等特定时期妇女的心理关怀,为遭受创伤的重点人群及时提供心理援助。

5. 重视特殊人群心理健康服务 健全政府、社会、家庭"三位一体"的帮扶体系,加强对特殊人群的人文关怀和心理疏导,消除对他们的歧视,帮助他们融入社会。关注流浪乞讨人员、服刑人员、刑满释放人员、强制隔离戒毒人员、社区矫正人员、社会吸毒人员、易肇事肇祸人员、严重精神障碍患者等特殊人群的心理健康问题。加强心理疏导和危机干预,提高其承受挫折和适应环境的能力。加强针对严重精神障碍患者的服务,建立精神卫生综合管理小组,通过多种渠道提供患者的日常发现、登记、随访、危险性评估和服药指导等服务,并动员社区组织和患者家属参与居家患者管理服务。

6. 加强遗传咨询,做好优生优育和围产期保健 政府相关部门制定法律法规,禁止近亲婚配。积极开展宣传,加强遗传咨询,对高度遗传风险的患者进行遗传咨询和生育指导,尽量减少和避免精神障碍患者之间或患者与精神障碍高发家系成员进行婚配生育。同时,还应加强围产期保健,通过健康检查和指导,确保孕产期妇女避免接触有害因素,预防或减少其发生感染的机会,做好优生优育。

7. 加强学科建设,定期进行流行病学调查 大力加强精神障碍的研究工作,促进联合多学科的发展与合作,继续深入探讨精神障碍的病因及发病机制。定期对精神障碍在人群的发生率、发病规律、影响因素和分布情况进行调查,结合国内外预防精神障碍的循证医学证据和我国实际情况,为相关部门制定预防精神障碍发生的规划、决策提供依据。

(二)选择性预防干预

选择性预防干预(selective preventive interventions)的对象是具有易患精神障碍危险因素的高危人群,如对灾难幸存者进行心理危机干预,以避免或减少应激相关精神障碍等疾病的发生。建立和完善心理健康教育、心理热线服务、心理评估、心理咨询、心理治疗、精神科治疗等衔接递进、密切合作的心理危机干预和心理援助服务模式,重视和发挥社会组织和社会工作者的作用。将心理危机干预和心理援助纳入各类突发事件应急预案和技术方案,确保在突发事件发生时,能够立即开展有序、高效的个体危机干预和群体危机管理,并重视自杀预防。在事件善后和恢复重建过程中,依托各地心理援助专业机构、社会工作服务机构、志愿服务组织和心理援助热线,持续为高危人群开展心理援助服务。

(三)指征性预防干预

指征性预防干预(indicated preventive interventions)的对象是具有精神障碍的先兆或前驱症状,或具有明显的精神障碍素质因素,但尚不符合诊断标准的个体。主要内容如下。

1. 广泛宣传精神障碍有关知识,提高公众早期识别精神障碍的能力。同时,改变人们对精神障碍及精神障碍患者的不正确看法,减少或消除患者及其家属讳疾忌医的心理,鼓励及时就医,做到早期干预,把疾病控制在萌芽状态。

2. 对疑似或已确诊的精神障碍患者,指导患者及其家属及时就诊,明确诊断,及时接受合理、充分、系统的药物和心理治疗,争取使疾病达到完全缓解。同时,对患者及其家属进行疾病教育,使其对疾病有正确的认识,并掌握有助于康复的精神卫生知识。定期复诊,坚持服药,积极参与随访与巩固治疗,减少和防止疾病的复燃和复发。

3. 在综合医院内设立精神科和心理咨询科,为公众提供便利的、更易于接受的就诊环境和条件。对各类临床科室医务人员开展精神卫生知识和技能培训,提高非精神科医师对常见精神障碍的筛查、识别和处置能力。同时,加强会诊-联络和专科咨询工作,协同各临床科室对心理异常和精神障碍患者进行早期识别及治疗。

第二节 ｜精神障碍的康复

一、概述

1. 精神障碍康复工作的重要性　精神健康是指个体精神健全,能够适当应对生活中的各种压力,实现自身潜力,有效学习和工作,并为社会作出贡献。它是健康和福祉必不可少的要素,强化个人和集体作出决定、建立关系和塑造世界的能力,对个人、社区和社会经济发展至关重要。根据美国精神康复协会(Psychiatric Rehabilitation Association,PRA)的定义,精神康复是指通过促进社区整合,改善那些由于各种精神障碍而严重妨碍其享受有意义生活的精神障碍患者的生活质量。另外,英国的学者提出精神障碍康复是一种从精神疾病中恢复的整体、系统的方法,这种方法通过鼓励患者的技能发展,促进他们的独立性和自主性,最大限度地提高个人的生活质量和社会融入,从而为他们创造未来的希望,并通过适当的支持帮助他们成功地融入社区生活。精神健康康复服务始于20世纪下半叶。过去,精神病的发作意味着前景黯淡、失业、身体健康不佳,甚至可能导致无家可归和社会边缘化。当时,精神康复的重点是将患者重新安置到社区环境中。然而,近几十年来,随着社区精神卫生服务的逐步扩大和专业化程度的提高,当代精神卫生康复服务越来越多地关注问题更加严重和复杂的人群。现代精神康复服务不仅仅针对症状进行治疗,还提供个性化康复服务,涵盖生活技能、社会活动、康复运动、兴趣爱好等多方面的干预。这些干预措施对患者的心理康复和重返社会有着积极作用。

2. 精神障碍康复工作的现状　心理社会康复和心理健康康复是一种以人为中心、以证据为基础的动态模式,为患有严重且持续精神疾病的患者提供全面的康复计划。这一模式与社区融合密切相关,通过社区融合培养患者的归属感。全面的精神健康服务需要促进家庭参与、同伴支持和辅助就业。该模式的主要目标包括优化临床和功能结果、持续恢复和提高生活质量。心理社会康复的主要组成部分包括促进症状缓解、社会认知训练、改善人际关系以及提升认知和功能表现的干预措施。症状缓解、社会技能培养和认知功能增强对患者的疾病康复和社区融合至关重要。社会心理康复的目标已经从仅仅坚持药物治疗方案和减少住院演变为帮助患者获得独立、掌握和归属感,就业机会,有意义的人际关系和改善生活质量。最终,这些目标将促进患有严重和持续精神疾病的患者在所有方面达到最高水平的功能、自我效能和福祉。为了实现这些目标,需要精神障碍康复水平的不断提高,以及更多的信息科技和社会工作者的投入,综合多种训练方法的优势,开发出易被临床医师和社区工作者掌握的、针对患者进行个体化干预的技术。

3. 精神障碍康复的主要内容和任务

(1)症状康复:症状康复是精神障碍患者实现心理社会康复的前提。心理社会康复的初始阶段始于急性期,此时的主要目标是控制和稳定严重精神疾病中的异常症状,包括思维、机体和情感方面的异常。通常采用药物干预或物理治疗辅助来实现这一目的。药物干预是减少或消除精神症状的关键,可为患者实现社会和心理健康康复提供机会,以达到最佳的社会功能和生活质量。精神康复在精神疾病的急性阶段开始,并在整个生命周期中持续。精神卫生服务必须在整个治疗过程中与症状阶段平行,满足患者的整体需要,培养他们的能力和疾病管理技巧。成功的自我管理通常需要结构化的干预措施,以促进自我效能、独立性、就业、良好的人际关系和高质量的生活。自我效能感和症状管理对于从住院环境转移到社区环境至关重要。

(2)认知康复:目前对精神障碍认知功能损害的干预主要是通过策略性学习式的认知康复训练来改善患者认知功能、缓解精神症状,并促进社会功能康复。认知康复旨在刺激新的学习或再学习,针对认知领域的缺陷,寻求补偿方法,从而改善患者的功能障碍、恢复其他完整的认知功能,并创造一个支持性的外部环境。大多数认知康复项目旨在改善精神障碍患者的认知缺陷(如注意力、言语和视觉工作记忆、执行功能、加工处理速度和情感识别等方面的缺陷），这是一个自上而下的目标方法，训练涉及高级认知过程。认知治疗的前提包括针对注意力中的认知缺陷和自动化思维的改变；通过全面的生物-心理-社会评估，确定患者的精神和身体健康状况、现在和过去的应对技能、创伤史、人际关系质量、优势、偏好、能力和需求，制定个性化的认知康复计划，从而改善认知并实现认知康复。认知训练方法不仅仅集中在许多试验性的重复练习上，还强调激活和维护参与者内在动力。参与者会讨论练习所学的任务及如何获得一些技能的方法，学会独立生活和工作的能力。疾病宣教、心理治疗和认知训练在干预过程中可以帮助精神障碍患者更清晰地认识自身疾病、主动配合治疗、关心周围事物、积极参与集体生活等。针对认知领域的缺陷，除了训练和练习之外，还包括其他许多独特的成分，如认知强化治疗主要强调社会认知，在改善神经认知的同时提高社会认知。

（3）回归社会：回归社会是精神障碍康复的最终治疗目标。增加患者的社会归属感和自我价值的认同感可以有效保护其自尊心，减轻负面心理因素，从而有利于康复。经过认知纠正康复治疗后，功能结果和整体认知均有改善，但要实现最佳的功能改善，还需要结合其他心理康复计划，如社会技能培训或职业康复。综合应用认知矫正和社会技能训练系统的干预方法，可以针对患者在认知区分、社会知觉、言语交流、社会技能、人际交往等五个层面的问题进行训练。这种训练的前提是为患者提供机会，以达到最佳水平、自我效能和社会融入。除了社会化训练，职业康复的需求也日益增加，有价值的社会角色、社会联系和收入对疾病的影响也是潜在的重要影响因素。为了实现职业康复的目标，世界各地越来越多的早期精神病服务机构正在参与职业康复的规划和发展。

二、医院康复

住院治疗可以缓解精神障碍患者的症状，但许多患者仍旧残留认知功能和/或社会功能损害以及躯体问题等，影响其全面康复。此外，我国精神障碍社区康复资源以及机构十分有限，并非所有的工作单位或家庭都有能力为患者提供充分支持，并愿意取代医疗康复系统的部分功能。这导致大量患者，尤其是严重的慢性精神障碍患者，长期滞留在精神病院内。与此同时，目前大多数专科医院仍采用封闭式管理模式，随着时间推移，这些患者长期脱离家庭与社会，导致人格衰退，出现继发残疾。然而，精神障碍患者往往希望作为自主的个体得到尊重，并尽可能过正常的生活、参与工作和融入社会。因此，医院康复对精神障碍患者的全面精神康复至关重要。

（一）医院康复的工作内容

医院康复的时机应始于治疗伊始。医院康复治疗应以康复为导向，以患者为中心，在给予医学治疗和护理的同时，以限制最少的方式允许患者从事康复训练。其主要任务是帮助患者正确认识疾病、学会按时按量服药、提高个人生活自理能力、建立正常和规律的生活作息、改善社交技巧和工作能力，使患者逐步具备生活、社交和职业技能，促进其回归社会。康复训练的开展需建立康复部门，设立工娱治疗场所，配备医疗组、护理组、社会防卫组、音乐治疗组、职业治疗组以及康复设备训练组。可定期邀请专业培训人员参与培训，联合医院多学科、多部门统筹制定及实施康复训练计划，实行开放和半开放式的患者管理模式，尽可能为患者提供宽松的生活和人际交往环境，训练其社会功能。

（二）医院康复训练措施

1. 生活技能训练

（1）日常生活能力训练：日常生活能力训练主要针对长期住院的慢性严重精神障碍患者，其目的是培养患者适应生活环境所需的行为技能，使其能够维持个人生活能力和家庭生活能力等日常生活能力。个人生活技能的训练包括让患者保持身体、衣物以及个人空间的清洁，建立生活习惯（如日常作息、进食进水、女性生理周期管理），完成家务劳动，乘坐交通工具，学习基本急救以及危机处理等。

家庭生活技能包括履行家庭责任、承担家庭角色、参与家庭事务、支持照顾家人等。康复部门通过模拟训练与日常实践相结合的方式,为患者提供长期培训以取得积极效果。

(2)理财训练:理财训练的目的是训练患者有效且有计划地使用金钱,建立理财计划,增强患者对自己经济状况的掌握能力,记录每月经济开支,并分析不良开支的原因及预防方法。康复治疗师可分阶段对患者进行训练,首先监督及帮助患者了解理财方法,然后辅助患者制定短期的支出计划,最后协助患者合理规划长期开支等。

(3)工娱训练:工娱训练的主要目的是让患者参与群体活动,扩大交往接触面,激发患者对周围事物的兴趣,从而提高生活情趣并促进身心健康。训练内容包括定期组织院内工娱活动,如手工制作、歌舞表演、运动健身、读书看报等。根据患者的病情、兴趣爱好、受教育程度和躯体健康状态等进行有针对性的训练。此外,还可定期举办节假日团体活动,根据患者的兴趣特长,让他们参与其中,负责组织、策划、主持。此外,还可以配备专业人员进行系统的音乐疗法和运动治疗,促进个体身心健康与精神康复。

2. **人际交往技能训练** 长期住院导致慢性精神障碍患者与社会隔绝,从而社交能力降低。社交技能受损显著削弱了患者的自主性,进一步导致其社交退缩和孤立。人际交往技能训练的目的是提高患者主动与他人交往及参加社会活动的能力。该训练以发展社交和独立生活技能为目标,主要培养患者的基本社交技巧,训练他们使用各种社区设施,帮助他们辨认并遵守社会规则,增强他们融入社区和社会的信心。通过这样的训练,使患者学会如何建立良好的人际关系,且能满足个人发展的需要,促进身心健康。尽管人际交往技能培训项目在实施环境、持续时间和内容上可能有所不同,但训练方式相似,包括目标设定、角色示范、行为演练、正向强化、纠正反馈、解决问题的技巧练习和家庭作业练习等。患者通常在两名治疗师的指导下,以小组形式接受社交技能培训。对于长期住院的患者,训练内容应包括教授患者如何正确表达自己的感受,鼓励患者通过语言、书信等方式表达个人意愿,使患者学习适应不同场合的社交礼仪,以及教导他们如何与家庭成员和睦相处等。此外,医院应提供场所及机会,让长期住院的患者能够与家人及外界保持联系。

3. **职业康复训练** 职业康复是精神康复的核心内容。工作不仅能改善社交能力,而且还能促进个体自尊和生活质量等相关领域的进步,因为工作和就业是摆脱依赖和融入社会的重要步骤。增强的自尊又可以提高洞察力受损个体对康复的依从性。职业康复训练的目标是提高患者的学习和劳动能力,包括工作适应性训练和职业技能训练等。职业康复训练应设定一个合理的工作目标,培养与工作相关的能力,从而维持和稳定工作状态;同时,帮助患者改善与工作相关的社交技巧,包括求职技巧和与同事及上司相处的技巧。医院可根据实际环境及条件,创建或提供合适的工作岗位,对患者进行实地培训和模拟真实社会环境训练。有条件的医院可以与社会机构合作,为患者提供院内就业岗位,或定期聘请专业的职业培训人员,为患者提供不同就业岗位的职前培训。

(1)工作适应性训练:在安全庇护的条件下,提供各种简单产品的制作、加工和包装等工作计划。同时,为患者提供多样化的工作任务,如维持秩序、被服管理、文书工作、接待引导、清洁维修等。

(2)职业技能训练:帮助培养患者对工作要求和压力的身体和情感耐受力,改善患者的工作习惯、道德观和基本的人际交往能力,以便他们能够在竞争激烈的就业市场中生存。为了更好地模拟真实社会环境,医院可与合适的企业合作,为患者提供手工制作的机会,并根据工作成果给予一定的报酬奖励。

4. **躯体健康管理** 慢性严重精神障碍患者可能因饮食不当出现营养不良,也可能因缺乏运动而导致体能和抵抗力下降。精神障碍本身或长期用药等因素也可能导致代谢综合征或肥胖等躯体问题。此外,精神障碍患者常共病慢性躯体疾病。因此,关注和管理患者的躯体问题也是精神康复的重要方面。目标是制定个体化的躯体管理计划,采取针对性措施,提高患者的躯体健康水平。训练内容主要包括为超重或肥胖患者制定训练计划和体重管理计划,为营养不良患者制定多学科综合营养计划,以及针对药物不良反应采取干预措施等。此外,精神分裂症患者的性功能障碍一直是一个被忽视的领域,其可能是由精神障碍本身和精神治疗药物的使用导致的。许多性症状会随着精神状态的改善而消失,但与治疗相关的性功能障碍往往会持续存在。治疗引起的性功能障碍会对生活质量产生负面影响,并可能降低治疗的依从性。常见的干预方法包括精神药理学和心理社会干预。同时,也应关注代谢综合征等潜在的不利影响,以防止产生负面后果。

5. 教育疗法 教育疗法主要分为学习行为训练和心理教育两个方面。学习行为训练的目的在于帮助长期住院的患者学会妥善处理和应对各种实际问题,训练内容包括在住院期间进行各类教育活动,如时事教育、常识教育、科普教育、历史教育等。通过系统的教育,提高患者的知识水平,培养他们对学习新鲜事物的兴趣和习惯。心理教育则是向患者传授有关疾病及其治疗的系统性、结构化信息,包括情感整合等,以使患者和家属能够与医护人员合作,更合理地应对疾病,改善生活质量。一般每次学习时间不超过 1 小时,可采取医务人员授课、患者小组讨论、个别辅导、患者家属专家交流互助等多种形式进行。

6. 药物自我管理及服药依从性培训 药物自我管理和服药依从性差是严重精神障碍患者长期治疗中最严峻的挑战之一。药物自我管理培训的目标是提高患者在治疗过程中的自主权,增加患者对治疗的接受度和责任感。服药训练的目的是教育患者正确认识疾病,养成遵照医嘱按时按量服药的习惯。培训内容包括药物治疗的重要性和复发的严重性教育,熟悉所服的药物名称、剂量,了解药物可能出现的不良反应,并学习向医师寻求帮助的方法。

7. 认知障碍康复 精神障碍患者常伴有认知功能障碍,即使在症状缓解后,这些问题可能仍然存在。认知障碍会严重影响患者的社会功能,并降低精神康复的效果。研究表明,在精神康复的基础上提供认知矫正(cognitive remediation)有助于更大程度地改善认知、社会和职业功能。认知矫正是一种基于行为训练的康复训练干预措施,旨在改善认知过程(包括注意力、记忆力、执行功能等),以实现持久性和广泛性的目标。认知矫正的方法包括传统的认知功能训练、基于计算机或虚拟现实的认知功能训练,以及针对特定认知领域的训练等。

(三)日间医院

日间医院是指为了帮助精神障碍患者从住院环境平稳过渡到社区生活而设立的康复机构,服务对象主要包括即将出院的患者、反复复发的门诊患者以及主要表现为阴性症状和长期社会功能衰退的患者,是从医院向社区延伸的重要一环。通常采用日间来院的方式,患者可以在白天来医院接受治疗,晚上返回家中居住。日间医院为患者提供了一个与一般家庭居所相似的环境,室内配备家庭必备的生活物品,患者可在工作人员的指导下完成家务活动、训练各种生活技能,为重新融入社会做好充分准备。

三、社区康复

传统医院封闭式看护模式因其固有的弊端已无法满足现代精神残疾康复的需求,康复服务模式也逐步向社区精神康复转变。社区康复(community-based rehabilitation,CBR)是在社会变迁和社区发展环境下,发展起来的一种立足于社区资源,通过多种方法使有需求的人在社区生活中获得平等健康、教育、谋生、社会赋能机会的服务方式。WHO 对社区康复定义为:启用和开发社区资源,将患者及其家庭和社区视为一个整体,对疾病的康复和预防所采取的一切措施。社区康复服务是精神障碍患者恢复生活自理能力和社会适应能力,最终回归社会的重要途径,是多学科、多专业融合发展的社会服务。

精神残疾患者的康复问题近年来逐渐被国家和社会所重视。2017 年,民政部会同财政部、国家卫生计生委、中国残联起草的《关于加快精神障碍社区康复服务发展的意见》中明确提出到 2025 年,80% 以上的县(市、区)广泛开展精神障碍社区康复服务;在开展精神障碍社区康复的县(市、区),60%以上的居家患者接受社区康复,基本建立家庭为基础、机构为支撑、"社会化、综合性、开放式"的精神障碍患者社区康复服务体系。

(一) 精神障碍社区康复的目的

精神障碍社区康复的主要目的是通过各种切实可行的方法和手段帮助精神障碍患者实现社会功能的最大化,改善其在社区中的生活状态,提高其独立生活能力和社会参与能力,降低其对专业服务的依赖,增强其社会适应能力,保障其基本权利,提高其生活质量。

1. 减轻精神障碍患者的残疾程度　精神障碍具有病程长、康复慢、致残率高的特点。社区康复一方面要尽可能防止"高功能"患者精神和社会功能衰退,另一方面应设法逐步提升"低功能"患者生活自理能力,减轻残疾程度,从而减轻社会和家庭的照料负担。在康复过程中需要学习和掌握一些基本的生活技能,如维持个人卫生、饮食烹饪、家务管理等,以提高其生活质量。

2. 提高精神障碍患者的社会适应能力　精神障碍患者在疾病影响下被强行赋予一种社会化身份,其深层包含自卑感和病耻感。通过社区教育和宣传,提高社区居民对精神障碍的认知和理解,减少其对患者的误解和歧视,建立支持性和包容性的社区环境,发展患者个人与群体的认同感。保障精神障碍患者的各项基本权利,如健康权、教育权、就业权等,防止其因患病而受到不公平对待或歧视。同时,通过心理治疗和咨询服务、组织多场景的社交活动,帮助患者提高应对压力的能力和人际交往技巧,建立和谐的人际关系,进而增强其心理和社会适应能力。通过各种职业技能训练和教育,提高患者的就业能力,减轻其经济负担。

3. 预防精神障碍的复发　精神障碍不良结局与复发次数密切相关。因此在疾病缓解期,家庭、社区、医院三方合作才能加强巩固治疗措施,预防疾病复发,尽可能使大多数患者达到临床治愈和缓解。

(二) 个案管理

个案管理(case management)是一种既能满足在医院中提供临时照料又能满足在社区中提供长期照料的全面的精神卫生服务;是既能满足患者个体复杂、多变的情况,又能与不同的人、不同的团体、不同的时间相适应的干预措施。个案管理的核心是以患者为中心,根据个体患者的实际需要制定持续性的整合服务。个案管理者通常由社会工作者、精神科医师、精神科护士、心理治疗师或职业治疗师多方共同担任,在住院部、社区和家庭之间移动予以服务。个案管理者的主要任务是确保患者能够接触并充分利用一系列卫生、社会和其他服务,与患者建立关系,帮助他们定义并实现目标,以及处理任何可能的危机。并且,还要定期评估患者的需求和服务,以及如何改进以更好地满足患者的需求。其主要职责和作用包括以下几个方面。

1. 提供全面而广泛的心理评估和心理康复服务。
2. 负责协调多方的服务内容,保证对于患者照料的连续性。
3. 协助制定、实施并督促个体服务计划。
4. 建立多功能团队,使服务的连续性提高、质量提升,对患者所处的环境和面临的问题作出综合判断,给患者更多选择。
5. 促进患者与社区的再融合(re-engagement with community)。

(三) 个体服务计划

精神障碍的个体服务计划(individual service plan, ISP)在社区康复中非常重要。通常会由一组专业的健康护理工作者制定,包括精神科医师、心理咨询师、社会工作者等,根据患者的具体情况和需求来设计出个性化的康复方案。

1. 需求评估　第一步是对患者进行深入全面的评估。这包括对患者的躯体状况、心理状态、生活技能、工作技能、社交关系等方面进行评估,以确定患者的康复需求。

2. 目标设定　根据评估结果,制定个体的康复目标。这些目标既要符合患者的需求和期望,也要符合其实际能力。

3. 服务计划　在制定个体服务计划时,要考虑到各种可能的服务方式和手段,包括个体化的心理咨询、药物治疗、日常生活技能训练、职业技能训练、社区参与、亲属支持等。

4. 执行和调整　执行服务计划的同时,要不断对病人的状况进行监测和评估,并根据实际效果适时调整计划。

5. 评估和反馈　定期对个体服务计划的执行情况进行评估,并将结果反馈给相关人员,如需要,可以对服务计划进行修订。

总的来说,精神障碍在社区康复中的个体服务计划,应以患者为中心,以改善病人的生活质量和社会功能为目标,全面考虑病人的身心状况和生活需求,制定个性化的服务计划,并动态调整,以达到最佳的康复效果。

(四)精神障碍社区康复的工作体系和流程

精神障碍的社区康复和防治工作需政府和社会有关部门密切配合。各级民政部门需主动协调卫生健康部门组织精神卫生专业机构、基层医疗卫生机构,为社区康复提供技术指导,与社区康复机构建立快速转介机制。目前,我国精神障碍社区康复与防治工作的工作体系主要包括政策制度、监测评估、服务系统和人才队伍四个方面,而职能则主要是疾病的防控、康复及提供必要的支持和保障。

1. 工作体系

(1)政策制度:包括国家层面的精神疾病防治法和相关政策,确保精神障碍者的合法权益。同时,根据实际需要制定地方性的法规和规章,以保证精神障碍防治工作的实施。

(2)监测评估:建立全国性的精神疾病流行病学监测系统,对精神疾病的发病、流行和死亡情况进行动态监测和评估,为精神障碍的预防和控制提供科学依据。

(3)服务系统:以社区为基础,结合医疗、康复、健康教育和社会支持等多领域,构建连贯、全面、易获取的服务系统,以满足精神障碍者的多元化需求。

(4)人才队伍:通过培训和引导,形成一支专业化、多学科的精神障碍防治人才队伍,以保证防治工作的质量和效果。

2. 工作职能

(1)疾病防控:进行精神疾病的流行病学调查,找出精神疾病的危险因素,制订和实施精神疾病的预防策略,降低精神疾病的发病率和死亡率。

(2)康复:对精神障碍者进行专业化的康复治疗,提高他们的生活质量,助力他们重返社会。

(3)支持与保障:创造利于精神障碍者康复的环境,提供他们所需的物质和心理支持,保障他们的合法权益。

(4)教育与宣传:通过健康教育和宣传,提高公众对精神疾病的认识和理解,减少对精神障碍者的歧视和偏见。

(5)研究:开展精神疾病的研究,改进防治技术和方法,提高防治效果。

3. 服务流程

(1)转入:患者可由精神卫生专业机构、基层医疗卫生机构的医师、护士、康复治疗师等评估后,转介到社区康复机构。居家患者也可自行前往社区康复机构申请加入,并提供诊断、治疗等相关材料。

(2)登记建档:对参加康复服务的患者,社区康复机构应及时登记建档,主动告知患者和监护人社区康复服务的内容、权益和义务等,并签订社区康复服务协议,明确责任、权利等事宜,维护双方合法权益。

(3)功能评估与服务提供:对刚进入康复机构参加活动的患者,服务团队需与患者及其监护人进行面谈,详细了解患者当前的精神和身体健康状况。在 1 个月内,根据评估结果制定个性化康复计划,并开始提供针对性康复服务。每 3 个月,服务团队对患者进行阶段性评估,回顾总结前阶段康复情况。

根据评估情况,对康复训练效果达到预期目标的患者提出新的康复目标,制定新的康复措施和计划;对康复训练效果不理想者,修正原康复计划、调整康复目标和康复措施。

（4）转出:康复良好的患者可离开社区康复机构,回归社会。患者康复需求如发生变化,可转介至其他相应康复机构,原康复机构应将患者相关档案复印后交给患者带至新康复机构。

（5）特殊情况及处置:如发现患者病情变化,工作人员与监护人需随时沟通信息,必要时转介至精神卫生专业机构治疗。患者康复活动中突发紧急情况,工作人员要通知家属并做好急救及转诊工作。患者缺席康复活动时,工作人员要及时了解情况,以便采取相应措施。

（贾艳滨）

第二十六章 | 精神病学相关伦理与法律问题

本章数字资源

精神病学与法律和司法实践之间具有特殊的联系。这种联系甚至可以追溯到作为医学学科的精神病学出现之前。了解精神卫生和精神病学实践中的伦理与法律问题,不仅是司法精神病学专业的任务,也是临床和公共精神卫生领域面临的日益重要的课题。

本章思维导图

第一节 │ 概　述

精神病学与法律(psychiatry and law)或者精神卫生与法律(mental health and law)是对传统的司法精神病学(forensic psychiatry)概念的拓展。随着法律制度的不断完善、司法和医学实践的不断深化,尤其是司法精神病学学术研究的不断发展,越来越多涉及精神病学的法律问题以及涉及伦理与法律的临床实践问题,对精神卫生专业人员的固有知识提出了严峻挑战。越界行为、犯罪、权益保护和侵权、医疗纠纷等概念越来越受到精神病学专业人员重视。这些概念与法律、政策、社会和文化等因素之间的联系也日益凸显。

一、精神病学与伦理

伦理(ethics)一词源自希腊文 "ethos"(道义、德行),具体含义指行为举止规范,也就是个人或团体所拥有的价值观或行为准则。自古以来,中华传统文化就对医者的道德和伦理有一定要求。从《黄帝内经》中 "天覆地载,万物悉备,莫贵于人" 的以人为本的思想,到张仲景《伤寒杂病论》中 "爱人知人" 的仁爱济世思想,再到孙思邈《备急千金要方》中提出的 "大医精诚",无不体现医学的人道主义特质。现代医学伦理学则将医学基本伦理原则归纳为四大方面:尊重(自主)、不伤害、有利(行善)和公正,由此还衍生出了诚信、保密、最优化等成分。

大多数精神障碍因治愈率低、病残率高,容易造成社会和家庭的沉重负担。部分精神障碍患者可能由于疾病而缺乏自主判断的实际能力,需家人或监护人代替其作出决策。此外,精神障碍可使一部分患者具有难以预料的自伤自杀或伤人毁物的危险倾向,因而对社会治安和社会稳定具有潜在的危害性。长期以来,精神障碍患者在世界各地均遭受着各种偏见影响,在日常生活的各个方面受到歧视,而精神卫生服务也长期落后于其他医疗服务。因此,精神病学领域面临着大量的伦理学困境,包括疾病分类诊断的医学属性与社会属性问题、患者自主权与健康权冲突的问题、保护患者与保护公众利益之间的平衡问题、精神科治疗的选择问题等。现代精神卫生服务正是在面对和处理这些伦理挑战的过程中不断完善与进步的。

二、刑事与民事司法体系中的精神医学问题

刑事法律是关于犯罪、刑事责任和刑罚的法律规范的总称,而民事法律则是以平等主体之间一定财产关系和人身关系作为调整对象的法律规范的总称。医学(尤其是精神病学)同刑事司法体系一起,又是构成社会控制(social control)的重要成分,即社会组织利用社会规范对其成员的社会行为实施约束的过程。

从法律价值和作用而言,刑事司法体系在国家社会控制分工协作中占据着主要作用,而精神卫生体系则扮演着 "分流" 的次要角色,即从有违法行为的个体中甄别出因精神障碍病情严重而不能加以

责罚者,并将其从刑事司法系统转入精神医学系统进行医学处置。但在实践过程中,其分流对象往往超出了法定的"丧失心理能力"或者"无刑事责任能力"者范围,而涵盖了不同严重程度的违法精神障碍患者。上述两个体系之间的功能区分从来不是各自为政、相互封闭的,随着时间的推移,某些精神障碍患者的社会控制方式会在这两个系统之间依次转换。尽管这两个系统大致保持着相对平衡,但在历史的某些阶段这种平衡还是会有所改变。

精神医学在刑事司法体系中主要服务于刑事侦查、起诉、审判、(判决后的)处置等环节,涉及对委托鉴定对象(被告人)在犯罪行为发生前及发生时的精神状态和病情严重程度的评估,评定精神状态与违法行为之间的关系,以及提供医学处理意见等。

而在民事司法领域,精神医学服务的对象则更加广泛。无论何种民事行为,凡涉及相关当事人民事行为能力的判断,都需要有精神医学的介入。因为近代民法奉行的是"意思自治原则",真实的意思表示是法律行为有效的前提条件,即实施法律行为的人须具有足够的辨认其行为后果的能力,其行为才有效。而行为人对其行为后果的判断,取决于其智力发展水平以及精神健康状况。评估精神障碍患者的民事行为能力就成了精神疾病司法鉴定中一项重要的内容。

三、司法精神病学及相关内容

司法精神病学也被译为"法庭精神病学",是精神医学的分支学科,主要研究与法律相关的精神医学和精神卫生问题,包括对各种法律问题的精神病学咨询(如精神疾病司法鉴定、法医学咨询等)和对罪犯、受害人等特殊人群的临床服务等。

虽然大多数精神障碍患者具有对影响其生活的重要事物作出合理选择与决定的能力,但在一些严重精神障碍患者中,或者在疾病的某一阶段中,精神症状可能使患者失去行使法律权利和承担法定义务的行为能力或资格(法律能力),如精神障碍患者往往由于幻觉、妄想等症状直接支配而出现暴力、凶杀等危害行为,而患者并不能理智地理解和判断该行为的性质及后果。为保障患者和公众的利益,需要针对这些问题进行相应的法律规范。《中华人民共和国刑法》(以下简称《刑法》)和《中华人民共和国民法典》(以下简称《民法典》)等法律对精神障碍患者有关的法律能力均作了明确规定。在司法精神病学传统领域上受到密切关注的主要法律能力包括刑事责任能力、民事行为能力、受审能力、服刑能力、性自我防卫能力、作证能力等。随着《中华人民共和国精神卫生法》(以下简称《精神卫生法》)的出台,患者在接受医疗服务时的决策能力(或知情同意能力)评定,也成为该领域重要的工作内容。

第二节 ｜ 精神卫生服务相关伦理原则

掌握精神病学相关伦理原则,有助于精神科医务人员避免伦理冲突(即想做的事与合乎伦理要求的事之间不一致),以及通过思考伦理困境(伦理观念或价值之间的冲突)处理不同群体和个人之间的伦理关系、平衡各种利益。

一、基本伦理原则

医学伦理的原则(尤其是精神病学相关的伦理要求)提出了精神科临床实践的理想标准和从业者的职业规范。这些要求包括使用成熟而且符合科学要求的技术,在专业内自我约束不当行为,尊重患者、患者家庭、同事和社会的权利与需要等。

精神科医师在工作中,同样应遵守医学伦理的各项基本原则,当面临处于冲突之中的伦理处境时,必须就如何平衡这些问题做出抉择。

(一) 尊重(自主)

尊重(respect)原则又称自主(autonomy)原则,要求人们在获得充分的信息并有充分的时间理解其利益、所有合理选择的风险和成本后,再采取自由决定的行动。在此过程中,也蕴含了伦理学中的知情同意原则。这意味着需要尊重个人的决策权利,即便他人(如家人或医师)可以为患者作出最好的治疗决定。如果患者由于疾病原因确实无法为自己作决定,精神科医师应当考虑替代决策的机制,如由监护人或者其他法定代理人代行决策等。

(二) 不伤害

不伤害(nonmaleficence)是精神科专业伦理的第一准则。精神科医师必须对其医疗决策和临床操作格外小心,应当确保自己对所从事的工作有足够的专业训练,并且要积极主动寻求同行的帮助或意见建议,努力避免不恰当的医疗行为或者不作为给患者造成的风险。

(三) 有利(行善)

有利(beneficence)原则又名行善原则,是指把有利于患者健康放在第一位并切实为患者谋利益的伦理原则。基于有利(行善)原则,现代医学伦理学还衍生出了患者至上原则、最优化原则等。精神科医师出于其角色义务,在诊疗活动中必须尊重患者的利益。同时,有利(行善)原则也要求精神卫生的专业人员履行其社会义务,维护公众的权益(不会因患者病态行为导致他人受到伤害)。精神科的相关规范或指南均容许专科医师在特定情形下将有利(行善)原则置于患者自主权之上。当患者将会或已经有自身受伤害或伤害他人的风险时,就可能需要采取患者非自愿的治疗措施,确保必要且最小程度地剥夺患者的自主权,从而最大限度地减少伤害、降低风险。这一方面是基于患者生命健康权的正当性本质和医疗紧急避险原则,另一方面则是基于社会公众权利与患者自身权利的合理平衡。

(四) 公正

公正(justice)的概念主要涉及正义或者奖惩,也关乎社会利益的公平分配。医疗服务的公正力求形式公正和实质公正有机统一。相关议题包括资源是否能平等地分配给最需要的人,医疗资源的分配中如何平衡患者病情需要、治疗价值与患者既往和预期的社会贡献等。精神卫生资源通常都是短缺的,如何合理地配置资源是精神卫生服务的要义之一。精神科医师也有义务公平地对待所有患者、患者家属以及社会大众。

二、具体伦理要求

(一) 尊重患者自主权

精神障碍患者最基本的权益就是自主或人身自由权。但是作为社会中的弱势群体,无论是在医疗机构中还是机构外,患者的这一权益都很容易受到损害。因为在公众的观念中,精神障碍患者通常是对他人有暴力危险性的个体,由于偏见与歧视的存在,许多患者难以得到公正的待遇和人权保障。

联合国在《保护精神病患者和改善精神保健的原则》中明确规定了精神障碍患者的住院、治疗自决权。因此,自主和知情同意应是绝大多数患者治疗和康复的基础。在具体实践中,所有患者首先应被假定为有行为能力,并且在实施非自愿程序之前,应尽一切努力以使患者能够接受自愿入院或治疗。《中华人民共和国宪法》(以下简称《宪法》)第三十七条明确保障了公民的人身自由。《精神卫生法》更明确规定:"精神障碍患者的人格尊严、人身和财产安全不受侵犯。""除法律另有规定外,不得违背本人意志进行确定其是否患有精神障碍的医学检查。"

当然,保护精神障碍患者的人身自由、强调其自主权,并不意味着对他们的放任自流。有些时候在患者个人自主的权利与社会保护公众免受危险的责任之间会存在明显冲突。当精神障碍患者由于自身辨认控制能力受损而会给自身或他人造成伤害,或者因为精神障碍而表现出严重行为紊乱的时候,为了治疗需要或为了保护患者自身和他人安全的需要,也有必要按有利(行善)原则暂时对其采取合理的人身自由限制措施。

(二) 知情同意

知情同意(informed consent)指在医疗过程中,患者有权知晓自己的病情及可选择的治疗方案,并且对于医务人员采取的防治措施有决定取舍的自主权。

现代伦理学观点认为,同意的基础是知情,即告知真实、准确且充分的信息。告知通常以医学标准来衡量:绝大多数医师在某种特定的情况下应告知什么,或者在某个特定问题上通常医师应告知什么。而在有些司法实践中,也可能会采用以患者为中心的标准,其核心是:为了作出合理的决定,一个处于患者地位的理性的人需要知道什么样的"具体"内容。

对同意的基本要求是"自愿同意",即医师不得以任何引诱、强迫、欺骗、欺诈的手段来影响患者的决定过程。在评估患者的同意是否为真正自愿时,通常会参考当时的各种相关情况,包括医师的态度、环境条件及患者的精神状态。说服和强迫之间的分界线既狭窄又模糊。一般来说,如果某一负面的可能性(包括对某治疗方案不良预后的夸张估计)同患者拒绝某种治疗而接受另一推荐的治疗存在联系,那由此导致的任何同意在技术上都可能是无效的。

患者除了要有自由选择的权利之外,还要有同意的合法权利,并要达到可作自主决定的法定条件。当然,患者在作出选择或决定时,应有充分的理解能力,还必须具备理解和辨识想要做的行为的意义和后果的心智条件。精神障碍患者行使知情同意权利,必须具有能给出有效同意的能力(competence),即对某特定的评估或治疗具有理解其目的、性质、可能的作用及风险的能力,也包括在实施治疗过程中配合精神卫生专业人员的能力。严重精神障碍常会影响到这种能力,但患有精神障碍并不意味着患者就自动地丧失了作出决定的能力。

知情同意能力的评估是临床精神医学和司法精神医学工作的重要内容之一。按照有关法律和伦理规定,在任何治疗开始前都应获得知情同意,但也存在例外:在延误治疗可能严重危及患者健康、如实告知信息可能导致患者躯体或精神健康恶化、患者放弃知情权、患者本人无能力作出知情同意决定等特殊或者紧急情况下,则无须获得患者本人的知情同意。但在后两种情况下,通常也需要患者的监护人或近亲属代为行使知情同意权。

(三) 隐私保护与特许证明

精神障碍患者也有对其自身以及疾病和治疗相关信息保密的权利,未经其同意,这些信息不得透露给第三方。所有为精神障碍患者治疗的专业人员都有责任防止患者的信息泄露,不论这些信息是否与病情有关。精神卫生机构的管理人员应该确保使用一定的方式来保护患者的隐私,比如建立有效的系统(例如电子数据库)来保证只有取得授权才可以使用患者的临床记录或其他数据记录等。对于住院的患者,医疗机构也有责任和义务保护其正常的通信、会客自由。

因学术交流等需要公开患者的病情资料时,应当隐去能够识别该精神障碍患者身份的标志性资料,如姓名、身份证、学生证、工作证、联系方式、家庭住址、工作单位、具体工作内容或者职务、与其有密切接触的亲属、同事或者朋友的姓名和住址等。如果患者的身份无法被充分的掩饰,则必须得到该患者或者其法定代理人的同意。需要明确的是,保护和合规处理患者个人信息也是《民法典》和《中华人民共和国个人信息保护法》的要求,若违反了相关法律义务,则要承担民事赔偿、监管处罚,乃至刑事制裁。

如果是在为第三方作评估(如司法鉴定、就业或入学前的心理评估、残疾评定或者劳动能力评定等),此时医师与患者之间不存在治疗关系,医师的保密义务会有所不同。如果被鉴定人或者被评估者接受了鉴定或评估,通常就意味着对第三方使用其相关信息的默认。

当患者受疾病的影响产生一些非理智的想法与行为,而且这种想法和行为可能给其自身或他人造成严重的损害后果(比如试图自杀或杀害身边的人)时,则掌握这类信息的医师将不得不在保护精神障碍患者的隐私权与他人和社会的安全利益之间权衡,这是一个复杂的伦理问题。精神卫生专业人员通常被赋予了在紧急情况下将患者的信息(比如试图伤害他人的信息)向相关方披露的权利,但这一过程中应严格遵循有利(行善)原则。

(四) 其他

1. **治疗权利**　公民无法获取医疗保健也是对人权的侵犯,因此保障患者获得恰当的医疗服务也是保障精神障碍患者权益的一项重要内容。

联合国《保护精神病患者和改善精神保健的原则》指出："人人皆有权得到可获得的最佳精神卫生保健。"该原则还确定了精神障碍患者获得适合个人需要的精神卫生保健和保护个人免受伤害的权利。

妨碍精神障碍患者获得医疗服务的原因有很多,包括患者及家属对疾病的认识和重视程度不够、医疗卫生资金投入不足以及由此带来的精神卫生服务能力匮乏问题、慢性精神障碍患者及其所在家庭无力承担医疗费用、患者对住院和治疗的知情同意权被忽视等。要改变上述状况,需要各医疗卫生单位加大精神障碍的科普宣传力度;通过完善法律法规及相关政策来确保医疗卫生部门能够在需要的时间和地点为精神障碍患者提供恰当的医疗和保健,提高精神卫生服务的可及性、可接受性和质量;同时要建立更加完善的医疗保险和社会保障制度,确保精神障碍患者有能力支付所需的治疗费用。对非自愿医疗的条件和程序、知情同意等作出明确的法律规范,也是保障患者治疗权益的重要措施。

2. 医患关系及其边界　医师和患者之间因提供和获得治疗的目的而建立起来的关系通常被称为"医患关系"。这种关系存在一定的边界,有的比较模糊,有的比较清晰,并非所有越界行为都属违规。是否违规最重要的判断依据是医师是否为了自身利益而罔顾患者的利益。精神科医师在医患关系中需要始终保持不越界,或者确保越界行为保持在最低限度,以不发生损害患者利益的行为为底线。

涉及医患关系边界的主要情形有:①与患者之间的商业等业务联系:与既往患者存在商业联系可能是不当的,而与目前在就诊的患者之间发生任何商业关系,更是不道德的。②社交:精神科医师与患者之间的社交交往,需要考虑到特定的地点和环境。首要原则是应尊重医患关系的界线。医师和患者之间如果发展友谊关系,可能会导致诊疗的客观性受损、治疗的中立性受损,因此至少在治疗期间应避免产生这种友谊。③财务关系:收受患者的红包显然会破坏医患关系,在我国属于违规违纪问题。对于在非公立机构执业的医师来说,诊疗费的收取有时也涉及伦理问题甚至法律问题,如为特定患者减免费用、让患者以某种方式补偿医师少收的费用、与患者串通起来骗取医保费用等。

第三节 | 精神障碍患者的法律保护

精神障碍患者属于社会的弱势群体,在生活、工作、学习、人际交往甚至医疗等方面,面临着比其他内外科疾病患者更多的困难。为改变这种状态,国际社会、各国政府和广大精神卫生工作者进行了长期不懈的努力,其中一个最重要而有效的措施,便是开展精神卫生立法(mental health legislation)。立法既能保护患者本人的基本权益、防范对患者的歧视和侵害,同时也可更有效地保护其家庭成员以及社会大众。

一、精神卫生立法

精神卫生立法看似某一狭窄专业的行业立法,实则体现着国家政治、经济、文化、医疗卫生和人权保障等诸多方面的现状。1890年英国颁布的《疯人法》(The Lunacy Act)首次通过立法提出要保护精神障碍患者的权利和财产。1938年法国颁布了世界上第一部正式命名的《精神卫生法》,之后许多欧美国家也相继制定或修改了各自的精神卫生立法。20世纪60年代以后,随着人权运动的兴起和不断发展,精神卫生立法逐渐成为世界性的潮流。亚洲范围内,日本早在20世纪60年代就有了《精神卫生法》,并于1995年修订实施了《精神保健与福利法》,韩国也于20世纪90年代颁布了《精神卫生法》。

为督促和指导各国的立法,自20世纪70年代以来,联合国和许多国际性的精神卫生专业团体发表了一系列原则和宣言,如《智力迟钝者权利宣言》(联合国,1971)、《夏威夷宣言》(世界精神病学协会,1977)、《卢克索尔人权宣言》(世界心理卫生联合会,1989)等。1996年WHO对精神卫生立法归纳了十项基本原则。这些都对推动各国当代的精神卫生立法发挥了重要作用。

我国政府对精神障碍患者合法权益保障也十分关注。依据《宪法》,精神障碍患者作为罹患疾病的公民仍然享有国家法律赋予的各种权利,如人身自由和人格尊严不受侵犯、治疗权、劳动就业和受教育权、隐私权、获得物质帮助的权利等。2020年新修订的《民法典》正式颁布,其中通过对无民事行为能力或限制民事行为能力的精神障碍患者设置监护人,保护其人身、财产及其他合法权益。除此之外,在《中华人民共和国残疾人保障法》(以下简称《残疾人保障法》)、《中华人民共和国母婴保健法》及《残疾人就业条例》等法律法规中,也有涉及精神障碍患者权益保护的相关条文规定,它们确实对改善我国精神障碍患者的处境起到了积极作用。

不过,上述法律法规大多仅涉及一部分特殊患者(如精神残疾者或民事、刑事案件中患病的当事人),或者对患者某些权益的保护。世界各国的经验表明,对于精神卫生这一既具有高度专业性又具有广泛社会性的领域,专门立法能够更好地实现保护精神障碍患者权益的目标。实际上,自20世纪80年代,我国就开始积极进行精神卫生法起草工作,共经历四个阶段。第一阶段为立法前酝酿阶段(1985—2000年),由四川省和湖南省卫生厅组织起草初稿;第二阶段为卫生部起草阶段(2000—2007年);第三阶段为国务院推进阶段(2007—2011年),精神卫生法于2010年被列为一类立法项目;第四阶段为全国人大常委会推进阶段(2011年9月—2012年10月26日)。历经27年,2012年10月26日十一届全国人大常委会第二十九次会议通过《精神卫生法》,于2013年5月1日起施行,后于2018年进行了个别条款的修正。《精神卫生法》共七章八十五条,包括:总则、心理健康促进和精神障碍预防、精神障碍的诊断和治疗、精神障碍的康复、保障措施、法律责任和附则。《精神卫生法》的颁布施行对于规范和保障精神卫生服务,保障患者合法权益,发展精神卫生事业,增进公众身心健康,保障我国经济社会全面、协调和可持续发展具有重要意义。《精神卫生法》以发展精神卫生事业、规范精神卫生服务、维护精神障碍患者的合法权益为宗旨,秉承预防为主,预防、治疗和康复相结合的方针原则,通过明晰政府和社会职责,严格诊断和治疗程序,强化康复和保障措施等,全方位规范了开展维护和增进公民心理健康、预防和治疗精神障碍、促进精神障碍患者康复的精神卫生相关的各项工作以及服务的各个环节,使我国精神障碍患者合法权益的保护进入了崭新的历史时期。近年来,浙江、江苏、辽宁、内蒙古等省、自治区,武汉、长春等市已进一步制定地方的《精神卫生条例》,另有多个地方正在调研起草中,使精神障碍患者的权益保障逐渐落到实处。

二、主要操作规定

(一)劳动就业和受教育等权利

依据《残疾人保障法》,精神障碍患者属于精神残疾或智力残疾范畴,因此理应受到多部法律法规的保护。保护精神障碍患者劳动就业权利以及适龄儿童青少年受教育的权利,有利于患者的康复以及回归社会。我国一直提倡精神障碍患者在痊愈后即享有与普通人同等的就学、就业权利,不应受到社会的歧视。如《宪法》第四十五条规定:"国家和社会帮助安排盲、聋、哑和其他有残疾的公民的劳动、生活和教育"。《残疾人保障法》第三十三条规定:"国家机关、社会团体、企业事业单位、民办非企业单位应当按照规定的比例安排残疾人就业,并为其选择适当的工种和岗位"。《中华人民共和国劳动合同法》第四十二条规定:患病或者非因工负伤,在规定的医疗期内的,用人单位不得解除劳动合同。《精神卫生法》第五十八条规定:"用人单位应当根据精神障碍患者的实际情况,安排患者从事力所能及的工作,保障患者享有同等待遇。"第七十条规定:"县级以上地方人民政府及其有关部门应当采取有效措施,保证患有精神障碍的适龄儿童、少年接受义务教育,扶持有劳动能力的精神障碍患者从事力所能及的劳动,并为已经康复的人员提供就业服务。"这些条款都是精神障碍患者就学、劳动就业权利的法律保障,确保患者不会在发病期间被解雇或退学,并保证痊愈或好转后患者同样有权获得平等的入学、考试、就业机会,不因曾患精神障碍而受歧视和被剥夺相关资格。

（二）民事权利和监护

民事行为能力（civil capacity）指公民能够通过自己的行为，取得民事权利和承担民事义务，从而设立、变更或终止法律关系的资格。也就是公民以自己的意志行为独立进行民事活动和对其过失行为承担相应民事责任的能力。

大多数精神障碍患者具有对影响其生活的重要事件做出正确选择和决定的能力，即具有民事行为能力，但少数严重患者的这种能力可能受损。各国在民法或精神卫生法中对此都有相应的规定，目的是平衡或保护患者的基本权益，亦即"用最有利于患者的方式来处理其个人的事务"。对患者的监护（guardianship）或代理（proxy）等制度便是这种立法思想的体现，这类制度在非自愿入院等服务实践中运用得最为普遍。

按照《民法典》第十七条至二十二条规定：完全民事行为能力人是指年满18周岁以上的成年人或者16周岁以上以自己的劳动收入为主要生活来源的未成年人；限制民事行为能力人则指8周岁以上的未成年人或者不能完全辨认自己行为的成年人；无民事行为能力人为不满8周岁的未成年人以及不能辨认其行为的成年人。《民法典》第一百四十三条至一百四十五条则进一步明确了：①民事法律行为有效的条件：行为人具有相应的民事行为能力；意思表示真实；不违反法律、行政法规的强制性规定，不违背公序良俗。②无民事行为能力人实施的民事法律行为无效。③限制民事行为能力人实施的纯获利益的民事法律行为或者与其年龄、智力、精神健康状况相适应的民事法律行为有效。

在法院作出认定之前，任何年满18周岁的成年人都被推定为完全民事行为能力人，进而根据鉴定检查和调查分析证明其能力有削弱或丧失。对于精神障碍患者民事行为能力的鉴定或评估，依据司法部颁布的《精神障碍者民事行为能力评定指南》（SF/Z JD 0104004—2018）进行，其中推荐使用《精神障碍者民事行为能力评定量表》作为标准化评定的参考工具。评定根据医学要件（是否为精神障碍患者）和法学要件（对民事行为辨认能力状况）两个要素相结合的原则进行，即首先要确定被鉴定人是否存在精神障碍，在此基础上分析精神状态对某种民事行为辨认能力或意思表示能力的影响。辨认能力是指民事活动当事人能否理解其民事行为的法律意义和行为后果，以及能否做出与真实意思相一致的表示。

依照《民法典》的规定：限制民事行为能力的成年人可以独立实施纯获利益的民事法律行为或者与其年龄、智力、精神健康状况相适应的民事法律行为，其他民事活动由其法定代理人代理，或者经其法定代理人同意、追认；无民事行为能力人则应由法定代理人代理实施民事法律行为。无民事行为能力或限制民事行为能力成年人的法定监护人包括：①配偶；②父母、子女；③其他近亲属；④其他愿意担任监护人的个人或者组织，但是须经被监护人住所地的居民委员会、村民委员会或者民政部门同意。此外，被监护人的父母担任监护人时，也可以通过遗嘱指定监护人。对监护人的确定有争议的，由住所地居民委员会、村民委员会或者民政部门指定监护人。有关当事人对指定有异议的，可申请人民法院指定；有关当事人也可以直接向人民法院申请指定监护人。

原则上，任何代理人在代表无民事行为能力或限制民事行为能力患者作决定时都应受"代替判断"标准的约束，即代理人做出的应当是"缺乏行为能力的患者在有行为能力的情况下可能作出的决定"。

（三）精神障碍的诊疗

《精神卫生法》规定了精神障碍诊疗的基本原则：由具备资质的机构、人员提供；以精神健康状况为依据；诊疗活动中应保护患者安全、自主权、隐私权等权益；特殊诊疗活动按严格的条件和程序实施。

在具体临床相关操作中，法律规定了患者或者疑似患者的送诊主体，即除个人自行就诊外，对于疑似患者可由其近亲属送诊；对查找不到近亲属的流浪乞讨人员中的疑似精神障碍患者，则由当地民政等部门负责送诊。当疑似患者已经发生伤害自身、危害他人安全的行为或有伤害自身、危害他人安全的危险时，则无论是其近亲属还是所在单位、当地公安机关均可送诊。对于病情需要但非自愿住院的严重精神障碍患者,由其监护人送诊,必要时公安机关可以协助送诊。

而对于医疗机构来说,接诊患者或者疑似患者后,需要依法对其进行检查评估,作出临床诊断。《精神卫生法》第二十九条还规定:"精神障碍的诊断应当由精神科执业医师作出。"精神科诊断的目的,一是确定有无精神障碍以及属于何种精神障碍,二是评估精神障碍的严重程度,三是评估是否需要住院治疗。此外,对于将要发生伤害他人行为或有此类危险的疑似患者,医疗机构要安排其进行留院观察,并立即指派精神科医师进行诊断,及时出具诊断结论。

精神障碍的住院治疗在我国实行自愿原则。只有符合特定标准或条件的患者,才能实施非自愿住院治疗。

(四) 非自愿医疗

现代精神卫生服务源于救济院、疯人院等收容性机构。非自愿入院与治疗也因此贯穿于现代精神医学的整个发展历史进程中,成为临床精神医学非常独特而且重要的一个组成部分。

非自愿住院通常需要有比较严格的标准和程序。国际通行的人权文件对非自愿医疗提出了一些基本原则。总体上,多数国家对于非自愿住院标准的设立均采用以下一些表述。

1. 存在由国际公认标准定义的、达到一定严重程度的精神障碍。

2. 存在自伤或伤人的极大可能性。

3. 如果未经治疗,患者的状况会恶化。

4. 患者无法自理。

5. 入院具有治疗性目的[如果可采用限制性更小的其他备选方案(如社区治疗),则不必入院]。

《精神卫生法》则将严重精神障碍患者"已经发生伤害自身行为或者有伤害自身危险",以及"已经发生危害他人安全的行为或者有危害他人安全的危险"作为实施非自愿住院治疗的前提条件。

在程序上,患者有伤害自身行为或危险时,由监护人做出非自愿入院和出院的决定;有危害他人安全的行为或危险时,则由负责诊治的医疗机构及其专科医师决定患者的入、出院。收治这类患者的医疗机构则需要具备提供充足的安全措施和恰当的医疗服务的资质,以保障患者的合法权益不受侵害。我国法律也对非自愿医疗措施制定了救济途径,包括再次诊断、医学鉴定等,有异议时还可向卫生行政部门投诉,直至通过司法途径诉讼等。

第四节 | 精神障碍与违法行为

世界各地大量研究均表明,某些精神障碍与违法犯罪之间存在密切联系。例如,20% 的精神分裂症患者入院前有过暴力行为。精神分裂症患者凶杀作案的风险约为一般人群的 4 倍,而重性精神障碍伴有人格障碍或酒精、药物依赖问题时,凶杀作案风险会增加十余倍。定罪罪犯中反社会人格障碍终生患病率为 50.1%。危害行为也常见于曾经非自愿住院的患者,因为他们对治疗依从性差的风险更高。既往有暴力史往往是预测精神障碍患者暴力行为最好的指标,10%~20% 的反复暴力者可能导致 50%~70% 的暴力事件。

精神障碍患者往往由于受幻觉、妄想等症状直接支配而出现暴力、凶杀等危害行为,如精神分裂症可以在命令性幻听、被害妄想、物理影响妄想等支配下产生毫无先兆的残暴攻击行为。一部分抑郁症患者可能由于合并焦虑、冲动或激惹性增高等而发生凶杀伤害行为,亦称凶杀式自杀(homicide-suicide)。其中,以患产后抑郁或产后精神障碍的女性杀害其幼年子女最为常见,即杀幼式自杀(filicide-suicide)。

一、刑事司法相关规定及法律能力评定

(一) 法医精神病鉴定

法医精神病鉴定(forensic psychiatric appraisal)既往又称司法精神病鉴定、精神疾病司法鉴定,属

司法鉴定的一个分支,是指在诉讼活动中鉴定人运用精神病学及相关的科学技术或者专门知识对诉讼涉及的专门性问题进行鉴别和判断并提供鉴定意见的活动。与临床精神病学直接服务于患者不同,法医精神病鉴定属于"第三方服务",即面对的对象(被鉴定人)并不一定是其服务的对象,它只服务于法律;鉴定人与被鉴定人之间并非传统的医患关系,所作出的鉴定意见和结论也不一定对被鉴定人有利。因此与临床评估关注患者的症状学不同,司法鉴定主要关心个体的法律(或与法律相关的心理)能力。与民事法医精神病鉴定相同,刑事法医精神病鉴定也要求根据医学要件和法学要件相结合进行。

《中华人民共和国刑事诉讼法》(以下简称《刑事诉讼法》)第一百四十六条和第一百四十八条规定,"为了查明案情,需要解决案件中某些专门性问题的时候,应当指派、聘请有专门知识的人进行鉴定""侦查机关应当将用作证据的鉴定意见告知犯罪嫌疑人、被害人"。这代表着精神病鉴定主要由司法机关控制启动,而当事人享有申请"补充鉴定"或"重新鉴定"的权利。而依据《刑事诉讼法》第四十二条及《人民检察院刑事诉讼规则》第二百二十一条,辩护人或者近亲属在侦查和起诉阶段实际上也被赋予了一定为犯罪嫌疑人申请精神病鉴定的权利。

在法医精神病鉴定的过程中,鉴定人应当始终坚持循证思维模式和证据意识来"求证"和"用证",依据具有可靠性的证据得出鉴定结论,以提高法医精神病鉴定的社会公信力。而法医精神病鉴定结论属于言辞证据的范畴,具有主客观双重性及性质上的真实和失真的双重性特点。因此,法官在采信前需要对影响其可靠性的各种因素进行审查,以提升内心确信的准确度。

(二) 刑事责任能力

刑事责任能力(criminal responsibility)简称"责任能力",是指行为人在实施侵害他人权利的危害行为时,对所实施行为承担刑事责任的资格。刑事责任能力是接受刑罚的前提,而刑罚则是承担刑事责任的结果。《刑法》规定16周岁以上、精神状态正常的人均应具有刑事责任能力。由精神症状导致患者刑事责任能力削弱或者丧失则是基于以下认识:精神症状使患者对其行为缺乏自由意志,即患者在症状支配下,往往对其行为的对错、危害后果等缺乏实质性的判断认识能力,其犯罪要件不完整。因此,各国都从立法上为不能辨认或者不能控制自己行为的患者的违法行为予以免除刑事责任,代之以强制性的精神医学治疗。

我国精神障碍者刑事责任能力评定依据《精神障碍者刑事责任能力评定指南》(SF/Z JD0104002—2016),这是目前唯一的技术规范,其中推荐使用《精神病人刑事责任能力评定量表》作为标准化评定工具。按照《刑法》的相关规定,在确定精神障碍诊断以后,辨认能力和控制能力就是评定刑事责任能力的两大关键。

辨认能力是指行为人具备对自己的行为在刑法上的意义、性质、作用、后果的认识能力。具体而言就是行为人是否意识到其行为的动机、行为的目的、为达目的所准备或采取的手段、该行为的法律意义,是否预见到行为的后果,是否理解其行为的犯罪性质等。辨认能力并非指对一般事物和现象的是非曲直的抽象判断力,而是指对其特定行为的实质认识判断力。精神障碍患者辨认能力受损常常表现为病态的行为动机、曲解其行为的违法性质、不理解行为的法律后果等。

控制能力是指行为人具备按照自己的意志选择实施或不实施被刑法所禁止行为的能力。控制能力是以辨认能力为前提的,完全丧失辨认能力的行为人就不具备法律意义上的控制能力,只有在辨认能力存在的情况下,才需要确认是否具备控制能力。在具体判断中需要充分考虑行为人社会功能受损的程度、既往人格因素或行为方式、作案的诱因和先兆、作案后的自我保护、作案环境的选择等。某些精神症状或人格素质可以导致患者对自身愤怒情绪、冲动意识和冲动行为的管理控制能力削弱,在情绪爆发或失控的状态下因琐事甚至毫无客观诱因地出现严重攻击伤害行为。

值得注意的是,各种精神活性物质的滥用(如醉酒、吸毒)可以加重行为人控制能力的削弱,从而增加危害行为的潜在可能性;而擅自停用药物(如抗癫痫药)也可能导致控制能力的下降。这些行为虽然可能有一部分可以归属于精神障碍的范畴(如酒精依赖),但其本质可能属于原因自由行为(俗称自陷行为),即行为人在具有行为能力时,故意或过失地使自己陷于无责任能力或限定责任能力状态而实施危害行为,并导致危害结果的发生。在此情形下,《刑法》第十四条、第十五条规定:"明知自己的行为会发生危害社会的结果,并且希望或者放任这种结果发生,因而构成犯罪的,是故意犯罪""应当预见自己的行为可能发生危害社会的结果,因为疏忽大意而没有预见,或者已经预见而轻信能够避免,以致发生这种结果的,是过失犯罪"。因此均可能需要承担相应的刑事责任。

(三) 受审能力

受审能力(competency to stand trial)是指刑事案件中的犯罪嫌疑人或被告人理解自己在刑事诉讼活动中的地位和权利,理解诉讼过程的含义以及合理行使自己诉讼权利的能力。与责任能力反映行为人作案当时的精神状态不同,受审能力涉及批捕以后直至判决以前这段时期的精神状态,因而是实时观察和评估到的,在法庭辩护中可信度更高。在许多欧美国家,它实际上已经逐步替代刑事责任能力,成为精神障碍相关的刑事司法鉴定中最主要的内容。

刑事责任能力和受审能力可能是一致的,如具有完全责任能力的行为人一般也具有受审能力,而脑器质性精神障碍患者、急性期精神分裂症患者等可能既不具有责任能力,也不具有受审能力。但在某些情况下两者之间也可存在不一致,比如某些患者受所患精神障碍的影响实施作案,但在审理时精神障碍已缓解,其受审能力可能是存在的;也有的行为人在作案时精神活动正常,但案发后或审理过程中发作精神障碍(如出现严重拘禁性精神障碍),此时可能具有责任能力,但无受审能力。研究发现,是否具备受审能力主要根据以下成分判断。

1. 是否理解对其起诉的目的和性质。
2. 是否理解自己的情况与这次诉讼的关系。
3. 是否具有与律师合作、商量、协助辩护人为其辩护的能力。
4. 是否理解与其他诉讼参与人的关系,能否对其他诉讼参与人的提问作出应有的回答。

此外,能否承受审讯和在拘禁场所长期等待判决等所带来的压力;在审讯中能否克制自己,避免出现不理智的失控行为;以及能否进行自我保护,利用法律有效地保护自己等,也都是评定受审能力时应当考虑的问题。

(四) 服刑能力

服刑能力(competence of serving a sentence)指罪犯或服刑人员接受处罚和矫正改造的生理或心理能力。具有服刑能力即表示其能够承受刑罚,理解刑罚的性质、目的和意义。因精神障碍而致使罪犯或服刑人员不能理解刑罚的性质和意义,则惩罚对其就不产生积极效果,也就无法达到矫正行为、预防犯罪的目的,反而可能因拘禁环境不能提供充分的医疗干预,导致病情恶化,产生消极效果。

只有在认真分析、考察被鉴定人精神状态对其理解和辨认能力的影响程度的基础上,才能科学评定其是否具备承受刑罚的能力。被鉴定人即使患有某种精神障碍,但如果该疾病对其接受服刑改造没有影响,还是属于具有服刑能力。对作案行为具有责任能力者,一般应具有服刑能力。当两者出现不一致的情况时则需要进行服刑能力的评定,如被鉴定人作案时精神状态正常而在服刑期间出现某种精神障碍,或者有部分刑事责任能力的精神障碍患者在服刑期间病情加重,导致其无法继续服刑。

评定为无服刑能力的精神障碍患者,应将其送往司法部门指定的精神卫生医疗机构接受强制性医疗措施,待精神症状消失、精神活动恢复正常、经评估能够承受刑罚后,再移送原服刑机关继续余下的刑期。

(五) 性自卫能力

性自我防卫能力(competence of self-defense against sexual assault)简称"性自卫能力",是指女性精神障碍患者在其性不可侵犯权遭到侵害时,对自身所受侵害或严重后果的实质性理解能力。按照我国法律相关规定:"明知妇女是精神病患者或者痴呆者(程度严重的)而与其发生性行为的,不管犯罪分子采取什么手段,都应以强奸罪论处。与间歇性精神病患者在未发病期间发生性行为,妇女本人同意的,不构成强奸罪。"因此女性精神障碍患者与他人发生性行为后,需要通过司法精神鉴定来明确其对性行为的辨认能力,并将被鉴定人的性自卫能力作为对被告定罪量刑的法律依据。

与其他法定能力的鉴定不同,性自卫能力的被鉴定人是被害人。对被鉴定人的性自卫能力进行鉴定时,医学条件必须明确被鉴定人是否存在精神障碍或者智能障碍,以及案发时的精神状态;法学条件则需要了解被鉴定人在性行为当时对两性行为的意义、性质和后果的辨认能力和控制能力。

(六) 作证能力

作证能力(competency to witness)又称"证人能力",是指相关案件的非当事人根据感知到的真实情况,向司法部门提供与案件有关的证言的能力。《刑事诉讼法》第六十二条规定,"凡是知道案件情况的人都有作证的义务",同时还规定"生理上、精神上有缺陷或者年幼,不能辨别是非、不能正确表达的人,不能作证人"。

作证能力的鉴定对象是犯罪行为的现场证人。该能力完整与否主要基于"精神缺陷"的存在与否。在鉴定工作中首先要明确"精神缺陷"的性质和程度,做出精神障碍临床诊断,同时结合法学条件,判断被鉴定人能否辨别是非、能否正确表达意思,了解其异常的精神活动是否影响陈述事实的真实性。并非所有精神障碍患者或智能障碍者都无作证能力,需要根据具体病情及所要证明的事实而定,同时还要结合作证事实与被鉴定人的利害关系、所反映事实的合理性、与调查结果的符合情况、是否受到外界因素的影响等来综合考虑。针对精神发育迟滞患者的作证能力评定除了考虑智商因素外,同时要结合患者智能结构各因素对所涉及需要作证的具体情节的关系进行仔细评估。

二、违法精神障碍患者的处置

违法精神障碍患者的处置,在手段上不仅仅涉及强制性住院治疗,也涉及其他可能的限制人身自由措施;在时机上不仅仅涉及法庭审理以后,也涉及侦查阶段甚至患者行为当时。广义的"处置"概念甚至还包含对患者将来可能发生危害行为的预测和防范。

根据违法行为的类型与性质,违法行为可依据《刑法》《中华人民共和国治安管理处罚法》《中华人民共和国行政处罚法》等法律法规进行处置。总体而言,精神障碍患者出现违法行为并经法定程序鉴定后,通常有以下三种可能的处理方式。

1. 不追究法律责任,责令其家属或监护人严加看管和医疗。

2. 追究法律责任,判处刑罚,或者给予治安管理处罚、其他行政处罚。

3. 追究部分法律责任,从轻或减轻刑罚、治安管理处罚或其他行政处罚。

这些处理既是为了维护社会安全和大众利益不受患者暴力行为侵害,同时也兼顾到精神障碍患者的合法权益,给予其恰当的医疗和保护,减少其因疾病因素而再次产生危害行为。

"强制治疗"主要针对肇事肇祸甚至有犯罪行为的精神障碍患者。《刑事诉讼法》第五编第五章对这类患者强制医疗应遵循的程序做了具体规定,如明确指出强制医疗的申请由人民检察院提出、由人民法院作出决定,医疗机构应当定期对被强制医疗的人进行诊断评估等。而未构成犯罪或者未构成违反治安管理行为的精神障碍患者的"非自愿医疗",则通过《精神卫生法》相关条款进行程序规范。

(张　斌)

推荐阅读

［1］ 陆林.沈渔邨精神病学［M］.6 版.北京:人民卫生出版社,2018.

［2］ 赵忠新,叶京英.睡眠医学［M］.2 版.北京:人民卫生出版社,2022.

［3］ STAHL S M. Stahl 精神药理学精要.3 版.司天梅,黄继忠,于欣,译.北京:北京大学医学出版社,2011.

［4］ 王明旭,尹梅.医学伦理学［M］.2 版.北京:人民卫生出版社,2015.

［5］ 胡泽卿.法医精神病学［M］.4 版.北京:人民卫生出版社,2016.

［6］ 世界卫生组织.ICD-11 精神、行为与神经发育障碍临床描述与诊断指南［M］.王振,黄晶晶,译.北京:人民卫生出版社,2023.

［7］ 美国精神医学学会.精神障碍诊断与统计手册(第五版)［M］.张道龙,译.北京:北京大学出版社,2015.

［8］ BORSBOOM D. A network theory of mental disorders［J］. World Psychiatry,2017,16(1):5-13.

［9］ NIERENBERG A A,AGUSTINI B,KÖHLER-FORSBERG O,et al. Diagnosis and Treatment of Bipolar Disorder:A Review［J］. JAMA,2023,330(14):1370-1380.

［10］ SUDAK,DONNA M. Cognitive Therapy of Anxiety Disorders:Science and Practice［J］. Journal of Psychiatric Practice,2010,16(4):281-282.

［11］ MATHEWS C. Obsessive-Compulsive Disorders［J］. Continuum(Minneap Minn),2021,27(6):1764-1784.

［12］ JASSI A,KREBS G. Body Dysmorphic Disorder［J］. Psychiatr Clin North Am,2023,46(1):197-209.

［13］ BHAVSAR V,VENTRIGLIO A,BHUGRA D. Dissociative trance and spirit possession:Challenges for cultures in transition［J］. Psychiatry Clin Neurosci,2016,70(12):551-559.

［14］ BASAVARAJAPPA C,DAHALE A B,DESAI G. Evolution of bodily distress disorders［J］. Curr Opin Psychiatry,2020,33(5):447-450.

［15］ MURRAY H B,JUARASCIO A S,DI LORENZO C,et al. Diagnosis and Treatment of Rumination Syndrome:A Critical Review［J］. Am J Gastroenterol,2019,114(4):562-578.

［16］ BOURNE L,BRYANT-WAUGH R,COOK J,et al. Avoidant/restrictive food intake disorder:A systematic scoping review of the current literature［J］. Psychiatry Res,2020,288:112961.

［17］ BIAŁEK-DRATWA A,SZYMAŃSKA D,GRAJEK M,et al. ARFID-Strategies for Dietary Management in Children［J］. Nutrients,2022,14(9):1739.

［18］ World Health Organization. ICD-11 for Mortality and Morbidity Statistics(ICD-11 MMS)［EB/OL］.(2022-10-7). https://icd.who.int/browse11/l-m/en.

［19］ World Health Organization. Guide for integration of perinatal mental health in maternal and child health services［R］. Geneva:World Health Organization,2022.

中英文名词对照索引